Dr. Sergej Schmidinger
Käthe-Kollwitz-Straße 5
04416 Markkleeberg

Dr. med. Sergej Schmidinger
Facharzt für Herzchirurgie

D1668607

F.J. Frei

T. Erb

C. Jonmarker

R. Sümpelmann

O. Werner

Kinderanästhesie

4., überarbeitete Auflage

F.J. Frei

T. Erb

C. Jonmarker

R. Sümpelmann

O. Werner

Kinderanästhesie

4., überarbeitete Auflage

Mit 180 Abbildungen

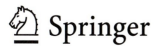 Springer

Prof. Dr. med. Franz J. Frei
PD Dr. med. Thomas Erb
Universitäts-Kinderspital
beider Basel (UKBB)
Römergasse 8
4005 Basel, Schweiz

Dr. med. Christer Jonmarker
Seattle Children's Hospital
4800 Sand Point Way NE
Seattle, WA 98105-0371
USA

Dr. med. Olof Werner
Pediatric Anesthesia
and Intensive Care
University Hospital
22185 Lund, Sweden

Prof. Dr. med. Robert Sümpelmann
Klinik für Anästhesiologie und Intensivmedizin
Medizinische Hochschule Hannover
Carl-Neuberg-Str. 1
D-30625 Hannover

Ihre Meinung interessiert uns: www.springer.com/978-3-540-92971-0

ISBN-13   978-3-540-92971-0   4. Auflage 2009 Springer Medizin Verlag
ISBN   3-540-00633-8   3. Auflage 2004 Springer Medizin Verlag

Bibliografische Information der Deutschen Nationalbibliothek
Die Deutsche Nationalbibliothek verzeichnet diese Publikation in der Deutschen Nationalbibliografie;
detaillierte bibliografische Daten sind im Internet über http://dnb.d-nb.de abrufbar.

Springer Medizin Verlag
springer.de
© Springer Medizin Verlag Heidelberg 1994, 1999, 2004, 2009

Planung: Ulrike Hartmann, Heidelberg
Projektmanagement: Gisela Schmitt, Heidelberg
Copy-Editing: Dr. Sirka Nitschmann, Werl-Westönnen
Layout und Einbandgestaltung: deblik Berlin
Cartoons: Prof. Dr. Karl Skarvan
Satz: TypoStudio Tobias Schaedla, Heidelberg
SPIN: 12325627

Gedruckt auf säurefreiem Papier   2122 – 5 4 3 2 1 0

Vorwort zur 4. Auflage

In der 4. Auflage wurde die Grundstruktur des Buches beibehalten. Das Anliegen ist auch in der 4. Auflage dasselbe geblieben: Es soll die wesentlichen theoretischen Kenntnisse sowie konkrete praktische Arbeitsabläufe vermitteln, die für eine kompetente Betreuung von Kindern aller Alterskategorien notwendig sind. Wiederum wurde das Buch in enger Zusammenarbeit zwischen den fünf Autoren, die gemeinsam für den Inhalt verantwortlich sind, geschrieben. Sämtliche Kapitel wurden vollständig überarbeitet und auf den neuesten Stand des Wissens gebracht. Die vorhandenen Rezensionen sowie mündliche Hinweise, Kritiken und Verbesserungsvorschläge wurden gesammelt und an geeigneter Stelle in den Text integriert. Verschiedene Abbildungen wurden neu hinzugefügt, andere weggelassen.

An dieser Stelle möchten wir uns bei PD Dr. Thierry Girard für die wertvollen Hinweise und Ergänzungen zum Kapitel »Maligne Hyperthermie« sowie bei Frau Ulrike Hartmann vom Springer Verlag für die Koordination, die Geduld und das Entgegenkommen bedanken.

Basel, Hannover, Seattle, Lund im Januar 2009
Franz Frei, Thomas Erb, Christer Jonmarker, Robert Sümpelmann, Olof Werner

Inhaltsverzeichnis

Die Interessen des Kindes

> Eine gute anästhesiologische Betreuung von Kindern hängt nicht vom Vorhandensein eines Kinderkrankhauses ab, sondern von situationsgerechter Planung und kompetenter Durchführung von Narkosen in der vorgegebenen Infrastruktur.

Das Recht auf bestmögliche medizinische Behandlung ist ein fundamentales Recht jedes kranken Kindes. Die European Association for Children in Hospital (EACH) hat einige Merksätze publiziert, die in einer Charta für Kinder im Krankenhaus zusammengefasst sind (◘ Tab. 1.1). Bei diesen Vorgaben handelt es sich um durchaus erstrebenswerte Ziele, um deren Umsetzung man sich bei der Betreuung von Kindern bemühen sollte.

Der Einsatz für die Belange und Interessen der Patienten ist eine der anspruchsvollsten Aufgaben für Ärzte und Pflegende. Angehende Fachärzte für Kinder- und Jugendmedizin sowie Kinderkrankenschwestern werden schon früh während ihrer Ausbildung auf den speziellen Umgang mit Kindern vorbereitet. Anästhesisten, die während der Ausbildung vorwiegend erwachsene Patienten und erst später regelmäßig Kinder betreuen, müssen

den Umgang erst lernen. Die Anforderungen sind v. a. dort besonders hoch, wo Kinder in Erwachsenenabteilungen behandelt werden.

Punkt 8 der Charta besagt, dass Kinder von Personal betreut werden sollen, das durch Ausbildung und Einfühlungsvermögen befähigt ist, auf die körperlichen, seelischen und entwicklungsbedingten Bedürfnisse von Kindern und ihren Familien einzugehen. Dieser Punkt spricht u. a. unsere fachliche Kompetenz an.

1.1   Kompetente Betreuung

> In deutschsprachigen Ländern existiert keine spezifische Aus- oder Weiterbildung zum »Facharzt Kinderanästhesie« oder »Fachpflegepersonal Kinderanästhesie«.

Kompetente Betreuung bedeutet im engeren Sinne, dass die Sicherheit des Kindes vor, während und unmittelbar nach dem Eingriff gewährleistet wird und dem Kind durch unsere invasiven Maßnahmen (die Anästhesie ist per se eine extrem invasive Tätigkeit) kein Schaden zugefügt wird. Im weite-

◘ Tab. 1.1. Charta für Kinder im Krankenhaus	
1.	Die Aufnahme eines Kindes ins Krankenhaus soll nur dann erfolgen, wenn eine gleichwertige Pflege nicht zu Hause oder ambulant erbracht werden kann.
2.	Kinder im Krankenhaus haben das Recht, ihre Eltern oder eine andere Bezugsperson jederzeit bei sich zu haben.
3.	Bei der Aufnahme eines Kindes ins Krankenhaus soll den Eltern die Mitaufnahme angeboten werden, Hilfe und Unterstützung dabei müssen ebenfalls vom Krankenhaus aus kommen. Den Eltern dürfen daraus keine zusätzlichen Kosten und keine Einkommenseinbußen entstehen. Um an der Pflege ihres Kindes teilnehmen zu können, müssen die Eltern über die Grundpflege sowie den Stationsalltag informiert werden, und ihre aktive Teilnahme daran soll unterstützt werden.
4.	Kinder und Eltern haben das Recht, in angemessener Art ihrem Alter und ihrem Verständnis entsprechend informiert zu werden. Es sollen Maßnahmen ergriffen werden, um körperlichen und seelischen Stress zu mildern.
5.	Kinder und Eltern haben das Recht, in alle Entscheidungen, die ihre Gesundheitsfürsorge betreffen, einbezogen zu werden. Jedes Kind soll vor unnötigen medizinischen Behandlungen und Untersuchungen geschützt werden.
6.	Kinder sollen gemeinsam mit Kindern betreut werden, die von ihrer Entwicklung her ähnliche Bedürfnisse haben. Kinder sollen nicht in Erwachsenenstationen aufgenommen werden. Es soll keine Altersbegrenzung für Besucher von Kindern im Krankenhaus geben.
7.	Kinder haben das Recht auf eine Umgebung, die ihrem Alter und ihrem Zustand entspricht und die ihnen umfangreiche Möglichkeiten zum Spielen, zur Erholung und Schulbildung gibt. Die Umgebung soll für Kinder geplant, möbliert und mit Personal ausgestattet sein, das den Bedürfnissen von Kindern entspricht.
8.	Kinder sollen von Personal betreut werden, das durch Ausbildung und Einfühlungsvermögen befähigt ist, auf die körperlichen, seelischen und entwicklungsbedingten Bedürfnisse von Kindern und ihren Familien einzugehen.
9.	Kontinuität in der Pflege der Kinder soll durch ein möglichst kleines Team sichergestellt werden.
10.	Kinder sollen mit Takt und Verständnis behandelt werden, und ihre Intimsphäre soll jederzeit respektiert werden.

ren Sinne verstanden heißt dies aber auch, dass die Interessen der Kinder gegenüber Dritten vertreten werden (▶ nächsten Abschnitt). Lehrbücher der Kinderanästhesie befassen sich hauptsächlich damit, Grundlagen zu vermitteln, die dazu befähigen sollen, zunächst unter Aufsicht eines Erfahrenen, später in eigener Verantwortung, Neugeborene, Säuglinge und Kinder kompetent zu betreuen. Dies ist auch Anliegen des vorliegenden Buches. Bislang gibt es weltweit keine gesetzlich vorgeschriebenen Weiterbildungskataloge für einen Titel »Kinderanästhesist«. Überlegungen zu diesem Thema wurden von verschiedenen nationalen Gesellschaften und Interessenverbänden formuliert (▶ Kap. 2).

Eigenverantwortung

Wesentlicher als die Diskussion, ob ein solcher Titel geschaffen werden sollte oder nicht, ist der Appell an die Eigenverantwortung.

❶ Jeder Anästhesist muss selbst abschätzen, ob eigene Kompetenz und vorhandene Infrastruktur ausreichen, ein bestimmtes Kind perioperativ verantwortlich zu betreuen, oder ob er damit nachlässig oder gar fahrlässig handelt.

1.2   Interessen des Kindes vertreten

Obwohl die kompetente anästhesiologische Betreuung im Mittelpunkt der Anforderungen an den Kinderanästhesisten steht, muss er gleichzeitig Aufgaben wahrnehmen, deren Bedeutung häufig unterschätzt wird. Dazu gehört die Wahrnehmung der psychologischen Bedürfnisse von Kind und Eltern (◘ Abb. 1.1). Auch unsere chirurgisch und pädiatrisch tätigen Kollegen haben »ihre« Bedürfnisse: Besonders schwierig kann die Situation sein, wenn mehrere Untersuchungen und Eingriffe bei einem Kind anstehen und der verständliche

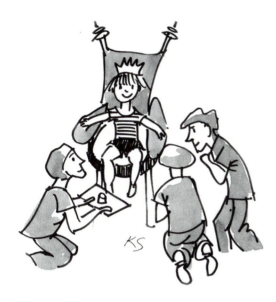

Wunsch im Raume steht, alle Interventionen während derselben Narkose durchzuführen.

Nicht zuletzt haben wir mit dem Faktor »Ressourcenknappheit« zu kämpfen. Wir können und dürfen uns nicht aus der Verantwortung stehlen, wenn die Krankenhausleitung nicht die notwendige Infrastruktur zur optimalen Betreuung vor, während und nach einem Eingriff zur Verfügung stellt. Und schließlich müssen die Bedürfnisse des Anästhesiepersonals beachtet und thematisiert werden.

Damit ist das Spannungsfeld umschrieben, in dem sich der Kinderanästhesist befindet. Eine mangelnde Wahrnehmung oder gar Ignorieren dieser Anforderung kann zu Unzufriedenheit und Stress bei Patienten, Angehörigen und Personal führen.

❶ Das Missachten solcher Bedürfnisse ist eine häufige Begleitursache beim Auftreten kritischer Zwischenfälle und Komplikationen.

Psychische Bedürfnisse der Kinder

Säuglinge

Der psychische Zustand und die psychologischen Bedürfnisse des Kindes sind stark altersabhängig. So können Neugeborene und kleine Säuglinge mit einer Mahlzeit (Schoppen) einfach zufriedengestellt werden, was die Bedeutung einer angemessenen Nüchternzeit in dieser Alterskategorie aufzeigt.

Vorschulalter

Kinder jenseits des 1. Lebensjahrs sind i. Allg. verunsichert durch die fremde Umgebung und reagieren empfindlich auf die Trennung von den Eltern. Die Abläufe, die bei einem Eingriff in Narkose zum Tragen kommen, sollen demnach so gestaltet werden, dass die Eltern den Umständen entsprechend möglichst lange beim wachen Kind bleiben können.

Schulalter

Kinder im Schulalter sind in der Lage, die Abläufe und die Bedeutung einer Operation zu »verstehen«. Sie sollen deshalb angemessen informiert werden. Am meisten fürchten Kinder in diesem Alter, dass sie während der Operation aufwachen. Allerdings wird diese Angst aufgrund der mangelnden Fähigkeit, sich nicht richtig und verständlich äußern zu können, oft nicht thematisiert.

Adoleszenz

Adoleszente verstehen gut, was mit der geplanten Operation erreicht werden soll und wo die Probleme einer Anästhesie liegen, wenn sie entsprechend aufgeklärt werden. In diesem Alter entwickelt sich die Sexualität, und es besteht eine große Sorge, dass die Intimsphäre nicht angemessen respektiert wird. So gibt es z. B. keinen Grund, beim Anlegen der EKG-Elektroden den Oberkörper im Wachzustand zu entblößen. In diesem Alter besteht auch die Angst vor Verlust der körperlichen Integrität.

Taktvoller Umgang

Kinder sollen mit Takt und Verständnis behandelt werden. Obwohl es sich hier um eine Selbstverständlichkeit handelt, ist das Einhalten dieser Forderung nicht immer einfach. Weil das Kind seine eigenen Interessen nicht oder nur ungenügend vertreten kann, werden aber gerade in diesem Bereich häufig Fehler begangen. Da diese Aspekte von Kindern und Eltern nur selten thematisiert

1

werden, werden sie im Routinebetrieb eines Krankenhauses oft vernachlässigt.

Das Missachten der psychologischen Bedürfnisse der Kinder hat einen negativen Einfluss auf die Beziehung zwischen Arzt und Eltern, oder – positiv formuliert: Das Ernstnehmen der kindlichen Bedürfnisse ist die Grundlage für eine gute Zusammenarbeit mit den Angehörigen.

Kinderschutz und Empfehlungen zur Prävention vor Übergiffen

Viele Krankenhäuser haben Arbeitsgruppen oder andere Gremien, die sich speziell dem Thema widmen. Ihre Aufgabe ist es, jederzeit an die Möglichkeit einer Misshandlung respektive eines Übergriffs zu denken und im Verdachtsfall die notwendigen Schritte einzuleiten. Unter »Übergriff« versteht man dabei nicht nur sexuelle Handlungen, sondern auch körperliche und psychische Übergriffe, wie z. B. inadäquate Bestrafungen, wiederholte medizinische Handlungen mit ungenügender Schmerzmedikation etc. Empfehlungen, Richtlinien, Weisungen usw. können dazu beitragen, das Kind besser vor Übergriffen zu schützen.

Bedürfnisse der Eltern

Der psychische Zustand der Bezugsperson hat einen unmittelbaren Effekt auf das Befinden des Kindes.

> ❗ Der Anästhesist, der anlässlich der präoperativen Visite das Gespräch mit Angehörigen und Kind führt, baut stets – ob er will oder nicht – ein Dreiecksverhältnis mit entsprechenden Interaktionen auf.

Gelingt es, die Bedürfnisse von Kind und Eltern situationsgerecht zu befriedigen, ist die Grundlage für einen möglichst reibungslosen perioperativen Ablauf gelegt.

Bedürfnisse unserer Kollegen

Das Kind kommt wegen des Eingriffs ins Krankenhaus, nicht wegen der Anästhesie. Neben der sicheren anästhesiologischen Betreuung ist es deshalb zweifellos von großer Bedeutung, dass die operativ oder interventionell tätigen Kollegen unter optimalen Bedingungen arbeiten können. Wir müssen auch akzeptieren, dass diese Kollegen genauso unter Zeitdruck stehen wie wir. Das Aufrechterhalten eines effizienten Operationsbetriebs stellt damit eine außerordentliche Herausforderung an alle Beteiligten dar.

Mehrfacheingriffe

Häufig wird der Wunsch geäußert, verschiedene Eingriffe in derselben Narkose durchzuführen (❑ Abb. 1.2). Dieses Anliegen ist gut nachvollziehbar und im Prinzip gerechtfertigt, die Umsetzung kann jedoch an Grenzen stoßen. Dem Wunsch, eine MR-Untersuchung zusammen mit einer Augenuntersuchung und einer Lumbalpunktion durchzuführen, kann mit einigem »good will« je nach räumlichen Gegebenheiten entsprochen werden. Soll aber in derselben Narkose auch noch eine Gastroskopie und eine Zahnsanierung erfolgen, sind logistische Schwierigkeiten u. U. unüberwindbar.

> ❗ Es gilt, in Zusammenarbeit mit Kollegen anderer Disziplinen Vereinbarungen zu treffen, die die Regulierung von Mehrfacheingriffen zum Gegenstand haben.

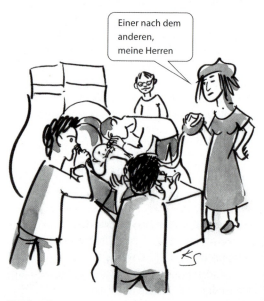

❑ Abb. 1.2.

Bedürfnisse des Anästhesisten

Unsere Dienstleistung muss kompetent angeboten werden, anderenfalls ist die Sicherheit des Patienten gefährdet. Über die dazu notwendigen Voraussetzungen müssen wir uns zuerst selbst Klarheit verschaffen. Besteht darüber in der eigenen Abteilung keine Einigkeit, können diese Voraussetzungen nicht oder nur schwer gegenüber unseren klinisch tätigen Kollegen oder unseren Geldgebern vermittelt bzw. die notwendigen Forderungen durchgesetzt werden. Zu unseren Aufgaben gehört effizientes Arbeiten; es darf aber nicht sein, dass wegen ungenügender personeller Besetzung oder übermäßigen Zeitdrucks Patienten gefährdet werden. Diese Forderungen sind zweifelsohne mit starken Emotionen besetzt. Deswegen müssen sie möglichst präzise definiert werden.

> ❗ Neben allgemein gültigen Richtlinien und Standards von Fachgesellschaften oder Behörden müssen abteilungsinterne Vereinbarungen getroffen werden – eine Aufgabe, der sich keine Anästhesieabteilung entziehen kann.

Kindergerechte Infrastruktur

Minimalanforderungen müssen garantiert werden können, damit die erforderliche Sicherheit der Patienten gewährleistet werden kann. Dazu gehört die Möglichkeit, eine präoperative Evaluation zur Abschätzung des perioperativen Risikos durchführen zu können. Nach dem Eingriff muss Personal zur Verfügung stehen, das für die Betreuung und die Überwachung der Kinder ausgebildet ist. Der Anästhesiearzt trägt auch dann eine Mitverantwortung, wenn dieses Personal organisatorisch nicht der Anästhesieabteilung unterstellt ist. Zur angepassten Infrastruktur gehört auch die Möglichkeit, einen Pädiater hinzuziehen zu können. Röntgen- und Laboruntersuchungen müssen von Personal durchgeführt werden, das im Umgang mit Kindern ausgebildet ist und das über die notwendigen Apparate und entsprechenden Techniken verfügt.

Aufgrund dieser Überlegungen muss entschieden werden, ob der geplante Eingriff im betreffenden Krankenhaus durchgeführt werden kann, oder ob das Kind in eine geeignete Klinik überwiesen werden soll.

1.3 Ambulanter Eingriff als Beispiel

> ❯ Ein ambulanter kleinchirurgischer Eingriff sollte sich idealerweise ins normale Tagesprogramm eines Kindes einbauen lassen.

Ambulant durchgeführte Eingriffe erfüllen Punkt 1 der Charta (◘ Tab. 1.1) bestens. Vieles spricht bei Kindern für einen ambulanten Ablauf: Die verkürzte Trennung von der vertrauten Umgebung oder den Eltern vermindert Angst und konsekutive Verhaltensstörungen. Das Risiko einer im Krankenhaus aquirierten Infektionskrankheit ist reduziert. In einer Kinderklinik mit einem »normalen« Krankengut können 40–60% der Operationen ambulant durchgeführt werden.

Organisation

Ambulante Eingriffe sollten, wenn möglich, in separaten Räumlichkeiten durchgeführt werden. Erfahrungsgemäß ist der Ablauf eines stationären Programms mit großer zeitlicher Unsicherheit behaftet, sodass lange Wartezeiten den geordneten Ablauf von ambulant zu versorgenden Patienten gefährden können (◘ Tab. 1.2).

Kriterien für die Durchführung von ambulanten Eingriffen

Verschiedene Voraussetzungen sollten erfüllt sein, damit ein Kind ambulant operiert und anästhesiert werden kann:

Operationsdauer

Die Operationsdauer sollte in der Regel nicht mehr als 2–3 h betragen.

1

◻ **Tab. 1.2.** Organisation ambulant durchgeführter Eingriffe: zu beantwortende Fragen

Vorbereitungen

Wer stellt wann die Indikation zur Operation?
Welche Operationen in welchen Alterskategorien können in Anbetracht der bestehenden Infrastrukturen sicher durchgeführt werden?
Wann findet der Vorbesuch statt, d. h. wann kann der Anästhesist das Kind zum ersten Mal sehen?
Sollen Laboruntersuchungen durchgeführt werden, wenn ja, welche?
Wie werden Kinder bzw. Eltern über den Ablauf am Operationstag informiert? Wird eine schriftliche Information agegeben?
Wie erfahren die Eltern, wann sie mit dem Kind am Operationstag eintreten können?

Operationstag

Wo halten sich die Eltern mit dem Kind vor bzw. nach dem Eingriff auf?
Wie lauten die Entlassungskriterien?
Von wem und wie werden die Eltern über potenzielle postoperativ auftretende Probleme informiert?
Wen können die Eltern anrufen, wenn Schwierigkeiten zu Hause auftreten?

Risikoklasse

Schwerkranke instabile Patienten sollten nicht ambulant operiert werden. Chronisch Kranke, die in die Risikoklasse ASA II oder sogar III eingeteilt werden, können durchaus ambulant betreut werden (z. B. zahnärztliche Behandlung bei einem Kind mit zerebraler Bewegungsstörung, Knochenmarkentnahme bei Malignompatienten).

Art des Eingriffs

In der Regel handelt es sich um kleine Eingriffe, d. h. es werden keine Körperhöhlen (Thorax, Abdomen) eröffnet. Als Beispiele seien erwähnt: Inguinalherniotomie, Zirkumzision bei Phimose, Otoskopie mit Einlegen von Röhrchen, diagnostische Eingriffe wie Zystoskopie, Gastroskopie oder Bronchoskopie. Unterschiedliche Vorgehensweisen bestehen bei gewissen Hals-Nasen-Ohren-Eingriffen: Nach Tonsillektomien werden Kinder vielerorts für einen bis mehrere Tage stationär aufgenommen, anderenorts ambulant behandelt.

Alter

Unterschiedlich gehandhabt wird auch die Altersbegrenzung nach unten: Es gibt Krankenhäuser, die Säuglinge bis zum 6. Lebensmonat nicht ambulant operieren. Diese Altersgrenze variiert zwischen den Krankenhäusern: auch eine Verzicht auf ambulante Operationen bei Kindern jünger als 3 Monate oder 4 Wochen sind üblich. Grund dafür ist das Problem des plötzlichen Kindstodes; Eltern könnten aus naheliegenden Gründen einen kausalen Zusammenhang zwischen der Anästhesie und dem Eintreten eines solchen Ereignisses herstellen. Es existieren allerdings keine Daten, die eine erhöhte Inzidenz des plötzlichen Kindstodes nach einer Allgemeinanästhesie vermuten lassen.

Ehemalige Frühgeborene sollten grundsätzlich nicht ambulant operiert werden (▶ Kap. 6).

Postoperative Betreuung

Die Pflege durch die Eltern muss nach der Operation gewährleistet sein: Dies hängt nicht nur von sozialen Umständen ab, sondern auch von der Verständigung. Die Entfernung Wohnort–Krankenhaus darf nicht zu groß sein, um bei Problemen innerhalb einer angemessenen Zeit das Krankenhaus wieder erreichen zu können.

Präoperatives Gespräch

Der Anästhesiearzt sollte nicht darauf verzichten, vor einem Eingriff mit dem Kind und seinen Angehörigen zu sprechen. Das Erheben der Anamnese und die Durchführung einer Kurzuntersuchung unmittelbar vor der Einleitung der Anästhesie sind abzulehnen. Es ist schwer vorstellbar, dass beunruhigte Eltern zu diesem Zeitpunkt dem ihnen unbekannten, vielleicht teilweise vermummten Anästhesiearzt das notwendige Vertrauen entgegenbringen können. Zudem setzt sich der Anästhesist selbst einem unnötigen Druck aus: Lehnt er die Durchführung der Anästhesie zu diesem Zeitpunkt – aus welchen Gründen auch immer – ab, so ist dies gegenüber den Eltern und dem Chirurgen meist schwer zu vertreten (insbesondere, wenn das Kind bereits eine Prämedikation erhalten hat) und löst Unzufriedenheit bei allen Beteiligten aus.

In vielen Fällen wird ein Gespräch am gleichen Tag des Krankenhauseintritts möglich sein. Der Vorbesuch kann aber auch anlässlich des Gesprächs zwischen Kind, Eltern und Chirurg stattfinden. Dabei spielt es u. E. keine wesentliche Rolle, ob das Gespräch 1, 3 oder 14 Tage vor dem geplanten Operationstermin durchgeführt wird.

Wurde das Kind einige Tage vor dem geplanten Eingriff als gesund beurteilt und hat sich in der Zwischenzeit ein Infekt entwickelt, so bitten wir die Eltern, dies frühzeitig telefonisch mitzuteilen. Die Entscheidung, ob das Kind überhaupt ins Krankenhaus eintreten soll, kann häufig aufgrund dieses Gespräches getroffen werden.

Das Einhalten der Nüchternzeiten kann sich wegen Verständigungsproblemen oder wegen Mangel an Zuverlässigkeit als Problem entpuppen. Diesem Umstand soll mit Konsequenz, aber auch mit Phantasie Rechnung getragen werden: Kurzgefasste Texte in verschiedenen Sprachen mit Zeichnungen, die das Wesentliche festhalten, tragen zur Verständigung bei.

Der Zeitpunkt des Eintritts in das Krankenhaus sollte so gewählt werden, dass die Wartezeit möglichst kurz gehalten werden kann. Die Eltern können sich beispielsweise am Vorabend des geplanten Eingriffs telefonisch erkundigen, wann sie mit dem Kind erscheinen sollen und bis wann es trinken oder essen darf.

Während des Gesprächs mit Kind und Eltern soll der Anästhesist darüber informieren, dass ein Elternteil bei der Anästhesieeinleitung anwesend sein kann. Eventuell kann der Anästhesiearzt im Vorgespräch nicht verbindlich sagen, ob er selbst die Anästhesie durchführt. Darauf sollte unbedingt hingewiesen werden, um Eltern und Kind nicht zu enttäuschen, wenn zur Anästhesie nur fremde Gesichter auftauchen.

Die geschätzte Operationsdauer, die Zeitdauer nach dem Eingriff, bis das Kind wieder nach Hause entlassen werden kann, die Organisation der Rückreise sowie allfällige Probleme, die postoperativ auftreten können, sind weitere Themen, die während des Vorbereitungsgesprächs diskutiert werden. Da im Klinikalltag häufig unvorhergesehene Änderungen eintreten, muss auch darüber informiert werden.

Prämedikation

Damit eine Entlassung nach dem Eingriff bald möglich ist, sollte auf lang wirksame Medikamente für die Prämedikation verzichtet werden. Es können dieselben Sedativa wie in Kap. 5 beschrieben verwendet werden. Vor allem bei Kindern im Schulalter ist der Verzicht einer Prämedikation durchaus gerechtfertigt. Bei kleineren Kindern verwenden wir am häufigsten die rektale oder orale Prämedikation mit Midazolam.

Ist eine intravenöse Einleitung geplant, kann dem Kind ein Pflaster mit lokalanästhesiehaltiger Salbe am Ort der Punktion aufgetragen werden. Da diese Salbe mindestens 60 min braucht, um ihre volle Wirkung zu entfalten, muss das Kind mindestens 1,5–2 h vor Anästhesieeinleitung ins Krankenhaus kommen, es sei denn, das Pflaster wird zu Hause von den Eltern aufgetragen.

Anästhesie

Die Prinzipien der anästhesiologischen Betreuung sind dieselben wie bei hospitalisierten Patienten. Eine tracheale Intubation stellt keine Kontraindikation für einen ambulanten Eingriff dar. Bei kleinen Eingriffen von kurzer Dauer ist aber meistens eine Anästhesie mit Maske oder Larynxmaske vorzuziehen (▶ Kap. 8). Für ambulante Eingriffe sollen kurz wirksame Medikamente eingesetzt werden.

Bei einer großen Zahl der ambulanten Patienten kann zur postoperativen Schmerztherapie sofort nach der Anästhesieeinleitung eine regionale Anästhesie durchgeführt werden. In den meisten Fällen handelt es sich dabei um eine Kaudalblockade, eine Penisblockade, um die Blockade des N. iliohypogastricus und ilioinguinalis oder einfach um eine Infiltrationsanästhesie. Andere Leitungsblockaden, wie die Axillarisblockade oder die Femoralisblockade, können ebenfalls angewendet werden und stellen keine Kontraindikation für die ambulante Betreuung dar. Rückenmarknahe Anästhesien können, bei entsprechenden Vorsichtsmaßnahmen und Information der Eltern, ebenfalls ambulant durchgeführt werden (zu den einzelnen Techniken ▶ Kap. 11).

1

Postoperative Betreuung

Es gelten die Maßnahmen, die in Kap. 13 beschrieben sind. Die Betreuung erfolgt bis zur Stabilisierung der vitalen Funktionen in einem Aufwachraum, in dem die Eltern anwesend sein dürfen, und anschließend idealerweise in Räumen, in denen das Kind spielen und sich erholen kann. Die Entlassung aus dem Krankenhaus erfolgt je nach Verlauf 1–4 h nach Ende des operativen Eingriffs.

Analgesie

Es sollte sichergestellt sein, dass den Eltern zuhause analgetisch wirksame Suppositorien, Flüssigkeiten (Saft, Tropfen) oder Tabletten zur Verfügung stehen.

Verschiedene Ursachen sind verantwortlich für das postoperative Erbrechen (▶ Kap. 13). Bei ambulanten Patienten ist die frühzeitige Mobilisation eine weitere Ursache. Vielerorts werden aus diesem Grund beispielsweise Kinder, die eine Strabismusoperation haben, während der ersten Nacht im Krankenhaus behalten.

Perorale Flüssigkeitszufuhr

Nehmen Kinder vor dem Transport viel Flüssigkeit oder Nahrung zu sich, scheint die Inzidenz des Erbrechens höher zu sein. Deshalb soll man mit der peroralen Flüssigkeitszufuhr vor der Entlassung zurückhaltend sein.

Nachblutung

Bevor der Patient das Krankenhaus verlässt, muss der Chirurg die Wundverhältnisse kontrolliert haben. Kleine Blutungen können große Sorge hervorrufen und einen Wiedereintritt verursachen.

Miktion

Kinder, die eine Zirkumzision oder einen anderen Eingriff am Penis hatten, werden im Krankenhaus behalten, bis sie einmal uriniert haben. Bei allen anderen Eingriffen dürfen die Kinder auch dann nach Hause, wenn sie noch kein Wasser gelassen haben.

Transport nach Hause

Ist das Kind wach, sind Kreislauf und Atmung stabil und hat es entweder gar nicht oder nur vereinzelt erbrochen, kann das Kind nach Hause entlassen werden. Erfolgt der Transport nach Hause mit dem Auto, sollte außer dem Fahrer eine zusätzliche Person anwesend sein, die das Kind betreuen kann.

Komplikationen

Wiedereintritte aufgrund von Komplikationen sind selten: Eine Inzidenz von 0,1–5% ist beschrieben. Unsere eigenen Zahlen liegen unter 1%. Die häufigsten Gründe für Wiederaufnahmen sind rezidivierendes Erbrechen, Fieber und chirurgische Komplikationen (Blutungen). Die Möglichkeit der telefonischen Nachfrage durch die Eltern muss in allen Fällen gegeben sein.

Literatur

Brennan LJ (1999) Modern day-case anaesthesia for children. Brit J Anaesth 83: 91–103

Charta für Kinder im Krankenhaus. http://www.akik-bundesverband.de/charta.html

Fisher QA, McComiskey CM, Hill JL et al. (1993) Postoperative voiding interval and duration of analgesia following peripheral or caudal nerve blocks in children. Anesth Analg 75: 173–177

Frei F, Dangel P, Gemperle G et al. (1993) In welchen Spitälern sollen Säuglinge und Kleinkinder operiert werden? Schweizerische Aerztezeitung 74: 140–144

Hackmann T, Steward DJ, Sheps SB (1991) Anemia in pediatric day-surgery patients: prevalence and detection. Anesthesiology 75: 27–31

Kain ZN, Mayes LC, Caldwell-Andrews AA et al. (2002) Sleeping characteristics of children undergoing outpatient elective surgery. Anesthesiology 97: 1093–1101

Kotiniemi LH, Ryhanen PT, Moilanen IK (1997) Behavioural changes in children following day-case surgery: a 4-week follow-up of 551 children. Anaesthesia 52: 970–976

Kotiniemi LH, Ryhanen PT, Valanne J et al. (1997) Postoperative symptoms at home following day-case surgery in children: a multicentre survey of 551 children. Anaesthesia 52: 963–969

Madadaki C, Laffon M, Lesage V et al. (2002) Postoperative comfort in pediatric outpatient tonsillectomy. Ann Fr Anesth Reanim 21: 767–774

Mantzke US, Brambrink AM (2002) Paracetamol im Kindesalter: Aktueller Wissensstand und Hinweise für einen ratio-

nalen Einsatz zur postoperativen Analgesie. Anaesthesist
51: 735–746

Mehler J (2006) Schmerztherapie bei ambulanten Operationen im Kindesalter. Schmerz 20: 10–16

Moore EW, Pollard BJ, Elliott RE (2002) Anaesthetic agents in
paediatric day case surgery: do they affect outcome? Eur
J Anaesthesiol 19: 9–17

Richtlinien Kinderanästhesie der Schweizerischen Gesellschaft
für Kinderanästhesie. http://www.sgar-ssar.ch/sgka/sgka.
htm

Schreiner M, Nicolson S, Martin T et al. (1992) Should children
drink before discharge from day surgery. Anesthesiology
76: 528–533

Von Ungern-Sternberg BS, Habre W (2007) Pediatric anesthesia – potential risks and their assessment: part I. Paediatr
Anaesth 17: 206–215

Von Ungern-Sternberg BS, Habre W (2007) Pediatric anesthesia – potential risks and their assessment: part II. Paediatr
Anaesth 17: 311–320

Qualitätssicherung und zukünftige Entwicklung

Auch Kinderanästhesieabteilungen werden zunehmend an der Qualität der erbrachten Arbeit gemessen. Neben gesetzgeberischen Aspekten, die die Einrichtung der Qualitätssicherung zwingend vorschreiben, hat die praktische Qualitätssicherung in den letzten Jahren auch in der anästhesiologischen Arbeit einen wachsenden Stellenwert eingenommen. Standards und Richtlinien für die anästhesiologische Versorgung, aber auch Erkenntnisse für notwendige Weiterentwicklungen (z. B. Ausbildung von Kinderanästhesisten, Forschungsschwerpunkte) sind Ergebnisse, die aus der praktischen Qualitätssicherung resultieren können. Auf einige für uns wesentliche Aspekte wird im Folgenden eingegangen.

2.1   Qualitätssicherung

> Obwohl der Begriff »Qualitätssicherung« mittlerweile ein Schlagwort ist, muss sich jeder Anästhesist und jede Anästhesieabteilung systematisch damit auseinandersetzen.

Qualität kann definiert werden als »die Gesamtheit von Merkmalen einer Einheit bezüglich ihrer Eignung festgelegte und vorausgesetzte Erfordernisse zu erfüllen«. Der Erfolg eines Prozesses ist dabei in Abhängigkeit von einer formulierten Zielvorgabe zu sehen, wobei sich das Ausmaß an erreichter Qualität anhand der Erfüllung dieser zuvor festgelegten Kriterien beurteilen lässt. Dies bedingt die Formulierung von Standards, die die Interessen des Patienten und den aktuellen Kenntnisstand der Medizin berücksichtigen sollten. Standards werden von verschiedensten Fachgremien, Gesellschaften, Interessenvereinigungen etc. ausgearbeitet, diese sollen hier nicht diskutiert werden. Vielmehr geht es in der vorliegenden Diskussion um die Qualitätssicherung auf dem Niveau einer Anästhesieabteilung.

> Die Erarbeitung von abteilungsinternen Standards ist nur auf der Grundlage der Konsensfindung möglich. Diese Tätigkeit hat per se bereits einen qualitätsfördernden Effekt.

Als Beispiele für solche Standards sind die minimalen Sicherheitsvorschriften (◘ Tab. 2.1), die Checkliste (◘ Abb. 2.1) und die Empfehlungen zur Prävention von Eingriffsverwechselungen (◘ Abb. 2.2) aufgeführt, die am Universitäts-Kinderspital beider Basel (UKBB) Gültigkeit haben (◘ Abb. 2.3).

◻ Tab. 2.1. Minimale Sicherheitsvorschriften Anästhesie am Universitäts-Kinderspital beider Basel (UKBB). Beispiel von abteilungsinternen Vorschriften, wie sie am UKBB Gültigkeit haben. Diese Vorschriften nehmen auf die Tatsache Rücksicht, dass das Anästhesiepflegepersonal in Anwesenheit des für die Anästhesieführung verantwortlichen Anästhesiearztes die Einleitung und Ausleitung einer Allgemeinanästhesie gemäß dessen Vorgabe oder einer bestehenden Weisung vornehmen kann. Dieser kann dem Anästhesiepflegepersonal die Überwachung des Patienten während der Anästhesie anvertrauen.

Allgemeines

Diese Vorschriften gelten für die Bereiche, in denen Mitglieder der Anästhesieabteilung des UKBB Patienten anästhesiologisch betreuen.

Definition Anästhesie-personal	1. Anästhesiefachperson: Schwester, Pfleger oder Arzt in Weiterbildung bzw. Ausbildung Anästhesie oder mit abgeschlossener Ausbildung Anästhesie.
	2. Anästhesiefachperson mit abgeschlossener Ausbildung: Schwester, Pfleger oder Arzt.
	3. AFAEK: Anästhesiefachperson mit abgeschlossener Ausbildung und Erfahrung in Kinderanästhesie.

Ursachen für ein Nichteinhalten der Vorschriften (ein temporärer Mangel an Personal oder Material ist kein Grund) müssen auf dem Anästhesieprotokoll vermerkt werden. Arzt und Pflegeperson sind gemeinsam für das Einhalten dieser Vorschriften verantwortlich. Vor jeder Anästhesie muss die Checkliste durchgegangen werden.

Personelles/Kenntnisse

1. Der diensthabende bzw. der verantwortliche Oberarzt muss über jede Anästhesie informiert werden.

2. Werden Anästhesien an entlegenen Orten durchgeführt, muss sich zusätzlich zur Anästhesiefachperson, die die Anästhesie durchführt, zu jedem Zeitpunkt eine Person (jemand, der die deutsche Sprache versteht) in Rufnähe befinden. Damit kann gewährleistet werden, dass einfache Hilfeleistungen erbracht werden können oder dass eine zweite Anästhesiefachperson telefonisch zur Hilfe angefordert werden kann. Diese muss über eine Personensuchanlage erreichbar sein und innerhalb von maximal 2 min am Untersuchungsort eintreffen.

3. Für die Einleitungsphase einer Anästhesie muss eine AFAEK anwesend sein. Sie muss durch eine zweite Anästhesiefachperson unterstützt werden. Bei instabilen Patienten oder solchen mit schwierigen Luftwegen darf die Einleitung nur in Anwesenheit des Oberarztes erfolgen.

4. Vor jeder Anästhesie muss ein Briefing zwischen den beteiligten Personen stattfinden.

5. Während der Ausleitungsphase muss neben einer Anästhesiefachperson eine zweite Person (z. B. Operateur oder Operationsschwester) anwesend sein. Eine zusätzliche Anästhesiefachperson muss sich in Rufnähe befinden. Eine der beiden Anästhesiefachpersonen muss eine AFAEK sein.

6. Für Eingriffe in den Operationssälen muss immer eine AFAEK in den Operationsräumlichkeiten anwesend sein. Eine zweite Anästhesiefachperson muss sich ebenfalls in der grünen Zone befinden.

7. Jede Anästhesiefachperson kennt die Suchernummer des diensthabenden Oberarztes, den Standort des Krikothyreotomiesets, des Defibrillators und des transportablen Sauerstoffs mit Beatmungsbeutel auswendig.

8. Notfalleingriffe außerhalb der normalen Dienstzeiten können von einem Assistenzarzt in delegierter Verantwortung zusammen mit der diensthabenden Anästhesiepflegperson in Abwesenheit des Oberarztes durchgeführt werden, wenn das Kind älter als 6 Jahre ist und der Assistenzarzt vom Personal der Anästhesieabteilung als qualifiziert beurteilt wurde.

9. Bei Verwendung von Triggersubstanzen (Succinylcholin oder Inhalationsanästhetika) sowie großen und/oder langdauernden Eingriffen muss die Temperatur gemessen werden.

Medikamente, Volumina, Zugänge

1. Die benötigten Medikamente werden vor Beginn der Anästhesie aufgezogen.

2. Jede Spritze ist korrekt etikettiert (Inhalt).

3. Jede Infusion mit Zusätzen (Medikamente, Elektrolyte) muss gut lesbar beschriftet sein (inklusive Datum und Unterschrift).

4. Jedes Erythrozytenkonzentrat wird separat zu zweit anhand von Blutgruppenausweis und Patientenunterlagen kontrolliert.

5. Die kontinuierliche Zufuhr intravenöser Anästhetika muss über einen Perfusor erfolgen, eine Rücklaufsperre ist anzubringen.

2

Checkliste Anästhesie

1. Beatmungsapparat

➤ Check gemäß Hersteller
➤ Gas-Absaugung einschalten
           1× pro Schicht

2. Material

➤ Verdampfer in 0-Stellung
➤ Kreissystem: Größe/Dichtigkeit
➤ Beatmungsfilter
➤ Maske/Winkelstück
➤ Laryngoskop (2 Stk. bei RSI)
➤ Güdel-Tubus, zwei Größen
➤ Tubus, zwei Größen
➤ Cuff-Spritze
➤ Mundpfropf
➤ Stethoskop
➤ Notfall-Beatmungsbeutel (2)
➤ Sekret-Absaugung (2. Sauge
bei Tonsillen-Nachblutung)
➤ Lagerung
➤ Aktive Wärmezufuhr
➤ Strahlenschutz

3. SAAL-CHECK
Gemäß Punkt 1.

4. Monitoring und Leitungen

➤ Pulsoxymeter
➤ EKG
➤ NIBD
➤ Kapno-Schlauch am Filter
➤ Temperatursonde
➤ Cuff-Manometer
➤ Nervenstimulator
➤ i.v.-Leitung: peripher/zentral
➤ Fixationsmaterial

5. Medikamente und Infusionen

➤ Induktion
➤ Analgesie
➤ Relaxation
➤ Atropin/Succinylcholin:
   i.m. Nadel (blau)
➤ Lachgas
➤ R-Lac/Misch-Infusion
➤ Antibiotische Therapie

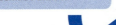

6. BRIEFING

7. Patient und Procedere

➤ Patientenidentität
➤ Eingriffsart
➤ Eingriffsort
➤ Markierung prüfen
➤ Zuweisung zum OP
➤ Postoperativ?

8. Bereit für Induktion
RUHE

9. Transfer

➤ Oxygenieren 100% O_2
➤ Kontrollierte Dekonnektion

➤ Im Saal: **Time Out**

◼ **Abb. 2.1.** Checkliste Anästhesie

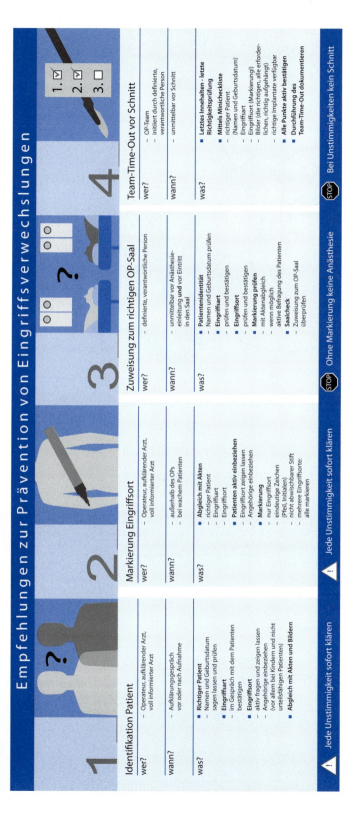

Abb. 2.2. Empfehlungen zur Prävention von Eingriffsverwechslungen

2

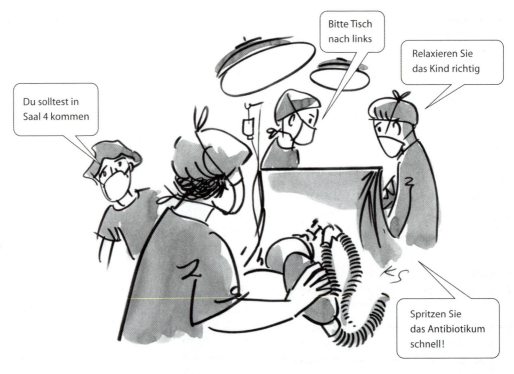

□ **Abb. 2.3.** Um einen geordneten Betrieb garantieren zu können, sind minimale Sicherheitsstandards für jede Anästhesieabteilung erforderlich

Dimensionen des Qualitätsbegriffes

Auch bei sozialen Dienstleistungen definieren die Anforderungen des Kunden, seine Erwartungen, seine Zufriedenheit und Unzufriedenheit das, was als Qualität anzusehen ist. Kunden sind in diesem Zusammenhang Patienten, operative Abteilungen und Stationen, Rettungsdienst, Mitarbeiter und Krankenhausleitung. Der Qualitätsbegriff ist mehrdimensional, wobei normalerweise 3 Dimensionen betrachtet werden:

- die »Strukturqualität« (Input-Betrachtung),
- die »Prozessqualität« (Throughput-Betrachtung) und
- die »Ergebnisqualität« (Output-Betrachtung).

Elemente der 3 Qualitäten, die in der Anästhesie von Bedeutung sein können, sind □ Tab. 2.2 beispielhaft zusammengetragen.

Welche Elemente für eine bestimmte Abteilung von besonderer Bedeutung sind, muss in einem steten Prozess hinterfragt und neu festgelegt

□ **Tab. 2.2.** Beispiele für Elemente der Struktur-, Prozess- und Ergebnisqualität in der Anästhesie

Struktur	Prozess	Ergebnis
Klinikinterne Infrastruktur	Indikations-stellung	Outcome
Organisationsform	Diagnose	Perioperative Mortalität
Ausbildung und Qualifikation der Mitarbeiter	Anästhesie-verfahren	Beeinflussung von Vitalparametern
Führungsstrukturen	Monitoring	Schmerz-reduktion
Kommunikations-struktur	Patienten-übergabe	Lebens-qualität
Handlungs-anweisungen	Informations-übermittlung	Behandlungs-kosten
Dokumentations-system	Schulung von Mitarbeitern	
Fehleranalysesystem	Supervision	

werden. Dabei hat sich beispielsweise im Bereiche der Anästhesie für ambulante Operationen gezeigt, dass die Prioritäten aus Sicht der Patienten (adäquate Kommunikation und Informationsvermittlung) nicht a priori mit von Anästhesisten erwarteten Prioritäten (freundlicher, sicherer und speditiver Ablauf) übereinstimmen müssen.

Ergebnisse der Qualitätssicherung müssen publik gemacht werden. Die Qualitätsberichterstattung ist deshalb ein wesentliches Element in der Qualitätssicherung. Dabei ist es schließlich das Ziel, das Vertrauen von Patienten, Angehörigen (Eltern), aber auch von allen Disziplinen mit Schnittstellen zur Anästhesie zu gewinnen.

Meldung und Analyse von kritischen Zwischenfällen (»Incident Reporting«)

> Die Meldung von kritischen Zwischenfällen ist ein Instrument zur Fehleranalyse. Sie kann in der Anästhesie eingesetzt werden, um Schwachstellen im System und in den Prozessen aufzudecken, Komplikationen zu vermeiden und Verbesserungsmaßnahmen in die Wege zu leiten.

Mit der Reduktion der anästhesiebedingten Mortalität ist auch der gesellschaftliche Anspruch auf risikoarme Abläufe in der Anästhesieroutine gewachsen. Große Ressourcen sind folglich in technische Neuerungen der Anästhesieführung und -überwachung investiert worden. Zugleich ist bekannt, dass dem Faktor Mensch auch in der Anästhesie in der Kette der Unfallentstehung eine überragende Bedeutung zukommt. Traditionell wurde früher bei der Untersuchung von eingetretenen Komplikationen auf Komplikationskonferenzen großes Gewicht gelegt.

Auch aus anderen Bereichen, wie beispielsweise der Luftfahrt, ist bekannt, dass manifeste Unfälle lediglich die »Spitze des Eisbergs« einer viel größeren Anzahl von Zwischenfällen darstellt. Folglich bieten kritische Zwischenfälle eine viel breitere Datenbasis zur Erarbeitung von Präventionsstrategien zur Unfallvermeidung. Was wird als kritischer Zwischenfall kategorisiert? Die Grenzen sind nicht scharf; unsere abteilungsinterne

Definition von kritischen Zwischenfällen ist sehr umfassend und gewährt einigen Spielraum zur Interpretation:

🛈 »Jedes ungewollte Ereignis, das ohne Intervention zu einem unerwünschten Ausgang, d. h. einer physischen oder psychischen Beeinträchtigung eines Patienten hätte führen können oder trotz Intervention dazu geführt hat.«

Die aufgetretenen kritischen Zwischenfälle müssen also nicht mit einem negativen Ausgang gekoppelt sein. Der Ursprung kann im Faktor Mensch, im System, den Umgebungsfaktoren oder dem komplexen Zusammenspiel dieser Faktoren liegen.

Rahmenbedingungen

Damit ein Meldesystem »kritische Zwischenfälle« erfolgreich angewendet werden kann, müssen einige Voraussetzungen erfüllt sein.

- Vertrauen:
  Dem Aufbau einer Fehlerkultur kommt überragende Bedeutung zu. Erst bei Vorherrschen einer Atmosphäre, die frei von Schuldzuweisungen und Sanktionen ist, kann werteneutral über kritische Zwischenfälle diskutiert werden. Die Schwierigkeiten, eine Fehlerkultur im medizinischen Umfeld und insbesondere unter Ärzten aufzubauen, können beträchtlich sein; immerhin bedeutet es die praktische Auseinandersetzung gegen die »Null-Fehler-Vorstellung« in der Medizin.
- Anonymität:
  In der Aufbauphase eines Meldesystems muss das Problem der Anonymität mit den Beteiligten diskutiert werden. Die Anonymität von Berichterstattern eines EDV-gestützten Meldesystems kann mit hoher Sicherheit gewährleistet werden, falls die kritischen Zwischenfälle nicht zu einem Schaden geführt haben und das System eine große Verbreitung hat (z. B. nationale Systeme auf Internet-Basis). Werden hingegen Meldeformulare in einer kleinen Abteilung ausgefüllt, ist das Zusichern der Anonymität eine Illusion und zudem der Sache auch nicht dienlich, da häufig gezielte Fragen gestellt werden müssen, um Fehlern im System

auf die Spur zu kommen. Diese Fragen kann nur der Berichterstatter beantworten.

- *Freiwilligkeit:*
In Anbetracht der oben angeführten Definition ist es gar nicht möglich, alle kritischen Zwischenfälle zu melden; die Auswahl wird von den Mitarbeitern entsprechend ihren eigenen Prioritäten getroffen (Eigenverantwortung). Niemand darf gezwungen werden, Zwischenfälle zu berichten. Dies würde dem Aufbau einer Fehlerkultur widersprechen.
- *Motivation:*
Berichterstatter erkennen den Wert ihrer Berichte, wenn ersichtlich wird, dass dadurch das System sicherer wird. Dieser Nachweis muss anhand von durchgearbeiteten Beispielfällen regelmäßig erbracht werden.
- *Einfachheit:*
Die Berichterstattung muss auf einfache Weise möglich sein. Länge, Anzahl und Struktur der Fragen müssen auf die potenziellen Benutzer ausgerichtet sein.
- *Umgang mit Schnittstellen:*
Kritische Zwischenfälle treten wegen schlecht definierter Abläufe und mangelhafter Kenntnisse »der anderen Seite« häufig an Schnittstellen von Abteilungen auf. Mitarbeiter sollen ermuntert werden, solche Zwischenfälle ebenfalls zu melden, damit die Qualität der Versorgung nicht nur innerhalb der Abteilungen, sondern auch zwischen den Abteilungen gesichert und gefördert werden kann.

Mögliche Vorteile

Mit dieser Methodik der Fehleranalyse lassen sich, gemessen an der Anzahl tatsächlich aufgetretener Unfälle, deutlich mehr Beobachtungen analysieren. Da kritische Zwischenfälle und Unfälle die gleichen Wurzeln haben, lassen sich damit die gleichen Ursachen für Systemmängel finden. Ein Zwischenfall ist im günstigen Fall durch eine Bewältigungsstrategie nicht zu einem Unfall exazerbiert. Wenn diese Situationen analytisch ausgewertet werden, können systematische Kenntnisse gewonnen werden, wie derartige Situationen optimal bewältigt werden können. Da sich kein Schadensfall ereignet hat, kann dieses Ereignis ohne Ansehens-

verlust potenziell einen Beitrag dazu leisten, künftige kritische Situationen zu vermeiden.

Die Methodik der Meldung von kritischen Zwischenfällen hat in der Anästhesie mittlerweile vielerorts Einzug gehalten. Neben abteilungsinternen Systemen stehen inzwischen auch überregionale Programme zur Meldung von kritischen Anästhesiezwischenfällen zur Verfügung, für die der Zugang anonym über das Internet besteht (CH: http://www.cirrnet.ch/; D: https://www.d-i-p-s.de/pasis/indexSSL.html).

2.2 Ausbildung in pädiatrischer Anästhesie

> Untersuchungen belegen, dass die Struktur der Kliniken und die Ausbildung der betreuenden Ärzte Einfluss auf das anästhesiologische Risiko bei Kindern haben.

Als Determinanten für das Ergebnis (Outcome) von Anästhesien bei Kindern wurden Anzahl der Anästhesien in einer bestimmten Altersgruppe, insbesondere bei Neugeborenen und Säuglingen, und Spektrum der behandelten Fälle, z. B. bei Kindern mit kongenitalen Herzerkrankungen, identifiziert. Bei einer Konzentration auf spezialisierte Kinderzentren mit ihrer inhärenten Kumulation von Fachexpertise und Leistungsangeboten (z. B. Intensivstationen) entsteht jedoch der Nachteil, dass u. U. Verlegungen über beträchtliche Distanzen nötig sind. Weil zudem die Qualität der Notfallversorgung in der Peripherie durch allzu ausgeprägte Zentralisierung wahrscheinlich abnimmt, muss jede Region entsprechend den geographischen Gegebenheiten einen optimalen Weg finden, um das Ergebnis von Anästhesien bei Kindern zu verbessern.

Es sind heute pädiatrische Patientensimulatoren (für Neugeborene und Kleinkinder) verfügbar, mit denen ein realistisches, sicheres und reproduzierbares Lernumfeld geschaffen werden kann. So lassen sich relevante Themen der pädiatrischen Anästhesie, Intensivmedizin und Notfallmedizin bearbeiten, wobei sowohl Einzelpersonen (mit unterschiedlichem Ausbildungsstand) als auch ganze Teams partizipieren können. Simulator basiertes

Training umfasst dabei neben spezifischen medizinisch-technischen Aspekten auch die für die Praxis außerordentlich wichtigen relevanten »nontechnical« skills.

In mehreren Untersuchungen konnte gezeigt werden, dass der Ausbildungsstand des Anästhesisten eine Risikodeterminante darstellt. Allgemein lässt sich aus diesem Umstand die Notwendigkeit für eine spezialisierte Ausbildung im Teilbereich der pädiatrischen Anästhesie ableiten. Berufsverbände aus verschiedenen, vornehmlich angelsächsischen Ländern, aber auch die FEAPA (Federation of European Associations of Paediatric Anaesthesia), haben detaillierte Vorschläge für Inhalte und Struktur einer Weiterbildung in pädiatrischer Anästhesie ausgearbeitet. Im Wesentlichen nehmen diese Ausbildungskonzepte Rücksicht auf den Umstand, dass unterschiedliche Kenntnisse und Fertigkeiten nötig sind, um beispielsweise einerseits ein ansonsten gesundes Schulkind für eine Appendektomie, aber andererseits ein krankes Neugeborenes für eine Kolostomie bei Analatresie kompetent zu anästhesieren.

2.3 Forschung in pädiatrischer Anästhesie

Basierend auf Forschungserkenntnissen hat sich die klinische Anästhesiepraxis während der vergangenen Jahre radikal verändert. Viele klinische Probleme sind wissenschaftlich als solche zunächst identifiziert und in der Folge systematisch aufgearbeitet worden.

Diese Aussage trifft für die Kinderanästhesie jedoch nur in eingeschränktem Maße zu. Weltweit sind alle Ärzte, die Kinder betreuen, mit dem Dilemma konfrontiert, medizinische Produkte verabreichen zu müssen, die für den spezifischen Einsatz bei Kindern nicht oder nur unvollständig evaluiert sind (verglichen mit für Erwachsene selbstverständlich geltenden Standards). Dies ist in besonderem Maße bei unseren jüngsten Patienten der Fall, bei denen eine beträchtliche interindividuelle Variabilität des (Medikamenten)metabolismus bei physiologischer und evtl. pathologischer Unreife der Organfunktionen besteht. Somit ist gerade für diese Population ein großer Bedarf an wissenschaftlich gesicherten Informationen betreffend Pharmakokinetik, Pharmakodynamik, Sicherheit und Effektivität der applizierten Produkte gegeben.

Obwohl diese Fakten seit Jahrzehnten i. Allg. unbestritten sind, sind nun in jüngster Zeit vermehrt internationale Anstrengungen zu verzeichnen, die klinische Forschung an Kindern auszuweiten. Es ist zu hoffen, dass es damit gelingt, das Ausmaß der »Annahmen« als Grundlage medizinischer Verschreibungen und des »Experimentierens« (oft Bestandteil der ersten Anwendungen von neuen Medikamenten) in der Kinderanästhesie zu reduzieren. Schließlich sollte es damit aber auch möglich werden, die Entwicklung von medizinischen Produkten zu fördern, die primär der Behandlung von »typisch« pädiatrischen Krankheiten zugute kommt.

Ergebnisse von neueren tierexperimentellen Arbeiten über potenziellen Anästhetika induzierter Neurotoxizität bei Kindern haben für Schlagzeilen sowohl in der Fach- als auch in der Laienpresse gesorgt und diese Frage in den Fokus der gesamten anästhesiologischen Forschung rücken lassen. Die Bedeutung dieser experimentell gewonnenen Erkenntnisse für die klinische Praxis ist aber weiterhin sehr umstritten und wird sich letztlich nur anhand von klinischen »Outcome-Untersuchungen« ergründen lassen.

Die unbestrittene Forderung, verbesserte Erkenntnisse betreffend der Effektivität und Sicherheit von Behandlungen für die pädiatrische Population als Ganzes zu erwerben, muss sorgfältig gegenüber Schutz und Respekt für den Einzelnen abgewogen werden. Unter »Respekt« wird in diesem Zusammenhang die Möglichkeit verstanden, dass sowohl Kind als auch Eltern völlig frei über Teilnahme oder Abbruch an einer Studie entscheiden können. Im Allgemeinen dient die schriftliche Einverständniserklärung zur Teilnahme an klinischer Forschung bei kompetenten Personen dazu, ihre Autonomie zu respektieren. Die besondere emotionale, kognitive und sozioökonomische Situation von Kindern macht es jedoch nötig, den Prozess der Einverständniserklärung zu modifizieren, damit für teilnehmende Kinder ein mit dem für Erwachsene vergleichbarer Schutz besteht (◘ Abb. 2.4).

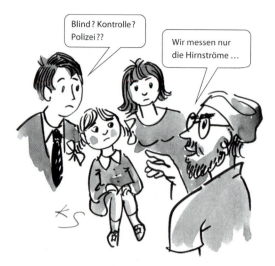

◾ **Abb. 2.4.** Doppelblind, randomisiert und kontrolliert durchgeführte Studien sind auch in der Kinderanästhesie notwendig, um Fortschritte zu erzielen. Entsprechende Erklärungen müssen den Eltern und Kindern vor der Einwilligung abgegeben werden

🛈 **Der Deklaration von Helsinki folgend, ist zum einen die Einwilligung der Eltern/des gesetzlichen Vertreters (»parental permission«) einzuholen. Wenn immer möglich soll auch beim teilnehmenden Kind eine seinem Entwicklungsstand entsprechende Zustimmung (»assent«) eingeholt werden.**

Der Informationsstand der Eltern für die Entscheidung, an einer Studie teilzunehmen, muss dergestalt sein, dass es ihnen möglich ist, die Interessen ihres Kindes umfassend zu schützen. Das teilnehmende Kind ist umgekehrt in einer Art und in einem Ausmaß zu informieren, die es ihm erlauben, seine affirmative Zustimmung zur Teilnahme zu treffen.

Literatur

Anand KJ, Garg S, Rovnaghi CR et al. (2007) Ketamine reduces the cell death following inflammatory pain in newborn rat brain. Pediatr Res 62: 283–290

Arul GS, Spicer RD (1998) Where should paediatric surgery be performed? Arch Dis Child 79: 65–72

Auroy Y, Ecoffey C (1997) Relationship between complications of pediatric anesthesia and volume of pediatric anesthetics. Anesth Analg 84: 234–235

Bähr K, van Ackern K (2000) Qualitätsmanagement in der Anästhesie. Anaesthesist 49: 65–73

Bhananker SM, Ramamoorthy C, Geiduschek JM et al. (2007) Anesthesia-related cardiac arrest in children: update from the Pediatric Perioperative Cardiac Arrest Registry. Anesth Analg 105: 344–350

Bhutta AT, Venkatesan AK, Rovnaghi CR, Anand KJ (2007) Anaesthetic neurotoxicity in rodents: is the ketamine controversy real? Acta Paediatr 96: 1554–1556

Choy CY (2008) Critical incident monitoring in anaesthesia. Curr Opin Anaesthesiol 21:183–186

Coté JC, Alexander J (2003) Drug development for children: the past, the present, hope for the future. Paediatr Anaesth 13: 279–283

Cottrell JE (2008) We care, therefore we are: anesthesia-related morbidity and mortality: the 46th Rovenstine Lecture. Anesthesiology 109: 377–388

Eich C, Timmermann A, Russo SG et al. (2007) Simulator-based training in paediatric anaesthesia and emergency medicine-thrills, skills and attitudes. Br J Anaesth 98: 417–419

Erb TO, Schulman SR, Sugarman J (2002) Permission and assent for clinical research in pediatric anesthesia. Anesth Analg 94: 1155–1160

Habkern CM, Geiduschek JM, Sorensen GK et al. (1997) Multiinstitutional survey of graduates of pediatric anesthesia fellowship: assessment of training and current professional activities. Anesth Analg 85: 1191–1195

Keenan RL, Shapiro JH, Dawson K (1991) Frequency of anesthetic cardiac arrests in infants: effect of pediatric anesthesiologists. J Clin Anesth 3: 433–437

Marcaio A., Vasanawala A (2001) Improving quality of anesthesia care: opportunities for the new decade. Can J Anesth 48: 12–19

Murat I, Constant I, Maud'huy H (2004) Perioperative anaesthetic morbidity in children: a database of 24.165 anaesthetics over a 30-month period. Paediatr Anaesth 14: 158–166

Schmidt J, Becke K, Strauss J (2006) European guidelines for training in paediatric anaesthesia. Empfehlungen für die anästhesiologische Versorgung von Kindern in Europa. Anästhesiologie und Intensivmedizin 5: 283–286

Ständer S. (2001) »Incident Reporting« als Instrument zur Fehleranalyse in der Medizin. Z Arztl Fortbild Qualitatssich 95: 479–484

Trait AR, Voelpel-Lewis T, Malviya S (2003) Do they understand? (Part I) Parental consent for children participating in clinical anesthesia and surgery research. Anesth Analg 98: 603–608

Trait AR, Voelpel-Lewis T, Malviya S (2003) Do they understand? (Part II) Assent of children participating in clinical anesthesia and surgery research. Anesth Analg 98: 609–614

Ulsenheimer K (1998) Leitlinien, Richtlinien, Standards: Risiko oder Chance für Arzt und Patient? Anästhesist 47: 87–92

Physiologie und Pathophysiologie

> Die außergewöhnliche Physiologie und Pathophysiologie sowie die charakteristischen Krankheitsbilder während der Neonatalperiode verlangen spezielle Kenntnisse und Kompetenzen des betreuenden Personals. Innerhalb der ersten Wochen geschehen die größten Umstellungsprozesse: Ein 3 Monate alter Säugling ist physiologisch einem Erwachsenen ähnlicher als einem Früh- oder Neugeborenen.

Pränatales Wachstum

Das Wachstum des Fetus vollzieht sich hauptsächlich gegen Ende der Schwangerschaft. Zwischen der 28. und 40. SSW verdreifacht sich die Körpermasse von 1 auf 3 kg. Während der letzten Schwangerschaftswochen nehmen Glykogen- und Fettvorrat stark zu, weshalb Frühgeborene eine Hungerperiode schlechter überstehen als reife Kinder (◘ Abb. 3.1, 3.2 und ◘ Tab. 3.1).

3.1   Umstellung bei der Geburt

> Bei der Geburt finden gleichzeitig verschiedene physiologische Änderungen statt. Je nach Organsystem treten sie während der Geburt oder während der ersten Stunden, Tage oder Wochen auf, was bei der Planung und Durchführung der Anästhesie berücksichtigt werden muss.

Kreislauf

Fetus

Gegen Ende der Gravidität pumpt das fetale Herz ca. 450 ml Blut/kgKG/min. Die Hälfte davon fließt in die Plazenta, lediglich 30 ml/kgKG/min passieren die Lungen. Die übrigen Gewebe des Körpers werden mit ungefähr 200 ml/kgKG/min versorgt.

Die systolischen Blutdrücke in der rechten und der linken Kammer sind identisch, ca. 60–70 mmHg. Die Wände der Lungenarterien haben eine gut ausgebildete Muskelschicht, die etwa gleich dick ist wie die der Systemarterien. Das oxygenierte Blut aus der V. cava inferior passiert größtenteils das Foramen ovale und erreicht über den linken Vorhof und die linke Kammer die Aorta ascendens (◘ Abb. 3.3). Dementsprechend erhält das Gehirn Blut mit einem Sättigungsgehalt, der etwas höher ist als in den kaudal gelegenen Organen und der Plazenta, die größtenteils über den Ductus arteriosus versorgt werden. Der

3

■ **Tab. 3.1.** Vorrat an Nährstoffen. Theoretische Berechnung, um darzustellen, wie eng die Grenzen bei Frühgeborenen sind. Glykogen, Fett und Protein in [g/kgKG]. Die Ziffern in Klammern geben an, wie lange der Vorrat reichen würde, wenn dieser die einzige Energiequelle wäre und komplett ausgenutzt würde. Der Energieverbrauch wird angesetzt mit 150 kJ/kgKG/Tag für Erwachsene und 400 kJ/kgKG/Tag für Neugeborene (1 kJ =0,24 kcal)

	Frühgeborenes	Neugeborenes	Erwachsener
	28. SSW, 1200 g	40. SSW, 3500 g	70 kg
Glykogen	4 (4 h)	10 (10 h)	6 (16 h)
Fett	8 (19 h)	150 (13 Tage)	150 (40 Tage)
Protein	70 (2,5 Tage)	110 (5 Tage)	170 (20 Tage)

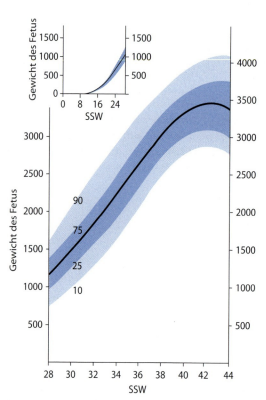

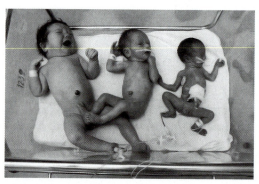

■ **Abb. 3.2.** 3 Neugeborene. Links ein normalgewichtiges Kind, das am Termin geboren wurde. In der Mitte ein untergewichtiges, am Termin geborenes Kind, und rechts eine Frühgeburt. (Mit freundlicher Genehmigung von Ulf Westgren)

tiefe O_2-Partialdruck (ca. 25 mmHg im arteriellen Blut) und der hohe Gehalt von Prostaglandin tragen dazu bei, den Ductus arteriosus offen zu halten.

Nach der Geburt

Wegen der Expansion der Lungen und des erhöhten pO_2-Werts in den Alveolen vermindert sich der Lungengefäßwiderstand unmittelbar nach der Geburt. Deshalb sinkt der Druck in der rechten Kammer und im Pulmonalkreislauf. Sobald der Blutfluss durch die Plazenta sistiert, erhöht sich der systemische Widerstand, und der Blutdruck in der linken Kammer und der Aorta steigt an. Durch die Widerstandserhöhung im linken Kreislauf steigt der Vorhofdruck links und ist nach der

■ **Abb. 3.1.** Das Wachstum des Fetus. Die Geburtsreife ist zwischen der 37. und 42. Schwangerschaftswoche erreicht. Außerhalb dieses Zeitintervalls wird das Kind als untertragen (frühgeboren) bzw. übertragen bezeichnet. Das gesamte schraffierte Feld gibt die Variationsbreite zwischen der 10. und 90. Perzentile an. Hypotrophe Neugeborene (Mangelgeburten, »small-for-date«) haben ein Gewicht, das unterhalb der 10er Perzentile liegt. Jungen sind ca. 5% schwerer als Mädchen. Dieses Diagramm zeigt einen Durchschnitt beider Geschlechter. (Nach Brenner et al. 1976)

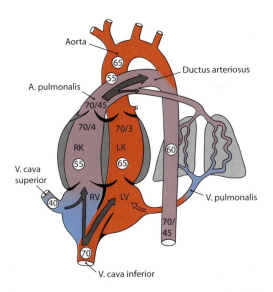

□ Abb. 3.3. Fetaler Kreislauf. Alle Messungen wurden beim nichtgeborenen Lamm durchgeführt; die Verhältnisse beim Menschen sind vergleichbar. Die systolischen/diastolischen Druckwerte sind in mmHg, die Sättigungswerte (eingekreist) in % angegeben. Die Drücke in den Vorhöfen betragen 2–3 mmHg. *RK* rechte Kammer, *LK* linke Kammer, *RV* rechter Vorhof, *LV* linker Vorhof. (Nach Rudolph 2001)

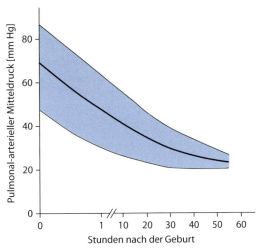

□ Abb. 3.4. Mitteldrücke in den Lungenarterien beim Neugeborenen. (Nach Harris 1977)

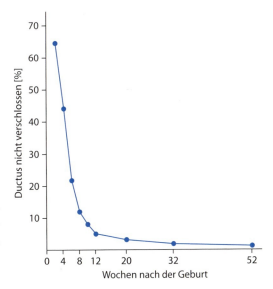

□ Abb. 3.5. Prozentualer Anteil von Säuglingen in Abhängigkeit vom Alter, bei denen der anatomische Verschluss des Ductus arteriosus noch nicht stattgefunden hat. (Nach Harris 1977)

Geburt höher als im rechten Vorhof; dies führt zum funktionellen Verschluss des Foramen ovale. Somit gelangt nur noch Blut, das in den Lungen mit Sauerstoff gesättigt wurde, in den linken Vorhof und in die linke Kammer.

Der Abfall des pulmonalarteriellen Drucks erfolgt schrittweise (□ Abb. 3.4), ein gewisser Rechts-links-Shunt via Ductus arteriosus während der ersten Lebensstunden ist normal. Nach ungefähr 12–24 h kann im Ductus arteriosus normalerweise kein Fluss mehr nachgewiesen werden.

> **❗ Dieser Verschluss ist am Anfang nur funktionell. Faktoren, die den systemvaskulären Widerstand senken – wie Anämie, arterielle Hypotension und hohe Dosen von Anästhetika – oder Faktoren, die zu einem Anstieg des pulmonalarteriellen Widerstandes führen – wie Hypoxie, Hyperkapnie, Azidose, Überwässerung, Hypothermie und mechanische Stimulationen der Luftwege – können eine erneute Durchgängigkeit des Ductus mit Rechts-links-Shunt verursachen.**

Der anatomische Verschluss des Ductus erfolgt fast immer im Verlauf der ersten 3 Lebensmonate (□ Abb. 3.5). Als Folge eines Anstiegs des pulmonalarteriellen Widerstands kann auch ein Anstieg des Drucks im rechten Vorhof auftreten und das

3

funktionell verschlossene Foramen ovale wieder eröffnen mit konsekutivem Rechts-links-Shunt auch auf diesem Niveau. So kann sich ein Circulus vitiosus entwickeln mit Zunahme der Hypoxie und Azidose, welche wiederum das Fortbestehen des Rechts-links-Shunts unterhält.

Herz

Der Herzmuskel des Neugeborenen besitzt weniger kontraktile Elemente pro Gewichtseinheit als der des älteren Kindes oder eines Erwachsenen. Echokardiographische Untersuchungen zeigen, dass die Kontraktilität beim Neugeborenen am größten ist und während der nächsten Monate bis Jahre abnimmt. Dieses Paradox beruht darauf, dass das Neugeborenenherz im Gegensatz zum Erwachsenenherz am oberen Limit seiner Leistungsfähigkeit arbeitet. Reserven, die bei einer zusätzlichen Belastung notwendig wären, sind begrenzt und der Effekt von positiv inotropen Medikamenten demzufolge geringer. Außerdem reagiert es empfindlicher auf die negativ inotrope Wirkung der Inhalationsanästhetika.

❶ Das Schlagvolumen ist relativ konstant, eine Herzfrequenz unter 80–100/min führt zu einer deutlichen Abnahme des Herzminutenvolumens.

Blutvolumen

Unmittelbar nach der Geburt schwankt das Blutvolumen zwischen 65 und 100 ml/kgKG, je nachdem, ob die Abnabelung früh oder spät erfolgt. Durch Ein- und Austritt von Flüssigkeit in die Blutbahn bzw. den Extrazellulärraum pendelt sich das Blutvolumen innerhalb weniger Stunden um 80 ml/kgKG ein.

Lungenfunktion und Gasaustausch

Fetale Atembewegungen können lange vor der Geburt festgestellt werden. Dies führt zu unbedeutenden Flüssigkeitsverschiebungen von der Amnionhöhle in die Lunge und umgekehrt. Während der Passage durch den Geburtskanal wird der Thorax komprimiert, es treten Drücke bis zu 100 cm H_2O auf. Dadurch werden ca. 35 ml Flüssigkeit aus den Atemwegen herausgepresst.

Die ersten Atemzüge bewirken einen negativen intrathorakalen Druck von bis zu 60 cm H_2O, was zu einer Ausdehnung und Belüftung der Alveolen führt. Nach einigen wenigen Atemzügen besitzt das gesunde Neugeborene eine funktionelle Residualkapazität von ungefähr 20 ml/kgKG. Während der nächsten Stunden wird die verbleibende Lungenflüssigkeit von den Alveolen über das Lymphsystem abtransportiert. Das Tidalvolumen pendelt sich bei ungefähr 6–8 ml/kgKG ein, die Atemfrequenz beträgt 30–60/min.

Fünf Minuten nach Geburt beträgt die O_2-Sättigung bei 50% der Neugeborenen 95% (❏ Tab. 3.2). Es bestehen große interindividuelle Unterschiede und es ist durchaus möglich, dass bei einem ansonsten gesunden Neugeborenen die Sättigung noch während mehreren Stunden niedriger ist. Diese Adaptationsstörung ist i. Allg. mit einer transienten Tachypnoe assoziiert und wird durch eine verspätete Resorption von interstitieller pulmonaler Flüssigkeit verursacht.

❏ **Tab. 3.2.** Normale arterielle O_2-Sättigung. (Nach Kamlin 2006, Kuipers 1997, Rudolph 2001)

	Alter	Sättigung [%]	25.–75. Perzentile
Fetus	Vor Geburt	60	
Neugeborenes	1 min	60	55–70
	3 min	70	60–85
	5 min	95	80–95

Neugeborene, die durch Kaiserschnitt entbunden werden und deren Lungen deshalb nicht durch den engen Geburtskanal komprimiert wurden, sind deutlich häufiger von dieser Störung betroffen.

Das Atemzentrum reagiert auf Hyperkapnie und Hypoxie nicht wie beim Erwachsenen, bei dem eine zunehmende Hypoxie über die Chemorezeptoren des Karotissinus zuerst eine ausgeprägte Atemstimulation auslöst, bevor die Hypoxie eine zentrale Atemdepression bewirkt. Beim Neugeborenen erfolgt die zentrale Atemdepression früh und wird akzentuiert durch Hypothermie und das Vorhandensein von Anästhetika.

HbF, HbA

Bei der Geburt beträgt der Anteil des fetalen Hämoglobins (HbF) am Gesamthämoglobin ca. 60–90%. Der Rest besteht aus dem adulten Hämoglobin (HbA). Die O_2-Dissoziationskurve des HbF ist nach links verschoben (◘ Abb. 3.6), d. h. die O_2-Sättigung ist bei einem bestimmten pO_2 höher. Dies erleichtert den plazentaren O_2-Transport von der Mutter zum Feten, wohingegen die Abgabe von Sauerstoff an das Gewebe nach der Geburt erschwert wird. Dieser Nachteil wird jedoch durch die hohe O_2-Transportkapazität kompensiert: Der Hämoglobingehalt beträgt beim Neugeborenen 160–210 g/l, abhängig vom Zeitpunkt der Abnabelung. Die Neusynthese von Hämoglobin nach der Geburt verteilt sich ungefähr zu gleichen Teilen auf HbF und HbA. Im Alter von 3 Monaten dominiert die Synthese von HbA, und das HbF ist fast vollständig aus dem Blut verschwunden (◘ Abb. 3.7).

Thermoregulation

Beim 3 kg schweren Neugeborenen ist der Quotient Körperoberfläche/Körpergewicht ungefähr 3-mal größer als beim Erwachsenen. Da die isolierende Fettschicht dünn und die Haut gut durchblutet ist, kann der Wärmeverlust groß sein. Beim nackten Kind kann eine Umgebungstemperatur von 33°C als Neutraltemperatur bezeichnet werden, was bedeutet, dass die Energieproduktion bei dieser Tem-

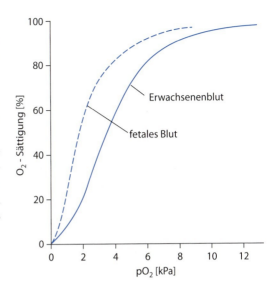

◘ **Abb. 3.6.** Das fetale Hämoglobin hat eine höhere Affinität zum Sauerstoff als das adulte, d. h. die O_2-Dissoziationskurve ist nach links verschoben. (Nach Nunn 1993)

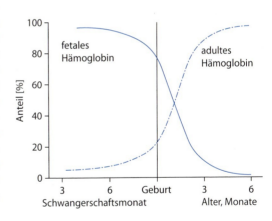

◘ **Abb. 3.7.** Gehalt des Blutes an fetalem und adultem Hämoglobin. (Nach Huehns 1965)

peratur minimal ist. Eine zu tiefe Umgebungstemperatur erhöht den O_2- und den Energieverbrauch beim wachen Kind und verschlechtert gleichzeitig die zentrale Atemregulation.

❶ Bei 20–22°C kann die Energieproduktion beim nackten Kind bis zu 300% gesteigert sein.

3

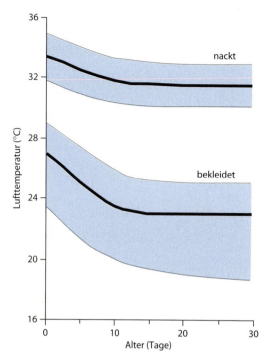

Abb. 3.8. Optimale Umgebungstemperatur bei Säuglingen mit einem Geburtsgewicht von 3 kg. Die obere schraffierte Fläche bezieht sich auf ein nacktes Kind in einer Isolette, die untere auf ein angekleidetes Kind im Bett (Nach Gairdner 1971).

Das frühgeborene Kind ist wegen der fehlenden Fettreserven und der größeren Körperoberfläche (bezogen auf das Gewicht) noch empfindlicher gegenüber Wärmeverlusten (❏ Tab. 3.3), dementsprechend sind diese Kinder i. Allg. auf die exogene Zufuhr von Wärme angewiesen (Inkubator oder Infrarotstrahler). Ein bekleidetes Kind toleriert tiefere Temperaturen (❏ Abb. 3.8, 3.9). Die Elimination verschiedener Pharmaka, z. B. Muskelrelaxanzien und Inhalationsanästhetika, ist bei bestehender Hypothermie verlangsamt.

❏ **Tab. 3.3.** Neutrale Umgebungstemperatur beim nackten Neugeborenen. (Nach Scopes 1966)

Gewicht [g]	Umgebungstemperatur [°C]
<1000	35–36
1000–1500	34–36
1500–2500	33–35
2500–3500	33–34
>3500	31–33

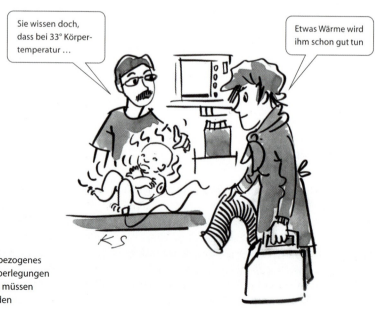

Abb. 3.9. Obwohl sowohl praxisbezogenes Anästhesieren und theoretische Überlegungen zur optimalen Betreuung gehören, müssen manchmal Prioritäten gesetzt werden

Nierenfunktion und Flüssigkeitsbilanz

Fetus

Während der Gravidität erfolgen die Flüssigkeitsregulierung und Ausscheidung von harnpflichtigen Stoffen über die Plazenta. Kurz vor Geburt produziert der Fetus ungefähr 150 ml Urin/kgKG/Tag, davon werden ungefähr $^5/_6$ wieder vom Feten geschluckt, der Rest wird über die Amnionflüssigkeit durch die Mutter ausgeschieden. Wenn die Urinproduktion wegen einer Nierenkrankheit intrauterin abnimmt oder ganz zum Erliegen kommt, führt dies zu verminderter Amnionflüssigkeit (Oligohydramnion), was die Ausbildung und Entwicklung der Lungen verzögert. Als Resultat können bei der Geburt hypoplastische Lungen vorliegen. Die übrige Entwicklung des Fetus wird durch eine verminderte Nierenfunktion nicht gestört, Elektrolyte und Kreatininwerte bleiben im Normbereich.

Glomeruläre Filtration

Während der ersten Tage nach der Geburt ist der renale Gefäßwiderstand hoch (◘ Abb. 3.10) und die glomeruläre Filtrationsrate tief. Am 1. Lebenstag beträgt die Urinproduktion manchmal weniger als 5 ml/kgKG, um im Verlauf der 1. Lebenswoche schrittweise anzusteigen. Während dieser Zeit ist die Fähigkeit der Nieren, eine erhöhte Flüssigkeitszufuhr mit einer erhöhten Diurese zu beantworten, begrenzt. Andererseits ist aber auch die Flüssigkeitsaufnahme wegen der nur langsam in Gang kommenden Milchproduktion der Mutter normalerweise relativ gering. Die unvollständige Nierenfunktion führt dazu, dass bestimmte Medikamente wie Digoxin oder Pancuronium verlangsamt ausgeschieden werden.

Tubulusfunktion

Bei der Geburt sind die Henle-Schleifen kurz und befinden sich noch nicht tief in der Medulla. Tritt eine Dehydratation auf, kann das Neugeborene den Urin nur ungenügend konzentrieren (► Kap. 3.3).

Leberfunktion, Gerinnung

Der Kohlenhydratmetabolismus und die oxidative Metabolisierung von Medikamenten in der Leber (◘ Tab. 4.1) sind bei der Geburt nicht vollständig entwickelt. Vitamin K wird im Dickdarm durch die Mikroflora produziert. Da das Neugeborene bakterienfrei auf die Welt kommt und nur einen niedrigen Vorrat von Vitamin K hat, können Vitamin-K-abhängige Gerinnungsfaktoren vermindert sein, was im Extremfall zu Gerinnungsstörungen führen kann. Neugeborenen wird deshalb routinemäßig sofort nach der Geburt Vitamin K verabreicht. Nach den ersten Lebenswochen ist die Fähigkeit, Albumin und Gerinnungsfaktoren zu synthetisieren, normal. Sowohl die oxidativen als auch die übrigen Enzymsysteme reifen, sodass im Alter von 3 Monaten die Leberfunktion mit derjenigen des Erwachsenen vergleichbar ist.

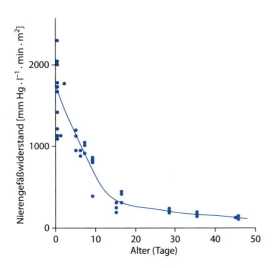

◘ **Abb. 3.10.** Renaler Gefäßwiderstand während der ersten Lebensmonate. Die glomeruläre Filtrationsrate verändert sich auf ähnliche Art und Weise. Die Daten stammen von neugeborenen Schweinen. (Nach Gruskin 1970)

Bilirubin

Die unreife Leberfunktion und der wegen des Abbaus des fetalen Hämoglobins erhöhte Anfall von Bilirubin führen beim gesunden Neugeborenen zu einem Anstieg des Serumbilirubins von ca.

35 µmol/l auf über 100 µmol/l am 1.–3. Lebenstag. Die Konzentrationen fallen dann im Verlaufe der ersten 10 Tage auf Erwachsenenwerte (20 µmol/l und weniger). Bei bestimmten Krankheiten oder Zuständen kann das Bilirubin bedeutend stärker ansteigen. Man rechnet, dass Werte über 350 µmol/l durch Einlagerung des Bilirubins in die Basalganglien des Gehirns zum Kernikterus und damit zu potenziell irreversiblen neurologischen Schäden führen können.

Bei Frühgeborenen und bei kranken Neugeborenen ist das Risiko eines Schadens höher und erfordert eine frühzeitigere Behandlung. Abhängig von Körpergewicht, Lebensalter und evtl. zusätzlicher Krankheit wird eine Behandlung bereits bei Werten von 150–200 µmol/l begonnen. Sie besteht in der Bestrahlung des Kindes mit Licht einer Wellenlänge von 450 nm, welches Bilirubin, das die oberflächlichen Hautkapillaren passiert, in eine ausscheidbare Form umwandelt. Die Austauschtransfusion wird nur in schweren Fällen in Erwägung gezogen.

Der normale, sog. physiologische Ikterus des Neugeborenen hat keine anästhesiologische Bedeutung.

3.2   Das Frühgeborene

> Definitionsgemäß spricht man von Frühgeburtlichkeit, wenn das Kind vor der 37. SSW geboren wurde. Probleme, wie sie beim normalen Neugeborenen wegen der Unreife verschiedener Organe auftreten, sind beim Frühgeborenen akzentuiert.

Kreislauf

Nicht selten persistiert ein offener Ductus arteriosus, was in den meisten Fällen zu einem Links-rechts-Shunt mit Hyperzirkulation der Lungen führt. Leidet das Kind darüber hinaus an einem Atemnotsyndrom (Surfactantmangel, Hyalinmembrankrankheit), so führt dieser Shunt zu einer zusätzlichen Atemarbeit und einem schlechteren Gasaustausch. Verglichen mit dem reifen Neugeborenen ist die Empfindlichkeit des Herzmuskels gegenüber dem negativ inotropen Effekt der Inhalationsanästhetika noch ausgeprägter und die Reaktion auf exogen zugeführte oder endogen ausgeschüttete Katecholamine noch schwächer. Der Blutdruck korreliert mit dem Gestations- und Lebensalter (□ Abb. 3.11). Die Barorezeptorfunktion ist schwächer ausgebildet als beim normalen Neugeborenen.

Lungenfunktion und Gasaustausch

Die Alveolarzellen vom Typ II produzieren einen oberflächenaktiven Stoff, »Surfactant« genannt. Im Frühgeborenenalter ist die Alveolarinnenwand häufig ungenügend mit diesem vorwiegend aus Dipalmitoylphosphatidylcholin bestehenden Lipoprotein ausgekleidet. Dadurch ist die Oberflächenspannung erhöht, und die Alveolen haben die Tendenz zu kollabieren. Der Druck, der nötig wird, um die Alveolen zu dehnen, ist erhöht, d. h. die Compliance ist vermindert. Je früher das Kind zur Welt kommt, desto weniger Surfactant ist vorhanden, und desto größer ist das Risiko des Atemnotsyn-

□ **Abb. 3.11.** Blutdruck des wachen Neugeborenen im Alter von 0–12 h. Die durchgezogenen Linien geben Mittelwerte an und die gestrichelten Linien die obere und untere Normalgrenze (5. und 95. Perzentile). (Nach Versmold 1981)

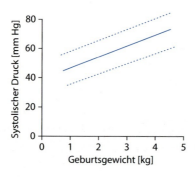

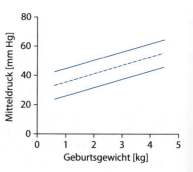

droms (Surfactantmangel, Hyalinmembrankrankheit, »respiratory distress syndrome«; RDS; Tab. 3.4). Im Verlauf der ersten postnatalen Wochen kann so eine chronische Lungenerkrankung entstehen, die bronchopulmonale Dysplasie (▶ Kap. 17).

Atemregulation

Beim Frühgeborenen treten häufig entweder in regelmäßigen Abständen (sog. periodisches Atmen) oder ganz unregelmäßig mehr oder weniger langdauernde Atemstillstände (Apnoen) auf. Diese Atemstillstände können zentral, seltener obstruktiv bedingt sein, daneben gibt es Mischformen. Im Allgemeinen sind diese Anfälle von kurzer Dauer und nicht gefährlich.

> ❗ Etwa 25% aller Frühgeborenen haben aber Apnoeanfälle, die länger als 30 s dauern und mit einem Abfall der S_aO_2, Bradykardien oder einer Abnahme des Muskeltonus verbunden sind.

In leichteren Fällen wird eine Therapie mit Methylxanthinen (Coffein, Theophyllin) durchgeführt, in seltenen Fällen muss das Kind intubiert und beatmet werden.

Anästhetika erhöhen i. Allg. die Tendenz zu Apnoe. Man sollte deshalb kurzwirksame Medikamente einsetzen, wenn das Kind am Ende des Eingriffs zügig wieder aufwachen und spontan atmen sollte. Propofol und Remifentanil werden deshalb für die Anästhesieeinleitung bevorzugt, obwohl sie für diese Alterskategorie nicht zugelassen sind. Für die Aufrechterhaltung der Anästhesie wird Desfluran oder Sevofluran eingesetzt, evtl. kombiniert mit Remifentanil 0,05–0,1 µg/kgKG/min, sofern ein postoperativer Opioideffekt unerwünscht ist.

Nierenfunktion und Flüssigkeitsumsatz

Die Glomeruli sind erst nach der 34. SSW fertig ausgebildet, weshalb die glomeruläre Filtrationsrate (GFR) erniedrigt ist. Die Tubulusfunktion ist ebenfalls unreif, was zu einem erhöhten Natriumverlust führen kann. Wegen des hohen Verlustes von Flüssigkeit durch die Haut (◻ Abb. 3.12) ist der Flüssigkeitsumsatz deutlich erhöht.

Zentrales Nervensystem

Das Gefäßsystem in der unmittelbaren Umgebung der Hirnventrikel ist besonders vulnerabel auf Änderungen der O_2- und CO_2-Partialdrücke, verminderte Durchblutung, Permeabilitätsstörungen, pH-Wert- und Blutdruckschwankungen. Bei Läsionen dieser Gefäße kann es zu subependymalen Blutungen und Ventrikeleinbrüchen kommen.

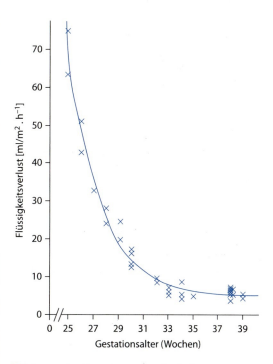

◻ **Abb. 3.12.** Der Flüssigkeitsverlust durch die Haut ist hoch bei einem Kind, das vor der 30. Schwangerschaftswoche geboren wird. (Nach Hammarlund 1979)

◻ **Tab. 3.4.** Häufigkeit des »respiratory distress syndrome« (RDS) bei unbehandelten Kindern in Abhängigkeit des Gestationsalters bei Geburt. (Nach Kresch 1987)

Gestationsalter bei Geburt	Häufigkeit [%]
<30 Wochen	40
30–34 Wochen	25
>35–36 Wochen	5

Augen

Durch die fortlaufende Vaskularisierung der Netzhaut während der gesamten Frühgeborenenzeit sind die peripher gelegenen Gefäße stark den lokalen Milieuveränderungen ausgesetzt. Vor allem ein erhöhter arterieller O_2-Partialdruck, aber auch viele andere Faktoren wie Hypoxie, Azidose und Hypotension können zu einer Störung des Gefäßwachstums führen. Die dadurch resultierende Frühgeborenenretinopathie ist durch überschießende Neovaskularisationen charakterisiert, die im Extremfall eine komplette Netzhautablösung mit Erblindung zur Folge haben können. Die Inzidenz der Frühgeborenenretinopathie hängt vom Grad der Frühgeburtlichkeit ab (◻ Tab. 3.5). Die Entwicklung der Retina ist im postkonzeptionellen Alter von 40–42 Wochen abgeschlossen, bis dahin können somit Störungen auftreten. In der Praxis kommt die Retinopathie bei Kindern, die nach der 33. SSW geboren werden, selten vor.

> 🛈 **Das typische Kind mit einer Frühgeborenenretinopathie wurde vor der 30. SSW geboren und hat in den ersten Lebenswochen verschiedene Probleme gehabt (Hyalinmembrankrankheit, offener Ductus arteriosus, Septikämien etc.).**

Weil ein zu hoher O_2-Partialdruck vermieden werden soll, muss man eine Risikoabschätzung vornehmen. ◻ Tabelle 3.6 zeigt obere und untere Grenzen für die pulsoxymetrische Sättigung, wie sie auf einer Neugeborenenintensivstation gelten. Diese Regeln werden seit Jahren erfolgreich angewendet. Sie können jedoch nicht unkritisch auf Bedingungen im Operationssaal übertragen werden (▶ Kap. 6.4).

◻ Tab. 3.5. Häufigkeit der Frühgeborenenretinopathie in Abhängigkeit des Geburtsgewichtes bei schwedischen Kindern. (Nach Beding-Barnekow, 1993)

Geburtsgewicht [g]	Retin pathie vorhanden [%]	Ausgeprägt [%]
<1000	39	22
1001–1200	11	4
1201–1500	5	0
>1500	1	0

Anmerkung: Die Häufigkeit wird in verschiedenen Studien unterschiedlich angegeben, so scheint bei der amerikanischen Population eine höhere Inzidenz vorzuliegen (Flynn 1992).

◻ Tab. 3.6. Empfohlene Grenzen für pulsoxymetrisch gemessene Sättigungswerte, wie sie in der Neugeborenenintensivstation des Universitäts-Spitals Lund für Säuglinge bestehen, die zusätzlichen Sauerstoff erhalten während spontaner oder kontrollierter Atmung.

Gestationsalter	Untere Grenze [%]	Obere Grenze [%]
23–30 Wochen	88	92
31–32 Wochen	90	95
>32 Wochen	95	98

3.3   Postnatale Entwicklung

> ❯ **Nach einem 5- bis 8%igen Gewichtsabfall in den ersten Lebenstagen nimmt das Neugeborene schnell an Gewicht zu. Während des ersten halben Lebensjahres wird das Gewicht ungefähr verdoppelt, und nach 1 Jahr hat sich das Geburtsgewicht verdreifacht.**

Normales Wachstum

Der Aufbau des Körpers während des 1. Lebensjahres benötigt große Mengen Protein, die Belastung der Nieren durch die Abfallprodukte des Proteinstoffwechsels, z. B. Phosphat, ist darum geringer, als wenn ein Erwachsener entsprechende Mengen Protein aufnehmen würde, die Gewichtszunahme wirkt sozusagen als »3. Niere«. Ab dem 2.–10. Lebensjahr erhöht sich das Gewicht um 2–3 kg pro Jahr, und die Gewichtszunahme wird dann mit einem Sprung in der Pubertät abgeschlossen (◻ Abb. 3.13). Die Länge (◻ Tab. 3.7) und die Körperoberfläche nehmen proportional langsamer zu als das Gewicht.

Entwicklung des zentralen Nervensystems

Parallel zum körperlichen Wachstum findet eine schnelle Reifung des zentralen Nervensystems statt.

Im Alter von 1 Monat beginnt das normale Kind, einem Gegenstand mit dem Blick zu folgen und kann den Kopf eine kurze Zeit hochhalten. Es führt keine gerichteten Bewegungen mit Armen oder Beinen aus. Mit 1 Jahr hat das Kind einen gut entwickelten Pinzettengriff, kann (fast) gehen und einzelne Wörter sprechen. Während der folgenden Monate und Jahre erfolgt eine rasche Entwicklung der sprachlichen Fähigkeiten und der Sozialkompetenz, welche auch die anästhesiologische Betreuung beeinflusst. Damit wird das Kind mehr und mehr in verschiedene Entscheidungen mit einbezogen, z. B. bei der Prämedikation, der Wahl der Narkoseeinleitungsmethode (Maske oder intravenös) etc.

Kreislauf

Bei einem normalen Kind ist der Kreislauf bereits im Alter von 1 Monat dem extrauterinen Leben gut angepasst.

Linker und rechter Ventrikel

Entsprechend den größeren Anforderungen bezüglich Volumen- und Druckbelastung nimmt die Masse des linken Ventrikels zu. Dagegen sinkt die Druckbelastung des rechten Herzens wegen der Abnahme des Widerstandes im rechten Kreislauf. Dies führt zu einer Abnahme des Verhältnisses der

☐ Tab. 3.7. Normales Wachstum. (Nach K. Kromeyer-Hauschild, 2001)			
Alter	**Länge [cm]**	**Gewicht [kg]**	**Körperoberfläche [m²]**
Neugeborene	51	3,4	0,2
3 Monate	61	6	0,3
1 Jahr	76	10	0,45
3 Jahre	96	14	0,6
7 Jahre	124	24	0,8
10 Jahre	142	34	1
12 Jahre (m/w)	152/154	42/43	1,2
15 Jahre (m/w)	173/165	60/56	1,6
Erwachsene (m/w)	181/168	71/59	1,8/1,7

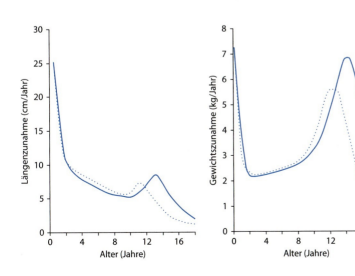

☐ **Abb. 3.13.** Längenwachstum und Gewichtszunahme in verschiedenen Alterskategorien. Der durch die Pubertät bedingte Wachstumsschub setzt bei Mädchen (punktierte Kurve) frühzeitiger ein als bei Jungen (ausgezogene Linie). (Nach K. Kromeyer-Hauschild, 2001)

3

Wandstärken zwischen linkem und rechtem Ventrikel. Im Alter von 3–4 Monaten ist die Erwachsensensituation erreicht.

Innerhalb der ersten 6 Lebensmonate nimmt die Vermehrung der Myokardmuskelzellen, die durch Zellteilung zustande kommt, kontinuierlich ab. Im weiteren Leben vergrößert sich die Muskelmasse des Herzens nur noch durch Größenzunahme der einzelnen Myozyten.

Blutdruck und Herzfrequenz

Bei reifen Neugeborenen variiert der systolische Blutdruck normalerweise zwischen 55 und 70 mmHg. Die Werte bei Frühgeborenen sind

niedriger (■ Abb. 3.11). Bei Säuglingen unter 1 Jahr liegt der systolische Blutdruck in Ruhe normalerweise unter 100 mmHg (■ Abb. 3.14), und die Herzfrequenz beträgt in Ruhe ca. 120 Schläge/min, aber die Variationsbreite ist groß (■ Tab. 3.8). Die Herzfrequenz fällt mit zunehmendem Alter ab. Atemabhängige Schwankungen der Herzfrequenz sind normal (Sinusarrhythmie) und können bei einzelnen Säuglingen und Kindern, insbesondere im Schlaf, ausgeprägt sein.

Lungenarteriendruck

Der Lungenarteriendruck fällt rasch während der ersten Lebenstage (■ Abb. 3.4). Im Verlauf der ers-

---

■ **Tab. 3.8.** Normale Herzfrequenz bei wachen Kindern. (Nach Bernstein 2004)

Herzschläge/min			
Alter	**Mittelwert**	**Minimum**	**Maximum**
Neugeborenes bis 1 Monat	125	70	190
1–12 Monate	120	80	160
1–3 Jahre	110	80	130
3–5 Jahre	100	80	120
5–7 Jahre	100	75	115
7–11 Jahre	90	70	110
11–16 Jahre	80	60	100

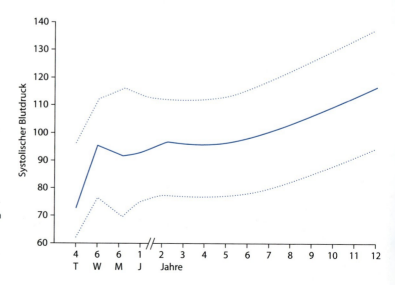

■ **Abb. 3.14.** Blutdruck bei wachen Kindern. Die durchgezogenen Linien geben Mittelwerte an und die gestrichelten Linien die obere und untere Normgrenze (5. und 95. Perzentile). (Nach De Swiet et al. 1980)

ten 2–3 Lebenswochen erreicht er Erwachsenenwerte. Als Konsequenz bildet sich die Muskulatur der Lungenarterien im frühen Säuglingsalter zurück. Der Lungenkreislauf ist darum wesentlich weniger reaktiv als bei den Neugeborenen. Während der ersten Lebensmonate besteht jedoch weiterhin das Risiko, dass verschiedene Stimuli eine Steigerung des pulmonalen Gefäßwiderstandes und damit eine Druckbelastung des rechten Herzens bewirken (Gefahr des Rechts-links-Shunts durch das Foramen ovale). Das Foramen ovale ist bei der Mehrheit der Säuglinge nur funktionell geschlossen, wenn der Druck im rechten Vorhof aus irgendeinem Grund höher ist als im linken Vorhof, evtl. (lediglich während einzelner Phasen eines Herzzyklus) kann Blut von rechts nach links strömen.

Blutvolumen

Das relative Blutvolumen nimmt nach der Neugeborenenperiode ab und beträgt bei Säuglingen und Kindern ungefähr 70 ml/kgKG. Das Plasmavolumen (PV) variiert zwischen 35 und 55 ml/kgKG, der exakte Wert kann aus Hämatokrit (Hkt) und Blutvolumen (BV) berechnet werden:

$$PV = (1 - Hkt) \times BV.$$

Hämoglobin

Das fetale Hb wird während der ersten 3 Monate gegen adultes ausgetauscht (◘ Abb. 3.7). Gleichzeitig fällt der Hb-Wert und erreicht seinen niedrigsten Wert, ca. 110 g/l, im Alter von ungefähr 3 Monaten (◘ Tab. 3.9). Man spricht in diesem Zusammenhang von Trimenonreduktion. Bei ehemaligen Frühgeborenen ist der Abfall noch ausgeprägter (◘ Abb. 3.15).

◘ **Tab. 3.9.** Typische Werte für den Hämoglobingehalt des Blutes (Hb) sowie den Hämatokrit (Hkt). (Nach Oski 1993)

Alter	Hb [g/l]	Hkt [%]
Neugeborenes	180	52
3 Monate	110	32
1 Jahr	125	37
2 Jahre	125	37
4 Jahre	130	38
8 Jahre	135	39
16 Jahre, Mädchen	140	41
16 Jahre, Junge	150	43

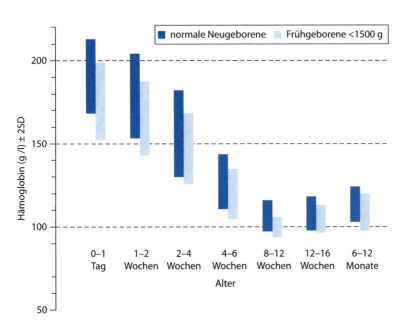

◘ **Abb. 3.15.** Hämoglobingehalt des Blutes während der ersten Lebensmonate bei reifen und frühgeborenen Kindern. (Nach Oski 1993)

3

Atemsystem

> ! Säuglinge atmen hauptsächlich durch die
> Nase, selbst ein geringfügiger Schnupfen
> kann ein Atemhindernis bewirken.

Glottis und Epiglottis

Die Glottis liegt weiterhin relativ kranial im Vergleich zu Erwachsenen. Die Epiglottis ist lang, weich und W-förmig. Sie fällt bei der Laryngoskopie leicht vor die Stimmbandöffnung. Der engste Teil der Luftwege liegt unmittelbar subglottisch in Höhe des Krikoidknorpels und nicht in Stimmbandhöhe wie bei Schulkindern oder Erwachsenen (▶ Kap. 8).

Trachea und Bronchien

Die Trachea ist im 1. Lebensjahr nur 4–5 cm lang, weshalb die Intubationstiefe sorgfältig angepasst und der Tubus gut fixiert werden muss. Der Durchmesser beträgt nur 4–6 mm. Die engen Atemwege bei Kleinkindern können eine Erklärung dafür sein, weshalb so viele von ihnen einen Pseudokrupp entwickeln, d. h. eine subglottische Verengung als Folge einer Schleimhautschwellung. Bronchiale Hyperreagibilität und Obstruktion infolge viraler Atemwegsinfektionen sind in dieser Alterskategorie ebenfalls häufiger als bei Kindern >4 Jahren.

Lungen

Die Säuglingslunge ist, im Verhältnis zum Körpergewicht und O_2-Bedarf kleiner als bei älteren Kindern (⬛ Abb. 3.16). Daher weisen Säuglinge eine reduzierte Hypoxämietoleranz bei Apnoe oder Beeinträchtigung der Lungenkapazität (z. B. bei Reduktion von Lungengewebe, Pneumonie, Pneumothorax etc.) auf (⬛ Abb. 3.17). Die Anzahl der Alveolen erhöht sich vom Neugeborenenalter bis zum 5. Lebensjahre um den Faktor 10 (⬛ Abb. 3.18). Anschließend ist das Wachstum des Lungenvolumens proportional schneller als das des Körpergewichts (⬛ Abb. 3.16).

Werden die Resultate von Lungenfunktionstests auf die Größe der Lunge normiert, zeigt sich, dass kleine Säuglinge eine kleinere elastische Retraktionskraft aufweisen als ältere Kinder. Dies spiegelt den niedrigen Elastingehalt in den Lungen

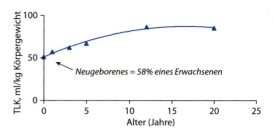

⬛ **Abb. 3.16.** Die totale Lungenkapazität (TLK; in Relation zum Körpergewicht) ist bei Säuglingen kleiner als bei älteren Kindern. Werte für normales Wachstum wurden verwendet (⬛ Tab 3.7). (Nach Thorsteinssson)

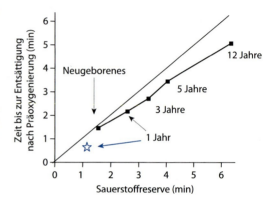

⬛ **Abb. 3.17.** Die Hypoxämietoleranz bei Apnoe hängt von der O_2-Menge in den Lungen und dem O_2-Verbrauch ab und ist beim Säugling am kleinsten. Sie kann durch Präoxygenierung um ein Vielfaches erhöht werden. Die mit Linien verbundenen ausgefüllten Quadrate geben auf der Ordinate die berechnete O_2-Reserve nach Präoxygenierung mit 100% Sauerstoff an. Diese Zeit wird mittels des Quotienten O_2-Menge in den Lungen (d. h. funktionelle Reservekapazität) geteilt durch O_2-Verbrauch berechnet. Auf der Abszisse ist die faktische Zeit aufgetragen, die verstreicht, bis der Sättigungswert eines gesunden Kindes während Apnoe, nach Präoxygenierung, unter 96% fällt. Diese Zeiten wurden gemessen, indem intubierte Patienten mit 100% Sauerstoff (bzw. mit einem Luft-Sauerstoff-Gemisch mit einer F_iO_2 von 0,4) beatmet wurden, bis andere Gase außer CO_2 und Wasserdampf aus den Lungen ausgewaschen waren. Nach Beginn der Apnoe wurde der tracheale Tubus dekonnektiert und gegen Luft offen gelassen. Hätte man den Tubus abgeklemmt, wären durch die O_2-Absorption Resorptionsatelektasen entstanden, und die Desaturationszeiten wären deutlich kürzer gewesen. Auf der anderen Seite hätte man bedeutend längere Zeiten messen können, wenn das Tubusende mit einem mit 100% Sauerstoff gefüllten Beutel konnektiert gewesen wäre (apnoische Oxygenation). Die Linie der Identität ist angegeben. Das Sternsymbol gibt die entsprechenden Zeiten für ein einjähriges Kind an, das nur 40% Sauerstoff eingeatmet hat. Die Zeit bis zur Entsättigung ist dargestellt (Sauerstoffreserve = funktionelle Residualkapazität × O_2-Konzentration/O_2-Verbrauch). (Nach Kinouchi 1992, 1995; Thorsteinsson 1994; Lindahl 1989). Werte für normales Wachstum wurden verwendet (⬛ Tab. 3.7)

wider, welcher im Alter von 1 Jahr die Werte eines Erwachsenen erreicht.

Brustkorb

Der Brustkorb eines Säuglings ist weich. In relaxiertem Zustand trägt er mit ca. 1/10 zur Gesamtelastance des respiratorischen Systems bei, wobei die Elastance als reziproker Werte der Compliance (Volumendehnbarkeit) definiert ist. Weil der Brustkorb weich ist, können leicht paradoxe Thoraxbewegungen bei Atemwegsobstruktionen unter Spontanatmung auftreten, die den irreführenden Eindruck hervorrufen können, die Lungen seien belüftet. Wenn der Säugling beatmet wird, können die Thoraxbewegungen gut gesehen werden. Bei

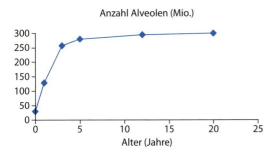

□ **Abb. 3.18.** Die Anzahl Alveolen nimmt während der ersten 5–8 Jahre ständig zu. (Nach Polgar 1979)

einer Atemwegsobstruktion kann Luft während der Maskenbeatmung leicht in den Magen gelangen, man sieht es daran, dass sich das Abdomen im oberen linken Quadranten vorwölbt.

Atemzentrum

Das Atemzentrum ist während der ersten Lebensmonate gegenüber Opioiden besonders empfindlich. Sie müssen deshalb beim spontan atmenden jungen Säugling vorsichtig dosiert werden (▶ Kap. 4). Auch Anästhetika wie Thiopenthal und Ketamin können bei empfindlichen Frühgeborenen langdauernde Apnoen hervorrufen.

Arterieller Sauerstoff- und Kohlendioxidpartialdruck

Nach der Neugeborenenperiode variieren die Normalwerte für p_aO_2 und p_aCO_2 in allen Altergruppen innerhalb enger Grenzen. Während Anästhesien treten jedoch regelmäßig größere Abweichungen auf (□ Tab. 3.10). So liegen die Werte für p_aCO_2 und p_aO_2 bei spontan atmenden, mit Sevofluran anästhesierten Kindern deutlich über denjenigen im Wachzustand. Der Grund dafür ist die Unterdrückung des zentralen Atemantriebs durch das Anästhetikum bzw. die Zufuhr von Gas mit einer F_iO_2, welche höher ist als diejenige der Luft.

□ **Tab. 3.10.** Akzeptable arterielle Blutgase während der Anästhesie

	Inhaliertes Gas	paCO₂ [mmHg]	paO₂ [mmHg]
Typische Zustände			
– Wache, normale Neugeborene, Kinder und Erwachsene	Raumluft	35–45	75–100
– Sevofluananästhesie, Spontanatmung, Laryngealmaske	An., O₂, Luft/N₂O	35–75	100–400
Akzeptierbare Limits während der Anästhesie			
– 23–32 Gestationswochen, Beatmung einfach	An., O₂, Luft/N₂O	35–60	45–60
– 33–44 Gestationswochen, Beatmung einfach	An., O₂, Luft/N₂O	35–60	60–100
– >44 Gestationswochen, Beatmung einfach	An., O₂, Luft/N₂O	35–60–75[a]	75–?[b]
– 23–32 Gestationswochen, Beatmung schwierig	An., O₂, Luft/N₂O	35–?[c]	35–100–?[b]
– >33 Gestationswochen, Beatmung schwierig	An., O₂, Luft/N₂O	35–?[c]	35–?[b]

An. potentes Inhalationsanästhetikum. [a] Spontan atmende Patienten. [b] Kann nicht angegeben werden, Vermeidung von »unnötig« hoher FIO₂. [c] ist schwierig anzugeben, dürfte zwischen 80 und 100 mmHg liegen.

Ist Hyperkapnie gefährlich?

❗ **Es gibt wenige Hinweise, dass mäßig erhöhte p_aCO_2-Werte (45–75 mmHg) für Kinder ohne Herzkrankheiten oder intrakranielle Pathologie gefährlich sind.**

Obwohl die Luftinsufflation in den Magen während der positiven Druckbeatmung mit einer Larynxmaske ungewöhnlich ist, kann sie vorkommen. Wir setzen deshalb assistierte oder kontrollierte Ventilation via Maske oder Larynxmaske nur selten ein, es sei denn, eine Hyperkapnie verursacht offensichtliche Probleme wie z. B. Arrhythmien. Obwohl p_aCO_2-Werte >75 mmHg nicht wünschenswert sind, kommen sie manchmal bei schwierig zu beatmenden Patienten vor und bleiben jedoch ohne Folgen, solange die Patienten eine adäquate O_2-Sättigung aufweisen. In außergewöhnlichen Situationen sind solche Werte akzeptabel, wenn damit größere Risiken verhindert werden können, wie z. B. ein durch hohe Beatmungsdrücke verursachter Pneumothorax.

p_aCO_2 und Widerstand der Lungengefäße

Der p_aCO_2-Wert verändert den Widerstand der Lungengefäße signifikant, ein Umstand, welcher bei Kindern mit großem VSD oder einem offenen Ductus arteriosus wichtig ist. Während einer Anästhesie mit kontrollierter Ventilation wird bei diesen Diagnosen der p_aCO_2 im oberen Normbereich (40–50 mmHg) gehalten, um zu vermeiden, dass zuviel Blut von der systemischen Zirkulation in die Lungenstrombahn geshuntet wird. Andererseits ist das Absenken des p_aCO_2-Wertes effektiv im Management einer pulmonalen Hypertension (◘ Tab. 6.2).

Schädigung des unreifen Hirns durch Hypokapnie

Hypokapnie verursacht eine zerebrale Vasokonstriktion und sollte möglichst vermieden werden. Hypokapnie wird jedoch immer noch empfohlen zur akuten Behandlung eines hohen intrakraniellen Druckes; dabei ist jedoch unklar, ob die Vorteile die Risiken überwiegen. Hyperventilation als prophylaktische Maßnahme »zum Schutze des Hirns« sollte nach einem ernsthaften hypoxischen Zwischenfall vermieden werden.

❗ **Eine Hypokapnie sollte bei Frühgeborenen wenn immer möglich vermieden werden, da ein enger Zusammenhang zwischen Hypokapnie und nachfolgenden Hirnschäden gezeigt werden konnte.**

Toxizität von Hyperoxie für das Frühgeborene

Üblicherweise werden Allgemeinanästhesien mit hyperoxischen Gasgemischen durchgeführt. Offensichtliche Nachteile werden mit dieser Praxis kaum gesehen. Eine sorgfältige Analyse der Mikrozirkulation in verschiedenen Organen zeigt jedoch, dass ein zu hoher arterieller O_2-Gehalt eine protektive Vasokonstriktion mit ungleicher Verteilung des Blutflusses nach sich zieht, was sogar zu lokaler Gewebehypoxie führen kann. Diese Praxis wurde deshalb von einigen Anästhesisten in Frage gestellt. Wie auch immer in Zukunft diese Debatte ausgehen wird, sollte die Verwendung von hyperoxischen Gasgemischen bei Neugeborenen mit Vorsicht erfolgen.

So konnte gezeigt werden, dass eine Wiederbelebung von asphyktischen, termingeborenen Säuglingen mit 100% Sauerstoff über 5–7 min bereits ein schlechteres Resultat ergibt als eine Beatmung mit Raumluft.

❗ **Es ist weiter bekannt, dass eine Hyperoxie bei Frühgeborenen zu Schädigungen der Lunge, des Gehirns und der Netzhaut führen kann; wobei nicht klar ist, ob eine kurzzeitige Exposition (Minuten bis Stunden) schädlich ist.**

Nutzen-Risiko-Abwägung: pCO_2

Eine Hypokapnie kann bei anästhesierten, spontan atmenden gesunden Kindern nicht auftreten. Eine Hypokapnie ist auch kein Problem direkt nach der Anästhesieeinleitung und nach der trachealen Intubation bei Patienten, die manuell oder mechanisch beatmet werden – die Patienten sind zu diesem Zeitpunkt leicht hyperkapnisch, das Risiko einer Hyperventilation ergibt sich erst später. Wir gehen so vor, dass wir nach der Intubation zuerst mit niedrigen Frequenzen und kleinen Atemzugvolumina beatmen und dabei das ausgeatmete pCO_2 beobachten. Unser Ziel ist bei gesunden Kindern ein endtidaler CO_2-Wert zwischen 35 und 45 mmHg. Da der endtidale pCO_2 generell kleiner als der arterielle ist, resultiert diese Methode hin und wieder in p_aCO_2 Werten, welche deutlich höher als normal sind, was aber nicht weiter problematisch ist. Je nach Resultat der Blutgasanalyse oder bei Anzeichen von einsetzender Spontanatmung erhöhen wir die Tidalvolumina.

Bei unreifen Neugeborenen besteht generell das Risiko einer intrazerebralen Blutung (auch bei Normoventilation). Theoretisch kann befürchtet werden, dass eine markante Hyperkapnie das Risiko einer solchen Blutung erhöht; allerdings existieren dazu keine gesicherten Daten. Aus diesem Grund werden die Blutgase wiederholt gemessen, und wir vermeiden p_aCO_2-Werte von >60 mmHg.

Nutzen-Risiko-Abwägung: pO_2

Die Folgen einer schweren Hypoxie sind ernster zu gewichten als die einer kurzzeitigen Hyperoxie. Es sollte deshalb nicht gezögert werden, in kritischen Momenten hohe inspiratorische O_2-Konzentrationen zu verwenden (z. B. Anästhesieeinleitung). Vor der Einführung eines Trachealtubus oder der Verwendung der Larynxmaske sollte generell präoxigeniert werden (► Kap. 5), selbst dann, wenn kein erhöhtes Risiko einer Aspiration besteht. Die Präoxygenierung kann bei allen Altersgruppen angewendet werden und ist besonders wertvoll bei kleinen Säuglingen mit ihren niedrigen O_2-Reserven und hohem O_2-Bedarf (◘ Abb. 3.16, 3.17). Während der nachfolgenden Dauer der Anästhesie wird bei gesunden Kindern mit einem Alter von >44 Gestationswochen die eingeatmete O_2-Konzentration bei ca. 30% gehalten. Sollten Beatmungsprobleme bestehen, erhöhen wir die F_iO_2.

Bei Frühgeborenen ist es schwieriger, das Gleichgewicht zwischen Hyperoxie und Hypoxie zu halten. Die Beibehaltung des Gleichgewichts ist am einfachsten bei Patienten ohne bestehende oder voraussehbare Probleme mit der Beatmung oder deren Überwachung. Chirurgische Eingriffe entfernt von den Atemwegen oder den Lungen, ungehinderter Zugang des Anästhesisten zum Kopf des Kindes sowie verlässliches Tidalvolumen und zuverlässige Messwerte des endtidalen CO_2 und der Pulsoxymetrie sind Voraussetzungen, die es erlauben beim unreifen Neugeborenen die arterielle Oxygenierung zwischen Grenzen zu halten, die mit denjenigen übereinstimmen, welche von Neonatologen über eine längere Behandlungsdauer als sicher gelten: Tage und Wochen (◘ Tab. 3.6).

❗ **Als Richtwert könnte eine obere Grenze während der Anästhesie von 95% für die pulsoxymetrische Sättigung, gleichbedeutend mit einem p_aO_2 von ca. 60 mmHg, bei Säuglingen mit einem Gestationsalter von 32 Wochen oder weniger angestrebt werden.**

Leider sind die oben erwähnten idealen Anästhesiebedingungen nicht die Regel für kranke Frühgeborene, und oft braucht man einen entsprechend größeren Spielraum (◘ Tab. 3.10).

Ein Beispiel dazu ist die operative Versorgung einer Ösophagusatresie (► Kap. 6.7), hierbei muss der Chirurg die rechte Lunge komprimieren, um die Fistel darstellen und die Anastomose durchführen zu können. In dieser Situation kann der p_aO_2 auch bei einem hohen F_iO_2 unter 40 mmHg und die O_2-Sättigung unter 80% fallen. Gleichzeitig kann der p_aCO_2 über 60 mmHg ansteigen. Wenn das Kind neurologisch und kardial gesund ist, der Blutdruck und die Herzfrequenz im Normbereich bleiben und kein Anstieg des Laktats im arteriellen Blut festzustellen ist, kann es für das Kind am Sichersten sein, wenn der Anästhesist solche Werte akzeptiert und die Operation nicht unterbricht, indem er darauf besteht, dass die Operateure die Lungen entlasten.

Nierenfunktion

Glomeruläre Filtration

Die Glomeruli sind in der 34.–35. SSW voll entwickelt, während der ersten Lebenstage jedoch ist der Flusswiderstand in den Blutgefäßen hoch (◘ Abb. 3.10) und die glomeruläre Filtrationsrate (GFR) noch niedrig: Die Urinproduktion beträgt lediglich 0,2–1,0 ml/kgKG/h während der ersten 24 h. Die niedrige GFR fällt zeitmäßig mit einer geringen Flüssigkeitsaufnahme zusammen: Während der ersten Tage nach der Geburt ist die Milchproduktion der Mutter gering. Das normale Neugeborene ist so an eine initiale Flüssigkeitskarenz angepasst; eine Flüssigkeitszufuhr, die für ein 2 Wochen altes Kind adäquat ist, kann eine Überwässerung während der ersten Lebenstage hervorrufen.

3

Tubuli

Die Tubuli des jungen Säuglings können Wasser und Elektrolyte (Na^+, K^+, HCO_3^-) noch nicht effektiv rückresorbieren. Sie erreichen erst nach ca. 6 Monaten dieselbe Funktionsfähigkeit wie beim Erwachsenen. Die Toleranz gegenüber einer zu geringen Flüssigkeits- und Elektrolytzufuhr ist deshalb bei jungen Säuglingen herabgesetzt.

Ein Beispiel ist das begrenzte Konzentrationsvermögen der Nieren beim neugeborenen Kind. Bei der Geburt können die Nieren einen Urin von 300–400 mosmol/l produzieren, d. h. nicht viel über der Osmolalität im Plasma (290±10 mosmol/l). Die Konzentrationsfähigkeit nimmt dann im Verlauf der ersten Lebenstage auf 600–700 mosmol/l zu, aber erst im Alter von 1/2 Jahr werden Erwachsenenwerte (1200–1400 mosmol/l) erreicht. Ein anderes Beispiel dieser unreifen Nierenfunktion ist die verminderte Rückresorption von Bicarbonationen, was zur Folge hat, dass eine metabolische Azidose weniger gut kompensiert werden kann als bei älteren Kindern.

Das Verdünnungsvermögen ist dagegen gut. Schon im Alter von ein paar Tagen können die Nieren einen stark verdünnten Urin erzeugen, wenn die Nierendurchblutung ansteigt. Bei großer Flüssigkeitsaufnahme kann die Osmolalität im Urin auf 40 mosmol/l absinken. Ist die Urinosmolalität niedriger als 260 mosmol/l, kann damit gerechnet werden, dass das Kind eine ausreichende Flüssigkeitszufuhr hat, vorausgesetzt, es hat gesunde Nieren.

Diurese

Am Ende der 1. Lebenswoche beträgt die stündliche Urinproduktion 2–5 ml/kgKG. Die hohe Urinmenge und die kleine Muskelmasse bewirken, dass der Kreatininwert, der bei der Geburt dem der Mutter entspricht, nach der 1. Lebenswoche niedrig ist (◻ Abb. 3.19).

Verteilung und Zusammensetzung der Körperflüssigkeiten

Der Anteil des Gesamtkörperwassers (GKW) beträgt ca. 75% des Körpergewichtes im Alter von

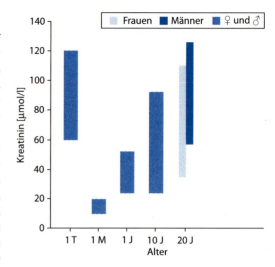

◻ **Abb. 3.19.** Normalwerte für die Kreatininkonzentration im Plasma. Die Werte am 1. Tag beziehen sich auf reife Neugeborene. Bei Frühgeborenen sind sie höher (80–180 µmol/l). (Nach Gregory 1989)

1 Monat, ca. 65% bei 1-Jährigen und 55–60% bei Erwachsenen (◻ Abb. 3.20). Die Fettzellen sind so gut wie wasserfrei, adipöse Kinder haben deshalb einen geringeren Anteil an Körperwasser als magere. Bei einem Neugeborenen befinden sich ungefähr 60% des GKW extrazellulär und 40% intrazellulär. Während des Wachstums ändert sich die Verteilung, und nach der ersten Säuglingsperiode ist der intrazelluläre Raum größer als der extrazelluläre.

> ❗ **Ein 3-Jähriges, das 15 kg wiegt, hat ein Gesamtkörperwasser (GKW) von ca. 9,5 l (63% des Körpergewichts), wovon sich ungefähr 6 l intrazellulär und 3,5 l extrazellulär befinden.**

Während der ersten Lebenstage kann das Serumkalium höher sein als bei Erwachsenen (◻ Tab. 3.11). Der Magensaft ist weniger sauer, aber im Übrigen haben die Körperflüssigkeiten ungefähr den gleichen Elektrolytgehalt wie bei Erwachsenen (◻ Tab. 3.12).

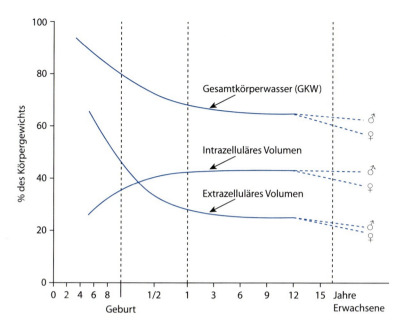

■ Abb. 3.20. Verteilung des Körperwassers in Abhängigkeit vom Alter. (Nach Winters 1973)

■ Tab. 3.11. Grenzwerte für normale Natrium- und Kaliumkonzentrationen im Serum. Die Angaben beziehen sich auf Blut, das aus einem zentralen Venenkatheter entnommen wurde. (Nach Nicholson 2004)

	Neugeborenes 1 Woche	Säugling	Kind
Natrium [mmol/l]	134–146	139–146	138–145
Kalium [mmol/l]	3,5–4,5 (3,0–7,0)[a]	3,5–4,5 (3,5–6,0)[a]	3,5–4,5 (3,5–5,0)[a]

[a] Besonders bei Säuglingen wird Blut oft kapillär entnommen, dadurch werden Gewebs- und Blutzellen zerstört, Kalium kann ins Plasma strömen, und die kapillären Kaliumkonzentrationen (Werte in Klammern) sind deswegen häufig erhöht.

■ Tab. 3.12. Durchschnittlicher Natrium-, Kalium- und Bikarbonatgehalt in verschiedenen Körperflüssigkeiten. (Nach Wright 1968)

	Natrium [mmol/l]	Kalium [mmol/l]	Bikarbonat [mmol/l]
Speichel	40	20	10
Magensaft	60	9	5
Galle	145	5	30
Pankreassaft	140	10	100
Dünndarmsekret	125	10	25
Diarrhö	50–140	10–60	10–25
Liquor	140	4,5	20
Schweiß	<85	5	<10

3

Säure-Basen-Status

Etwa 1 h nach der Geburt hat das Kind eine leichte metabolische Azidose. Zusätzlich haben Neugeborene noch eine niedrigere Bikarbonat-konzentration im Plasma: 21–23 mmol/l gegen-über 25–27 mmol/l bei älteren Kindern und Er-wachsenen. Wenn das Kind 1–3 Wochen alt ist, gelten im Wesentlichen die gleichen Normalwerte wie bei Erwachsenen.

Regelsystem

Kleine Kinder haben einen großen Flüssigkeitsum-satz. Ein 3-Jähriges mit einem Körpergewicht von 15 kg setzt ca. 1300 ml pro Tag um, was 8–9% des Gewichtes entspricht. Bei unzureichender Zufuhr oder wenn das Regelsystem, das diesen Umsatz kontrolliert, nicht funktioniert, kann sich in kurzer Zeit eine ernsthafte Flüssigkeits- und/oder Elekt-rolytverschiebung entwickeln.

Ein wichtiger Teil des Regelsystems ist im Hypothalamus und in der Hypophyse lokalisiert. Spezielle Rezeptoren im Hypothalamus reagieren bei Veränderungen der Osmolalität, v. a. auf Än-derungen des Natriumgehalts des extrazellulären Volumens (EZV) und weniger auf die des Kalium-, Glukose- oder Harnstoffgehalts.

ADH, Durst

Bei niedrigem Natriumgehalt des Plasmas bewir-ken sie eine verminderte Ausschüttung von anti-diuretischem Hormon (ADH) aus der Hypophyse. Dies hat zur Folge, dass eine erhöhte Wasser-menge über die Nieren ausgeschieden wird, sodass der Natriumgehalt im Plasma ansteigt. Umgekehrt führt ein erhöhter Natriumgehalt im Plasma zu ei-nem Anstieg der extrazellulären Osmolalität, was subjektiv als Durst wahrgenommen wird. Eine andere Folge ist die Freisetzung von ADH durch die Hypophyse, wodurch Wasser zurückgehalten wird.

Das Regelsystem wird auch vom zirkulierenden Blutvolumen (BV) beeinflusst: Im rechten Vorhof befinden sich Rezeptoren, die bei Abnahme des BV eine ADH-Ausschüttung und eine Wasserre-tention bewirken.

»Atrial natriuretic factor« (ANF)

Ebenfalls im rechten Vorhof befinden sich Rezep-toren, die bei einer Dehnung des Vorhofs die Frei-setzung eines natriuretischen Peptids (»atrial na-triuretic factor«, ANF) in die Blutbahn bewirken, was zu einer erhöhten Ausscheidung von Wasser und Natrium über die Nieren führt.

Beim jungen Säugling, der seine Flüssigkeit intravenös erhält, sind die Regelmechanismen teil-weise außer Kraft gesetzt. Die Empfindlichkeit der Nieren für ADH ist während der ersten Lebens-monate niedrig und das Kind kann die Flüssig-keitszufuhr nicht über den Durst regeln.

Nach der Säuglingsperiode können gesunde Individuen dagegen große Änderungen in der Zufuhr von Wasser und Salz kompensieren. Bei einem Erwachsenen z. B. ist das Blutvolumen konstant, egal, ob die tägliche Flüssigkeitszufuhr 1 l oder 8 l beträgt. In gleicher Weise verhält es sich mit dem Serumnatrium. Eine interessante Beobachtung in diesem Zusammenhang sind die großen Unterschiede im Natriumumsatz, die es zwischen den verschiedenen Kulturen gibt: In einer Studie, die durchgeführt wurde, um den Zusammenhang zwischen Natriumaufnahme und Blutdruck zu erforschen, fand man, dass eine Gruppe Yanomamo-Indianer (Brasilien) im Mittel 0,2 mmol Na^+-Ionen täglich im Urin ausschieden, während Vergleichswerte von einer Gruppe aus Nordchina bei 240 mmol/Tag lagen, also 1000-mal höher (Elliott 1988). Dies spiegelt den sehr unterschiedlichen Salzkonsum der Gruppen und die enorme Kapazität der Regelsysteme für die Aufrechterhaltung der Homöostase wieder.

Das Serumkalium ist ebenfalls relativ unemp-findlich für Unterschiede in der Zufuhr und der K^+-Wert erhöht sich beim Gesunden nur um ei-nige Zehntel mmol/l, wenn die Kaliumaufnahme mehr als verfünffacht wird.

Dies beruht teilweise darauf, dass die normale Aufnahme im Vergleich zum totalen Kaliumvorrat des Körpers (s. unten) gering ist und dass eine Erhöhung des Serumkaliums sofort eine Ausschüt-tung von Aldosteron aus der Nebennierenrinde bewirkt, was zu einer erhöhten Kaliumausschei-dung im Urin führt.

Kalorien-, Flüssigkeits- und Elektrolytzufuhr

(► Kap. 10).

Ein gesundes Kind von 2 Monaten verbraucht ca. 500 kJ/kgKG/Tag, manchmal mehr (◘ Tab. 3.13), und die tägliche Flüssigkeitsaufnahme entspricht 17–25% des Körpergewichts. Von der Energieaufnahme entfällt ca. 30% auf das Wachstum und 10% auf die physische Aktivität. Die Unterschiede von Kind zu Kind sind aber groß.

Normale orale Zufuhr

Das normale Vorschulkind verbraucht ca. 400 kJ/kgKG/Tag, wovon 25% auf die physische Aktivität entfallen und nur 2,5% auf das Wachstum. Der durchschnittliche Erwachsene kommt mit knapp der Hälfte aus, ca. 150 kJ/kgKG/Tag, wovon ca. 20% auf die physische Aktivität entfallen und nichts auf das Wachstum. Gewöhnlich setzt man den Flüssigkeitsbedarf in Beziehung zum Energiebedarf, wobei man pro 400 kJ 100 ml Wasser rechnet. Es benötigt also ein Vorschulkind 75–100 ml/kgKG/Tag, ein Erwachsener ca. 40 ml/kgKG/Tag. Die Muttermilch enthält relativ wenig Natrium und mehr Kalium, und man setzt manchmal bei den allerkleinsten Frühgeborenen Natrium zu.

Totale parenterale Ernährung (TPE)

Muss ein Kind total parenteral ernährt werden, ist der Energieverbrauch normalerweise herabgesetzt, weil die Verluste über die Fäzes klein sind und die Aktivität des Kindes häufig durch die Krankheit eingeschränkt ist. Bei TPE ist die Zufuhr von Natrium gewöhnlich wesentlich höher als mit der Muttermilch (◘ Tab. 3.13).

Literatur

Baum VC, Palmisano BW (1997) The immature heart and anesthesia. Anesthesiology 87: 1529–1548

Beding-Barnekow B, Stigmar G (1993) Retinopathy of prematurity in the southern part of Sweden. Acta Ophthalmol Suppl 210: S48–S51

Bernstein D (2004) The cardiovascular system. In: Behrman RE (ed) Nelson Textbook of Pediatrics. Saunders, Philadelphia, p 1485

Brenner W, Edelmann D, Hendrix C (1976) A standard for fetal growth for the United States of America. Am J Obstet Gynecol 126: 555

Ceruti E (1966) Chemoreceptor reflexes in the newborn infant: effect of cooling on the response to hypoxia. Pediatrics 37: 556–564

Colan SD, Parness IA, Spevak PJ et al. (1992) Developmental modulation of myocardial mechanics: age- and growth-related alterations in afterload and contractility. J Am Coll Cardiol 19: 619–629

Crone RK, Sorensen GK, Orr RJ (1991) Anaesthesia for the neonate. Can J Anaesth 38: 105–125

◘ **Tab. 3.13.** Typische Tageseinfuhr von Flüssigkeit, Elektrolyten, Kohlenhydraten, Proteinen und Fett im Vergleich zum Körpergewicht. Fett enthält ca. 40 kJ/g, Kohlenhydrate ca. 17 kJ/g und Proteine ca. 17 kJ/g [1 kJ = 0,24 kcal]

Alter	Nahrung	Gewicht [kg]	Flüssigkeit [ml/kgKG]	Energie [kJ/kgKG]	Kohlenhydrate [g/kgKG]	Proteine [g/kgKG]	Fett [g/kgKG]	Na+ [mmol/kgKG]	K+ [mmol/kgKG]
2–3 Wochen	Muttermilch	1–4	170	500a	11–13	2	5–7	1	2,5
2–3 Wochen	TPE	1–4	100–180	300	10	2	2	4	2
2 Monate	Muttermilch	5	150–250	400–700a	10–20	1,5–3	6–10	1–2	2,5–5
1 Jahr	TPE	10	100–125	400	12–14	1,75	4	3	2
6 Jahre	TPE	20	75–100	275–325	10	1,5	3	3	2
Erwachsene	TPE	70	40	140	4	1	1,5	1–2	1

a Der Energiegehalt der Muttermilch variiert.

3

De Swiet M, Fayers P, Shineborn EF (1980) Systolic blood pressure in a population of infants in the first year of life: The Brompton study. Pediatrics 65: 1028–1034

Elliott P and the Intersalt Cooperative Research Group (1988) Intersalt: an international study of electrolyte excretion and blood pressure. Results for 24 hour urinary sodium and potassium excretion. BMJ 297: 319–328

Engle WD, Laptook AR, Perlman JM (1999) Acute changes in arterial carbon dioxide tension and acid-base status and early neurologic characteristics in term infants following perinatal asphyxia. Resuscitation 42: 11–17

Erickson SJ, Grauaug A, Gurrin L et al. (2002) Hypocarbia in the ventilated preterm infant and its effect on intraventricular haemorrhage and bronchopulmonary dysplasia. Paediatr Child Health 38: 560–562

Flynn JT et al. (1992) A cohort study of transcutaneous oxygen tension and the incidence and severity of retinopathy of prematurity. N Engl J Med 326: 1050–1054

Gairdner D, Hull D (1971) Recent Advances in Pediatrics. Churchill Livingstone, Edinburgh London New York

Gregory (1989) Pediatric Anesthesia (2nd ed). Churchill Livingstone, New York

Gruskin A, Edelmann C, Yuan S (1970) Maturational changes in renal blood flow in piglets. Pediatr Res 4: 7–13

Guyton L (1996) Textbook of medical physiology. Saunders, Philadelphia

Hamill PVV, Drizd TA, Johnson CI et al. (1979) Physical growth: National Center for Health Statistics. Am J Clin Nutrit 32: 607

Hammarlund K, Sedin G (1979) Transepidermal water loss in newborn infants in relation to gestational age. Acta Paediatr Scand 68: 795–799

Hardman JG, Wills JS (2006) The development of hypoxaemia during apnoea in children: a computational modelling investigation. Br J Anaesth 97: 564–570

Harris P, Heath D (1977) The human pulmonary circulation. Churchill Livingstone, New York

Huehns ER, Shooter EM (1965) Human hemoglobins J Med Genet 2: 48

Ingimarsson J, Thorsteinsson A, Larsson A et al. (2000) Lung and chest wall mechanics in anesthetized children. Influence of body position. Am J Respir Crit Care Med 162: 412–417

Kamlin CO, O'Donnell CP, Davis PG et al. (2006) Oxygen saturation in healthy infants immediately after birth. J Pediatr 148: 585–589

Kappy MS, Ganong CA (1996) Cerebral salt wasting in children: the role of atrial natriuretic hormone. Advances in Pediatrics 43: 271–308

Keeley S, Bohn D (1992) The use of inotropic and afterload-reducing agents in Neonates. Clin Perinatol 15: 467–489

Kinouchi K, Fukumitsu K, Tashiro C et al. (1995) Duration of apnoea in anaesthetized children required for desaturation of haemoglobin to 95%: comparison of three different breathing gases. Paediatr Anaesth 5: 115–119

Kinouchi K, Tanigami H, Tashiro C et al. (1992) Duration of apnea in anesthetized infants and children required for desaturation of hemoglobin to 95%. The influence of upper respiratory infection. Anesthesiology 77: 1105–1107

Kresch MJ, Groß I (1987) The biochemistry of fetal lung development. Clin Perinatol 14: 481–507

Kromeyer-Hauschild K, Wabitsch M, Kunze D et al. (2001) Perzentile für den Body-mass-Index für das Kindes- und Jugendalter unter Heranziehung verschiedener deutscher Stichproben. Monatsschr Kinderheilkd 149: 807–818

Kuipers IM, Maertzdorf WJ, De Jong DS et al. (1997) The effect of hypercapnia and hypercapnia associated with central cooling on breathing in unanesthetized fetal lambs. Pediatr Res 41: 90–95

Lindahl SG (1989) Oxygen consumption and carbon dioxide elimination in infants and children during anaesthesia and surgery. Br J Anaesth 62: 70–76

Nicholson JF, Pesce MA (2004) Reference ranges for laboratory tests. In: Behrman RE (ed) Nelson Textbook of Pediatrics. Saunders, Philadelphia, pp 2410–2411

Nunn JF (1993) Applied respiratory physiology. Butterworths, London

Oski AF (1993) The eryhtrocyte and ist disorders In: Nathan DG Oski AF (ed) Hematology of infancy and childhood. Saunders, Philadelphia

Polgar G, Weng TR (1979) The functional development of the respiratory system from the period of gestation to adulthood. Am Rev Respir Dis 120: 625–695

Rudolph AM (2001) Congenital diseases of the heart. Year-book Medical Publishers, Chicago

Saugstad OD (2001) Is oxygen more toxic than currently believed? Pediatrics 108: 1203–1205

Scopes J, Ahmed I (1966) Range of critical temperatures in sick and premature newborn babies. Arch Dis Child 41: 417

Thorsteinsson A, Larsson A, Jonmarker C et al. (1994) Pressure-volume relations of the respiratory system in healthy children. Am J Respir Crit Care Med 150: 421–430

Vento M, Asensi M, Sastre J et al. (2003) Oxidative stress in asphyxiated term infants resuscitated with 100% oxygen. J Pediatr 142: 240–246

Versmold HT (1981) Aortic blood pressure in the first twelve hours of life in infants with birth weight 610–4220 g. Pediatrics 67: 607

Winters RW (1973) The body fluids in pediatrics. Little Brown, Boston

Wright A, Handler PH, Smith EL (1968) Principles of biochemistry. McGraw-Hill, New York

Anästhetika

> Die meisten Medikamente werden bei Kindern aller Altersgruppen eingesetzt, obwohl die wissenschaftlichen Informationen unvollständig sind und Restriktionen von Hersteller- oder behördlicher Seite bestehen. Allerdings ist darauf zu achten, dass v. a. bei Neugeborenen und kranken Patienten große Variationen in der Pharmakokinetik und der Pharmakodynamik bestehen.

Dieses Kapitel enthält Informationen über Medikamente, die häufig in der Kinderanästhesie gebraucht werden. Lokalanästhetika werden in ▶ Kap. 11 diskutiert, und Analgetika, die vorwiegend in der postoperativen Phase verwendet werden, in ▶ Kap. 13.

4.1 Kinder und Medikamente

Häufig sind die Empfehlungen der Herstellerfirmen zur Anwendung von neuen Medikamenten bei Kleinkindern zurückhaltend. Dies kann nur selten mit medizinischen Besonderheiten im Kindesalter begründet werden, vielmehr sind dafür der fehlende ökonomische Anreiz und die Angst vor medikolegalen Konsequenzen für die Firmen ausschlaggebend. In einzelnen Ländern übernehmen die staatlichen Behörden z. T. die Restriktionen der Hersteller und üben damit mehr Druck aus auf den Anwender.

> ❗ Der praktizierende Anästhesist muss von Fall zu Fall entscheiden, welche Medikamente medizinisch vertretbar verabreicht werden können und wann Empfehlungen oder Vorschriften von Firmen befolgt bzw. ignoriert werden sollen.

Es ist weiter eine Tatsache, dass es mehr Medikamente gibt, als durch eine Person oder eine Abteilung angewendet werden können. Dadurch kann die Auswahl eines optimalen Sortiments für eine Abteilung schwer fallen. Dies ist auch der Grund, weshalb die folgende Liste nicht Anspruch auf Vollständigkeit erhebt, vielmehr spiegelt sich darin die Erfahrung der Autoren wieder. Es kommt der Patientensicherheit eher zugute, wenige Medikamente detailliert kennen zu lernen und Erfahrung mit verschiedenen Dosierungen bei verschiedenen klinischen Situationen zu sammeln, als eine große Anzahl verschiedener Medikamente unkritisch einzusetzen.

4

Pharmakokinetik

Die meisten Medikamente haben einen verlängerten Effekt bei Neugeborenen. Im Alter von einigen Monaten ist bei gesunden Kindern sowohl die Nieren- als auch die Leberfunktion ausgereift. Ältere Säuglinge und Vorschulkinder haben meistens eine schnellere Medikamentenmetabolisierung und -ausscheidung als Erwachsene (◘ Tab. 4.1).

Die längere Halbwertszeit während der Neugeborenenperiode beruht u. a. darauf, dass Neugeborene proportional mehr Extrazellulärflüssigkeit haben, eine niedrigere glomeruläre Filtrationsrate sowie einen weniger aktiven Lebermetabolismus aufweisen. Neugeborene haben in der Regel auch eine niedrigere Proteinbindung, was die Menge an freiem (= aktivem) Medikament erhöht. Dies ist v. a. für Medikamente mit einer hohen Proteinbindung von Bedeutung. Eine Verminderung der Proteinbindung von 99% auf 98% bedeutet z. B. eine Verdoppelung der nicht gebundenen Frak-

tion. Beispiele von Medikamenten, die im Neugeborenenalter eine niedrigere Proteinbindung als im späteren Leben haben, sind Thiopental (87% bzw. 93%), Morphin (31% bzw. 43%) und Sufentanil (80% bzw. 92%). Dies ist eine der möglichen Erklärungen für die größere Empfindlichkeit des Neugeborenen gegenüber diesen Medikamenten.

Der Zeitpunkt des Wirkungseintritts ist wie bei Erwachsenen stark abhängig von der Art der Verabreichung. Intravenöse Injektionen wirken schneller als intramuskuläre und diese wiederum schneller als subkutane. Obwohl die intramuskuläre Injektion bei Kindern einen schnelleren Wirkungseintritt als bei Erwachsenen zeigt, ist diese Applikationsform bei wachen Kindern wegen der entstehenden Schmerzen nur in zwingenden Ausnahmesituationen statthaft. Müssen intramuskuläre Injektionen verabreicht werden (z. B. Succinylcholin oder Atropin), so kann davon ausgegangen werden, dass die Wirkung bei der intralingualen Injektion am schnellsten ist (◘ Tab. 4.4).

◘ **Tab. 4.1.** Plasmahalbwertszeiten (Mittelwerte bei Gesunden) während der Eliminationsphase für einige Medikamente

Medikament	Halbwertszeit [h] bei Neugeborenen	Vorschulkindern	Erwachsenen
Atropin	–	2–3	3–4
Diazepam	30–40	25–30	25–30
Midazolam	3–17a	1–2	2–4
Ketamin	3	0,5–1	1–2
Propofol	–	1	1
Thiopental	20	4–8	10–14
Bupivacain	25	5–10	5–10
Lidocain	3	–	2
Mepivacain	9	–	3
Ropivacain	5–7	2–4	3–6
Alfentanil	1–20a	1	1–2
Fentanyl	2–4	1–3	2–6
Morphin	7	1–3	1–4
Pethidin	20–25	-	2–4
Remifentanil	0,05–0,1	0,05–0,1	0,05–0,1
Sufentanil	3–4	1–2	2–3

a Frühgeborene.

Den Dosisbedarf und den Medikamenteneffekt vorherzusagen, wird auch dadurch erschwert, dass die Konzentration im Effektororgan von der Plasmakonzentration abweichen kann. So ist z. B. die ZNS-Konzentration von Morphin bei identischer freier Plasmakonzentration beim Neugeborenen höher als beim älteren Individuum, was durch die höhere Durchlässigkeit der Blut-Hirn-Schranke während der ersten Lebenswochen erklärt wird.

Pharmakodynamik

Aufgrund der andauernden Organentwicklung bestehen ebenfalls pharmakodynamische Unterschiede zwischen dem jungen Säugling und dem Erwachsenen. Neugeborene benötigen geringere Konzentrationen von Inhalationsanästhetika und niedrigere Dosen Hypnotika, um die gleiche Schlaftiefe zu erreichen. Opioide wirken stärker atemdepressiv als bei älteren Kindern. Teilweise beruhen diese pharmakodynamischen Unterschiede auf anderen anatomischen Verhältnissen. So hat das ZNS des Neugeborenen einen höheren Wassergehalt, die Dendriten sind weniger zahlreich und weniger verzweigt, die Anzahl Gliazellen pro Neuron ist ebenfalls kleiner, und die Myelinisierung der Neuronen ist unvollständig.

4.2 Anticholinergika

> Anticholinergisch wirksame Medikamente sollten wegen ihrer Nebenwirkungen nicht routinemäßig eingesetzt werden.

Anticholinergika wurden früher vor jeder Anästhesieeinleitung prophylaktisch verabreicht. Da moderne Anästhesiemittel nur selten eine bedrohliche Bradykardie oder übermäßige Sekretion hervorrufen, wurde diese Praxis verlassen. Heutzutage werden sie dann eingesetzt, wenn mit großer Wahrscheinlichkeit eine Bradykardie erwartet wird (Neostigmin, repetitive Gabe von Succinylcholin) oder wenn der erhöhte Speichelfluss störend ist (Ketamin beim nicht intubierten Patienten). Beim Patienten mit Asthma können Anticholinergika hilfreich sein, da sie eine bronchodilatatorische Wirkung besitzen und die Hemmung der Sekretion günstig ist.

Die unerwünschten Nebenwirkungen umfassen Tachykardie, Mundtrockenheit, Bewusstseinsstörungen (Atropin) und Temperaturerhöhung. Hat das Kind eine Temperatur von über 38°C, sollten Anticholinergika nur ausnahmsweise angewendet werden.

Atropin

Da die Resorption von Atropin nach oraler oder rektaler Zufuhr unzuverlässig ist, wird es bei gegebener Indikation vor der Anästhesie meist intravenös verabreicht. Eine nachweisbare Vagushemmung erfolgt nach intravenöser Darreichung schnell (◘ Tab. 4.2). Neugeborene benötigen eine etwas höhere Dosis als ältere Säuglinge, um eine vergleichbare Herzfrequenzsteigerung auszulösen.

> ❗ Folgende Dosierungsempfehlung für Atropin berücksichtigt diesen Zusammenhang:
> — 0,02 mg/kgKG für Kinder unter 5 kg
> — 0,1 mg für Kinder zwischen 5 und 10 kg
> — 0,01 mg/kgKG für Kinder über 10 kg

Glykopyrrolat

Im Gegensatz zu Scopolamin und Atropin beeinträchtigt Glykopyrrolat das Bewusstsein nicht, weil es eine quarternäre Ammoniumverbindung mit

◘ **Tab. 4.2.** Dosierungsempfehlungen für Atropin

Verabreichung	Beginn der Wirkung [min]	Maximum des chronotropen Effekts [min]	Normale Dosis [mg/kgKG]	Maximale Dosis [mg]
Intravenös	< 1	1–2	0,01–0,02	0,5[a]
Intramuskulär	2–5	10–20	0,02	1,0

[a] Bei der Reversion der Muskelrelaxation wird Atropin und Neostigmin in einer Dosis von 0,02 mg/kgKG bzw. 0,05–0,07 mg/kgKG gegeben. Normalerweise werden 1 mg bzw. 2,5 mg nicht überschritten.

4

minimaler Penetration in das ZNS ist. Das Medikament bewirkt eine gute Vagusblockade, ohne dass die Herzfrequenz stark beeinträchtigt wird. Glykopyrrolat wird deshalb häufig zusammen mit Neostigmin zur Reversion von nicht depolarisierenden Muskelrelaxanzien verabreicht. Der sekretionshemmende Effekt ist gut, und die Wirkdauer ist etwas länger als bei Atropin.

> ❗ **Die normale i.v.-Dosis von Glykopyrrolat beträgt 0,005–0,01 mg/kgKG bis zu 0,25 mg. Die Zeit bis zum Wirkungseintritt scheint die gleiche wie bei Atropin zu sein.**

4.3 Sedativa und Anxiolytika

> ❭ **Die medikamentöse Prämedikation vor operativen Eingriffen erfolgt heutzutage vorwiegend mit Midazolam. Ein gutes Wirkungsprofil und wenige Nebenwirkungen sind Gründe für die hohe Akzeptanz sowohl bei Kindern als auch bei Eltern und Anästhesisten.**

Benzodiazepine werden v. a. zur Sedierung angewendet. Indikationen dazu bestehen z. B. vor oder nach einem chirurgischen Eingriff, während einer Regionalanästhesie oder während einer diagnostischen Untersuchung (▶ Kap. 14).

> ❗ **Benzodiazepine eignen sich nicht zur intravenösen Anästhesieeinleitung bei Kleinkindern, da insbesondere Säuglinge sehr hohe Dosen benötigen.**

Sie haben i. Allg. einen guten anxiolytischen Effekt und eine große therapeutische Breite. Gefährliche Nebenwirkungen sind selten. Die Resorption über die Schleimhäute (rektal, nasal, sublingual) ist gut und zuverlässig. Die perorale Resorption ist etwas variabler, und die Spitzenkonzentration wird später erreicht.

Midazolam

Midazolam hat einen schnellen Wirkungseintritt und eine kurze Halbwertszeit und ist deshalb i. Allg. zur Prämedikation anderen Benzodiazepinen vorzuziehen (▶ Kap. 5.2).

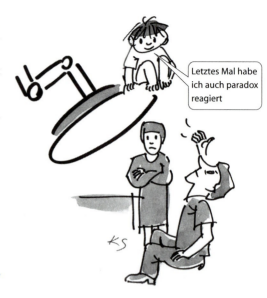

Letztes Mal habe ich auch paradox reagiert

❑ **Abb. 4.1.** Logorrhö und Euphorie werden häufig als »paradoxe« Reaktion des Midazolams bezeichnet

> ❗ **Die Wirkung einer intravenösen Dosis von 0,05–0,1 mg/kgKG kann bereits nach 1–2 min beobachtet werden, wobei die maximale Wirkung erst nach 3–4 min eintritt.**

Das Präparat ruft manchmal bei jüngeren Kindern eine Euphorie hervor (»paradoxe Reaktion«; ❑ Abb. 4.1). Dysphorie oder Hyperaktivität treten selten auf, können aber längere Zeit bestehen bleiben und mit Flumazenil behandelt werden. In den meisten Fällen kann eine Amnesie für die Zeit nach der Einnahme des Medikaments beobachtet werden (anterograde Amnesie), hingegen kann nicht mit einer retrograden Amnesie gerechnet werden.

Nach nasaler und rektaler Zufuhr werden maximale Plasmakonzentrationen schon nach 10–20 min beobachtet (❑ Abb. 4.2). Nach oraler Gabe tritt die maximale Wirkung etwas später auf. Midazolam kann bei älteren Kindern als intravenöses Einleitungsmedikament verwendet werden, für Kinder im Vorschulalter eignet es sich aber nicht für diesen Zweck. Bei adaptierten Säuglingen kann sogar eine Dosis von 1 mg/kgKG ohne wesentlichen Effekt bleiben. Bei höherer intravenöser Dosierung, bei wiederholten Injektionen oder bei kontinuierlichen Infusionen (z. B. für die postope-

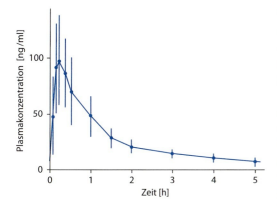

◻ Abb. 4.2. Plasmakonzentration von Midazolam nach rektaler Zufuhr von 0,3 mg/kgKG bei Kindern zwischen 3 und 9 Jahren (Mittelwerte und SD). (Nach Saint-Maurice 1986)

rative Sedierung) steigt die Metabolisierung, und die Halbwertszeit sinkt. Nach lang dauernder intravenöser Verabreichung (über Tage) ist oft nach Absetzen der Substanz eine Abhängigkeit mit Entzugssymptomen zu beobachten.

Die typische orale Dosierung beträgt 0,3–0,5 mg/kgKG, maximal 15 mg. Die rektale Dosierung ist 0,4 mg/kgKG, maximal 10 mg.

Diazepam

Diazepam hat eine lange Halbwertszeit (s. oben, Tab. 4.1), die bei herabgesetzter Leberfunktion weiter verlängert ist. Neugeborene von Müttern, die während der Entbindung Diazepam bekommen haben, können noch mehrere Tage nach der Geburt sediert sein. Diazepam wird darum hauptsächlich bei der Behandlung von Krampfanfällen eingesetzt, wo der lang andauernde Effekt von Vorteil sein kann. Die normalerweise gut wirksame intravenöse Initialdosis beträgt 0,1–0,2 mg/kgKG.

> ❗ Rektal wird Diazepam in Form von Rektiolen gegeben, in einer Dosierung von
> — 2,5 mg für Kinder zwischen 3 und 5 kg,
> — 5 mg für Kinder zwischen 5 und 15 kg,
> — 10 mg für Kinder über 15 kg.

Wegen der schnellen Resorption kann mit einem Wirkungseintritt nach wenigen Minuten gerechnet werden.

Clonidin

Clonidin führt zu einer Stimulation der zentralen α-adrenergen Rezeptoren und bewirkt dadurch eine Abnahme des Sympatikotonus. Zudem hat das Medikament sedierende und analgetische Eigenschaften. Der sedierende Effekt kann zur Prophylaxe der postoperativen Agitation nach Sevoflurananästhesien eingesetzt werden; der analgetische Effekt kann durch intravenöse oder epidurale Applikation ausgenützt werden. Die Dosierung beträgt für die genannten Indikationen 1–2µg/kgKG intravenös bzw. epidural. Der sympatikolytische Effekt äußert sich in der Regel durch eine mäßige Abnahme des Blutdrucks und der Herzfrequenz, die nur selten für die Anästhesieführung bedeutsam sind.

Flumazenil

> ❗ Benzodiazepine können mit Flumazenil i.v. 0,5–5 µg/kgKG innerhalb von 1 min antagonisiert werden.

Dies kann nützlich sein, wenn das Kind z. B. stark auf die Prämedikation mit Midazolam angesprochen hat und der Eingriff nur kurz war. Da die Halbwertszeit von Flumazenil kürzer ist als die der Benzodiazepine, speziell wenn Midazolam repetitiv verabreicht wurde, muss man damit rechnen, dass der Patient nach einer gewissen Zeit wieder einschläft und die Gabe von Flumazenil wiederholt werden muss. Manchmal haben wir das Medikament bei ausgeprägten postoperativen Verwirrungszuständen (die vielleicht mit einer fortdauernden Wirkung des präoperativ verabreichten Midazolams in Zusammenhang standen) mit gutem Erfolg eingesetzt. Flumazenil kann auch nasal oder oral in einer Dosis von 10–20 µg/kgKG erfolgreich gegeben werden.

4.4 Einleitungsmedikamente

> ▸ Thiopental ist für viele Anästhesisten nach wie vor das Einleitungsmittel der Wahl. Propofol eignet sich gut zur Sedierung von kurzer Dauer oder für die totale intravenöse Anästhesie (TIVA).

4

Thiopental

Thiopental führt nach intravenöser Gabe zu raschem Einschlafen. Das Präparat ist gut fettlöslich. In normaler Dosierung beruht die kurze Schlafphase v. a. auf einer Redistribution, d. h. der Patient wacht auf, weil das Medikament vom Gehirn in Muskeln und Fettgewebe umverteilt worden ist.

> ❗ **Wenn die Dosis groß ist, wird die Dauer der sedativen und hypnotischen Wirkung in einem höheren Grad von der Metabolisierungszeit bestimmt, was ein langsames Aufwachen hervorrufen kann.**

◘ Abb. 4.3 zeigt die intravenöse Dosierung, die benötigt wird, damit nicht prämedizierte Kinder in 50% der Fälle ruhig liegen und das Auflegen der Maske 30 s nach der Einleitung tolerieren. Kinder zwischen 1 und 12 Monaten benötigen relativ große Induktionsdosen sowohl von Thiopental (◘ Tab. 4.3) als auch von anderen kurz wirksamen

◘ **Tab. 4.3.** Richtlinien zur Dosis von Thiopental zur Anästhesieeinleitung bei Kindern ohne Prämedikation

Alter	Dosis [mg/kgKG]
Neugeborene	3–4
1–12 Monate	6–8
> 1 Jahr	5

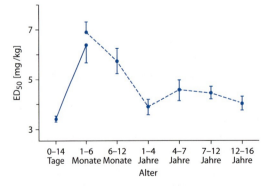

◘ **Abb. 4.3.** Thiopentalbedarf in verschiedenen Altersgruppen. Die Abbildung zeigt die Dosis, bei der 50% der gesunden, nicht prämedizierten Kinder einer bestimmten Altersgruppe einschläft. (Mittelwert ± Standardfehler des Mittelwerts). (Nach Westrin 1989)

Anästhetika wie Propofol. Dies beruht vermutlich teilweise darauf, dass Säuglinge ein höheres Herzminutenvolumen im Verhältnis zum Körpergewicht haben. Die maximale Plasmakonzentration, die 20–30 s nach Thiopentalbolus das Gehirn erreicht, ist deshalb geringer. Nach Prämedikation mit Midazolam oder nach kleinen Dosen intravenös verabreichter Opioide wird eine geringere Thiopentaldosis benötigt.

Thiopental hat einen negativ inotropen Effekt. Bei Normovolämie beträgt der Blutdruckabfall selten mehr als 10–20% des Ausgangswertes. Barbiturate rufen eine Atemdepression hervor, abhängig von der Menge und der Geschwindigkeit der Injektion. Bei der schnellen Bolusapplikation einer »normalen« Einschlafdosis tritt häufig eine kurz anhaltende Apnoe auf. Bronchospasmus und allergische Reaktionen sind beschrieben. Sie treten selten auf, trotzdem bevorzugen viele Anästhesisten andere Einleitungsmittel bei vorbestehendem Asthma.

Thiopenthal liegt in einer alkalischen Lösung vor (pH-Wert etwa 10), wohingegen Muskelrelaxanzien wie Atracurium, Rocuronium und Vecuronium einen sauren pH-Wert aufweisen (3–4).

> ❗ **Um eine Obstruktion des intravenösen Katheters wegen Ausflocken der beiden Medikamente zu vermeiden, sollte zwischen der Gabe von Thiopenthal und Relaxanzien großzügig mit NaCl gespült werden.**

Propofol

Als Vorteil muss die gute Steuerbarkeit erwähnt werden, die ein relativ schnelles Aufwachen erlaubt. Der Übergang vom Schlaf- in den Wachzustand erfolgt i. Allg. sanft mit nur seltenem Auftreten von Exzitationserscheinungen. Die Inzidenz des postoperativen Erbrechens ist gering.

Propofolinfusionssyndrom

Andererseits wurde von mehreren Kindern berichtet, bei denen nach lang dauernden (mehrere Tage), hochdosierten Propofolinfusionen ein akutes Herzversagen mit letalem Ausgang auftrat. Die Ursache dieser Todesfälle ist nicht notwendigerweise Propofol selbst, auch eine Überdosierung der stark fetthaltigen Trägersubstanz (10% Intralipid) kommt in Frage. Der Hersteller betrachtet deshalb Propofol bei Kindern unter 16 Jahren für Langzeitsedierung auf der Intensivstation als kontraindiziert. Die Autoren unterstützen diese Empfehlung mit der Einschränkung, dass der Begriff Langzeitsedierung schlecht definiert ist und eine Propofolinfusion zur Sedierung auf der Intensivstation für einige Stunden durchaus sinnvoll sein kann.

Obwohl Propofol in der Kinderanästhesie häufig eingesetzt wird, wurden unseres Wissens bisher keine Fälle des Propofolinfusionssysndroms während oder nach Anästhesien beschrieben. In Deutschland ist Propofol für die Sedierung bei Kindern nicht zugelassen.

! **Die Autoren betrachten diese Bestimmungen als unnötig restriktiv und verwenden Propofol für kurz dauernde Sedierung (z. B. für MRI-Untersuchungen, ▸ Kap. 14) bei Kindern aller Altersgruppen.**

Von Herstellerseite wird gefordert, dass Propofol nicht für Kinder unter 3 Jahren (ältere Empfehlung) bzw. unter 6 Monaten (neuere Empfehlung) eingesetzt werden soll. Die Autoren verwenden Propofol auch bei gesunden Neugeborenen und kleinen Säuglingen. Allerdings ist es ratsam, bei Frühgeborenen sowie kranken Neugeborenen Propofol nicht für TIVA einzusetzen, da noch zu wenig gesicherte Daten zur Pharmakokinetik und -dynamik vorliegen.

Dosierung

Kinder ohne Prämedikation benötigen eine Bolusdosis von 2,5–3,5 mg/kgKG i.v., um einzuschlafen. Wird das Medikament schnell gespritzt, tritt relativ häufig eine Apnoe auf. Propofol kann während der Anästhesieeinleitung unwillkürliche Muskelzuckungen hervorrufen, die jedoch selten von Krampfpotenzialen im EEG begleitet sind. Zudem wirkt es negativ inotrop, peripher vasodilatierend und damit blutdrucksenkend. Dies kann bei hypovolämischen oder herzkranken Kindern ein Problem sein. Stabilere hämodynamische Verhältnisse und das Aufrechterhalten der Spontanatmung während der Einleitung können durch langsames Verabreichen (1 mg/kgKG/min) erreicht werden, sodass wir Propofol trotz der oben beschriebenen Eigenschaften auch bei herzkranken Kindern einsetzen.

Propofol hat eine negativ chronotrope Wirkung auf den Sinusknoten. Die daraus resultierende Bradykardie ist meistens bedeutungslos und kann, wenn notwendig, mit Atropin behandelt werden. Seltene Fälle sind beschrieben, bei denen Atropin ineffektiv war, sodass die Injektion eines Sympathikomimetikums nötig wurde.

Schmerzen bei der Injektion

Schmerzen bei der Injektion sind häufig, insbesondere dann, wenn die Kanüle in einem kleinen Gefäß liegt, und stellen einen wesentlichen Nachteil bei der Anästhesieeinleitung dar.

Zur Reduktion der Schmerzen wurden verschiedene Empfehlungen gemacht. So kann z. B. Lidocain 0,5 mg/kgKG kurz vor der Injektion in dieselbe Vene verabreicht werden. Diese Maßnahme kann unterstützt werden durch eine vorausgehende Obstruktion des venösen Abflusses mittels Blutdruckmanschette (40 mmHg). Weitere Möglichkeiten bestehen in der Gabe von kleinen Dosen Fentanyl oder Remifentanil vor der Injektion. Alternativ kann Lidocain (1 mg/ml) der Propofollösung hinzugefügt werden. Die Schmerzen können nicht mit Garantie unterdrückt werden. Als Ausweg kann die Anästhesie mit Thiopental begonnen werden (z. B. 3–4 mg/kgKG) und, wenn der Patient das Bewusstsein verloren hat, mit Propofol fortgeführt werden.

Propofol ist auch in einer MCT-LCT-Fettemulsion erhältlich, die bei der Injektion weniger schmerzhaft ist.

Klinischer Einsatz

Die Einführung der Laryngxmaske nach Verabreichung von Propofol gelingt in der Regel problemlos. Wird das Medikament jedoch in kurzer Zeit gegeben, sind u. U. hohe Dosen (bis zu 5,5 mg/kgKG) notwendig, damit die Maske toleriert wird. Wir ziehen es deshalb vor, Propofol in einer Dosis von 2–3 mg/kgKG langsam zu spritzen (1–2 min) und, wenn Zeichen von ungenügender Anästhesietiefe vorliegen, mit 1 mg/kgKG ein oder mehrere Male zu supplementieren.

Propofol kann für nicht schmerzhafte Eingriffe als Sedativum oder Monoanästhetikum unter Spontanatmung angewendet werden (z. B. radiologische Untersuchungen, Hörprüfungen, Bronchoskopieren usw., ▶ Kap. 14). Der Vorteil besteht darin, dass die Atemwege in den meisten Fällen offen bleiben.

❗ Um eine Anästhesie oder Sedierung zu unterhalten, kann man wiederholte i.v.-Dosen von Propofol von 0,5–1 mg/kgKG oder eine kontinuierliche Infusion geben. Die Dosis beträgt 5–15 mg/kgKG/h, wobei die hohe Dosis während der ersten 10 min gegeben wird, anschließend reichen 4–8 mg/kgKG/h bei nicht schmerzhaften Prozeduren meistens aus.

Säuglinge benötigen eine höhere Erhaltungsdosis als ältere Kinder. Bei wiederholtem Einsatz (z. B. Sedierung für Bestrahlung) kann sich eine Toleranz entwickeln, die höhere Dosierungen notwendig macht.

Die analgetische Wirkung von Propofol ist gering, deshalb empfiehlt es sich, für kurze, schmerzhafte Untersuchungen (z. B. Knochenmarkpunktion) Propofol mit einem potenten, kurz wirksamen Analgetikum (z. B. Remifentanil oder Alfentanil) zu kombinieren.

Wenn man ganz auf Inhalationsanästhetika verzichten will, kann auch für größere Eingriffe eine totale intravenöse Anästhesie (TIVA) durchgeführt werden. Dabei wird häufig eine Infusion (in obiger Dosierung) mit Remifentanil oder Fentanyl und einem Relaxans kombiniert.

Bei Kindern, die inhalativ mit Sevofluran eingeleitet werden, kann ein Propofolbolus von 1–3 mg/kgKG das Einlegen einer Larynxmaske bzw. die endotracheale Intubation erleichtern.

Ketamin

Ketamin ist ein Phencyclidinderivat, das einen dissoziativen Zustand bewirkt. Das Präparat ruft eine gute Analgesie und Amnesie hervor, wobei der Muskeltonus erhalten bleibt. Manchmal werden krampfähnliche Bewegungen beobachtet, epileptische Anfälle sind beschrieben. Ketamin wird in der Leber metabolisiert. Bei Neugeborenen ist die Halbwertszeit verlängert (◘ Tab. 4.1). Ketamin ruft eine vermehrte Speichelsekretion hervor, weshalb die gleichzeitige Gabe von Anticholinergika empfohlen wird.

❗ Zur Anästhesieeinleitung kann Ketamin intravenös (2–3 mg/kgKG) oder intramuskulär (5–10 mg/kgKG) angewendet werden.

Nach intravenöser Einzeldosis tritt in der Regel eine chirurgische Anästhesie nach 30 s auf, sie hält 5–10 min an. Der Bewusstseinsverlust wird normalerweise durch einen Nystagmus angezeigt. Ketamin erhöht den Sympathikotonus und damit Puls, Blutdruck und Herzminutenvolumen. Liegt aber vor der Anästhesieeinleitung bereits ein sehr hoher Sympathikotonus vor, z. B. wegen einer ausgeprägten Hypovolämie, kann eine Hypotension nach Ketamingabe eintreten. Bei adäquater Atmung steigt der Pulmonalisdruck nicht an. Ketamin kann insbesondere bei hypovolämischen oder herzkranken Patienten indiziert sein.

Das Mittel bewirkt eine geringere Beeinträchtigung der Atmung als viele andere Anästhetika, und die funktionelle Residualkapazität (FRC) wird weniger reduziert als mit anderen Anästhesiemitteln. Die Patienten atmen spontan, und die O_2-Sättigung bleibt in den meisten Fällen auch ohne Zufuhr von zusätzlichem Sauerstoff im Normbereich. Ketamin ruft keine Relaxation der Rachenmuskulatur hervor, das Kind kann meist die oberen Atemwege ohne Hilfe offen halten.

❗ Die laryngealen Schutzreflexe sind wohl vorhanden, aber die Koordination der Reflexe ist nicht normal. Irritationen im Bereiche der oberen Atemwege können deshalb zu Husten oder Laryngospasmus führen. Berichte über Aspirationen sind ausgesprochen selten.

Leider kommen Alpträume und Halluzinationen während der Aufwachphase vor. Man glaubt, dass die Inzidenz bei Kleinkindern geringer ist. Durch die gleichzeitige Verabreichung von Benzodiazepinen treten diese Nebenwirkungen weniger gravierend auf.

In letzter Zeit wurde das (S)-Ketamin entwickelt, ein Isomer des Ketamins, das bisher nur als Razemat vorlag. Die Potenz des (S)-Ketamins ist etwa doppelt so groß wie das Razemat, im klinischen Einsatz ist die Aufwachzeit kürzer, was als Vorteil angesehen werden muss.

Etomidate

Als potentes und rasch wirksames Hypnotikum kann Etomidate auch bei Kindern zur Anästhesieeinleitung angewendet werden.

> ❗ Die Dosis von Etomidate beträgt 0,2–0,3 mg/kgKG. Die Wirkung ist kurz; bereits nach 3–4 min sind die Patienten wieder ansprechbar.

Etomidate zeichnet sich durch relativ geringe respiratorische und kardiovaskuläre Nebenwirkungen aus. So tritt nach Bolusinjektion nur eine geringgradige Abnahme des Atemzugvolumens und der Atemfrequenz ein; im Gegensatz zu Thiopental und Propofol beobachtet man selten eine Apnoe. Der periphere Widerstand nimmt geringfügig ab, der Blutdruck und die Herzfrequenz bleiben stabil, und das Herzminutenvolumen nimmt wenig zu.

Etomidate ist in einer Fettemulsion verfügbar; Injektionsschmerzen der früher verwendeten wässrigen Lösung treten damit nicht mehr auf.

Häufig zu beobachten sind unfreiwillige Muskelzuckungen, die allerdings in ihrem Ausmaß und ihrer Inzidenz durch Vorgabe eines Opioids (z. B. Fentanyl, 1 µg/kgKG oder Remifentanil, 0,3 µg/kgKG) vermindert werden. Etomidate führt bereits in Einleitungsdosen zu einer Abnahme der Nebennierenrindenfunktion. Die klinische Bedeutung der verminderten Kortisolsynthese ist unklar. Viele Autoren raten aber von einer lang dauernden Infusion dieses Medikaments ab.

Der Einsatz von Etomidate in der Kinderanästhesie ist denkbar in Situationen, in denen die kardiodepressive und blutdrucksenkende Wirkung von Propofol oder Thiopental unerwünscht ist, und in denen ein kurz dauerndes Mittel benötigt wird. Es eignet sich deshalb gut für Kardioversionen oder, zusammen mit Succinylcholin, für Notfallintubationen.

4.5   Relaxanzien

Succinylcholin

> ▶ Wird Succinylcholin eingesetzt, müssen die Nebenwirkungen und deren Behandlung bekannt sein. Da für einige spezielle klinische Situationen kein Alternativmedikament zur Verfügung steht, ist die Anwendung unter den erwähnten Voraussetzungen auch heute noch gerechtfertigt.

◘ Tab. 4.4. Richtlinien für die Dosis von Succinylcholin in verschiedenen Altern

Verabreichungsart	Alter	[mg/kgKG]
Intravenös	< 1 Jahr	2–3
	> 1 Jahr	1,5
Intramuskulär	< 6 Jahre	4–5
	> 6 Jahre	3

Nach intravenöser Zufuhr tritt die Wirkung innerhalb von 15–30 s ein. Kinder sind in der Regel innerhalb von 1 min vollkommen relaxiert. Succinylcholin verteilt sich im Extrazellulärraum. Da dieser bei Kleinkindern groß ist (◘ Abb. 3.20), werden relativ hohe Dosen benötigt (◘ Tab. 4.4). Der Abbau geschieht rasch, die Relaxation dauert gewöhnlich nur einige Minuten an. Bei der intramuskulären Verabreichung dauert es 1–4 min bevor der Patient relaxiert ist. Nach wiederholter Verabreichung können bei einer kumulativen Dosis von mehr als 5 mg/kgKG Zeichen eines Dualblocks auftreten. Nach Stoppen der Succinylcholingabe bildet sich der Dualblock spontan zurück.

Masseterspasmus

Succinylcholin hat verschiedene unerwünschte Nebenwirkungen. Eine davon ist das Auftreten eines erhöhten Muskeltonus der Kiefermuskulatur, der allerdings klinisch selten zu Problemen führt. Über die Häufigkeit dieses Problems werden unterschiedliche Angaben gemacht (0,008–1,0%). Dies hängt wahrscheinlich mit der subjektiven Beurteilung zusammen. Zudem hängt es davon ab, welches Hypnotikum verwendet wurde; so sind Inzidenz und Ausprägung eines erhöhten Muskeltonus nach Propofol deutlich niedriger als nach Thiopental.

Um Missverständnissen vorzubeugen, sollte man von »Masseterspasmus« nur sprechen, wenn der erhöhte Muskeltonus ausgeprägt vorhanden ist und länger als 2 min dauert. Die Bedeutung dieses Zustands liegt darin, dass er als erstes Zeichen einer malignen Hyperthermie betrachtet werden muss (▶ auch Kap. 16).

Hyperkaliämie

Eine weitere Nebenwirkung des Succinylcholins ist die Freisetzung von Kalium. Der bei gesun-

4

den Kindern zu beobachtende kurzfristige Anstieg des Serumkaliums von ungefähr 0,5 mmol/l hat keine hämodynamischen oder kardialen Auswirkungen. Bei Vorliegen einer neuromuskulären Erkrankung, Paraplegie oder Verbrennung kann der Kaliumanstieg im Serum zu bedrohlicher Hyperkaliämie führen. Es gibt Muskelkrankheiten (v. a. die Muskeldystrophien), die sich erst jenseits des 1. Lebensjahres klinisch bemerkbar machen; die Diagnose ist dementsprechend im Säuglingsalter nicht bekannt.

!️ **Beim Auftreten schwerer Arrhythmien nach Succinylcholin muss die Hyperkaliämie differenzialdiagnostisch deshalb im Vordergrund stehen.**

Die typischen EKG-Veränderungen (Verbreiterung des QRS-Komplexes und hohe T-Welle) sollten erkannt und entsprechend therapiert werden (▶ Kap. 11.1).

Arrhythmie

Der häufig zu beobachtende leichte Herzfrequenzabfall nach Succinylcholin führt selten zu ausgeprägten Bradykardien, wir erachten die routinemäßige Gabe eines Anticholinergikums vor der Succinylcholininjektion als nicht notwendig.

!️ **Wenn Succinylcholin allerdings repetitiv verabreicht wird, muss Atropin in jedem Fall gegeben werden, da die Häufigkeit und der Schweregrad der Bradykardien stark zunimmt.**

Atypische Pseudocholinesterasen

Grundlage für die kurze Wirkungsdauer und die rasche Spontanerholung ist die Inaktivierung von Succinylcholin durch die Plasmacholinesterase (Pseudocholinesterase). Eine Einschränkung der Plasmacholinesteraseaktivität führt zu einer entsprechenden Verlängerung der Wirkdauer des Succinylcholins. Bei Patienten, die homozygot für atypische Plasmacholinesterase sind, kann es zu einer neuromuskulären Blockade von mehreren Stunden kommen. In diesen Fällen sollen keine Antagonisierungsversuche unternommen werden, vielmehr sollten die Patienten nachbeatmet und die Spontanerholung abgewartet werden.

Myoglobinfreisetzung

Wird nach einer Inhalationseinleitung Succinylcholin gegeben und anschließend das Blut untersucht, so kann Myoglobin als sensibles Zeichen eines Muskelschadens in 40% der Fälle nachgewiesen werden; in 20% dieser Fälle findet man auch Myoglobin im Urin. Das Freisetzen von Myoglobin steht nicht in direktem Zusammenhang mit dem Auftreten von Faszikulationen.

Intraokulärer Druck

Nach Gabe von Succinylcholin tritt eine kurz dauernde Erhöhung des intraokulären Drucks auf. Wenn möglich, soll deshalb bei offenen Bulbusverletzungen auf Succinylcholin verzichtet werden.

Succinylcholin bei elektiven Patienten

Der Wert von Succinylcholin in bestimmten klinischen Situationen ist unbestritten. Vor allem der schnelle Wirkungseintritt und die kurze Wirkungsdauer sind Eigenschaften, die bisher von keinem anderen Relaxans erreicht werden.

!️ **Deshalb ist Succinylcholin für die schnelle Einleitung bei nicht nüchternen Patienten, beim Vorliegen eines schweren Laryngospasmus und bei der Notwendigkeit der intramuskulären Verabreichung von Nutzen.**

Auf der anderen Seite ist die oben aufgelistete Sammlung von unerwünschten Nebenwirkungen, Komplikationen und potenziell lebensbedrohlichen Zuständen so beeindruckend, dass der routinemäßige Einsatz von Succinylcholin bei elektiven gesunden Patienten obsolet ist. Stattdessen wird die Intubation ohne Relaxans oder unter Einsatz von nicht depolarisierenden Muskelrelaxanzien durchgeführt.

Pancuronium

Pancuronium war lange Zeit das wichtigste nicht depolarisierende Muskelrelaxans (◘ Tab. 4.5). Es wird hauptsächlich über die Nieren eliminiert und verursacht sowohl eine leichte Sympathikusstimulation als auch eine partielle Vagolyse. Beide Effekte bewirken einen Puls- und Blutdruckanstieg. Pancuronium hat eine relativ lange Wirkungsdauer, die interindividuell stark variiert. Es wird

◻ Tab. 4.5. Eigenschaften von nicht depolarisierenden Relaxanzien

	Atracu-rium	Cisatra-curium	Mivacurium	Pancu-ronium	Rocuro-nium	Vecuro-nium
Initialdosis für Intubation [2-mal ED 95; mg/kgKG]	0,5[a]	0,1–0,2[b]	0,2–0,3	0,1[b]	0,6–1,0[b]	0,1[b]
Erhaltungsdosis [mg/kgKG]	0,1	0,02	0,1	0,02	0,2–0,3	0,02
Zeitintervall bis zur Intubation [min]	2–3[c]	3–4[c]	2–3[c]	2–3[c]	1–2[c]	2–3[c]
Dauer der chirurgischen Relaxation (<10% der normalen Muskelkraft) nach Intubationsdosis [min]	20–30	20–30	10–15[c]	30–70	20–30	20–30
Zeit zur spontanen Erholung von 10% auf 90% der normalen Muskelkraft [min]	15–20	15–20	5–10	45–75[d]	10–20[d]	20–25[d]
Elimination hauptsächlich über	Hydro-lyse	Hydro-lyse	Plasmacholi-nesterase	Nieren	Leber	Leber

[a] Histaminausschüttung kann bei höheren Dosen vorkommen.
[b] Niedrigere Dosis bei Neugeborenen und Säuglingen.
[c] Bei Säuglingen kürzer.
[d] Die Zeiten sind durchschnittlich länger und sehr variabel bei Säuglingen; bei Neugeborenen kann die Wirkdauer deutlich verlängert sein.

heutzutage meistens für Eingriffe verwendet, bei denen die Patienten postoperativ beatmet werden.

Rocuronium

Rocuronium (◻ Tab. 4.5) ist ein mittellang wirksames nicht depolarisierendes Muskelrelaxans. Es wird von vielen Kinderanästhesisten auch für Notfälle anstelle von Succinylcholin angewandt, weil es eine kurze Anschlagzeit hat. Die Intubationsbedingungen sind 60 s nach Verabreichung von 0,6 mg/kgKG meistens gut. Es wird empfohlen, nach 20–30 min eine Folgedosis von 0,2–0,3 mg/kgKG zu verabreichen, falls die Muskelrelaxation aufrechterhalten werden soll. Diese Dosis kann alle 15–30 min wiederholt werden. Eine Erhöhung der Intubationsdosis auf 1,0–1,2 mg/kgKG macht es in vielen Fällen möglich, bereits nach 45 s intubieren zu können, die Wirkung wird in diesem Fall 30–40 min andauern. Die Injektion von Rocuronium ist schmerzhaft.

❗ Säuglinge benötigen kleinere Mengen Rocuronium, und nach einer Dosis von nur 0,4 mg/kgKG kann häufig schon nach 30 s laryngoskopiert und intubiert werden.

Im Allgemeinen erfolgt nach der Gabe von Rocuronium ein leichter Anstieg der Herzfrequenz. Das Medikament wird vorwiegend über die Leber ausgeschieden. Der Einsatz bei Neugeborenen oder Patienten mit Leberkrankheiten soll deshalb mit Vorsicht erfolgen.

Vecuronium

Vecuronium (◻ Tab. 4.5) wird hauptsächlich von der Leber aufgenommen und über die Gallenwege ausgeschieden, ein kleiner Teil wird über die Nieren ausgeschieden. Für Kinder >1 Jahr beträgt die Dosis, die zur Intubation empfohlen wird, 0,1 mg/kgKG; eine vollständige Relaxation entwickelt sich in der Regel nach 2–3 min. Bei Säuglingen kann der gleiche Effekt mit 0,07 mg/kgKG hervorgerufen werden. Eine Erhaltungsdosis (ca. 1/4 der Initialdosis) muss bei Kindern nach ungefähr 20 min, bei Säuglingen nach 30–40 min gegeben werden. Wenn eine hohe Dosis (0,2–0,3 mg/kgKG) gebraucht wird, kann das Zeitintervall bis zur Intubation bis auf 60 s reduziert werden. Diese hohe Dosis verdoppelt ungefähr die Wirkungsdauer verglichen mit 0,1 mg/kgKG. Vecuronium hat praktisch keine kardiovaskulären Nebenwirkungen. Ein Nachteil von Vecuronium ist das Vorliegen in Form einer Trockensubstanz, das Medikament muss demnach vor Gebrauch aufgelöst werden.

Atracurium

Atracurium (■ Tab. 4.5) hat mehrere Metabolisierungswege. Der größte Teil wird spontan mit Esterhydrolyse zu unwirksamen Metaboliten abgebaut, zusätzlich erfolgt eine enzymatische Hydrolyse, die »Hofmann-Elimination«. Atracurium hat ungefähr die gleiche Wirkungsdauer wie Vecuronium, wenn man es in einer äquipotenten Dosis gibt. Das Medikament unterscheidet sich von anderen nicht depolarisierenden Muskelrelaxanzien dadurch, dass die Wirkungsdauer praktisch unabhängig von Leberfunktion, Nierenfunktion und Alter ist. Die normale Dosis zur Intubation und zur Erhaltung beträgt 0,5 bzw. 0,1 mg/kgKG. Atracurium hat einen gewissen histaminfreisetzenden Effekt, höhere Initialdosen als 0,6 mg/kgKG werden darum nicht empfohlen.

> ❗ Bei Neugeborenen und Säuglingen ziehen wir Atracurium wegen der zuverlässigen Elimination dem Rocuronium und dem Vecuronium vor.

Cisatracurium

Bei Cisatracurium (■ Tab. 4.5) handelt es sich um eines der 10 Stereoisomere, aus denen das Atracurium zusammengesetzt ist. Wie Atracurium liegt es als fertige Injektionslösung vor. Der Abbau erfolgt ebenfalls über die Hofmann-Elimination, im Gegensatz zu anderen Komponenten von Atracurium unterliegt Cisatracurium jedoch keiner Esterhydrolyse. Als Vorteil von Cisatracurium gegenüber Atracurium ist die wesentlich geringere Histaminfreisetzung anzusehen, entsprechend weniger Hautreaktionen entstehen als mit Atracurium. Die Intubationsdosis wird mit 0,1 mg/kgKG angegeben. Die Wirkungsdauer ist etwa gleich lang (30 min), aber die Anschlagzeit ist länger als bei Atracurium (0,5 mg/kgKG), weswegen häufig eine höhere Dosis gewählt wird (0,15 mg/kgKG); als Nachteil muss dann allerdings eine verlängerte Wirkung (50–60 min) in Kauf genommen werden.

Mivacurium

Im Moment ist Mivacurium (■ Tab. 4.5) das am kürzesten wirksame nicht depolarisierende Muskelrelaxans. Der Metabolismus erfolgt via hydrolytische Spaltung durch Plasmacholinesterase. Nach einer Intubationsdosis von 0,25–0,3 mg/kgKG können innerhalb 2 min gute Intubationsbedingungen und eine Wirkungsdauer von 10–15 min erwartet werden. Eine Repetitionsdosis von 0,1 mg/kgKG führt zu einer Zunahme der chirurgischen Relaxation von 5–10 min. Mivacurium kann Histamin freisetzen und eine Hypotension verursachen. Wegen der kurzen Wirkungsdauer sind Antagonisten seltener notwendig, dies wird häufig als Vorteil angesehen. Ein Plasmacholinesterasemangel kann genetisch oder in Folge einer Leberinsuffizienz auftreten, er führt in beiden Fällen zu einer Verlängerung der Mivacuriumwirkung.

Wahl des nichtdepolarisierenden Relaxans

Damit eine ausreichende Erfahrung mit diesen Medikamenten erreicht werden kann, wird empfohlen, eine kleine Auswahl zu treffen. Die Autoren führen jetzt folgende Medikamente in ihrem Sortiment:

- Pancuronium (wegen langer Wirkungsdauer und sympatikomimetischen Eigenschaften) und
- Rocuronium (wegen schneller Anschlagzeit und kurzer Wirkungsdauer).
- Atracurium für Kurzeingriffe bei Neugeborenen und für Patienten mit Nieren- oder Leberkrankheiten.

4.6   Antagonisten von Relaxanzien

> ❗ Postoperative Komplikationen als Folge eines Überhangs von nicht depolarisierenden Relaxanzien sind unentschuldbar. Die Indikation zur Verabreichung von Antagonisten soll deshalb großzügig gestellt werden.

Nach Relaxation mit Atracurium und Rocuronium beträgt die Zeitdauer zwischen ersten Zeichen der wiederkehrenden Muskelkraft bis zum

Erlangen der vollen Kraft ca. 30 min. Die meisten Kinder werden also ihre komplette Muskelkraft innerhalb 45–60 min nach der letzten Gabe wiedererlangt haben. Bei vereinzelten Patienten kann jedoch die Erholung deutlich länger dauern. Da man nicht im Voraus weiß, bei welchen Patienten Muskelrelaxanzien ungewöhnlich lange wirken, soll der Effekt mit Hilfe eines Nervenstimulators überprüft werden. Die Entscheidung, bei welchen Patienten Antagonisten nötig sind, wird dadurch erschwert, dass bei Nachweis von 4 gleich starken Kontraktionen nach der Train-of-four-Stimulation weiterhin 70% der Rezeptoren blockiert sein können (▶ Kap. 7). Wir verabreichen deshalb nach nicht depolarisierenden Relaxanzien routinemäßig Antagonisten, außer es gibt gute Gründe gegen diese Regel, z. B. eine obstruktive Lungenerkrankung.

Neostigmin

Zur Aufhebung der Wirkung von nicht depolarisierenden Muskelrelaxanzien wird normalerweise 0,05–0,07 mg/kgKG Neostigmin i.v. und 0,01 mg/kgKG Glykopyrrolat i.v. (bzw. 0,02 mg/kgKG Atropin) verwendet. Neostigmin kann eine ausgeprägte Speichelsekretion hervorrufen, wenn der Patient nicht mit einem Anticholinergikum vorbehandelt wurde.

Vor der Extubation wird die Muskelkraft kontrolliert. Bereits ein kleiner Prozentsatz der vollständigen Muskelkraft reicht aus, um ein normales Atemzugvolumen zu garantieren.

> ❗ Deshalb ist die (klinisch) normale Zwerchfellfunktion ein schlechtes Kriterium für das Vorhandensein der normalen Muskelkraft und garantiert nicht, dass der Patient die Luftwege selbst freihalten kann.

Sugammadex

Diese neuartige Substanz wurde aus mehreren ringförmig angeordneten Zuckermolekülen (**Su**gar) synthetisiert. Das daraus resultierende γ-Cyclodextrin (**Gamma**-Cyclo**dex**trin) wirkt als Antagonist von Rocuronium und möglicherweise anderer nicht depolarisierender Muskelrelaxanzien. Es wird voraussichtlich im Jahre 2009 auf dem Markt erhältlich sein.

Obwohl eigene klinische Erfahrungen fehlen, soll das Medikament in diesem Kapitel diskutiert werden, da es voraussichtlich die Praxis im Umgang mit Muskelrelaxanzien stark beeinflussen wird. Das Sugammadexmolekül wurde chemisch so maßgeschneidert, dass es im Plasma eine feste Bindung mit dem Rocuroniummolekül eingehen kann und dieses praktisch vollständig inaktiviert. Damit vermag es auch eine ausgeprägte neuromuskuläre Blockade, hervorgerufen durch Rocuronium, innerhalb weniger Minuten zu antagonisieren. Das Medikament ist toxikologisch unbedenklich und biologisch abbaubar; schwere Nebenwirkungen wurden bisher nicht beschrieben.

Klinische Studien bei pädiatrischen Patienten liegen im Moment nicht vor. Resultate, die bei erwachsenen Freiwilligen und Patienten erhoben wurden weisen auf zwei grundsätzlich verschiedene Erfolg versprechende Anwendungsbereiche hin.

- ⬛ Erstens kann Sugammadex eine residuelle Muskelrelaxation nach Rocuronium am Ende eines operativen Eingriffs vollständig beheben, ohne dass Nebenwirkungen, wie sie durch Gabe von Neostigmin bekannt sind, zu befürchten wären. Damit kann das potenzielle Problem der residuellen Muskelrelaxation in der postoperativen Phase vollständig gelöst werden.
- ⬛ Zweitens kann die Muskelrelaxation nach hochdosierter Rocuroniumgabe (1,2 mg/kgKG) innerhalb von 2 min aufgehoben werden, wenn Sugammadex 3 min nach Applikation von Rocuronium verabreicht wird.

Es konnte gezeigt werden, dass die Muskelkraft nach Antagonisierung von Rocuronium durch Sugammadex sich deutlich schneller erholt, als dies nach Succinylcholin (1 mg/kgKG) der Fall ist. Muss ein Patient nach Gabe von Sugammadex wieder relaxiert werden, kann Rocuronium nicht mehr verwendet werden. In solchen Fällen sollen nicht depolarisierende Muskelrelaxanzien vom Typ der Isoquinoline eingesetzt werden (Mivacurium, Atracurium, Cisatracurium).

4.7   Opioide

> Die potenziell schweren Nebenwirkungen der Opiode (Atemdepression, Apnoe) kommen v. a. postoperativ zum Tragen. Die Dosis der lang wirksamen Medikamente soll deshalb intraoperativ sparsam erfolgen. Dies gilt v. a. für Neugeborene und Säuglinge unter 3 Monaten.

Opioide potenzieren die Wirkung von Inhalationsanästhetika und Propofol und erlauben eine Reduktion dieser Medikamente. Korrekt dosiert ist daher das Aufwachen nach einer Kombination häufig schneller, als wenn nur ein Hypnotikum alleine verabreicht wird.

Morphin

Morphin hat eine geringe Lipidlöslichkeit und diffundiert nur langsam ins ZNS, der maximale Effekt bei intravenöser Zufuhr tritt erst nach 5–10 min ein. Wird Morphin intravenös gegeben, sollte diese Zeit abgewartet werden, bevor eine erneute Injektion verabreicht wird.

Der Wirkungseintritt bei Neugeborenen ist wegen der noch durchlässigeren Blut-Hirn-Schranke schneller. Die Halbwertszeit ist bei Neugeborenen deutlich verlängert und sehr variabel, deshalb muss individuell titriert werden.

Morphin hat eine lange Wirkungsdauer, ruft eine gute Sedierung hervor und wird deshalb immer noch als Opioid erster Wahl zur postoperativen Schmerztherapie angewendet. Morphin kann eine Histaminfreisetzung auslösen. Der klinische Einsatz wird in ▶ Kap. 13 besprochen.

Pethidin

Pethidin (Dolantin) hat eine mittellange Wirkungsdauer; bei normaler i.v.-Dosis von 0,5–1 mg/kgKG hat der Patient für 1–2 h eine gute Analgesie. Kleine Dosen Pethidin (0,25 mg/kgKG i.v.) vermindern die Empfindlichkeit des Temperaturregulationszentrums und dämpfen das Muskelzittern, das manchmal nach Anästhesien mit ungenügendem Schutz gegen Abkühlung auftritt. Pethidin kann – im Gegensatz zu vielen anderen Opioiden (Morphin, Fentanyl, Alfentanil) – eine Tachykardie

hervorrufen. Das Ausmaß der Histaminfreisetzung unterscheidet sich nicht wesentlich von derjenigen des Morphins.

Piritramid

Piritramid (Dipidolor) hat im Vergleich zu Morphin eine länger anhaltende analgetische Wirkung (ca. 4–6 h) und eine etwas stärker ausgeprägte sedierende Wirkung. Aufgrund der höheren Lipophilie tritt der analgetische Effekt nach intravenöser Applikation etwas schneller ein. Unerwünschte Wirkungen (z. B. Übelkeit und Erbrechen oder Histaminfreisetzung) scheinen seltener vorzukommen. Durch den sauren pH-Wert können nach längerer Anwendung Venenreizungen entstehen. Piritramid wird in der Leber metabolisiert, über die Pharmakokinetik bei Kindern ist jedoch nur wenig bekannt. In Deutschland wird Piritramid zur perioperativen Analgesie bei Kindern und Erwachsenen bevorzugt, während es in der Schweiz und in Schweden kaum verwendet wird (Dosierungen ▶ Kap. 13).

Tramadol

Tramadol ist ein häufig verwendetes Analgetikum, das v. a. in der postoperativen Phase verabreicht wird. Es ist ein Agonist mit vorwiegender Aktivität am μ-Rezeptor. Die Affinität ist niedrig, was eine Erklärung für die geringe atemdepressorische Wirkung des Medikaments ist. Ein wesentlicher Anteil der analgetischen Wirkung wird über andere Wirkungsmechanismen vermittelt. Tramadol hemmt die neuronale Wiederaufnahme von Noradrenalin und verstärkt die Serotoninfreisetzung. Die Nebenwirkungen (Übelkeit, Erbrechen, trockener Mund etc.) unterscheiden sich nicht von denjenigen anderer Opioide. Die intravenöse Dosis beträgt 1 mg/kgKG (▶ Kap. 13).

Fentanyl

Fentanyl hat eine hohe Fettlöslichkeit, wird rasch umverteilt und hat eine lange Eliminationshalbwertszeit; diese Pharmakokinetik erinnert an diejenige von Thiopental. Im Gegensatz zu Thiopental erfolgt der Wirkungseintritt beim Erwachsenen erst ungefähr 1–2 min nach i.v.-Applikation, der volle Effekt wird nach 4–5 min beobachtet. Die Wirkung beim Säugling tritt schneller ein. Bei Zufuhr von geringen Mengen klingt der Effekt hauptsächlich aufgrund der Redistribution ab. Bei hohen Dosen ist das definitive Abklingen der Wirkung abhängig von der Metabolisierung in der Leber. Sehr lange Halbwertszeiten (bis zu 32 h) wurden bei Frühgeborenen beobachtet.

!> **Jede Beeinträchtigung der Leberdurchblutung und/oder des Lebermetabolismus, z. B. erhöhter intraabdominaler Druck nach Verschluss einer Omphalozele im Neugeborenenalter, kann die Clearence von Fentanyl stark beeinträchtigen.**

Fentanyl wird relativ gut über die Haut und Schleimhäute absorbiert, die transdermale und nasale Applikation kann hilfreich sein für die Behandlung von chronischen Schmerzzuständen bzw. für die Prämedikation (▶ Kap. 5).

Gebräuchliche Dosierungsrichtlinien für die intravenöse Zufuhr schwanken je nach Indikation zwischen 1 und 50 µg/kgKG (◻ Tab. 4.6). Fentanyl in hoher Dosis (20–50 µg/kgKG i.v.) setzt die Häufigkeit einer stressbedingten Drucksteigerung im pulmonalen Kreislauf herab. Weil Fentanyl eine Bradykardie auslösen kann, wird nach höher dosierter Fentanylgabe gerne Pancuronium, das eine entgegengesetzte Wirkung hat, verabreicht.

◻ **Tab. 4.6.** Dosisempfehlungen für intravenöses Fentanyl bei Kindern (Alter >3 Monate)

Indikation	Dosierung [µg/kgKG]
Schmerztherapie beim wachen Patienten	1–2
Zusatzdosis bei Propofolanästhesie	0,5–1[a]
Zusatzdosis bei Inhalationsanästhesien	2–3[b]
Maximale Totaldosis, Extubation geplant	10–20[c]
Initialdosis für große Eingriffe, Extubation nicht geplant	20–50

[a] Spontanatmung i. Allg. möglich (je nach Propofoldosierung).
[b] Bei kontrollierter Beatmung.
[c] Für Eingriffe, die <2–3 h dauern; für sehr lange dauernde Eingriffe können evtl. größere Dosen (bis 30 µg/kgKG) verabreicht werden.

Fentanyl hat keinen negativ inotropen Effekt. Wenn das zirkulierende Blutvolumen normal ist, kann mit einer stabilen Hämodynamik gerechnet werden. Ist der Patient hypovolämisch, bewirkt die Sympathikolyse einen Blutdruckabfall. Wird Fentanyl als einziges Anästhetikum in hohen Dosen eingesetzt, so kann bei intensiver chirurgischer Stimulation (Thorakotomie, Sternotomie) trotzdem ein starker Blutdruckanstieg festgestellt werden. Man muss deshalb zusätzlich ein Hypnotikum oder ein Inhalationsanästhetikum in niedriger Dosis zuführen.

Beim wachen Patienten ruft die Injektion von Fentanyl als Bolus häufig einen kurz dauernden Hustenreiz hervor. In höherer Dosierung tritt häufig eine Muskelrigidität auf. Dieses Phänomen beschränkt sich allerdings nicht nur auf Fentanyl, es kann auch nach der Gabe anderer Opioide wie Alfentanil und Remifentanil beobachtet werden. In seltenen Fällen kann die Muskelrigidität wegen damit einhergehendem partiellem Glottisverschluss zu Beatmungsschwierigkeiten führen. Dem kann mit Muskelrelaxanzien begegnet werden.

!> **Die atemdepressive Wirkung von Fentanyl wurde bei Kindern >3 Monate untersucht; dabei konnte weder bei identischen Dosierungen (in µg/kgKG) noch bei identischen Plasmaspiegeln ein Unterschied bezüglich der Inzidenz von Apnoen gegenüber älteren Kindern festgestellt werden.**

Vergleichende Daten für Säuglinge <3 Monaten liegen aber nicht vor, die in ◻ Tab. 4.6 angegebenen Dosierungen gelten deshalb nur für Kinder >3 Monate.

Alfentanil

Die Fettlöslichkeit von Alfentanil ist niedriger als die von Fentanyl. Bei intravenöser Verabreichung tritt die Wirkung nach weniger als 1 min auf. Das Verteilungsvolumen ist kleiner als das von Fentanyl. Alfentanil wird schnell ausgeschieden, und bereits 1 h nach einer üblichen Dosis ist die analgetische und atemdepressorische Wirkung verschwunden. Alfentanil eignet sich deshalb gut für kurze, schmerzhafte Eingriffe, bei denen postoperativ wenig oder keine Schmerzen mehr vorhanden sind.

Leberfunktionsstörungen verzögern die Ausscheidung, hingegen scheint eine Niereninsuffizienz keinen großen Einfluss auf die Elimination zu haben.

Die analgetische Potenz beträgt 1/4 derjenigen des Fentanyls. Wird der Patient bei einer intravenösen Kurzanästhesie mit Propofol beatmet, kann eine initiale Dosis von Alfentanil zwischen 10 und 40 µg/kgKG angewendet werden. Möchte man die Spontanatmung aufrechterhalten, sollten repetitive Dosen von 1–3 µg/kgKG gegeben werden.

Sufentanil

Sufentanil ist ungefähr 10-mal stärker wirksam als Fentanyl. Es hat eine etwas kürzere Halbwertszeit, unterscheidet sich aber von Fentanyl v. a. durch seinen raschen Wirkungseintritt. Eine maximale Analgesie und Sedierung wird in der Regel innerhalb von 1–2 min beobachtet. Das Präparat hat dieselben Nebenwirkungen wie Fentanyl (Bradykardie, Muskelrigidität bei höherer Dosierung) und wird genauso wie Fentanyl in der Leber metabolisiert. Bei Kindern mit Lebererkrankungen kann die Halbwertszeit deutlich verlängert sein. Die rasch einsetzende Wirkung macht es leichter, das Medikament zu titrieren, bis die gewünschte Analgesie eintritt (repetitive Dosen von 0,1–0,2 µg/kgKG). Hohe Dosen (1–10 µg/kgKG), die manchmal bei herzchirurgischen Eingriffen angewendet werden, rufen durch den raschen Wirkungseintritt eine plötzliche Sympathikolyse hervor, die bei hypovolämen Patienten zu einem Blutdruckabfall führen kann.

Remifentanil

Remifentanil ist ein kurz wirksames Opioid, das subtypspezifisch am µ-Rezeptor wirkt. Die Esterstruktur des Medikaments erlaubt einen schnellen Abbau durch unspezifische Esterasen im Blut und im Gewebe. Entsprechend ist die Halbwertszeit von Remifentanil kurz (ca. 3 min). Es kann also gut gesteuert werden, dies gilt auch, wenn es in Form einer kontinuierlichen Infusion verabreicht wird, da keine Kumulation auftritt. Die Anschlagzeit ist auch kurz, entsprechend Alfentanil. Eine hepatische Metabolisierung erfolgt nicht, die hämodynamischen Nebenwirkungen beschränken sich auf eine leichte Abnahme der Herzfrequenz.

Remifentanil kann während der intravenösen Einleitung nützlich sein. Eine kleine Dosis von 0,3 µg/kgKG verbessert die Akzeptanz der Maske und damit die Präoxygenation und vermindert den Schmerz bei der Propofolinjektion (◨ Tab. 5.5).

> ❗ Unter Propofolanästhesie bleibt die Spontanatmung mit repetitiven Dosen von 0,2–0,3 µg/kgKG meistens erhalten, eine Steigerung der Bolusdosis auf 1 µg/kgKG hat i. Allg. eine Apnoe zur Folge.

Bei beatmeten Patienten wird für die kontinuierliche Infusion eine Dosierung von 0,25 µg/kgKG/min (mit einem Bereich von 0,1–2,0 µg/kgKG/min) empfohlen. Atmen die Patienten spontan, so muss die Infusionsrate auf 0,02–0,05 µg/kgKG/min reduziert werden (◨ Tab. 14.1 und 14.2).

Soll auf Muskelrelaxanzien verzichtet werden, können höhere Dosen von Remifentanil (3 µg/kgKG) in Kombination mit Propofol (3 mg/kgKG) zur Intubation verwendet werden. Muskelrigidität ist dabei selten ein Problem. Allerdings kann bei hypovolämen Patienten durch diese Kombination ein ausgeprägter Blutdruckabfall auftreten.

Die schnelle Metabolisierung von Remifentanil macht den Einsatz dort sinnvoll, wo postoperativ ein schnelles Aufwachen ohne postoperative Opioidwirkung erwünscht ist (z. B. Bronchoskopien, Lumbal- und Knochenmarkpunktionen, neurochirurgische Eingriffe, Eingriffe mit ausreichender lokaler oder regionaler Anästhesie). Wegen der sehr kurzen Halbwertszeit muss andererseits bei schmerzhaften Eingriffen die postoperative Analgesie bereits intraoperativ begonnen werden. So kann z. B. vor Ausleitung der Anästhesie eine ausreichende Menge eines lang wirksamen Opioids verabreicht oder eine Regionalanästhesie durchgeführt werden.

Insbesondere nach einer intraoperativ hoch dosierten Remifentanilanästhesien kann postoperativ eine gesteigerte generalisierte Schmerzempfindlichkeit auf mechanische Reize außerhalb des Operationsgebietes nachgewiesen werden. Diese Hyperalgesie beruht vermutlich auf einer Aktivierung zentraler pronozizeptiver Systeme, die zu einer Schmerzsensibilisierung mit erhöhter Schmerzempfindlichkeit nach Beendigung der Opiatapplikation führen.

Von Herstellerseite wird davon abgeraten, Remifentanil bei Patienten unter 1 Jahr einzusetzen. Wir setzen das Medikament trotzdem bei Säuglingen ein.

Nalbuphin

Nalbuphin ist ein partieller Agonist-Antagonist. In hohen Dosen hat dieses Medikament eine deutlich weniger atemdepressive Wirkung als reine Agonisten wie Morphin oder Fentanyl (»ceiling effect«). Allerdings ist auch die analgetische Wirkung nicht so gut wie bei reinen Agonisten. Wegen der großen therapeutischen Breite wird es z. T. dann eingesetzt, wenn keine kontinuierliche Überwachung garantiert ist. In der Kinderanästhesie ist die leicht sedierende Nebenwirkung häufig erwünscht. Die Dosis beträgt 0,1–0,2 mg/kgKG und kann bei Bedarf wiederholt werden. Wegen der antagonistischen Wirkung sollte es nach einer Fentanylanästhesie nur vorsichtig verabreicht werden, da das Medikament nicht nur die atemdepressorische, sondern auch die analgetische Wirkung des Fentanyls z. T. aufheben kann.

Wahl des Opioids

Potente Opioide unterscheiden sich nur wenig in ihrem pharmakodynamischen Profil. Sie wirken analgetisch, sofern eine adäquate Dosierung gewählt wurde, und sie können eine unerwünschte Atemdepression hervorrufen. Sie unterscheiden sich jedoch in ihren pharmakokinetischen Eigenschaften. Damit genügend klinische Erfahrung gesammelt werden und eine hohe Sicherheit gewährleistet werden kann, sollte die Anzahl der eingesetzten Opioide an jeder Abteilung limitiert werden.

Opioide sollen nur dort eingesetzt werden, wo intra- und/oder postoperativ starke Schmerzen zu erwarten sind. Kleine, oberflächliche Eingriffe oder Operationen, bei denen zur Schmerzausschaltung lokale oder regionale Techniken eingesetzt werden, benötigen keine Opioide.

Bei kleinen Säuglingen oder anderen Patienten mit beeinträchtigtem Metabolismus ersetzen wir Fentanyl durch Remifentanil. Falls postoperativ starke Schmerzen zu erwarten sind, wird entweder

Morphin oder Piritramid (stets in Kombination mit einem nichtsteroidalen Antirheumatikum) verabreicht. Kleine Dosen von Pethidin werden dann gegeben, wenn ein starkes postoperatives Muskelzittern vorliegt.

4.8   Inhalationsanästhetika

> Inhalationsanästhetika eignen sich gut für die Narkoseeinleitung bei Kindern.

MAC (»minimal alveolar concentration«)

Die Potenz von Inhalationsanästhetika wird in MAC-Werten angegeben. MAC steht für »minimal alveolar concentration« und ist definiert als die minimale alveoläre Konzentration, bei der sich 50% der Patienten auf einen chirurgischen Stimulus bewegen. Der MAC ist altersabhängig (Abb. 4.4); je jünger das Kind ist, desto höher sind die MAC-Werte. Die Ausnahme betrifft Neugeborene, die niedrigere Konzentrationen benötigen.

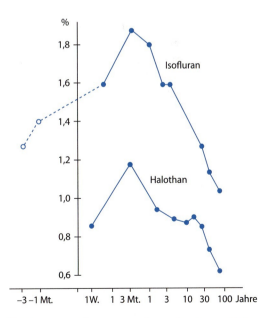

 Abb. 4.4. MAC-Werte von Isofluran (*Mt.* Monate, *W.* Wochen). Die beiden *Punkte links der Y-Achse* sind Werte für Säuglinge, die 1 bzw. 3 Monate zu früh geboren wurden. (Nach Gregory 1969; Lerman 1983; Stevens 1975; Cameron 1984; LeDez 1987)

4

Anfluten beim Kleinkind schneller

Die alveoläre Konzentration von Inhalationsanästhetika steigt bei Neugeborenen und Kleinkindern schneller an als bei Erwachsenen. Der Hauptgrund dafür ist die hohe alveoläre Ventilation im Vergleich zur funktionellen Residualkapazität. Ein weiterer Grund für die schnellere Aufsättigung ist der kleinere Blut-Gas-Verteilungskoeffizient (◻ Tab. 4.7)

Atem- und Kreislaufdepression

Potente Inhalationsanästhetika rufen eine dosisabhängige Depression von Kreislauf und Atmung hervor. Auch relativ niedrige Konzentrationen hemmen den Barorezeptorreflex, ein Blutdruckabfall wird also nicht durch eine erhöhte Herzfrequenz kompensiert. Studien zeigen, dass der negativ inotrope Effekt im Neugeborenenalter deutlicher ausgeprägt ist als bei älteren Individuen.

Neugeborene und kleine Säuglinge

Das rasche Ansteigen der alveolären Konzentration und die erhöhte Empfindlichkeit können erklären, warum Neugeborene und kleine Säuglinge ein größeres Risiko einer Kreislaufdepression bei der Inhalationseinleitung haben als ältere Kinder. Wenn allerdings Rücksicht auf diesen Sachverhalt genommen wird, kann die Einleitung mittels Inhalationstechnik auch bei kleinen Säuglingen, bei Neugeborenen und sogar bei Frühgeborenen vorgenommen werden (▶ Kap. 5).

◻ **Tab. 4.7.** Eigenschaften von Inhalationsanästhetika

	Isofluran	Sevofluran	Desfluran
MAC			
Neugeborene	1,6%	3,0%	9,2%
1–6 Monate	1,85%	3,2%	9,4%
1–20 Jahre	1,6%	2,5%	8,7%
Blut-Gas-Verteilungskoeffizient			
Neugeborene	1,2	0,7	–
Kinder (3–7 Jahre)	1,3	–	–
Erwachsene	1,5	0,6	0,4
Husten, Laryngospasmus bei Maskeneinleitung	Kommt vor	Selten	Häufig
Atemdepression	Ja	Ja	Ja
Myokarddepression	Ja	Ja	Ja
Herzzeitvolumen	Bleibt gleich	Fällt wenig	Fällt
Tachykardie	Ja	Nein[a]	Ja
Ventrikuläre Arrhythmien	Selten	Selten	Selten
Hirndurchblutung	Wenig erhöht; <1 MAC	Wenig erhöht	Wenig erhöht (?)
Prozent metabolisiert	<1%	3,3%	0,02%
Exzitation während Einleitung	Kommt vor	Häufig	Häufig
Exzitation während Ausleitung	Kommt vor	Häufig	Häufig
Freisetzung von Fluorid	Unbedeutend	Ja	Nein

[a] Außer während der Anästhesieeinleitung.

Sevofluran

Sevofluran hat Halothan ersetzt und wird dank seiner vorteilhaften Eigenschaften zur Inhalationseinleitung gegenüber anderen Inhalationsanästhetika bevorzugt. Für die Aufrechterhaltung der Narkose ist jedoch die Diskussion um die Indikationen, die Nebenwirkungen und die Sicherheit (Toxizität, s. unten) nicht abgeschlossen.

Die Potenz ist geringer als diejenige von Halothan oder Isofluran, der MAC-Wert liegt im Säuglingsalter bei 3,2% und im Kindesalter bei 2,5% (◘ Tab. 4.7). Auffallend ist der niedrige Blut-Gas-Verteilungskoeffizient, der das schnelle Einschlafen bzw. Aufwachen erklärt.

Sevofluran besitzt eine ausgeprägte atemdepressorische Wirkung. Wird die Anästhesie beim spontan atmenden Kind mit 8% Sevofluran eingeleitet, tritt in den meisten Fällen nach wenigen Minuten eine oberflächliche Atmung und anschließend eine Apnoe auf (▶ Kap. 5). Sevofluran ist dasjenige Inhalationsanästhetikum, das die oberen Atemwege am wenigsten irritiert und nur sehr selten einen Laryngospasmus verursacht. Dies ist der Hauptgrund für seine bevorzugte Stellung unter den Inhalationsanästhetika zur inhalativen Einleitung einer Narkose.

Die kardiovaskuläre Depression von Sevofluran ist nur gering, klinisch bedeutungsvolle Hypotensionen und Bradykardien treten selten auf. Während der ersten 3–8 min nach Beginn einer Anästhesieeinleitung lassen sich häufig ein Blutdruckanstieg und eine Tachykardie beobachten. Diese Kreislaufveränderungen sind nicht selten mit ruckartigen und unkontrollierten Bewegungen der Extremitäten assoziiert, die fälschlicherweise als Krampfanfälle gedeutet wurden. In Einzelfällen konnten während der Narkoseeinleitung krampfähnliche Potenziale im EEG nachgewiesen werden, diese kurz dauernden EEG-Veränderungen haben aber wahrscheinlich keine klinische Bedeutung.

Die Aufwachzeit nach einer Sevoflurananästhesie dauert nur wenige Minuten. Kinder im Alter zwischen 2 und 5 Jahren sind anschließend manchmal agitiert, verwirrt und lassen sich nur schwer beruhigen. Es ist unklar, wie diese Unruhezustände zustande kommen. Vermutet wurde, dass die Kinder Schmerzen haben und diese nicht verständlich äußern können. Verschiedene Untersuchungen konnten aber zeigen, dass dies nur selten die Ursache ist. Wahrscheinlich ist die Ursache auch nicht sevofluranspezifisch, denn vergleichbare Zustände können auch nach Desfluran, einem Gas mit ähnlich kurzer Aufwachzeit, beobachtet werden. Therapeutisch ist diesen Agitationen nur schwierig zu begegnen. Ruhiges Zureden und Geduld sind häufig nicht ausreichend, um das Problem zu lösen.

! **Wir verabreichen in dieser Situation oft Thiopental oder Propofol, 1–2 mg/kgKG, womit die Kinder erneut einschlafen und anschließend dann meist ruhig aufwachen. Eine adäquate Überwachung während dieser Zeit ist zu fordern, da es sich bei diesem Vorgehen um eine leichte Form der Anästhesie handelt.**

Es konnte gezeigt werden, dass sich diese Erregungszustände in vielen Fällen vermeiden lassen, wenn nach der Inhalationseinleitung mit Sevofluran die Anästhesie mit Propofol weitergeführt wird.

Bezüglich Toxizität stehen 2 Aspekte im Vordergrund:

- Sevofluran setzt dosisabhängig Fluoridionen frei und ist damit potenziell nephrotoxisch. Allerdings wurden auch bei Konzentrationen über 50 mmol/l keine Zeichen einer Nierendysfunktion nachgewiesen. Eine mögliche Erklärung für diesen Unterschied ist der niedrigere intrarenale Metabolismus von Sevofluran gegenüber Methoxyfluran.
- Der 2. Aspekt, der zur Diskussion steht, ist die Bildung von Compound A, das in Anwesenheit von Atemkalk aus Sevofluran gebildet wird und das ebenfalls potenziell nephrotoxisch ist. Bis zum jetzigen Zeitpunkt konnten aber nur nach Langzeitapplikation von Sevofluran in hohen Konzentrationen mittels sensitiver Methoden Zeichen einer diskreten Nierendysfunktion nachgewiesen werden.

Von Herstellerseite werden folgende Angaben gemacht, die von den Autoren unterstützt werden: »Bis sichere Aussagen möglich sind, darf Sevofluran nicht mit geschlossenen Systemen mit einem Frischgasfluss von unter 1 l/min verabreicht werden. Mit niedrigem Frischgasfluss (1 l/min) soll die Exposition von Sevofluran in der Regel 2 MAC-

Stunden nicht übersteigen. Bei Patienten mit vorbestehender Niereninsuffizienz soll Sevofluran mit Vorsicht verwendet werden (Frischgasfluss über 2 l/min).«

Halothan

Da Halothan billiger als andere Inhalationsanästhetika ist, wird es in Entwicklungs- und Schwellenländer noch häufiger eingesetzt. Seit Einführung von Sevofluran in die klinische Praxis hat Halothan im deutschsprachigen Raum aber zunehmend an Bedeutung verloren und wird deswegen hier nicht mehr diskutiert.

Isofluran

Isofluran (Tab. 4.7) ist potenter als Sevofluran und hat einen höheren Blut-Gas-Verteilungskoeffizienten. Obwohl es möglich ist, eine Inhalationsanästhesie mit Isofluran zu beginnen, konnte sich diese Technik nie durchsetzen, weil Isofluran die oberen Atemwege irritiert und damit zu unerwünschten Reflexen (Husten, Atemanhalten usw.) führt.

Ein wichtiger Unterschied gegenüber Sevofluran ist die Tendenz zur Tachykardie und Hypotension. Isofluran bewirkt eine Abnahme des peripheren Widerstandes und weist keine Myokardsensibilisierung gegenüber der arrhythmogenen Wirkung von Katecholaminen auf. In niedrigen Konzentrationen (<1%) führt Isofluran nur zu einer unbedeutenden Erhöhung der Hirndurchblutung und ist deshalb bei Patienten mit erhöhtem Hirndruck einsetzbar.

Desfluran

Desfluran ist weniger potent als alle anderen gebräuchlichen Inhalationsanästhetika (außer N_2O); der MAC-Wert beträgt etwa 8–9% bei pädiatrischen Patienten. Der Blut-Gas-Verteilungskoeffizient ist mit 0,42 praktisch identisch mit dem von Lachgas. Weil Desfluran eine ausgeprägte Irritation der oberen Atemwege hervorruft, sollte von einer Inhalationseinleitung in jedem Fall abgesehen werden. Ein Vorteil ist, dass das Gas wegen seines niedrigen Blut-Gas-Verteilungskoeffizienten gut steuerbar ist.

> ❗ Verglichen mit Sevofluran wachen die Kinder am Ende einer Anästhesie schneller auf. Es wird in der frühen postoperativen Phase ebenfalls über unangenehme Erregungszustände berichtet.

Trockener Atemkalk und Inhalationsanästhetika
Kohlenmonoxidvergiftung

Insbesondere beim Einsatz von Isofluran oder Desfluran kann durch trockenen Atemkalk Kohlenmonoxid (CO) freigesetzt werden. Eine CO-Vergiftung ist ohne Blutgasanalyse schwierig zu diagnostizieren, weil sich das CO eng mit Hämoglobin verbindet und dabei COHb entsteht, das ein ähnliches Absorptionsspektrum hat, wie oxygeniertes Hämoglobin. Eine hohe COHb-Konzentration hat deshalb nur einen geringen Einfluss auf den Pulsoxymeterwert, der sich trotz einer bestehenden Hypoxie in noch normalen Grenzen bewegen kann.

Sevoflurandegradation

Eine Narkoseeinleitung mit Sevofluran kann bei Verwendung von trockenem Atemkalk zur vollständigen Degradation von Sevofluran führen. Die Folgen davon sind eine starke Erhitzung des Atemkalks und des Atemgases, was zu einer starken Irritation der Atemwege führen kann. Weil das Sevofluran zersetzt wird, kann es seine Wirkung als Anästhetikum nicht mehr ausüben: Der Patient bleibt wach.

Trockener Atemkalk entsteht, wenn frischer Atemkalk über mehrere Stunden mit hohem Frischgasfluss durchströmt wurde (z. B. über Nacht oder übers Wochenende). In jeder Anästhesieabteilung müssen deshalb Vorkehrungen getroffen werden, die ein solches Vorkommnis ausschließen.

Wahl des Inhalationsanästhetikums

Alle Inhalationsanästhetika haben erwünschte und unerwünschte Wirkungen und Nebenwirkungen: Sevofluran ist für die Einleitung einer Inhalationsanästhesie besser als Isofluran und Desfluran. Nach Sevofluran und Desfluran wachen die Kinder schneller auf. Dieser Vorteil wird aber erkauft durch eine höhere Inzidenz von postoperativen Verwirrtheitszuständen. Sevofluran ist das Standardmedikament zur Maskeneinleitung. Isofluran ist das gebräuchlichste länger wirksame Inhalationsanästhetikum. Desfluran ist ideal, wenn ein möglichst schnelles Aufwachen erwünscht ist.

Lachgas

Lachgas ist ein geruchloses Gas, dessen Wirkung sehr schnell eintritt, dessen Potenz aber niedrig ist.

Der MAC-Wert beträgt 105%, was bedeutet, dass er nur unter Überdruckbedingungen erreicht werden kann. Lachgas wird häufig dazu eingesetzt, die zur Aufrechterhaltung der Narkose notwendige Konzentration der Inhalationsanästhetika zu reduzieren. Diese Reduktion hängt allerdings vom eingesetzten Inhalationsanästhetikum ab. Mit Isofluran ist der Effekt rein additiv, d. h. das Hinzufügen von 60% Lachgas bewirkt einen Anästhesieeffekt von etwa 0,6 MAC. Im Gegensatz dazu reduziert sich diese Wirkung beim gleichzeitigen Einsatz von 60% Lachgas mit Sevofluran oder Desfluran bei Kindern <5 Jahren um lediglich 0,2–0,3 MAC.

Lachgas hat eine geringe Wirkung auf Kreislauf und Atmung, und wegen der relativ geringen Löslichkeit im Blut erfolgt das An- und Abfluten schnell.

Der Wasser-Gas-Verteilungskoeffizient von Lachgas ist jedoch ungefähr 30-mal höher als derjenige von Stickstoff (0,46 gegenüber 0,015). Das bedeutet, dass N_2O schneller in luftgefüllte Körperhöhlen hinein diffundiert, als der Stickstoff austritt. Dementsprechend findet eine Volumenzunahme in den betroffenen Kompartimenten statt. So kann sich beispielsweise das Volumen eines Pneumothorax bei Zufuhr von 70% Lachgas innerhalb von 10 min verdoppeln. Aus dem gleichen Grund sollte auf Lachgas verzichtet werden, wenn sich nach einem Schädel-Hirn-Trauma oder nach einer elektiven Kraniotomie Luft im Schädel befindet.

Lachgas beeinträchtigt die somatisch und motorisch evozierten Potenziale nur unwesentlich. Wir verwenden deshalb Lachgas zusammen mit niedrig dosiertem Propofol und Remifentanil für das intraoperative Rückenmarkmonitoring während Wirbelsäuleneingriffen.

Die Toxizität von Lachgas wird als gering eingeschätzt. Allerdings kann es bei langdauernder Zufuhr (mehrere Stunden bis Tage) eine reversible Störung der Erythrozyten- und Leukozytenproduktion im Knochenmark auslösen. Für kurzdauernde Eingriffe ist diese Störung aber nicht relevant, sodass wir die Verabreichung von Lachgas bei Kindern mit Knochenmarkerkrankungen nicht als kontraindiziert betrachten.

> ❗ **Lachgas ist kontraindiziert bei Patienten, die an einem Cobolaminmangel oder einer bestimmten angeborenen Stoffwechselstörung leiden (Methylentetrahydrofolatmangel). Bei beiden Zuständen kann der Einsatz von Lachgas nach Tagen bis Wochen zu schweren neurologischen Schäden führen.**

4.9 Anästhetika bedingte Neurotoxizität bei neugeborenen Tieren

Tierexperimente (in vitro und in vivo) haben gezeigt, dass eine Blockade des NMDA-Rezeptors und/oder Stimulation des $GABA_A$-Rezeptors zu Interferenzen mit der neuronalen Entwicklung führen können einschließlich des Risikos des neuronalen Zelltodes (Apoptose). Diese Veränderungen wurden bisher vornehmlich, aber nicht ausschließlich im unreifen Nervensystem von Versuchstieren gezeigt. Bis heute gibt es jedoch keine klinischen Beobachtungen, die einen schädigenden Einfluss einer Allgemeinanästhesie auf die neuronale und neuropsychologische Entwicklung von Neugeborenen, Säuglingen oder Kindern nachweisen. Das Übertragen von tierexperimentell erhobenen Daten in die klinische Praxis ist sehr schwierig und möglicherweise sogar gefährlich in dem Sinne, dass ein evtl. notwendiger Eingriff verschoben oder gar nicht durchgeführt wird.

Die großen Fortschritte in der Kinderanästhesie haben in den letzten zwei Jahrzehnten die perioperative Morbidität von Neugeborenen und Säuglingen deutlich vermindert. Basierend auf der aktuellen »best clinical practice«, die Risiken und Nutzen gegeneinander abwägt, sollte aufgrund der derzeitigen Datenlage die Durchführung einer Anästhesie im Neugeborenen- bzw.

Säuglingsalter weder verweigert noch verzögert werden. Bis weitere Daten aus Laborstudien und v. a. aus der klinischen Forschung zur Verfügung stehen, sollten mögliche Bedenken zwischen den beteiligten Ärzten diskutiert werden und besorgte Eltern der aktuellen Datenlage entsprechend informiert werden.

Literatur

Adams HA, Werner C (1997) Vom Razemat zum Eutomer: (S)-Ketamin, Renaissance einer Substanz? Anästhesist 46: 1026–1042

Angst MS, Koppert W, Pahl I et al. (2003) Short-term infusion of the mu-opioid agonist remifentanil in humans causes hyperalgesia during withdrawal. Pain 106: 49–57

Aouad MT, Yazbeck-Karam VG, Nasr VG et al. (2007) A single dose of propofol at the end of surgery for the prevention of emergence agitation in children undergoing strabismus surgery during sevoflurane anesthesia. Anesthesiology 107: 733–738

Bailey JM (1997) Context-sensitive half-times and other decrement times of inhaled anesthetics. Anesth Analg 85: 681–686

Batra YK, Al Qattan AR, Ali SS et al. (2004) Assessment of tracheal intubating conditions in children using remifentanil and propofol without muscle relaxant. Paediatr Anaesth 14: 452–456

Bevan JC, Donati F, Bevan DR (1986) Prolonged infusion of suxamethonium in infants and children. Br J Anaesth 58: 839–843

Buehrer S, Immoos S, Frei M et al. (2007) Evaluation of propofol for repeated prolonged deep sedation in children undergoing proton radiation therapy. Br J Anaesth 99: 556–560

Cameron CB, Robinson S, Gregory GA (1984) The minimum alveolar concentration of isoflurane in children. Anesth Analg 63: 418–422

Crawford MW, Hayes J, Tan JM (2005) Dose-response of remifentanil for tracheal intubation in infants. Anesth Analg 100: 1599–1604

Dallimore D, Anderson BJ, Short TG et al. (2008) Ketamine anesthesia in children – exploring infusion regimens. Pediatr Anesth 18: 708–714

Davidson AJ, Wong A, Knottenbelt G et al. (2008) MAC-awake of sevoflurane in children. Pediatr Anesth 18: 702–707

Förster H (1999) Das Soda-lime Problem. Anaesthesist 48: 409–416

Goudsouzian NG (1997) Mivacurium in infants and children. Paediatr Anaesth 7: 183–190

Gregory GA, Eger EI, Munson ES (1969) The relationship between age and halothane requirement in man. Anesthesiology 30: 488–491

Hannallah RS, Baker SB, Casey W et al. (1991) Propofol: effective dose and induction characteristics in unpremedicated children. Anesthesiology 74: 217–219

Hertzka RE, Gauntlett IS, Fisher DM et al. (1989) Fentanyl-induced ventilatory depression: effects of age. Anesthesiology 70: 213–218

Kearns GL, Abdel-Rahman SM, Alander SW et al. (2003) Developmental pharmacology-drug disposition, action, and therapy in infants and children. N Engl J Med 349: 1157–1167

Kern C, Erb T, Frei FJ (1997) Haemodynamic responses to sevoflurane compared with halothane during inhalational induction in children. Paediatr Anaesth 7: 439–444

Kobayashi S, Bito H, Obata Y et al. (2003) Compound A concentration in the circle absorber system during low-flow sevoflurane anesthesia: comparison of Dragersorb Free, Amsorb and Sodasorb II. J Clin Anesth 15: 33–37

Kuratani N, Oi Y (2008) Greater incidence of emergence agitation in children after sevoflurane anesthesia as compared with halothane: a meta-analysis of randomized controlled trials. Anesthesiology 109: 225–232

LeDez KM, Lerman J (1987) The minimum alveolar concentration (MAC) of isoflurane in preterm neonates. Anesthesiology 67: 301–307

Lerman J, Gregory GA, Willis MM et al. (1984) Age and solubility of volatile anesthetics in blood. Anesthesiology 61: 139–143

Levine MF, Spahr-Schopfer IA, Hartley E et al. (1993) Oral midazolam premedication in children: The minimum time interval for separation from parents. Can J Anaesth 40: 726–729

Lynn AM, Nespeca MK, Opheim KE et al. (1993) Respiratory effects of intravenous morphine infusions in neonates, infants and children after cardiac surgery. Anesth Analg 77: 695–701

Malinovsky JM, Lejus C, Servin F et al. (1993) Plasma concentrations of midazolam after i.v., nasal or rectal administration in children. Br J Anaesth 70: 617–620

Marsh DF, Hatch DJ, Fitzgerald M (1997) Opioid systems and the newborn. Br J Anaesth 79: 787–795

McNeely JK, Buczulinski B, Rosner DR (2000) Severe neurological impairment in an infant after nitrous oxide anesthesia. Anesthesiology 93: 1549–1550

Naguib M (2007) Sugammadex: another milestone in clinical neuromuscular pharmacology. Anesth Analg 104: 575–581

Parke TJ, Stevens JE, Rice ASC et al. (1992) Metabolic acidosis and fatal myocardial failure after propofol infusion in children: five case reports. Br Med J 305: 613–616

Payne K, Mattheyse FJ, Liebenberg D et al. (1989) The pharmacokinetics of midazolam in paediatric patients. Eur J Clin Pharmacol 37: 267–272

Picard P, Tramer MR (2000) Prevention of pain on injection with propofol: a quantitative systematic review. Anesth Analg 90: 963–969

Piotrowski R, Petrow N (1990) Narkoseeinleitung bei Kindern: Propofol im Vergleich zu Thiopental nach der Prämedikation mit Midazolam. Anaesthesist 39: 398–405

Rochette A, Hocquet AF, Dadure C et al. (2008) Avoiding propofol injection pain in children: a prospective, randomized, double-blinded, placebo-controlled study. Br J Anaesth 101: 390–394

Röhm KD, Piper NS, Schöllhorn et al. (2003) Injektionsschmerz unter Propofol -MCT/LCT und Propofol-LC: Vergleich einer Prophylaxe mit Lidocain. AINS 38: 643–647

Ross AK, Davis PJ, Dear Gd GL et al. (2001) Pharmacokinetics of remifentanil in anesthetized pediatric patients undergoing elective surgery or diagnostic procedures. Anest Analg 93: 1393–1401

Saint-Maurice C, Meistelman C, Rey E et al. (1986) The pharmacokinetics of rectal midazolam for premedication in children. Anesthesiology 65: 536–538

Salanitre E, Rackow H (1969) The pulmonary exchange of nitrous oxide and halothane in infants and children. Anesthesiology 30: 388–394

Sammartino M, Bocci MG, Ferro G et al. (2003) Efficacy and safety of continuous intravenous infusion of remifentanil in preterm infants undergoing laser therapy in retinopathy of prematurity: clinical experience. Paediatr Anaesth 13: 596–602

Schreiber JU, Fuchs-Buder T (2006) Neuromuskuläre Blockade: Substanzen, Überwachung, Antagonisierung. Anaesthesist 55: 1225–1235

Selzer RR, Rosenblatt DS, Laxova R et al. (2003) Adverse effect of nitrous oxide in a child with 5,10-methylenetetrahydrofolate reductase deficiency. N Engl J Med 349: 45–50

Singler B, Tröster A, Manering N et al. (2007) Modulation of remifentanil-induced postinfusion hyperalgesia by propofol. Anesth Analg 104: 1397–1403

Sparr HJ, Booij, LH, Fuchs-Buder T (2009) Sugammadex. Neues pharmakologisches Konzept zur Antagonisierung von Rocuronium und Vecuronium. Anästhesist 58: 66–80

Sparr HJ, Jöhr M: Klinische Pharmakologie: Succinylcholin-Update (2002) Anaesthesist 51: 565–575

Steur RJ, Perez RS, De Lange JJ (2004) Dosage scheme for propofol in children under 3 years of age. Paediatr Anaesth 14: 462–467

Stevens WC, Dolan WM, Gibbons RT et al. (1975) Minimum alveolar concentrations (MAC) of isoflurane with and without nitrous oxide in patients of various ages. Anesthesiology 42: 197–200

Strauss JM, Baum J, Sumpelmann R et al. (1996): Zersetzung von Halothan, Enfluran und Isofluran an trockenem Atemkalk zu Kohlenmonoxid. Anästhesist 45: 798–801

Trampitsch E, Oher M, Pointner I et al. (2006) Propofolinfusionssyndrom. Anästhesist 55: 1166–1168

Uezono S, Goto T, Terui K et al. (2000) Emergence agitation after sevoflurane versus propofol in pediatric patients. Anesth Analg 91: 563–566

Valley RD, Freid EB, Bailey AG et al. (2003) Tracheal extubation of deeply anesthetized pediatric patients: a comparison of desflurane and sevoflurane. Anesth Analg 96: 1320-1324

Vasile B, Rasulo F, Candiani A et al. (2003) The pathophysiology of propofol infusion syndrome: a simple name for a complex syndrome. Intensive Care Med 29: 1417–1425

Westrin P, Jonmarker C, Werner O (1989) Thiopental requirements for induction of anesthesia in neonates and in infants one to six months of age. Anesthesiology 71: 344–346

Planung, Einleitung, Aufrechterhaltung und Beenden der Anästhesie

5.1   Präoperative Vorbereitungen

> **Die präoperative Beurteilung mittels Vorgespräch und Untersuchung ist ein obligater Bestandteil der anästhesiologischen Betreuung.**

Grundsätzlich soll der Anästhesist vor jeder Anästhesie die Möglichkeit zum Gespräch mit Eltern und Kind haben und das Kind untersuchen können. So erhält er wesentliche Informationen für die geplante Narkose: aktueller Gesundheitszustand des Kindes, Vorgeschichte, Allergien, Medikamentengebrauch, frühere Anästhesieerfahrungen des Patienten und der Familie.

Die situativen Anforderungen an den Anästhesisten sind außerordentlich vielschichtig. Anamnese und Untersuchung sollen ihm rasch ein umfassendes Bild der klinischen Gegebenheiten liefern, mit Eltern und Kind soll eine Beziehung aufgebaut werden, die als Basis für die Vertrauensbildung dient. Bei Kindern im Säuglingsalter geht es eher um die Einschätzung und Bewertung von möglichen Risikofaktoren, im Vorschulalter erfordert dagegen die psychische Betreuung des Kindes besondere Planung und Umsicht.

Vorinformation

In vielen Kinderkrankenhäusern werden Kinder und Eltern durch Videofilme, Bilderbücher und Führungen durch das Krankenhaus bereits vor dem geplanten Eingriff informiert. Für junge Kinder ist die Trennung von zu Hause und von den Eltern oft beängstigender als die Operation selbst. Kinder identifizieren sich auch in höherem Maße mit ihren Eltern und können sehr empfindlich auf Veränderungen in der Gemütsstimmung der Eltern reagieren; auch dies ist bei der Vorinformation zu berücksichtigen.

Vertrauensverhältnis

Idealerweise ist ein gemeinsames Gespräch mit Kind und Eltern möglich. Es ist günstig, den Eltern grundlegende Informationen zur Anästhesie bereits vor dem Aufklärungsgespräch zukommen zu lassen (◘ Abb. 5.1). Das Gespräch selbst soll der Vertrauensbildung zwischen Eltern, Kind und Anästhesist dienen. Eine gelöste Atmosphäre, ausreichend Zeit und Geduld, ein Anästhesist, der über Erfahrungen im Umgang mit Kindern und deren Angehörigen verfügt, sind entscheidende Voraussetzungen.

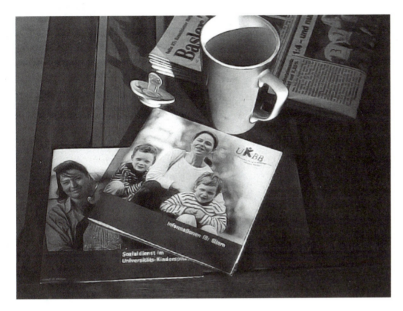

Abb. 5.1. Schriftliche Informationen sollten den Eltern möglichst frühzeitig ausgehändigt werden, damit ihnen genügend Zeit bleibt, die Informationen durchzulesen, um zu einem späteren Zeitpunkt Fragen stellen zu können

Zeitpunkt des Vorbesuchs

Bei stationären Patienten wird der Vorbesuch i. Allg. am Vortag des geplanten Operationstages stattfinden. Zunehmend häufiger werden aber auch stationär behandelte Kinder erst am Tag der Operation im Krankenhaus aufgenommen. Bei der Planung des Vorbesuchs ist stets zu berücksichtigen, dass sich nur schwerlich eine solide Vertrauensbasis schaffen lässt, wenn die präoperative Beurteilung erst unmittelbar vor Einleitung der Anästhesie oder sogar auf dem Operationstisch erfolgt.

Aus rechtlichen Gründen kann es nötig sein, den Vorbesuch mindestens einen oder mehrere Tage vor der Operation durchzuführen. So kann der Vorbesuch des Anästhesisten beispielsweise durchaus bereits am Termin der präoperativen Beurteilung durch den Chirurgen stattfinden. Dabei spielt es keine wesentliche Rolle, ob diese Beurteilung bereits mehrere Tage vor dem geplanten Operationstermin durchgeführt wird. Dabei werden die Eltern gebeten, eine neu aufgetretene Erkrankung (z. B. Atemwegsinfekt) frühzeitig telefonisch mitzuteilen. Die Entscheidung, ob das Kind unter den nun gegebenen Umständen überhaupt in die Klinik eintreten soll, kann meist anlässlich dieses Kontaktes erfolgen.

Ablauf des Gespräches und der Untersuchung

! Um die Intimität des Patienten ausreichend zu wahren, ist es selbstverständlich, dass sowohl das Gespräch als auch die körperliche Untersuchung in von andern Patienten abgetrennten Räumlichkeiten stattfinden.

Der Ablauf von Gespräch und Untersuchung hängt wesentlich vom Alter des Kindes und der Persönlichkeit des Anästhesisten ab. Eine dem Alter des Kindes entsprechende Kontaktaufnahme wird zunächst angestrebt, bevor Begleitpersonen situativ einbezogen und entsprechend befragt bzw. informiert werden.

Anwesenheit der Eltern während der Anästhesieeinleitung

Ein wesentliches Element der Information betrifft die Anwesenheit der Eltern bei der Anästhesieeinleitung. Falls diese Möglichkeit besteht, kann eine Begleitperson eingeladen werden. Es soll jedoch darauf hingewiesen werden, dass die Begleitung völlig freiwillig erfolgt und dass sie bei Kindern, die adäquat pharmakologisch prämediziert wurden, in der Regel nicht wesentlich ist. Die nötigen Verhaltensweisen sollen mitgeteilt werden (z. B. den Raum verlassen, wenn aufgefordert). Es sollte auch im Voraus festgelegt werden, wer sich der begleitenden Person annimmt, wenn das Kind eingeschlafen ist. Dies kann z. B. vom Operations- oder Anästhesiepflegepersonal durchgeführt werden. Am Universitätskinderspital Basel stehen den Eltern während der Operation ihres Kindes speziell ausgebildete Ansprechpersonen zur Verfügung, die neben allenfalls gewünschter persönlicher Betreuung v. a. organisatorische Informationen vermitteln (unerwartete Verlängerung der Operationsdauer, Ankunft des Kindes im Aufwachraum etc.).

Möglicher Wechsel des Anästhesisten

Eventuell kann der Anästhesist anlässlich des Vorgesprächs nicht sicher sagen, ob er selbst die Anästhesie durchführen wird. Diese Möglichkeit muss bereits zu Beginn angesprochen werden, ansonsten kann das gerade aufgebaute Vertrauensverhältnis am Ende des Gesprächs zerstört werden. Wird diese Information ganz unterlassen, sind Eltern und Kind evtl. enttäuscht, anlässlich der Anästhesieeinleitung nur fremde Personen zu treffen.

»Unwesentliche« Informationen

Eltern und Kind werden über den Ablauf der geplanten Anästhesie und die zu erwartende postoperative Betreuung aufgeklärt. Es ist wesentlich, dass die Eltern verstehen, dass es zwar bei jeder Anästhesie potenziell zu Komplikationen kommen kann, wobei das Risiko für schwerwiegende Komplikationen i. Allg. sehr gering ist, dass aber der Prävention von Komplikationen höchste Priorität und Aufmerksamkeit entgegengebracht wird. Für Eltern und Kind haben aber gelegentlich Dinge eine große Bedeutung, die für einen sicheren Ablauf der Anästhesie unwesentlich sind (z. B. an welcher Hand die Infusion angelegt wird). Abmachungen, die während dieses Gesprächs getroffen werden, werden zwar so weit wie möglich eingehalten, haben aber gegenüber Sicherheitsaspekten nur untergeordnete Bedeutung.

Gespräch über die Aufwachphase

Kinder wachen sehr unterschiedlich aus der Narkose auf. Es gilt, die Eltern darauf hinzuweisen, dass das Kind evtl. wach und zufrieden ist, dass einzelne Kinder aber auch verwirrt, sehr unruhig und unkooperativ sein können und dass dieser Zustand manchmal nur schwierig zu beeinflussen ist.

> ❗ Da unvorbereitete Eltern beim Miterleben eines solchen traumatischen Aufwacherlebnisses den Eindruck erhalten, die Anästhesie sei nicht korrekt durchgeführt worden, sind entsprechende Hinweise im Rahmen des Vorgesprächs wertvoll.

Dokumentation/Einwilligungserklärung

Abschließend sind die getroffenen Abmachungen schriftlich zu dokumentieren und, falls vom Gesetzgeber verlangt, mit einer unterschriebenen Einwilligungserklärung festzuhalten.

Demonstration von Anästhesieobjekten

Kinder zwischen 3 und 7 Jahren haben Schwierigkeiten, sich aufgrund von abstrakten Beschreibungen vorstellen zu können, was während der Vorbereitung zur Anästhesie mit ihnen passieren wird. Es ist vorteilhaft, solche Erklärungen mit konkreten Gegenständen zu illustrieren. Kinder in diesem Alter lassen sich sehr leicht von solchen Demonstrationen faszinieren. So kann z. B. eine Maske, wie sie zur Einleitung gebraucht wird oder ein Fingerclip für das Pulsoxymeter (◻ Abb. 5.2) bereits zu diesem Zeitpunkt gezeigt werden.

Wann soll die Anästhesie nicht durchgeführt werden?

Elektive Eingriffe sollten dann durchgeführt werden, wenn das Kind in einem bestmöglichen Zustand für Anästhesie und Operation ist. Bei Kindern mit schwerwiegenden chronischen Erkrankungen kann diese Entscheidung nur dann verlässlich gefällt werden, wenn frühere Krankenunterlagen vorliegen und durchgearbeitet werden können. Gestützt auf die vorbestehenden Informationen und die Erkenntnisse der Voruntersuchun-

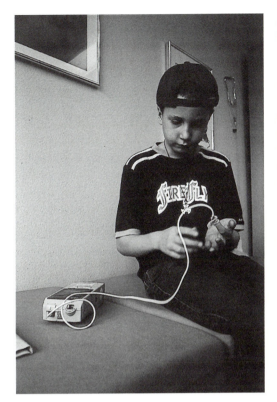

☐ **Abb. 5.2.** Bereits während des Vorbesuches wird Kindern der geeigneten Alterskategorien Material gezeigt, welches sie anlässlich der bevorstehenden Operation im Anästhesievorbereitungsraum zu sehen bekommen werden: Fingerclip für das Pulsoxymeter

gen lassen sich gezielt weitere Untersuchungen (konsiliarische Beurteilung, Bildgebung, Laboruntersuchungen) anordnen.

Da bei Kindern häufig akute Infekte auftreten, kann es schwierig sein, einen Eingriff in einem infektfreien Intervall durchzuführen. Der Dringlichkeitsgrad der Operation muss gegen die Krankheitssymptome des Patienten abgewogen und mit den Eltern und dem verantwortlichen Chirurgen diskutiert werden (▶ Kap. 15).

Laboruntersuchungen

Bei gesunden Kindern kann auf routinemäßig durchgeführte Laboruntersuchungen verzichtet werden. Liegen aufgrund der Voruntersuchung irgendwelche Anhaltspunkte für relevante Begleit-

erkrankungen vor, so sollen gezielt Blut- oder Urinuntersuchungen durchgeführt werden.

Ambulante Eingriffe

Verschiedene Voraussetzungen sollten erfüllt sein, damit ein diagnostischer oder therapeutischer Eingriff ambulant durchgeführt werden kann. Entscheidende Faktoren sind Grundzustand (Risikoklasse) des Kindes, Art des Eingriffs, die Operationsdauer, Alter des Kindes und Sicherstellung der weiteren Betreuung (▶ Kap. 1). Um diese Faktoren im Einzelfall angemessen beurteilen zu können, muss eine umfassende Kommunikation unter den beteiligten Disziplinen (z. B. Chirurgie und Anästhesie) einerseits und mit den Eltern andererseits gewährleistet sein.

Zeitpunkt des Eintritts in das Krankenhaus

Der Zeitpunkt der Aufnahme in das Krankenhaus als auch geplante präoperative Untersuchungen sollte generell so gewählt werden, dass Wartezeiten kurz gehalten werden können. Die Eltern können sich beispielsweise am Vorabend des geplanten Eingriffs telefonisch informieren, wann sie mit dem Kind kommen müssen und bis wann das Kind trinken oder essen darf.

Nüchternzeit

Die präoperative Nüchternzeiten beträgt 4 bzw. 6 h für Milch/feste Speisen und 2 h für klare Flüssigkeit (☐ Tab. 10.1), unabhängig davon, ob der Eingriff stationär oder ambulant stattfindet. Ist ein Eingriff erst am Nachmittag geplant, so sollten die Kinder bis 6 h vorher eine leichte Mahlzeit zu sich nehmen.

5.2 Prämedikation

> **Eine effiziente pharmakologische Prämedikation reduziert die Trennungsangst, induziert eine partielle anterograde Amnesie, erleichtert die stressarme Einleitung der Anästhesie und reduziert unerwünschte postoperative Verhaltensstörungen.**

5

Vor Beginn der Anästhesie durchgeführte pharmakologische und nicht pharmakologische Maßnahmen sollen zuverlässig dazu beitragen, dass die Einleitung der Anästhesie stressarm durchgeführt werden kann. Sowohl Maßnahmen als auch Applikationsform der pharmakologischen Prämedikation ist dabei im Wesentlichen durch das Alter des Kindes beeinflusst: Während bei jungen Säuglingen eine medikamentöse Prämedikation i. Allg. nicht notwendig ist, wird bei Säuglingen über 4 Monate, Kleinkindern und Schulkindern in der Regel ein Anxiolytikum, meist Midazolam, verabreicht.

In manchen Fällen, v. a. bei älteren Kindern und bei kleineren Kindern, die bereits einen intravenösen Zugang haben, ist eine pharmakologische Prämedikation verzichtbar.

Die lokalen Gegebenheiten beeinflussen die Praxis der Prämedikation ebenfalls. Können vertraute Begleitpersonen bei der Anästhesieeinleitung zugegen sein, resultiert in der Regel eine höhere Kooperationsbereitschaft des Kindes, sodass eine pharmakologische Prämedikation u. U. nicht erforderlich ist. Umgekehrt wird die Kooperation eines mit Midazolam prämedizierten Kindes durch die Präsenz der Eltern nicht weiter gesteigert. Aus der Sicht des Kindes ist somit zu empfehlen, dass entweder eine vertraute Begleitperson bei der Anästhesieeinleitung zugegen ist oder eine pharmakologische Intervention durchgeführt wird.

Die eingangs dargestellten Ziele lassen sich mit der Verabreichung von Anxiolytika zuverlässig erreichen. In der überwiegenden Mehrzahl der Fälle wird dazu Midazolam verwendet. Vor einer intravenösen Einleitung sollte eine lokalanästhesierende Salbe am Ort der Punktion appliziert werden (▶ Kap. 11).

Midazolam

Als Benzodiazepin mit schnellem Wirkungseintritt und kurzer Halbwertszeit eignet sich Midazolam gut für die Prämedikation. (▶ Kap. 4). In Tablettenform kann Midazolam peroral ab dem 5.–7. Lebensjahr in der Dosierung von 0,3–0,5 mg/kgKG verabreicht werden. Die Dosierung pro kgKG mit Tabletten gestaltet sich aufgrund der fixen Tablettengröße als schwierig, weshalb die meisten Kinder Sirup erhalten. Da ein kommerziell hergestellter Midazolamsirup erst seit kurzem erhältlich ist, musste bislang zu »Hausmixturen« (zubereitet durch die jeweilige Krankenhausapotheke) gegriffen werden. Dabei wurde der unangenehm bittere Geschmack mit Hilfe von diversen Additiven zu einem süßen Sirup verdünnt. Mit diesem »Midazolamsaft« können auch jüngere Kinder mit präziser Dosierung prämediziert werden, wobei die Wirkung dosisabhängig nach 15–30 min maximal ist.

Da die Fettlöslichkeit von Midazolam abhängig vom pH-Wert ist, können nicht standardisierte orale Zubereitungen durch unterschiedliche pH-Werte der Adjuvanzien variable nicht voraussagbare Absorptionscharakteristika aufweisen. Nicht überraschend sind pharmakokinetische und pharmakodynamische Unterschiede nachgewiesen worden, die durchaus von klinischer Bedeutung sind.

Wird Midazolam rektal verabreicht, sind bereits nach 5 min erste Zeichen der Sedation wie Verlangsamung und Gleichgültigkeit erkennbar, während der Haupteffekt nach 10–15 min auftritt. Diese Applikationsform eignet sich speziell für Kinder unter 5 Jahren (◘ Tab. 5.1 und ◘ Abb. 5.3).

Der Wirkungseintritt von nasal verabreichtem Midazolam ist vergleichbar mit demjenigen nach rektaler Applikation. Die Dosierung beträgt

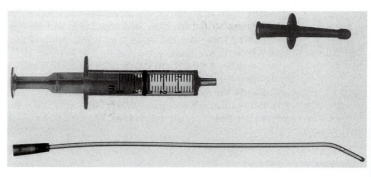

◘ **Abb. 5.3.** Applikator zur rektalen Verabreichung von Medikamenten in flüssiger Form *(oben)*. Als Alternative kann ein Einmalkatheter verwendet werden *(rechts)*. Eine gut gleitende Salbe oder Gel erleichtern die Einführung

▣ **Tab. 5.1.** Rektale Prämedikation mit Midazolam
Dosierung
– Midazolam: 0,3–0,5 mg/kgKG, maximal 15 mg
Vorbereitung
– Midazolam, 1 mg/ml, wird in eine 5- oder 10-ml-Spritze aufgezogen – Mit Hilfe eines speziellen Applikators oder eines verkürzten Saugkatheters wird das Mittel rektal verabreicht (▣ Abb. 5.3) – Bei kleinen Kindern sollte der Applikator mit etwas Kochsalz nachgespült werden

0,3 mg/kgKG, es wird die unverdünnte Lösung (5 mg/ml) verwendet. Diese Darreichungsform reizt die Nasenschleimhaut, was oft als unangenehm wahrgenommen wird. Besonders wirkungsvoll ist die gemeinsame nasale Gabe mit Fentanyl (2–5 µg/kgKG).

Anticholinergika

Anticholinergika werden aus verschiedenen Gründen gegeben:
- Blockierung der cholinergischen Effekte von Medikamenten, z. B. Succinylcholin und Neostigmin;
- Unterdrückung von vagalen Reflexen;
- Reduktion der Sekretproduktion.

Verschiedene Gründe sprechen jedoch gegen eine unkritische Anwendung von Anticholinergika zur Prämedikation:
- Die durch Atropin verursachte Tachykardie erschwert die Beurteilung der Anästhesietiefe.
- Die Austrocknung der Schleimhäute im Wachzustand wird sowohl prä- als auch postoperativ als unangenehm empfunden.
- Die Resorption und damit die vagolytische Wirkung von oral, nasal oder rektal verabreichten Anticholinergika sind unzuverlässig. Insbesondere dies spricht dafür, Anticholinergika in der Prämedikation nicht zu verwenden. Kann auf vagolytisch wirksame Medikamente nicht verzichtet werden, sollen sie parenteral verabreicht werden.

Über die pharmakologischen Eigenschaften der Anticholinergika orientiert ▶ Kap. 4.

Atropin vor Inhalationseinleitung?

Insbesondere bei Säuglingen unter 6 Monaten wurde oft empfohlen, vor einer geplanten Inhalationseinleitung im Rahmen der Prämedikation Atropin zu verabreichen. Wird für die Einleitung Sevofluran verwendet, so halten wir uns nicht an diese Empfehlung, da Sekretprobleme und Bradykardien auch in dieser Alterskategorie nur selten auftreten (▶ Kap. 4).

Atropin vor intravenöser Einleitung?

Auch vor intravenöser Einleitung werden Anticholinergika restriktiv verwendet. Jedoch sollten Anticholinerika jederzeit sofort verfügbar sein. In seltenen Fällen wurde von schweren Bradykardien bis zur Asystolie während der Laryngoskopie berichtet, wenn die Anästhesie mit einer Kombination aus Opioid, Hypnotikum und Rocuronium durchgeführt wurde.

5.3   Einleitung der Anästhesie

> ❯ Der Anästhesiebeginn ist für alle Beteiligten – Kind, Angehörige und oft auch das Anästhesieteam – mit besonderer Spannung verbunden.

Vorbereitung

> ❶ Der Beginn der Anästhesie sollte in einer ruhigen Atmosphäre erfolgen.

Dies gelingt vorzugsweise in einem besonderen Einleitungsraum. Die Vorbereitungen für die Anästhesieeinleitung sollten bei Eintreffen des Kindes abgeschlossen sein, sodass dem Kind ungeteilte Aufmerksamkeit zuteil werden kann. Bei den meisten Kindern und Begleitern bleiben auch bei optimaler Vorbereitung Spannung und Neugier. Entsprechend sind alle sehr empfänglich für suggestive Bemerkungen. Es sollten deshalb nur Sätze mit positivem Inhalt verwendet werden (»du machst es

5

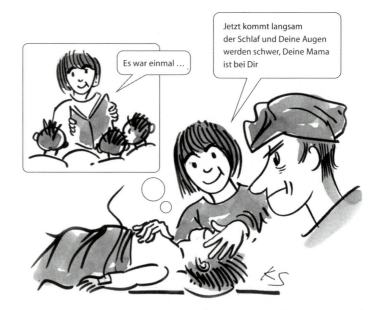

Abb. 5.4. Die meisten Kinder sind suggestiv sehr stark zu beeinflussen. Dieser Umstand sollte bei der Einleitung der Anästhesie genutzt werden.

gut; du hast eine hübsche Puppe; schau, die Mama ist auch hier« etc.). Bemerkungen mit negativer Bedeutung sollten vermieden werden (»dieser Stich tut nicht weh; diese Maske riecht nicht; du musst keine Angst haben« etc.). Auf unverständliche Ausdrücke sollte verzichten werden (»es kommt nur Sauerstoff aus der Maske; jetzt legen wir dir noch die Blutdruckmanschette an« etc.).

Das Anbringen des Routinemonitorings kann spielerisch in den Kontakt eingeflochten werden. Ein gemeinsamer Blick in eine »Geschenkkiste« – ein Koffer mit kleinen Geschenken –, die aus der Einleitungsposition zu entdecken ist, führt zu einer willkommenen Abwechslung. Bekannte Figuren aus Märchen oder Comics ermöglichen oft eine positive Stimmung, die dann während des Anlegens der Kanüle oder der Maskeneinleitung ausgenutzt werden kann.

Die Gesprächsführung während den Vorbereitungen und insbesondere während der inhalativen Einleitung (s. unten) sollte stets nur durch eine Person, am besten den Anästhesisten selbst, übernommen werden. Das Gespräch erfolgt am besten mit ruhiger, monotoner Stimme. Eine positive Geschichte über das langsame Einschlafen und über bevorstehende schöne Träume können Kinder stark beeinflussen (☐ Abb. 5.4).

Anwesenheit der Eltern

❗ **Die Mehrzahl der Eltern begleitet ihr Kind zur Anästhesieeinleitung, wenn ihnen dazu Gelegenheit geboten wird.**

Möchte sich das Kind zu Beginn nicht auf den Operationstisch legen, so kann man es während der ersten Phase der Einleitung in den Armen der Begleitperson sitzen lassen. Sobald das Kind ruhig auf dem Operationstisch schläft, werden die Eltern hinausbegleitet.

Überwachung

Das Routinemonitoring (Pulsoxymetrie, EKG, NIBP; ▶ Kap. 7) wird, falls vom Kind toleriert, vor Beginn der Anästhesieeinleitung installiert. Die Art der Überwachung ist unabhängig vom Alter des Patienten (☐ Abb. 5.5 und 5.6).

Wahl der Einleitungsmethode

Die bevorzugte Routinemethode zur Einleitung der Anästhesie variiert zwischen einzelnen Kliniken. Häufig wird, v. a. seit Sevofluran zur Verfügung steht, eine Maskeneinleitung durchgeführt

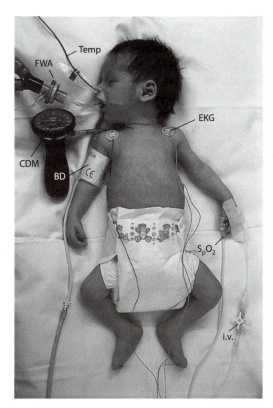

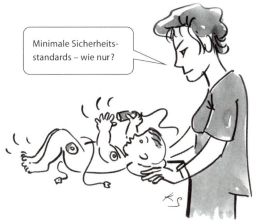

Abb. 5.6. Das Befestigen der Routinemonitore ist vor der Einleitung manchmal schwierig. Unter Umständen wird darauf verzichtet, wenn eine Hilfsperson sofort nach dem Einschlafen ein Pulsoxymeter platziert

Abb. 5.5. Ausrüstung für Routineanästhesien: intravenöser Zugang *(I.V.)*, Blutdruckmessung *(BD)*, Pulsoxymeter (S_pO_2), Elektrokardiogramm *(EKG)*, Cuffdruckmessgerät *(CDM)*, Feuchtigkeits-Wärme-Austauscher *(FWA)*. Anstelle des Seitenstrom-CO_2-Analyzers *(CO$_2$)* kann auch ein Hauptstromanalyzer verwendet werden. Die Temperatur *(Temp)* kann nasopharyngeal, ösophageal oder rektal gemessen werden. Der Nervenstimulator (nicht abgebildet) wird eingesetzt, wenn Muskelrelaxanzien gebraucht werden.

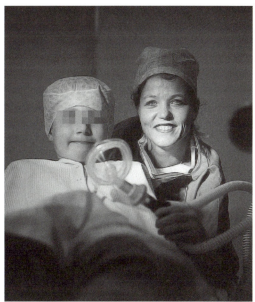

Abb. 5.7.

(**Abb. 5.7**). Die intravenöse Einleitung ist jedoch eine gleichwertige Alternative, wenn die Venenpunktion unter schmerzfreien Kautelen erfolgt (▶ Kap. 11). Manchmal gibt es spezielle Gründe, eine bestimmte Einleitungsform zu wählen (z. B. bei Vorliegen einer Obstruktion der oberen Luftwege, ▶ Kap. 8, bei erhöhtem Risiko für eine Aspiration, ▶ Kap. 19). Meist kann aber auf den Wunsch des Kindes eingegangen werden. Nach einer Maskeneinleitung wird in der Regel ein venöser Zugang gelegt. Ausnahmen bei gesunden Patienten und kurzem einfachem Eingriff (z. B. Parazentese) sind vertretbar.

Inhalationseinleitung

Die Einleitung der Anästhesie mittels Inhalation von potenten Anästhetika ist eine erprobte Methode (**Tab. 5.2**). Nachteile dieser Technik sind u. a. das Risiko eines Laryngospasmus während der Exzitationsphase. Die schnell einsetzende Wirkung von Lachgas hat zur Folge, dass der unangenehme Geruch der potenten Inhalationsanästhetika weniger wahrgenommen wird.

Der Kopf des Kindes muss korrekt gelagert werden, d. h. er soll beim anästhesierten Kind stabil liegen bleiben. Dies kann mittels Tuchrolle, Schaumstoffkissen oder Lochkissen erreicht werden (◨ Abb. 5.8). Das Kinn soll leicht angehoben werden, ohne dass dabei die Finger die Weichteile komprimieren (◨ Abb. 5.9 und 5.10). Größte Auf-

◨ **Tab. 5.2.** Inhalationseinleitung
Methode
– Mit Sedativum prämedizieren – Ruhig mit dem Kind über positive Dinge reden (Flugreisen, »Lachgas«)   Vorsichtig die Maske aufsetzen; zu Beginn keinen festen Zug auf den Unterkiefer ausüben – Sevofluran: Mit 50–66% Lachgas und 8% Sevofluran in Sauerstoff beginnen und, nachdem das Exitationsstadium überwunden ist, Sevofluran auf 6, 5, oder 4% reduzieren – Alternativ mit 50–66% Lachgas in Sauerstoff beginnen, danach in Schritten von 1% den Gehalt an Sevofluran erhöhen – Wenn das Kind schläft, kann die intravenöse Kanüle gelegt und die Anästhesie je nach Plan fortgesetzt werden
Absolute oder relative Kontraindikationen
– Diagnostizierte oder vermutete maligne Hyperthermieanfälligkeit – Hypovolämie – Herzinsuffizienz – Nicht nüchterner Patient – Erhöhter intrakranieller Druck

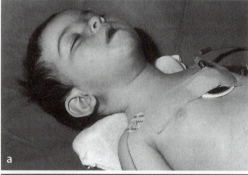
a

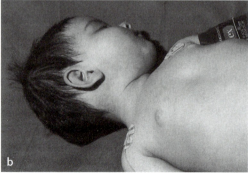
b

◨ **Abb. 5.8. a, b.** Der Kopf soll so gelagert werden, dass er beim anästhesierten Kind ohne zusätzliche Hilfe durch den Anästhesisten in stabiler Lage liegen bleibt

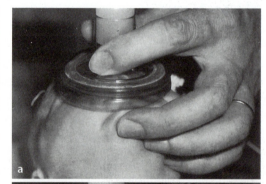
a

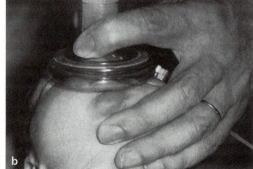
b

◨ **Abb. 5.9. a, b.** Der Unterkiefer wird mit den Fingern der linken Hand angehoben, wobei der Druck **a** auf den Knochen übertragen werden soll und nicht **b** auf den Zungengrund oder die Halsweichteile

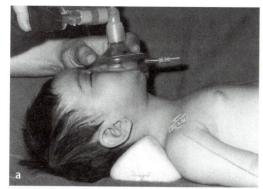

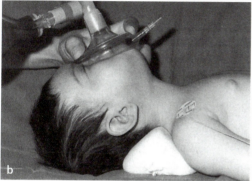

Abb. 5.10. a, b. Um die Atemwege offen zu halten, muss der Kopf **a** entweder in Neutralstellung oder **b** in Extension gehalten werden. Die optimale Stellung kann zwischen einzelnen Kindern variieren

merksamkeit ist auf das Erkennen einer Atemwegsobstruktion zu legen.

Obstruktion im Bereich der oberen Luftwege

❗ Eine Obstruktion im Bereich der oberen Luftwege kann bedingt sein durch Tonusverlust im Bereich der Zungengrund- und Pharynxmuskulatur, durch Zurückfallen der Epiglottis nach hinten, durch vergrößerte Tonsillen, durch einen Spasmus der Stimmbänder oder eine Kombination dieser Ursachen.

Dem Zurückfallen der Epiglottis nach hinten kann durch den Esmarch-Handgriff entgegen gewirkt werden (◻ Abb. 5.11). Ist die Obstruktion durch einen Kollaps der Weichteile bedingt, so kann das Einlegen eines Guedel-Tubus hilfreich sein.

❗ Grundsätzlich gelten für schwere Obstruktionen im Bereich der oberen Luftwege folgende Maßnahmen: Anbieten eines potenten Inhalationsanästhetikums in 100% Sauerstoff, Dichthalten der Maske und Applikation von leichtem Überdruck von 5–10 cm H_2O.

In den meisten Fällen verbessert sich der Zustand nach Vertiefung der Anästhesie mit der kurzfristigen Verabreichung von 7–8% Sevofluran.

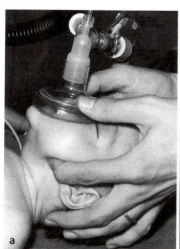
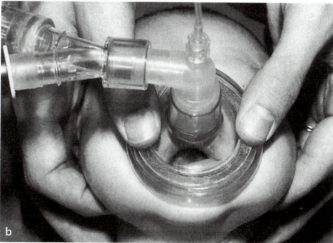

Abb. 5.11. a, b. Esmarch-Handgriff. **a** Der Unterkiefer wird mit beiden Zeigefingern nach oben gehoben. **b** Damit erfolgt in den meisten Fällen auch eine leichte Öffnung des Mundes, was durchaus erwünscht ist. Die Maske wird mit den Daumen auf das Gesicht gedrückt, damit sie dicht anliegt

Zu Beginn einer Inhalationsanästhesie atmet das Kind spontan. Für verschiedene Eingriffe, die mit einer Maske oder Larynxmaske (▶ Kap. 8) durchgeführt werden, kann die Spontanatmung beibehalten werden.

Unerwünschte Apnoe

Nach einer Inhalationseinleitung (nach rascher Einleitung mit 8%Sevofluran häufiger als nach schritt weiser Steigerung) kann eine Apnoe auftreten.

Inhalationseinleitung bei Säuglingen

Auch bei Säuglingen leiten wir die Anästhesie häufig mit Sevofluran ein. Dabei werden höhere Konzentrationen von Inhalationsanästhetika benötigt, um eine vergleichbare Anästhesietiefe zu erreichen. Die große alveoläre Ventilation der Säuglinge verbunden mit der kleinen funktionellen Residualkapazität erklärt ein schnelles Anfluten des Inhalationsanästhetikums. Die Einleitung geschieht rasch, und es sind i. Allg. keine Schwierigkeiten zu erwarten, wenn die Maske sanft aufgesetzt und jegliche Stimulation der Atemwege vermieden wird.

Spontanatmung vs. kontrollierte Beatmung

Atmet das Kind spontan, ist eine hämodynamische Dekompensation auch bei einer höheren inspiratorischen Konzentration (Sevofluran 5–8%) beim gesunden Säugling nicht zu befürchten. In dieser Situation würde eine Hypoventilation induziert, was die Aufnahme des Inhalationsanästhetikums vermindert. Erfolgt die Umstellung von Spontanatmung auf manuelle Beatmung, ohne dass die Konzentration reduziert wird, so können Hypotension und Bradykardie auftreten. Es ist deshalb oft besser, Säuglinge mit der Hilfe von Muskelrelaxanzien und nicht unter alleiniger tiefer Inhalationsanästhesie zu intubieren. Eine Alternative stellt die Verwendung von Opioiden dar. Diese potenzieren den Effekt von Inhalationsanästhetika.

> ❗ Gute Intubationsbedingungen sind gewöhnlich zu erzielen, wenn Sevofluran (endtidale Konzentration von 3–4%) mit Remifentanil (2 µg/kgKG) kombiniert wird.

Mit dieser Medikation kommt es in der Regel zu einem kurzfristigen Abfall des Blutdrucks.

Bei einer schwierigen Maskenbeatmung wird die Maske zunächst sorgfältig dichtgehalten, der Unterkiefer hochgezogen und darauf geachtet, dass der Mund unter der Maske etwas geöffnet ist (Öffnung des oralen Atemwegs). Die Maske kann auch mit beiden Händen gehalten werden (Esmarch-Handgriff, ❒ Abb. 5.11), während ein Helfer die Beatmung mit dem Beutel übernimmt.

Intravenöse Einleitung

Nach Vorbehandlung mit lokalanästhesierender Salbe ist das Einlegen eines Venenkatheters i. Allg. schmerzfrei möglich. Verschiedene Anästhetika stehen bei Kindern aller Altersklassen zur Verfügung.

Präoxygenierung

Die Präoxygenierung ist bei Erwachsenen eine etablierte Maßnahme vor der intravenösen Einleitung der Anästhesie. Ihr Nutzen ist bei Säuglingen und Kleinkindern aufgrund der kleinen Sauerstoffreserven (❒ Abb. 3.17) potenziell größer. Jedoch ist es eher ungewöhnlich, dass ein waches Kleinkind die Maske während der notwendigen Zeit ruhig akzeptiert. Deshalb wird die Präoxygenierung oftmals nicht oder nur abgekürzt durchgeführt. Eine Möglichkeit, Kooperationsprobleme zu umgehen, wird in ❒ Tab. 5.3 beschrieben. Beim Vorliegen einer Aspirationsgefährdung wird allerdings von diesem

❒ Tab. 5.3. Präoxygenation

Vorschlag für ein stressarmes Vorgehen

– O_2-Flow im Kreissystem auf 8 l/min einstellen
– Falls möglich: O_2 in die Nähe des Patientengesichtes fließen lassen
– Remifentanil 0,2–0,3 µg/kgKG i.v. verabreichen
– Propofol in Dosen von 1 mg/kgKG oder Thiopental in Dosen von 1–2 mg/kgKG (um Apnoe zu vermeiden)
– Sobald das Kind eingeschlafen ist, Maske dicht aufsetzen
– Abwarten, bis exspiratorische O_2-Konzentration >90% (Cave: O_2-Messung ist nur dann als zuverlässig zu betrachten, wenn CO_2-Kurve sich regelrecht darstellt)
– Vertiefung der Anästhesie, tracheale Intubation oder Einführen der Larynxmaske
– Wenn das Kind schläft, kann die intravenöse Kanüle gelegt und die Anästhesie je nach Plan fortgesetzt werden

Vorgehen abgeraten, da zu geringe Erfahrungen mit der Technik in dieser Situation vorliegen.

Thiopental

Thiopental (▶ Kap. 4.4) in einer Verdünnung von 25 mg/ml verursacht bei der i.v.-Injektion keine Schmerzen und bewirkt ein schnelles und angenehmes Einschlafen ◘ Tab. 5.4). Gelegentlich empfinden Patienten während der Injektion von Thiopental Geschmackssensationen (Zwiebeln, Knoblauch). Nach rascher Injektion tritt gelegentlich eine kurzdauernde Apnoe auf. Klinisch bedeutsame Blutdruckabfälle sind ungewöhnlich.

Propofol

Die Injektion von Propofol (▶ Kap. 4.4) in periphere Venen ist i. Allg. schmerzhaft, weshalb Opioide und Lidocain (v. a. unter Venostase, ◘ Tab. 5.5) vorgegeben werden sollten. Nach Bolusinjektion kann eine Apnoe auftreten. Propofol kann einen Blutdruckabfall bewirken und soll bei Patienten mit instabilem Kreislauf mit Vorsicht angewendet werden. Wird Propofol fraktioniert in Dosen von 1 mg/kgKG im Abstand von jeweils 1 min gegeben, tritt eine Apnoe selten auf, und die Hämodynamik bleibt auch bei kritischen Patienten meist innerhalb tolerierbarer Grenzen.

Propofol eignet sich gut bei kurz dauernden Eingriffen, z. B. für Knochenmarkpunktionen, Verbandwechsel oder Entfernen von Drainagen. Oft kombinieren wir dabei mit Remifentanil, Alfentanil oder Fentanyl. Insbesondere in der Kombination mit größeren Dosen von Opioiden kann eine Bradykardie auftreten, die einfach mit einem Anticholinergikum therapiert werden kann. In Kombination mit Propofol ist die freie Plasmakonzentration von Fentanyl erhöht, sodass fraktioniert dosiert werden muss, um eine klinisch relevante Atemdepression zu vermeiden.

> ❗ **Folgende Dosen führen i. Allg. während einer Propofolanästhesie nicht zur Apnoe:**
> ▬ **Fentanyl: 0,5–1 µg/kgKG,**
> ▬ **Alfentanil: 5 µg/kgKG,**
> ▬ **Remifentanil: 0,2–0,3 µg/kgKG.**

◘ **Tab. 5.4.** Intravenöse Einleitung mit Thiopental

Methode

- Lokalanästhesierende Salbe vor der Venenpunktion applizieren
- Sofern der Patient kooperativ ist und die Maske toleriert, wird 100% Sauerstoff während 1 min verabreicht
- 5–8 mg/kgKG Thiopental werden intravenös gegeben
- Die Anästhesie wird i. Allg. mit einem Inhalationsanästhetikum fortgesetzt
  Zur trachealen Intubation wird in der Regel ein Relaxans eingesetzt
  Hustet der Patient oder bewegt er sich, werden weitere 1–2 mg/kgKG Thiopental gegeben

Absolute oder relative Kontraindikationen

- Porphyrie
- Hypovolämie
- Herzinsuffizienz
- Obstruktion der oberen Luftwege
- Barbituratunverträglichkeit

◘ **Tab. 5.5.** Intravenöse Einleitung mit Propofol

Vorbereitung

- Vorbehandlung der Haut über der zu punktierenden Vene mit einer lokalanästhesierenden Salbe

Methode

- Eventuell ein Opioid, z. B. Fentanyl 1 µg/kgKG, oder Remifentanil 0,2–0,3 µg/kgKG verabreichen, um Injektionsschmerzen vorzubeugen
- Sofern der Patient kooperativ ist und die Maske toleriert, wird 100% Sauerstoff während 1 min verabreicht
- Lidocain 0,5–1 mg unter Stase i.v. verabreichen; Stase nach 30 s freigeben
- 2–3 mg/kgKG Propofol werden i.v. verabreicht Hustet der Patient oder bewegt er sich, wird zusätzlich 1–2 mg/kgKG Propofol gegeben Soll die Anästhesie mit Propofol unterhalten werden, wird entweder das Präparat in wiederholten Dosen von 0,5–1 mg/kgKG gegeben oder eine Infusion angeschlossen; die Infusionsgeschwindigkeit (5–15 mg/kgKG/h) wird den Reaktionen des Patienten und den anderen zugeführten Medikamenten, z. B. Lachgas, Sedativa oder Opioide, angepasst

Absolute oder relative Kontraindikationen

- Hypovolämie
- Herzinsuffizienz
- Obstruktion der oberen Luftwege
- Allergie gegen Sojaöl (Propofol ist in einer Fettemulsion aufgelöst, die u. a. aus Sojaöl besteht)

Wir benutzen Propofol ebenfalls bei Endoskopien (insbesondere flexible Bronchoskopien) oder bei Anästhesien für radiologische Untersuchungen (▶ Kap. 14).

Ketamin

Bei der Ketamineinleitung (▶ Kap. 4) wird der Sympathikotonus entweder beibehalten oder fällt nur wenig ab. Deshalb wird Ketamin manchmal bei hypovolämischen oder herzkranken Patienten eingesetzt (◘ Tab. 5.6). Die Spontanatmung bleibt normalerweise zufriedenstellend. Die Anästhesie kann mit einem Anticholinergikum (Verminderung der Hypersekretion) oder einem Benzodiazepin (Verminderung psychischer Nebenwirkungen wie postoperativer Albträume) ergänzt werden. Ketamin kann auch als Monopräparat bei kurzdauernden Eingriffen verwendet werden, z. B. Punktion eines Gelenks, Repositionen einer Fraktur oder bei radiologischen Untersuchungen (▶ Kap. 14).

Intravenöse Anästhesieeinleitung beim Säugling

Um eine ähnliche Schlaftiefe zu erreichen, müssen im Vergleich zu Neugeborenen und Erwachsenen hohe Hypnotikadosen pro kgKG verabreicht werden (◘ Abb. 4.3 und ◘ Tab. 4.3). Vor der Einleitung wird, falls toleriert, Sauerstoff über eine Maske

gegeben. Nach Gabe des Hypnotikums (Propofol, 3–5 mg oder Thiopenthal, 6–8 mg/kgKG) und sicher möglicher Maskenbeatmung wird zur trachealen Intubation meist ein Muskelrelaxans (▶ Kap. 4) verwendet:

- Atracurium: 0,5 mg/kgKG,
- Cisatracurium: 0,1 mg/kgKG oder
- Rocuronium: 0,4 mg/kgKG,
- Mivacurium 0,25 mg/kgKG,
- bei lang dauernden Eingriffen Pancuronium 0,1 mg/kgKG.

Der Wirkungseintritt von Rocuronium erfolgt bei Säuglingen schneller als bei älteren Kindern, und die Intubation kann häufig bereits 30 s nach der Injektion durchgeführt werden. Falls Succinylcholin begründet werden kann, soll 2–3 mg/kgKG gegeben werden (▶ Kap. 4).

Tracheale Intubation

Da die Larynxmaske in der Kinderanästhie immer mehr Anwendung findet (▶ Kap. 8.3), wird die Entscheidung zur trachealen Intubation restriktiver gestellt. Unser Vorgehen ist aus ◘ Tab. 5.7 ersichtlich. Maskenanästhesien eignen sich gut für kurzdauernde Eingriffe, die kein Aspirationsrisiko in sich bergen. Die Larynxmaske kann auch für länger dauernde Eingriffe verwendet werden. Wir benützen sie v. a. dann, wenn eine bestehende Regionalanästhesie eine oberflächliche Allgemeinanästhesie erlaubt und die Spontanatmung beibehalten werden kann. Trotzdem muss betont werden, dass die Larynxmaske eine Atemwegsirritation darstellt. Deshalb muss zur Dämpfung der Reflexe

---

◘ Tab. 5.6. Einleitung mit Ketamin

Methode

- Vorbehandlung der Haut über der zu punktierenden Vene mit einer lokalanästhesierenden Salbe
- Prämedikation mit Benzodiazepin evtl. mit Anticholinergikum
- Atropin 0,01–0,02 mg/kgKG i. v.
- Intravenöse Einleitung: Ketamin 2–3 mg/kgKG (Konzentration: 10 mg/ml)
- Intramuskulär induzierte Anästhesie: Ketamin 5–10 mg/kgKG
- (Intramuskulär induzierte Sedation: Ketamin 2–3 mg/ kgKG; Konzentration: 50 oder 100 mg/ml)

Absolute oder relative Kontraindikationen

- Albträume bei vorangegangenen Anästhesien mit diesem Präparat
- Obstruktion der oberen Luftwege

◘ Tab. 5.7. Indikation für eine tracheale Intubation

- Langdauernde Eingriffe, ohne Regionalanästhesie
- Große Operationen im Bereich der Luftwege und im Gesicht
- Intrakranielle Eingriffe
- Große Eingriffe in Bauch- oder Seitenlage
- Operationen in der Bauch- oder Thoraxhöhle
- Aspirationsrisiko
- Säuglinge unter 6 Monate (mögliche Ausnahme: Dauer des Eingriffs unter 15 min)

eine Anästhesietiefe aufrechterhalten werden, die immer zu einer Hyperkapnie führt (▶ Kap. 3.3).

❗ **Wird eine Maskenanästhesie durchgeführt, soll immer eine Hilfsperson in unmittelbarer Nähe sein, denn plötzlich auftretende Probleme der oberen Luftwege erfordern mitunter die Mitarbeit einer Hilfsperson.**

Die tracheale Intubation hingegen erlaubt eine bessere Kontrolle über die Atemwege und ist im Zweifelsfall die bessere Technik. Ist eine Maskenanästhesie geplant, und es zeigt sich aber, dass der Patient eine übermäßige Sekretion hat oder bei der Einleitung einen Laryngospasmus entwickelt, empfiehlt es sich, die Strategie zu ändern und zu intubieren.

Säuglinge

Für Kinder unter 6 Monaten ist die elektive Intubation für die meisten Eingriffe zu empfehlen. Beim Weiterführen der Anästhesie ist eine kontrollierte Beatmung vorzuziehen, einerseits wegen der Atemdepression der Inhalationsanästhetika, Hypnotika und Opioide, andererseits wegen des Widerstandes, der sich aufgrund des geringen Innendurchmessers der Trachealtuben und der dazugehörenden Konnektoren ergeben.

Bei Eingriffen, die weniger als 15 min dauern, ist eine Maskenanästhesie auch bei kleinen Säuglingen akzeptabel. Man muss sich jedoch bewusst machen, dass die Maske einen erhöhten Totraum darstellt. Tritt zudem eine (partielle) Atemwegsobstruktion hinzu, die nicht immer sofort offensichtlich sein muss (bei tiefer Anästhesie kämpft der Patient nicht dagegen an, und Zeichen wie Einziehungen oder Stridor bleiben aus), kann eine Hypoxie sehr schnell auftreten. Zur korrekten Therapie in dieser Situation bedarf es der sofortigen Präsenz zweier Personen. Wo dies nicht zu gewährleisten ist, sollte auf Maskenanästhesien bei kleinen Kindern verzichtet werden.

Unkooperative Patienten

Trotz guter präoperativer Vorbereitung kann es vorkommen, dass das Kind sich sträubt und nicht »mitmacht«. Ist dies auf Station erahnbar, kann es sich lohnen, wenn der Anästhesist zum Kind geht und mit ihm spricht.

❗ **Je nach Alter des Kindes soll seine Meinung durchaus bei der Entscheidung miteinbezogen werden. Die Verabreichung von Medikamenten unter Gewalt ist zu vermeiden; bei elektiven Eingriffen ist die Verschiebung des Eingriffs mitunter das bevorzugte Vorgehen.**

Es ist dann die Aufgabe der Eltern, ihr Kind von der Notwendigkeit der Operation zu einem späteren Zeitpunkt zu überzeugen. Meistens ist dies jedoch nicht nötig, und es kann, nach Absprache mit den Eltern, bereits im Zimmer des Kindes eine geeignete Prämedikation angewendet werden, z. B. Thiopental rektal.

Thiopental rektal

Die rektale Verabreichung von Thiopental erfordert im Gegensatz zur rektalen Applikation von Midazolam, das durch das Pflegepersonal der Abteilung verabreicht wird, die ständige Anwesenheit von Anästhesiepersonal, denn es handelt sich dabei um eine eigentliche Anästhesieeinleitung. Einige Anästhesisten betrachten die rektale Einleitung als eine ideale Methode, insbesondere bei sehr ängstlichen Patienten oder wenn die Eltern im Einleitungsraum nicht zugegen sein können. Die Methode ist nicht schmerzhaft, und das Kind schläft gewöhnlich 5–10 min nach der Gabe ein (◻ Tab. 5.8). Die Resorption kann stark variieren, was sich als Nachteil der Technik erweist: 5–10% der Patienten schlafen trotz der verwendeten hohen Dosen nach der ersten Applikation nicht.

❗ **Diese Technik erfordert eine ständige Überwachung durch ausgebildetes Anästhesiepersonal.**

Ketamin i.m.

Wehrt sich das Kind nach Erhalt der Prämedikation unmittelbar vor der Einleitung oder gerät gar in Panik, so ist ein Abbruch der bevorstehenden Anästhesie manchmal nicht sinnvoll.

◻ Tab. 5.8. Rektale Einleitung mit Thiopental

Methode

- Mit einer lokalanästhesierenden Salbe vorbehandeln, wenn eine Venenpunktion nach der Einleitung geplant ist
- Thiopental wird auf 100 mg/ml verdünnt; eine Dosis von 25–40 mg/kgKG (bis zu einer Höchstdosis von 1000 mg) wird in einer 5- oder 10-ml-Spritze aufgezogen
- Mittels eines speziellen Applikators oder eines Einmalsaugkatheters wird das Mittel rektal verabreicht (◻ Abb. 5.3)
- Das Kind muss kontinuierlich beaufsichtigt werden

Absolute und relative Kontraindikationen

- Porphyrie
- Hypovolämie
- Herzinsuffizienz
- Obstruktion der oberen Luftwege
- Rektale Probleme
- Barbituratunverträglichkeit

❶ Eine Möglichkeit besteht in der intramuskulären Verabreichung von Ketamin, 2–3 mg/kgKG. Mit dieser relativ niedrigen Dosierung erreicht man eine Sedierung, die das Einlegen einer i.v.-Kanüle erlaubt.

Hochkonzentriertes Ketamin (50 oder 100 mg/ml) wird in eine 2-ml-Spritze aufgezogen und mit einer dünnen Nadel ohne vorausgehende Aspiration in den M. deltoideus oder M. quadriceps gespritzt. Die Sedierung tritt nach 2–3 min ein, nach Einlegen einer intravenösen Kanüle kann anschließend die Anästhesieeinleitung wie geplant fortgesetzt werden. Wird Ketamin in einer Dosierung von 5–10 mg/kgKG i.m. verabreicht, tritt eine chirurgische Analgesie ein.

Maskeneinleitung

Eine andere Möglichkeit besteht darin, das Kind auf dem Schoß eines Elternteils zu lassen und die Maske luftdicht auf Mund und Nase zu halten. Wenn das Kind schreit und über die Maske 50–70% Lachgas zusammen mit 8% Sevofluran angeboten wird, tritt die Wirkung der Anästhesie innerhalb von 1–2 min ein. Dieses Vorgehen ist wahrscheinlich das am häufigsten angewandte Verfahren.

5.4 Aufrechterhaltung der Anästhesie

 Die Aufrechterhaltung der Anästhesie hat zum Ziel, unter Schaffung von idealen Bedingungen für Diagnostik oder Therapie und unter Aufrechterhaltung der Körperhomöostase ein rasches und schmerzfreies Erwachen nach Beendigung der Intervention zu ermöglichen.

Wahl der Anästhesieform: Inhalations- oder intravenöse Anästhesie

Prinzipiell kann die Anästhesie auch bei Kindern mit Inhalationsanästhetika oder mit intravenösen Medikamenten aufrechterhalten werden. Inhalationsanästhetika werden seit Jahrzehnten erfolgreich angewendet. Auf der anderen Seite werden intravenöse Techniken dank kurzwirksamer Medikamente zunehmend praktikabel. Oft ist die Kombination eine geeignete Lösung. Vorausgesetzt, die verschiedenen Indikationen und Kontraindikationen werden beachtet (▶ Kap. 4), ist die Wahl zwischen dem Gebrauch potenter Inhalationsanästhetika und der Anwendung von intravenösen Techniken beim intubierten Patienten eine Frage der Erfahrung, Ausbildung und der Vorliebe.

Allgemeinanästhesie kombiniert mit Regionalanästhesie

Eine Kombination zwischen einem regionalen Verfahren (Kaudalblock, Epiduralanästhesie, Axillarisblock und andere periphere Nervenblockaden) und einer oberflächlichen Allgemeinanästhesie kann bei kleinen und großen Eingriffen angewendet werden.

❶ Neben der intraoperativen Analgesie besteht der große Vorteil dieser Technik in der effektiven postoperativen Schmerzbekämpfung.

Fentanyl

Bei schmerzhaften Eingriffen kommen Opioide routinemäßig zum Einsatz, wenn zur Analgesie keine Regionalanästhesie angelegt wird. Die Wahl des Opioids richtet sich dabei nach dem Ausmaß und der Dauer der zu erwartenden Schmerzen und dem Alter des Patienten. Die Fentanyldosierung für kurzdauernde Eingriffe beträgt 1–2 µg/kgKG je nach Schmerzhaftigkeit und Dosierung der übrigen Anästhetika. Nach jeweils 20–30 min werden 1–2 µg/kgKG Fentanyl nachgespritzt. Wenn am Ende eines 2–3 h dauernden Eingriffs eine Extubation geplant ist, sollte die Gesamtdosis Fentanyl nicht höher als ca. 20 µg/kgKG sein (◘ Tab. 4.6).

Aufrechterhaltung der Körperhomöostase

Die Überwachung und Aufrechterhaltung der vital wichtigen Parameter innerhalb von altersabhängigen Normen gehört neben der Sicherstellung einer adäquaten Sedierung/Amnesie und Schmerzfreiheit zu den wesentlichen Aufgaben des Anästhesisten. Spezielle Maßnahmen sind insbesondere bei kleinen Kindern erforderlich (► Kap. 7.5). Die kontinuierliche Überwachung der Körpertemperatur lässt frühzeitig Tendenzen zur Hypothermie entdecken.

5.5 Beendigung der Anästhesie

Aufwachphase

Wenn eine klinisch relevante Muskelrelaxation (► Kap. 7) vorliegt, muss antagonisiert werden. Vor der Extubation soll der Magen durch einen oral eingelegten Saugkatheter abgesaugt werden, ebenso Mund und Pharynx. Um unnötige Stimulationen zu vermeiden, werden Nase oder Trachea nur abgesaugt, wenn dort viel Sekret vorhanden ist. Der Saugkatheter sollte im Vergleich zum Innendurchmesser des Tubus klein sein, um einen großen Unterdruck zu vermeiden.

Bei intakter neuromuskulärer Übertragung wird die Anästhetikaapplikation beendet. Bis das Kind Wachheitszeichen zeigt, wird kontrolliert beatmet. Dadurch wird die Elimination der Inhalationsanästhetika schneller erreicht als mit einer vielleicht unzureichenden Spontanatmung. Um die Aufwachphase zu beschleunigen, soll ein hoher Frischgasstrom eingestellt werden, damit die Rückatmung von Inhalationsanästhetika vermindert wird.

Extubation spät

 Der Tubus wird normalerweise erst entfernt, wenn das Kind wach ist. Es hat also Schluckreflexe, grimassiert, zieht die Knie an, bewegt die Arme und öffnet vielleicht die Augen (◘ Tab. 5.9).

Diese Wachheitszeichen sind i. Allg. erst vorhanden, wenn die endtidale Konzentration von Sevofluran unter 0,5% liegt. Eine regelmäßige Spontanatmung wird abgewartet und vor Extubation wird 100% Sauerstoff angeboten. Die Entfernung des Tubus sollte am Ende einer Inspiration nach Expansion der Lungen mit Hilfe des Beatmungsbeutels erfolgen, sodass die erste Atembewegung nach Extubation eine Exspiration ist. Nach der Extubation wird Sauerstoff über die Maske gegeben. Sind die beschriebenen Kriterien erfüllt, kann das Kind i. Allg. selbst die Luftwege offen halten, insbesondere in Seitenlage. Es ist jedoch wesentlich, sich zu vergewissern, dass

---

◘ **Tab. 5.9.** Ablauf einer Extubation beim »wachen« Patienten

- Noch bestehende Wirkung von Muskelrelaxanzien ausschließen, Antagonisten geben
- Anästhetikaapplikation stoppen, falls Inhalationsanästhetika verwendet wurden, hohen Frischgasfluss einstellen
- Kontrollierte Normoventilation fortsetzen Alternativ kann auch frühzeitig (= intraoperativ) Spontanatmung herbeigeführt werden (pCO$_2$ ansteigen lassen); am Ende der Operation wird dann lediglich die Anästhetikaapplikation gestoppt
- Mund und Rachen absaugen
- Lachgas abstellen Sättigung beobachten, bis die Spontanatmung einsetzt
- Wachheitszeichen abwarten: Kräftige Bewegungen der Arme und Beine, beim Säugling Abheben der Füße von der Unterlage für mehrere Sekunden, Grimassieren, Schlucken, Augen öffnen (beim älteren Kind: gezielte Abwehrreaktionen)
- Wenn der Patient hustet: warten, bis Spontanatmung wieder aufgenommen wird
- Leichter Überdruck im Beatmungssystem, extubieren
- Unbehinderte Luftpassage kontrollieren (Bewegungen des Anästhesiebeutels, adäquate exspiratorische CO$_2$-Kurve)
- Sauerstoff mit Maske verabreichen

die Atemwege nicht obstruiert sind. Bei dicht sitzender Maske lässt sich dies an den Bewegungen des Atembeutels oder dem Vorhandensein eines CO_2-Signals am Kapnographen verifizieren.

Allerdings kann eine fest auf das Gesicht gedrückte Maske das Kind irritieren und damit eine Apnoe auslösen. Wir lassen deshalb häufig lediglich Sauerstoff über das Gesicht strömen und vergewissern uns mittels Auskultation der Trachea oder der Lungen, ob die Atmung adäquat ist. Atmet das Kind gut, lässt man es Raumluft atmen und beobachtet die O_2-Sättigung. Je nach Wachheit und Sättigungswert wird das Kind mit oder ohne O_2-Gabe dem Personal des Aufwachraums oder der Abteilung übergeben (▶ Kap. 12.12, 13.1).

Extubation früh

Kinder (und Säuglinge) können auch in einem tiefen Stadium der Anästhesie extubiert werden. Allerdings sollten dabei einige Kriterien beachtet werden (◘ Tab. 5.10).

> ❶ Die Extubation im Exzitationsstadium einer Inhalationsanästhesie soll vermieden werden, da ein Laryngospasmus in dieser Phase gehäuft vorkommt; das Risiko ist mit Sevofluran geringer als mit Isofluran oder Halothan.

Eine ausreichende Spontanatmung ist stets eine Bedingung für die Extubation. Die Larynxmaske entfernen wir meist in einem tiefen Stadium der Anästhesie.

◘ **Tab. 5.10.** Ablauf einer »tiefen Extubation«

- Relaxanzien revertieren
- Patient mit Sevofluran während mindestens 5–10 min spontan atmen lassen
- Anästhetikakonzentration nicht reduzieren (inspiratorische Konzentration ungefähr 1,5 MAC)
- Lachgas abstellen, Sevofluran auf ca. 2 MAC stellen
- Mund und Rachen absaugen; wenn der Patient nicht reagiert: extubieren und mit Maske weiteratmen lassen, evtl. CPAP geben
- Anästhetikum abstellen

5.6   Typische Eingriffe

Leistenhernie

Der Leistenbruch ist die häufigste Operationsindikation in der Säuglingsperiode. Um die Inkarzerationsgefahr zu vermeiden, operiert man gewöhnlich, sobald die Diagnose gestellt wurde. Die Anästhesie wird üblicherweise mit kontrollierter Beatmung über einen Trachealtubus mit Lachgas/Sauerstoff und Inhalationsanästhetika mit kurz wirkenden, nicht depolarisierenden Relaxanzien durchgeführt. Die Verwendung der Larynxmaske ist bei gesunden Säuglingen über 6 Monaten eine gangbare Alternative. Man kann die Allgemeinanästhesie mit einem Kaudal- (◘ Abb. 11.3 und 11.4) oder Ilioinguinalblock (◘ Abb. 11.6) komplettieren, was eine gute postoperative Analgesie bewirkt. Alternativ kann eine intraoperative Wundrandinfiltration durch den Chirurgen erfolgen.

Hypertrophe Pylorusstenose

Die hypertrophe Pylorusstenose ist eine charakteristische Erkrankung des Säuglings. Sie beginnt während der ersten 2–3 Lebenswochen und ist durch rezidivierendes Erbrechen gekennzeichnet. Mit der Zeit nehmen die Symptome zu. Das charakteristische schwallartige Erbrechen führt i. Allg. zur Diagnose. Zu diesem Zeitpunkt sind die Kinder gewöhnlich 3–6 Wochen alt. Die Ursache der Krankheit ist ungeklärt. Anatomisch findet man eine Hypertrophie und Hyperplasie vorwiegend der Ringmuskulatur des Pylorus und im Antrumbereich, wodurch der Pylorus verlängert und stark verengt wird. Die Hypertrophie kann schon bei der Geburt vorhanden sein, doch findet die entscheidende Zunahme nach der Geburt in den ersten Lebenswochen statt. Bei der Palpation des Bauches kann, sofern das Kind gut entspannt ist, der Pylorus getastet werden, zudem ist in ausgeprägten Fällen die Magenperistaltik sichtbar. Die Diagnose kann aufgrund der Anamnese und des klinischen Befundes gestellt werden, wird aber meistens mittels Ultraschall oder Kontrastmitteldarstellung gesichert.

Elektrolyt- und Säure-Basen-Haushalt

Rezidivierendes Erbrechen führt zum Verlust von Flüssigkeit und Magensaft, entsprechend findet man eine hypochlorämische Alkalose und einen Mangel an Natrium und Kalium, der aber nur in schweren Fällen zu einer Hyponatriämie bzw. Hypokaliämie führt. Die metabolische Alkalose hat einen kompensatorischen Anstieg des CO_2-Partialdrucks zur Folge. Wenn sich eine ausgeprägte Hypovolämie entwickelt hat, verursacht die schlechte Gewebeperfusion eine Laktatazidose, was die metabolische Alkalose maskieren kann. Der Gewichtsverlust beträgt zum Zeitpunkt der Hospitalisierung i. Allg. 5–10% des Körpergewichts.

Präoperativ

Mit der Flüssigkeitstherapie versucht man, innerhalb der ersten 24 h das Defizit zu ersetzen und gleichzeitig den gewöhnlichen Erhaltungsbedarf zu verabreichen (Tab. 5.11).

Zeitpunkt der Operation

Der Zeitpunkt der Operation (oder Dilatation) soll so gewählt werden, dass sich der Flüssigkeits- und Säure-Basen-Haushalt wieder im Gleichgewicht befindet. Als Richtgröße können eine Cl⁻-Konzentration von mindestens 90 mmol/l, eine Na⁺-Konzentration von mindestens 130 mmol/l und ein Basenüberschuss unter +5 mmol/l dienen. Erfahrungsgemäß ist die Homöostase 12–36 h nach Beginn der i.v.-Flüssigkeitstherapie wieder hergestellt.

Die Operation besteht in der Längsspaltung der verdickten Muskelbündel bis auf die Magenschleimhaut. Neuerdings wird in nicht sehr ausgeprägten Fällen ein konservatives Vorgehen

---

☐ Tab. 5.11. Präoperative Flüssigkeitszufuhr bei Pylorusstenose mit Dehydrierung und hypochlorämischer Alkalose

– Flüssigkeitsdefizit in % des Körpergewichts aufgrund der klinischen Symptome (Tab. 10.2) und des Gewichtsverlaufs abschätzen (ein typischer Wert ist 5–10%)
– Das berechnete Flüssigkeitsdefizit in Form von NaCl, 0,9%ig, während der ersten 24 h zuführen
– Zusätzlich Erhaltungsinfusion (Tab. 10.4), 100 ml/kgKG/24 h, zuführen

Als Alternative können der Erhaltungsbedarf und das Defizit über eine Infusion mit entsprechender Zusammensetzung verabreicht werden.

---

gewählt: gastroskopisch wird ein Ballon in den Pyloruskanal eingeführt und anschließend gedehnt. Auch für diesen Eingriff bedarf es einer Intubationsanästhesie.

Anästhesie

Die Anästhesieeinleitung bei der Operationen einer Pylorusstenose entspricht derjenigen bei nicht nüchternen Patienten (Abb. 19.1). Sofern die präoperativen Maßnahmen korrekt durchgeführt wurden, kommt das Kind mit einer Magensonde und einer intravenösen Infusion in den Vorbereitungsraum; andernfalls muss dies vor Operationsbeginn nachgeholt werden. Nach der Anästhesieeinleitung wird die Narkose mit Inhalationsanästhetika aufrechterhalten. Ein Kaudalblock kann für die intra- und postoperative Analgesie gute Dienste leisten; allerdings muss ein großes Volumen verabreicht werden (z. B. 1,3 ml/kgKG, ▶ Kap. 11). Da es sich nicht um eine große Laparatomie handelt, kann auch eine Wundrandinfiltration durch den Chirurgen eine gute Analgesie bewirken. Die chirurgische Inzision erfolgt i. Allg. periumbilikal.

Ein nicht depolarisierendes Muskelrelaxans ist empfehlenswert, damit das Kind sich nicht zu einem für den Chirurgen ungünstigen Zeitpunkt bewegt (Inzision der Muskelschicht mit Gefahr einer Schleimhautläsion). Gegen Ende des Eingriffs soll der Chirurg die Wundränder mit 0,25%igem Bupivacain, 0,5–1 ml/kgKG, infiltrieren.

Postoperativ

Es ist ein bekanntes Phänomen, dass Kinder nach Pylorotomie ihre Spontanatmung nur langsam wieder aufnehmen. Am ehesten ist die metabolische Alkalose, obwohl präoperativ partiell korrigiert, dafür verantwortlich zu machen. Es ist wahrscheinlich, dass die Äquilibration mit dem Liquor cerebrospinalis erst verzögert auftritt und deshalb das Atemzentrum vermindert auf eine CO_2-Retention anspricht. Zusätzliche Faktoren wie Hypothermie, noch wirksame Konzentrationen von Thiopental und Inhalationsanästhetika sowie eine evtl. fälschlicherweise durchgeführte Hyperventilation während des Eingriffs können dazu führen, dass postoperativ Apnoen auftreten.

Je nach Befund und Gepflogenheiten der chirurgischen Abteilung wird die perorale Ernährung nach 4–24 h wieder aufgenommen; es empfiehlt sich, die Infusion während der ersten 1–2 Tage beizubehalten.

Operation bei Kryptorchismus

Normalerweise sind die Testes vor Beendigung des 1. Lebensjahres in das Skrotum hinabgewandert. Wenn ein Hoden im Alter von 1,5–2 Jahren noch nicht deszendiert ist, wird gewöhnlich interveniert. Bei der Operation, die 20–60 min dauert, wird der Samenstrang mobilisiert und der Hoden im Skrotum platziert. Dabei wird ein Zug am Peritoneum ausgeübt.

Am häufigsten wird eine Larynxmaskenanästhesie mit Inhalationsanästhetikum/Lachgas/Sauerstoff durchgeführt. Nach der Einleitung kann ein Kaudalblock oder eine Ileoinguinalanästhesie gelegt werden (▶ Kap. 11.4). Durch diese regionalen Techniken wird jedoch der Schmerzreiz, der durch den Zug am Peritoneum ausgelöst wird, nicht blockiert. Deswegen muss in der Anfangsphase des Eingriffs eine tiefe Anästhesie garantiert werden (inspiratorische Sevoflurankonzentration von 3–4%), anschließend kann man i. Allg. die inspiratorische Konzentration unter 3% reduzieren.

Operation bei vesikoureteralem Reflux

Der Reflux von Urin aus der Blase zum oberen ableitenden Harnsystem kann eine Konstruktion eines neuen Ventilmechanismus im distalen Anteil des Ureters nötig machen. Bei der offenen Operation befreit der Operateur den Ureter und zieht ihn dann durch einen submukösen Tunnel neu in die Blase hinein. Bei der moderneren, transurethralen Technik wird Deflux (Dextranomer und Hyaluronsäure) am Eingang des Ureters in die Blase unter die Schleimhaut gespritzt und damit ein neuer Ventilmechanismus hergestellt (»Defluxinfiltration«; SDIN). Beide Operationen dauern etwa 1–2 h und verursachen selten größere Blutungen.

Wir leiten entweder inhalativ oder intravenös ein. Beim offenen Eingriff wird meist intubiert und ein Kaudalblock angelegt (▶ Kap. 11.4). Die SDIN-Operation wird mit einer Larynxmaske durchgeführt; sie ist postoperativ nicht schmerzhaft, deshalb kann auf eine regionale Analgesie

verzichtet werden. Die Anästhesie wird mit ca. 1% Isofluran bzw. mit 2–3% Sevofluran in Lachgas/Sauerstoff unterhalten.

Strabismuskorrektur

Die Korrektur des Schielens wird am besten vor dem Schulbeginn durchgeführt. Bei der Operation, die ca. 1 h dauert, werden die Augenmuskeln verkürzt und/oder verlängert, sodass die Blickrichtung normalisiert wird. Die Häufigkeit der durch okulokardiale Reflexe hervorgerufenen Bradykardien kann durch prophylaktische Gabe von Anticholinergika reduziert werden. Plötzliche Bewegungen des Kindes können schwere Verletzungen des Auges verursachen, es empfiehlt sich deshalb, die Kinder zu relaxieren und das Ausmaß der Relaxation mit einem Nervenstimulator zu messen.

Schmerzen und Übelkeit sind die häufigsten postoperativen Probleme. Wenn kein Antiemetikum gegeben wird und die Anästhesie mit Inhalationsanästhetika geführt wird, erbrechen mehr als die Hälfte aller Kinder. Eine alternative Anästhesietechnik, die die Inzidenz von postoperativem Erbrechen herabsetzt, besteht in der Einleitung mit 2–3 mg/kgKG Propofol und 2–3 µg/kgKG Fentanyl, Rocuronium, Intubation und kontrollierter Beatmung. Die Anästhesie wird dann mit 10 mg/kgKG/h Propofol und Lachgas/Sauerstoff unterhalten. Die Propofolinfusion wird während der Operation auf ca. 6 mg/kgKG/h herabgesetzt und beendet, wenn der Verband angelegt wird. Paracetamol sollte während der Anästhesie rektal gegeben werden, um die postoperativen Schmerzen zu vermindern (▶ Kap. 13.5). Die prophylaktische Anwendung des Antiemetikums Ondansetron (▶ Kap. 13.5) und/oder Dexamethason reduziert die Inzidenz des postoperativen Erbrechens.

Adenotomie und Tonsillektomie

Diese Operationen werden üblicherweise im Vorschulalter durchgeführt, die Indikation dafür sind rezidivierende Tonsillitiden oder Otitiden. Des Weiteren können zu große Tonsillen obstruktive Atembeschwerden wie Schnarchen und Apnoen hervorrufen. Durch diese Obstruktionen im Bereich der oberen Atemwege können in seltenen

Fällen kardiovaskuläre Komplikationen (pulmonale Hypertension mit Cor pulmonale und Rechtsherzinsuffizienz) und allgemeine Symptome (Müdigkeit tagsüber, Wachstumsstörungen) auftreten und die Indikation zur Tonsillektomie und Adenotomie zwingend machen.

Postoperative Komplikationen im Bereich der oberen Atemwege (Obstruktion, Hypoxämie, Schwellung, Notwendigkeit der Reintubation) treten gehäuft auf, wenn der Eingriff dringend durchgeführt werden muss, wenn es sich um ein Kind mit Anomalien des Gesichtsschädels handelt oder wenn das Kind jünger als 2 Jahre alt ist.

Vorgehen in Basel

Die Anästhesie wird entweder inhalativ oder intravenös eingeleitet. Meist wird die Intubation ohne Muskelrelaxation durchgeführt und dann kontrolliert beatmet. Vor Operationsbeginn wird intravenös Fentanyl und rektal ein nichtsteroidales Antirheumatikum (Paracetamol, ▶ Kap. 13.5) verabreicht. Die Anästhesie wird mit Propofol und Remifentanil aufrechterhalten. Zur Prophylaxe des Erbrechens applizieren wir vor Beginn des Eingriffs Dexamethason. Sobald die Operation beendet und die Blutung im Rachen unter Kontrolle ist, wird das Kind extubiert. Normalerweise verzichten wir auf eine Extubation in tiefer Anästhesie (◘ Tab. 5.10) und warten vielmehr, bis das Kind die üblichen Extubationskriterien erfüllt (◘ Tab. 5.9).

Vorgehen in Lund

Bei ansonsten gesunden Kindern wird die Mehrzahl dieser Operationen unter Larynxmaskenanästhesie und Spontanatmung durchgeführt. Patienten mit Herz- oder Lungenerkrankungen werden meist orotracheal intubiert, da so eine bessere Kontrolle der Atmung (p_aCO_2) möglich ist. Meistens wird jedoch eine flexible Spiralfederlarynxmaske verwendet, wobei die größtmögliche Maske, mit der ein gut passender Sitz erzielt wird, bevorzugt wird. Die Operation wird nur dann mit der Larynxmaske durchgeführt, wenn keinerlei Obstruktion vorhanden ist. Ansonsten wird der Patient orotracheal intubiert, was in weniger als 10% der Fälle notwendig ist.

Zur Einleitung werden Fentanyl, 1 µg/kgKG, Lidocain und Propofol intravenös verabreicht.

Nach dem Platzieren der Larynxmaske wird mit einer Propofolinfusion gestartet, Fentanyl, 1–1,5 µg/kgKG, wird vor Operationsbeginn nachgegeben. Während des gesamten Eingriffs atmet der Patient ein Luft-Sauerstoff-Gemisch. Falls während der Operation zusätzliche Opioide nötig sind, wird Remifentanil verabreicht. Nach Rücksprache mit dem Chirurgen wird gewöhnlich Diclofenac i. v. gegeben. Zur Prophylaxe von postoperativem Erbrechen wird Betamethason verabreicht (Dosierung ▶ Kap. 13.5). Wenn der Patient am Ende der Operation so wach ist, dass er die Laryngxmaske nicht mehr toleriert, wird sie entfernt. Der Cuff wird beim Entfernen nicht abgelassen, da dies dazu beiträgt, Sekrete und Blut zu entfernen.

Kraniosynostose

Der vorzeitige Verschluss von Schädelnähten führt zu einer abnormen Kopfform. Die operative Korrektur besteht in der Entfernung der entsprechenden Nähte und erfolgt im Verlauf der ersten Lebensmonate. Da der Blutverlust relativ hoch ist (10–40% des zirkulierenden Blutvolumens), ist eine Bluttransfusion häufig notwendig, entsprechend sollten gute venöse Zugänge vorhanden sein. Die Intubation mit einem RAE-Tubus hat sich bewährt. Unabhängig davon, ob der Patient in Bauch- oder Rückenlage operiert wird, ist die Inzidenz von Luftembolien über 50%. Allerdings handelt es sich dabei meist um kleine Luftmengen, die wohl echokardiographisch nachweisbar sind, sich aber klinisch in den meisten Fällen nicht bemerkbar machen. Vorsichtshalber soll auf Lachgas verzichtet werden.

Bei fassbaren Hinweisen (typisches Geräusch im präkordialen Doppler, Anstieg (»peak«) der endtidalen N_2-Konzentration, Abfall der endtidalen CO_2-Konzentration, Arrhythmien und Blutdruckabfall) muss eine dem Schweregrad der Situation angepasste Therapie begonnen werden: 100% Sauerstoff, Kopftieflage, übliche Reanimationsmaßnahmen.

Operation bei Trichterbrust (Nusstechnik)

Die Korrektur erfolgt dabei mit Hilfe eines geformten Stahlbügels, der mittels minimalinvasiver endoskopischer Technik eingeführt wird

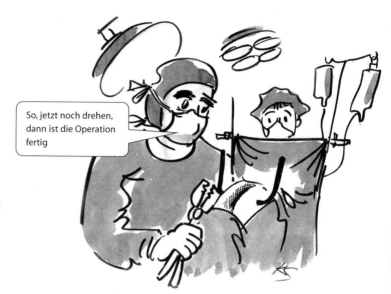

> So, jetzt noch drehen, dann ist die Operation fertig

■ **Abb. 5.12.** Der Begriff: »minimalinvasive Chirurgie« beinhaltet einen gewebeschonenden chirurgischen Zugang. Die damit ausgelösten physiologischen Veränderungen können aber sehr invasiv sein. Beispiele dafür sind die Trichterbrustoperation nach Nuss oder die laparaskopische Chirurgie beim Säugling

(■ Abb. 5.12). Eine selektive Einlungenbeatmung erleichtert dabei den Operationsablauf. Deshalb wird die tracheale Intubation meist mit einem Doppellumentubus vorgenommen, wobei die korrekte Lage bronchoskopisch verifiziert wird. Beim retrosternalen Durchzug des Bügels kann es zu Herzrhythmusstörungen kommen, weshalb die rasche Verfügbarkeit eines Defibrillators sichergestellt sein muss.

Der postoperative Verlauf ist oft durch starke Schmerzen charakterisiert. Zur Schmerzbekämpfung hat sich die Anlage einer thorakalen Epiduralanalgesie als vorteilhaft erwiesen, eine patientenkontrollierte Analgesie mit Opioiden ist aber eine Alternative. Als weitere Möglichkeit kann über eine lumbale Epiduralanästhesie Morphin verabreicht werden (▶ Kap. 11).

Operation bei Lippen-Kiefer-Gaumenspalte

Eine Lippenspalte mit oder ohne Gaumenspalte kommt in etwa 1:1000 Geburten vor, die isolierte Gaumenspalte in ungefähr 1:2500 Geburten. Begleitende kongenitale Abnormitäten und Syndrome treten bei diesen Kindern gehäuft auf. Für den Anästhesisten von Interesse sind die Anomalien des Unterkiefers (Mikrognathie, Pierre-Robin-Anomalie) und Hirnmissbildungen. Ausgeprägte

Gaumenspalten können in direkter Verbindung mit einer oder beiden Nasengängen stehen; in diesen Fällen ist der Schluckakt gestört, und Aspirationen kommen gehäuft vor. Entsprechend kann die Ernährung schwierig sein, und v. a. bei zusätzlich neurologisch geschädigten Kindern ist die Ernährung via Magensonde manchmal notwendig.

An vielen Zentren werden alle 3 Defekte im Alter von ca. 6 Monaten zum gleichen Zeitpunkt verschlossen; an anderen Orten wird zuerst die Lippenspalte und erst im Alter von 2–3 Jahren die Kiefer- und Gaumenspalte verschlossen.

Präoperativ sollte sich der Anästhesist über die anatomische und funktionelle Beschaffenheit der oberen Atemwege informieren. Ist wegen einer Mikrognathie mit einer schwierigen Intubation zu rechnen? Bestehen Schluckprobleme mit entsprechenden Zeichen von rezidivierenden Aspirationen und pulmonaler Mitbeteiligung?

Die Anästhesieeinleitung ist inhalativ oder intravenös möglich. Die Intubation erfolgt i. Allg. mit einem RAE- oder einem Spiralfedertubus. Dieser wird vor Beginn des Eingriffs vom Operateur an der eingesetzten Mundsperre befestigt. Nach dieser Maßnahme muss man sich nochmals der korrekten Lage des Tubus versichern. Der operative Verschluss einer großen Gaumenspalte kann einen bedeutenden Blutverlust nach sich ziehen, insbesondere, wenn der Verschluss aller 3 Spalten gleichzeitig erfolgt. Manchmal wird ein Knorpelstück einer Rippe für die Defektdeckung entnommen, in solchen Fällen kann der Eingriff 3–4 h dauern, mit der Notwendigkeit einer Bluttransfusion muss gerechnet werden. Neben dem Routinemonitoring und einem guten venösen Zugang versuchen wir für diese großen Eingriffe entweder die V. femoralis oder die A. radialis zu kanülieren, damit regelmäßig problemlos Blutkontrollen durchgeführt werden können.

Nach Verschluss einer Gaumenspalte müssen die Kinder auf einer dazu eingerichteten Station überwacht werden. Zu beachten ist einerseits die Nachblutung und andererseits die Weichteilschwellung im Bereich des Pharynx mit der Gefahr der Obstruktion. Reintubationen sind v. a. bei Säuglingen manchmal notwendig. Wir verwenden zur Schmerztherapie neben nichtsteroidalen Antirheumatika zusätzlich Opioide als Dauerinfusion.

Zahnmedizinische Eingriffe

Bei vielen Kindern müssen bereits im Alter von 2–6 Jahren zahnärztliche Eingriffe durchgeführt werden. In der Regel werden diese Behandlungen in Intubationsanästhesie durchgeführt. Vielerorts wird dabei ein RAE-Tubus für die orale Intubation gewählt. Weil die nasale Intubation aufwendiger und mit mehr Problemen behaftet ist, sollte sie speziellen Indikationen vorbehalten bleiben.

Fallbericht
Kombinationsanästhesie zur Entfernung eines Nebennierentumors

Ein 3 1/2-jähriges Mädchen (19 kg, 104 cm) mit Virilisierungssymptomen muss wegen eines 9 × 9 cm großen, hormonproduzierenden Tumors der rechten Nebennierenrinde operiert werden. Es liegen keine Zeichen einer Darmobstruktion oder Tumorinvasion vor. Die Serumelektrolyte sind normal, und das Hämoglobin beträgt 123 g/l.

Das Mädchen wird mit 8 mg Midazolam rektal prämediziert und in ruhigem Zustand in Begleitung seines Vaters in den Vorbereitungsraum gebracht. Da das Kind früher schlechte Erfahrungen mit einer Venenpunktion hatte, wird die Anästhesie mit 70% N_2O und Sauerstoff

(3 l O_2 und 7 l N_2O/min) über ein Kreissystem begonnen. Nach 45 s wird der Frischgasfluss auf 1 l O_2 und 1,5 l N_2O/min reduziert und dem Gasgemisch 8% Sevofluran beigefügt. Nachdem das Kind eingeschlafen ist, wird der Vater aus dem Einleitungsraum hinausgeführt. Die Sevoflurankonzentration wird anschließend auf 5% reduziert, ein 22-G-Katheter in eine Vene des rechten Handrückens eingeführt und 10 mg Rocuronium intravenös verabreicht.

Ungefähr 60 s später erfolgt die orotracheale Intubation mit einem gecufften 4,0-mm-Tubus. Nachdem der Cuff die Stimmritze passiert hat, wird der Tubus um weitere 1,5 cm vorgeschoben, sodass die Intubationstiefe, gemessen an den Frontzähnen, 16 cm beträgt (▶ Kap. 8.4). Der Cuff wird aufgeblasen, bis kein Leck mehr hörbar ist, und die tracheale Lage des Tubus wird mittels Kapnogramm und Auskultation dokumentiert. Das Mädchen wird danach über ein Kreissystem mit einem Respirator beatmet (Frischgasfluss 0,5 l O_2 und 0,5 l N_2O/min mit 1,5–3% Sevofluran, Atemfrequenz 25/min und Atemzugvolumen 160 ml). Der Cuffdruck wird kontinuierlich gemessen und während des Eingriffs zwischen 15 und 20 cm H_2O eingestellt. Um einer Nebennierenrindeninsuffizienz vorzubeugen, wird 50 mg Hydrocortison intravenös verabreicht, wobei geplant ist, 25 mg in 4-stündlichen Abständen während der nächsten 3 Tage zu geben.

Ein 22-G-Katheter wird in die linke A. radialis eingelegt und an einen Druckwandler konnektiert. Ein zweiter 20-G-Katheter wird in eine Vene in der rechten Ellenbeuge eingesetzt. Anschließend wird in Seitenlage ein 21-G-Katheter in Höhe L2/L3 durch eine kurze (Länge 5 cm) 18 G Tuohy-Nadel in den Epiduralraum eingeführt. Der Katheter wird ca. 4 cm nach kranial vorgeschoben. Um eine intravenöse Lage auszuschließen, wird nun eine Testdosis von 3 ml Bupivacain 0,25% (2,5 mg/ml) mit Adrenalin 1:200.000 (5 µg/ml) in den Epiduralraum injiziert. Da keine Zeichen einer intravasalen Injektion beobachtet werden können (▶ Kap. 11.2), werden während der nächsten 10 min noch weitere 16 ml derselben Lösung verabreicht und anschließend eine epidurale Infusion mit Ropivacain und Fentanyl gestartet (Dosierung ▶ Kap. 11.4). Die Temperatur

5

wird mit einer ösophagealen Sonde gemessen und mittels Verstellen der Raumtemperatur und der Zufuhr von Warmluft über ein Wärmegerät (▶ Kap. 7.5) zwischen 36 und 37,5°C gehalten.

Nach dem Hautschnitt steigt die Herzfrequenz von 105 auf 120/min und der systolische Blutdruck von 75 auf 90 mmHg. Unter Berücksichtigung der niedrig dosierten Sevoflurananästhesie wird dies als Zeichen einer gut wirkenden Epiduralanästhesie gewertet. 100 µg Alfentanil werden während des 4-stündigen Eingriffs 2-mal gegeben: kurz nach Erweiterung des Hautschnitts und bei der manuellen Dehnung der Laparatomieinzision. Während des Eingriffs komprimiert der Chirurg mehrmals die V. cava, was zu einem Blutdruckabfall auf 55–65 mmHg systolisch führt. Dabei bleibt das endtidale CO_2 konstant, die Herzfrequenz nimmt vorübergehend zu, während die Amplitude des Pulsoxymetersignals abnimmt, ohne jedoch ganz zu verschwinden.

Der Chirurg wird gebeten, diese Verschlechterung der Hämodynamik bei der Präparation zu berücksichtigen, allerdings ist das nicht immer möglich. Um das intravasale Blutvolumen aufrecht zu erhalten, werden insgesamt 700 ml Ringer-Laktat und 500 ml Albumin 5% infundiert (▶ Kap. 10.2). Zusätzlich werden 60 ml/h einer Mischinfusion (25 g Glukose + 70 mmol Na, + 35 mmol Cl + 25 mmol/l Acetat) zur Deckung des Erhaltungsbedarfs verabreicht. Mehrmals durchgeführte Hämoglobinbestimmungen ergeben Werte von 99 g/l und höher. Eine intraoperative Blutgasanalyse zeigt einen pH-Wert von 7,39, pCO_2 von 33 mmHg, pO_2 von 225 mmHg und ein Basendefizit von −4 mmol/l. Der zum gleichen Zeitpunkt gemessene endtidale CO_2-Wert beträgt 32 mmHg. Die Gabe von Vasoaktiva oder Blut ist während des Eingriffs nicht notwendig.

Die Patientin wird nach der Operation auf dem Operationstisch extubiert, sie ist gut ansprechbar und äußert keine Schmerzen. Postoperativ wird die epidurale Zufuhr von Bupivacain und Fentanyl fortgesetzt. Die Blutgasanalysen sind normal, und am Nachmittag und Abend des Eingriffstages beträgt die Ausscheidung mehr als 50 ml/h, was man als Hinweis für eine etwas zu großzügige intraoperative Flüssigkeitstherapie

interpretiert. Am 3. Tag beträgt die Hämoglobinkonzentration 91 g/l, es wird keine Bluttransfuion gegeben. Nachdem der Epiduralkatheter am 2. postoperativen Tag entfernt wird, erfolgt die Mobilisation am selben Tag und die Entlassung am 5. postoperativen Tag.

Kommentar

Dieser Fallbericht illustriert die Durchführung einer oberflächlichen Allgemeinanästhesie kombiniert mit einer Epiduralanästhesie. Da bei Kindern die hämodynamischen Veränderungen nach Anlegen einer rückenmarknahen Anästhesie wenig ausgeprägt sind, wird auf die Volumeninfusion i. Allg. verzichtet. Bei großen abdominalen Operationen legen wir selten einen zentralvenösen Katheter ein, eine Ausnahme ist bei der Notwendigkeit einer postoperativen parenteralen Ernährung gegeben. Obwohl es sich um eine »große« Operation handelte, konnte auf eine Bluttransfusion verzichtet werden. Anstelle des Albumins könnte man auch HÄS verabreichen (▶ Kap. 103). Ropivacain oder Levabupivacain wäre sicherlich eine gute Alternative für Bupivacain.

Literatur

Becke K, Giest J, Strauss JM (2007) Handlungsempfehlungen zur präoperativen Diagnostik, Impfabstand und Nüchternheit im Kindesalter. Vom Wissenschaftlichen Arbeitskreis Kinderanästhesie der Deutschen Gesellschaft für Anästhesiologie und Intensivmedizin (DGAI). Anästhesiol Intensivmed 9: S62–S66

Brosisus KK, Bannister CF (2002) Oral midazolam premedication in preadolescents and adolescents. Anesth Analg 94: 31–36

Brown KA, Morin I, Hickey C et al. (2003) Urgent tonsillectomy. Anesthesiology 99: 586–595

Bruppacher H, Reber A, Keller JP et al. (2003) The effects of common airway maneuvers on airway pressure and flow in children undergoing adenoidectomies. Anesth Analg 97: 29–34

Cote CJ, Zaslavsky A, Downes JJ et al. (1995) Postoperative apnea in former preterm infants after inguinal herniorrhaphy. A combined analysis. Anesthesiology 82: 809–822

Erb T, Christen P, Kern C et al. (2001) Similar haemodynamic, respiratory and metabolic changes with the use of sevoflurane or halothane in children breathing spontaneously via a laryngeal mask airway. Acta Anaesthesiol Scand 45: 639–644

Frei FJ, Dangel P, Gemperle G et al. (1993) In welchen Spitälern sollen Säuglinge und Kleinkinder operiert werden? Schweizerische Ärztezeitung 74: 140–142

Fujii Y, Saintoh Y, TanakaH et al. (1998) Cardiovascular responses to tracheal extubation or LMA removal in children. Can J Anaesth 45: 178–181

Gugliminotti J, Constant I, Murat I (1998) Evaluation of routine tracheal extubation in children: inflating or suctioning technique? Br J Anaesth 81: 692–695

Gunawardana RH (1996) Difficult laryngoscopy in cleft lip and palate surgery. Br J Anaesth 76: 757–759

Hammer J, Reber A, Trachsel D et al. (2001) Effect of jaw-thrust and continuous positive airway pressure on tidal breathing in deeply sedated infants. J Pediatr 138: 826–830

Harris MM, Yemen TA, Davidson A et al. (1987) Venous embolism during craniectomy in supine infants. Anesthesiology 67: 816–819

Hartnick CJ, Ruben RJ (2000) Preoperative coagulation studies prior to tonsillectomy. Arch Otolaryngol Head Surg 126: 684–686

Hodgman JE, Hoppenbrouwers T, Cabal LA (1993) Episodes of bradycardia during early infancy in the term-born and preterm infant. Am J Dis Child 147: 960–964

Holm-Knudsen R, Sjogren P, Laub M (1990) Midazolam und Ketamin zur rektalen Prämedikation und Narkoseeinleitung bei Kindern. Anaesthesist 39: 255–257

Jantzen JP, Diehl P (1991) Die rektale Medikamentenverabreichung. Grundlagen und Anwendung in der Anästhesie. Anaesthesist 40: 251–261

Kain ZN, Caldwell-Andrews AA, Wang SM (2002) Psychological Preparation of the parent and pediatric surgical patient. Anesthesiol Clin North America 20: 29–44

Kain ZN, Mayers LC, Caldwell-Andrews AA et al. (2003) Parental presence during induction of anesthesia: physiological effects on parents. Anesthesiology 97: 58–64

Kotiniemi LH, Ryhanen PT, Valanne J et al. (1997) Postoperative symptoms at home following day-case surgery in children: a multicentre survey of 551 children. Anaesthesia 52: 963–969

Kretz FJ, Reimann B, Stelzner J et al. (2000) Die Larynxmaske bei Adenotonsillektomie bei Kindern. Anaesthesist 49: 706–712

Kwak HJ, Kim JY, Kim YB et al. (2008) The optimum bolus dose of remifentanil to facilitate laryngeal mask airway insertion with a single standard dose of propofol at induction in children. Anaesthesia 63: 954–958

Reber A, Geiduschek JM, Bobbia SA et al. (2002) Effect of continuous positive airway pressure on the measurement of thoracoabdominal asynchrony and minute ventilation in children anesthetized with sevoflurane and nitrous oxide. Chest 122: 473–478

Reber A, Paganoni R, Frei FJ (2001) Effect of common airway manoeuvres on upper airway dimensions and clinical signs in anaesthetized, spontaneously breathing children. Br J Anaesth 86: 217–222

Redden RJ, Miller M, Campbell RL (1990) Submental administration of succinylcholine in children. Anesth Prog 37: 296–300

Rothen HU, Sporre B, Engberg G et al. (1995) Prevention of atelectasis during general anaesthesia. Lancet 345: 1387–1391

Strauss JM, Giest J (2003) Total intravenöse Anästhesie. Auf dem Weg zum Standardverfahren bei Kindern. Anaesthesist. 52: 763–777

Stute H, Greiner B, Linderkamp O (1995) Effect of blood transfusion on cardiorespiratory abnormalities in preterm infants. Arch Dis Childh 72: F194–F196

Tolksdorf W, Eick C (1990) Rektale, orale und nasale Prämedikation mit Midazolam bei Kindern im Alter von 1–6 Jahren. Eine vergleichende klinische Untersuchung. Anaesthesist 40: 661–667

Valley RD, Fried EB, Bailey AG et al. (2003) Tracheal Extubation of deeply anesthetized pediatric patients: a comparison of desflurane and sevoflurane. Anesth Analg 96: 1320–1324

Weber F, Fussel U, Gruber M et al. (2003) The use of remifentanil for intubation in paediatric patients during sevoflurane anaesthesia guided by Bispectral Index (BIS) monitoring. Anaesthesia 58: 749–755

Welborn LG, Hannallah RS, Fink R (1989) High dose caffeine suppresses postoperative apnoe in former preterm infants. Anesthesiology71: 347–349

Anästhesie bei Neu- und Frühgeborenen

> **Ein Neugeborenes zu anästhesieren ist oft eine Herausforderung: Physiologie und Pharmakologie unterscheiden sich stark von denen eines reiferen Säuglings.**

Der erste Teil von Kap. 6 fokussiert auf pathophysiologische Mechanismen, welche üblicherweise bei Neu- und Frühgeborenen angetroffen werden. Der zweite Teil befasst sich mit Einleitung und Aufrechterhaltung der Allgemeinanästhesie. Einige typische Anomalien und Krankheiten sowie das darauf bezogene Anästhesiemanagement werden am Ende dieses Kapitels besprochen. Die normale Neugeborenenphysiologie wirde in ▶ Kap. 3 beschrieben.

6.1   Der Patient

Der 1. Lebensmonat wird als neonatale Periode bezeichnet. Kinder, die zwischen der 37. und der 42. Schwangerschaftswoche (SSW) geboren werden, bezeichnet man als Termingeborene, vor der 37. SSW als Frühgeborene und nach der 42. SSW als übertragene Neugeborene. Patienten, die mehr als zwei Standardabweichungen unter dem normalen Gewicht liegen, werden als Mangelgeburten bezeichnet. Sehr untergewichtige (<1500 g) und extrem untergewichtige Frühgeborene (<1000 g) haben oft komplizierende Krankheiten.

Grundsätzlich ist das Gestationsalter ein bedeutsamerer Indikator für das Überleben als das Gewicht.

> ❗ **Ein in der 32. SSW geborenes, 1000 g schweres Frühgeborenes verzeichnet erfahrungsgemäß eher einen unkomplizierten Klinikaufenthalt als ein in der 28. SSW geborenes Kind mit 1100 g Körpergewicht.**

6.2   Das gesunde Neugeborene

> **Ein Neugeborenes ist ein spezielles Individuum: Es kommt aus einem Milieu mit einer arteriellen O_2-Sättigung von 55–65%, in der fast kein Blut durch Lungen zu pumpen war.**

Dies bringt sowohl Einschränkungen als auch Möglichkeiten mit sich. Das Neugeborene ist insofern benachteiligt, als dass die O_2-Reserven der Lunge (FRC) relativ klein sind und das Zwerchfell größere Belastungen nicht gewohnt ist. Atemwegsobstruktionen führen gewöhnlich zu einer schnellen Desaturation. Zusätzlich haben gewisse Reflexe immer noch einen »intrauterinen« Charakter – Hypoxie veranlasst eher zu Apnoe als zu vermehrter Atemanstrengung. Intrauterin war dieser Schutzmechanismus sinnvoll, da Atemanstrengungen zu einem erhöhten O_2-Verbrauch führten und nicht zu einer verbesserten O_2-Aufnahme; im Operationssaal ist dieser Mechanismus jedoch von Nachteil. Eine Hypoxämie wird gut toleriert, nicht aber ein niedriges Herzminutenvolumen. Die Tatsache, dass der rechte Ventrikel intrauterin gut an den Systemdruck adaptiert war, ermöglicht eine ausreichende Funktion bei einem postnatal bestehenden erhöhten pulmonalen Gefäßwiderstand.

6.3 Das kranke Neugeborene; das Frühgeborene

> Bei Neugeborenen, die operiert werden müssen, verlaufen adaptive Veränderungen nach der Geburt parallel zu den Krankheitsproblemen, die eine Operation nötig machen und manchmal auch zu Problemen, die durch Unreife oder iatrogene Schäden verursacht werden (Sepsis, Barotrauma der Lungen etc.).

Es gibt eine klare Zunahme bei Mortalität und Morbidität infolge Frühgeburtlichkeit und abnehmendem Geburtsgewicht. Während heute 95% der Kinder mit einem Geburtsgewicht zwischen 1000–1499 g überleben, beträgt die Mortalität bei Frühgeburten mit 500–999 g Körpergewicht 20%. Allerdings haben mehr als 60% der überlebenden extrem untergewichtigen Frühgeburten neurologische Folgeschäden. Dies bedeutet eine große Herausforderung im Zusammenhang mit einer Anästhesie.

> Unreife der Organsysteme und altersspezifische Begleiterkrankungen stellen die größten anästhesierelevanten Probleme dar (◻ Tab. 6.1).

◻ **Tab. 6.1.** Einige zu beachtende Probleme bei der Anästhesie von Neugeborenen

Respiratorisches System

- Kleine Sauerstoffreserven
- Apnoerisiko
- Empfindlichkeit auf Barotrauma
- Atemnotsyndrom (RDS) und bronchopulmonale Dysplasie (BPD)[a]

Kreislauf

- Verringerte kardiale Kontraktilität
- Erhöhte pulmonalvaskuläre Reaktivität
- Offener Ductus arteriosus[a]
- Angeborene Herzkrankheit[b]

ZNS

- Erhöhte Empfindlichkeit auf Anästhetika
- Hypoxisch-ischämische Enzephalopathie[c]
- Intrakranielle Blutungen[a]
- Frühgeborenenretinopathie (ROP)[a]
- Neurotoxizität durch Anästhetika (▶ s. S. 61)

Gastrointestinales System

- Verminderter Metabolismus der Leber
- Nekrotisierende Enterokolitis[a]

Metabolisch und systemisch

- Hyperbilirubinämie
- Hypoglykämie
- Hypokalzämie
- Anämie[a]
- Infektion[a]
- Hypothermie
- Hyperoxie

[a] Vorwiegend bei Frühgeborenen.
[b] Erhöhtes Vorkommen v. a. bei Kindern mit Fehlbildungen von Darm oder Bauchdecke.
[c] als Folge der perinatalen Asphyxie

Atmungsorgane

Im Verhältnis zum Körpergewicht hat das Neugeborene einen hohen O_2-Bedarf, aber ein kleines Lungenvolumen und deshalb einen raschen Austausch der intrapulmonalen Gase. Veränderungen in den verabreichten Gaskonzentrationen (z. B. von Inhalationsanästhetika und Sauerstoff) werden deshalb rascher zu den Alveolen und ins Blut transportiert als bei älteren Patienten (◻ Abb. 4.5). Bei Frühgeborenen ist der normale

O$_2$-Partialdruck gewöhnlich weniger hoch als bei Termingeborenen (◘ Tab. 3.2). Unreife und Krankheitsprozesse können die Regulation der Atmung, die Lungenfunktion und die Funktion der oberen Atemwege beeinflussen; solche Probleme müssen berücksichtigt werden, da sie möglicherweise Komplikationen im intraoperativen Management verursachen und mit ein Grund für eine verlängerte postoperative Beatmung sind.

Apnoe

Viele Neugeborene haben normalerweise eine periodische Atmung, bei frühgeborenen Kindern liegen manchmal schwerwiegende Störungen der Atemregulation und Atemmechanik vor (▶ Kap. 3). Fast alle Säuglinge mit einem Geburtsgewicht von <1000 g leiden unter Apnoeanfällen. Sofern keine auslösenden Probleme identifiziert werden können (Anämie, Infektion oder metabolische Störungen), wird häufig eine Therapie mit Methylxanthinen (Coffein, Theophyllin) durchgeführt. Diese Medikamente stimulieren das Atemzentrum und verringern Ermüdungserscheinungen des Zwerchfells. Coffein ist ein Metabolit des Theophyllins. Es hat eine längere Halbwertszeit, scheint das Zentralnervensystem weniger zu irritieren und kann oral oder i.v. verabreicht werden (eine langsame Administration wird wegen des Injektionsschmerzes empfohlen).

> ❶ Die initiale Dosis von Coffein beträgt 10 mg/kgKG, gefolgt von 2,5 mg/kgKG einmal täglich. Die initiale Dosis von i.v. Theophyllin beträgt 5–6 mg/kgKG, gefolgt von 2–4 mg/kgKG/Tag in 2–4 unterteilten Dosierungen.

Atemnotsyndrom und bronchopulmonale Dysplasie (BPD)

Die Lunge eines gesunden Neugeborenen weist eine geringe Anzahl Alveolen auf und ist sehr gut dehnbar (▶ Kap. 3.3). Die Thoraxwand ist weich, das Atmungssystem kann deshalb eher als »Bag-in-bag-System« beschrieben werden denn als »Bag-in-bottle-System« wie beim erwachsenen Patienten. Die Thoraxwand kann somit eine Überdehnung der Lunge nicht verhindern. Ein Barotrauma, inkl. eines Pneumothorax, kann auftreten, falls zu hohe Ventilationsdrücke angewendet werden. Das Risiko eines Barotraumas ist bei Frühgeborenen mit einem Atemnotsyndrom infolge Surfactantmangel (»respiratory distress syndrome«; RDS) besonders hoch. Der Schweregrad des RDS hat dank der pränatalen Lungenreifeinduktion mit Betamethason und der Therapie mit Surfactantersatzpräparaten deutlich abgenommen. Das RDS ist jedoch bei Frühgeborenen <28. Schwangerschaftswochen noch immer eine häufige Todesursache.

Einige dieser Patienten entwickeln eine bronchopulmonale Dysplasie (BPD), charakterisiert durch die gleichzeitige Präsenz von aktelektatischen und emphysematösen Lungenseg-menten. Eine BPD wird wahrscheinlich durch rezidivierende Barotraumen bei mechanischer Beatmung sowie rezidivierende Infekte und Heilungsprozesse verursacht. Eine BPD entwickelt sich üblicherweise während der ersten Wochen nach einem schweren RDS. Sie kann sich mit einer chronischen Hypoxie und Hyperkapnie manifestieren und verlangt i. Allg. nach einer Sauerstofftherapie, Bronchodilatatoren, Steroiden und gelegentlich länger andauernder mechanischer Ventilation. Es überrascht daher nicht, dass BPD-Patienten gegenüber Atemwegsinfektionen empfindlich sind.

Benötigt ein Patient mit RDS oder BPD eine Anästhesie und wird mechanisch ventiliert, sollte die präoperative medizinische Therapie beibehalten werden. Die Intubationstiefe und die Respiratoreinstellungen sollten sorgfältig beobachtet und die angemessene Beatmung im Operationssaal vorgenommen werden. Nicht intubierte Patienten mit BPD können von einer Regionalanästhesie profitieren (▶ s. Fallbericht; Kap. 7.7).

Kreislaufsystem

Das Myokard eines Neugeborenen weist eine niedrigere Dichte kontraktiler Elemente auf, ist empfindlicher gegenüber myokarddepressiven Medikamenten (inkl. Anästhetika) und spricht weniger auf inotrop wirkende Medikamente an. Das Herzminutvolumen hängt entscheidend von der Herzfrequenz ab.

Neugeborene, die einen chirurgischen Eingriff benötigen, haben häufiger angeborene Herzanomalien (▶ Kap. 17). Einige davon, obwohl von ernsthafter Natur, verursachen keine unmittelba ren Symptome. Tatsächlich werden nahezu 50% der angeborenen Herzanomalien erst nach der Verlegung aus dem Kreissaal entdeckt und bleiben bis zum Zeitpunkt einer speziellen Abklärung mittels Echokardiographie unerkannt. Daraus resultieren 2 wesentliche Tatsachen:

1. Es ist immer gefährlich, auch geringe Mengen Luft in das venöse System eines Neugeborenen zu injizieren.
2. Unerwartete hämodynamische Veränderungen während einer Anästhesie können ein Hinweis auf ein Herzvitium sein.

Barorezeptorfunktion und Hypovolämie

Das Blutvolumen des Neugeborenen beträgt ungefähr 80–85 ml/kgKG, der Hämoglobingehalt liegt bei 160–210 g/l.

> ❗ Hypovolämie wird bedeutend weniger gut toleriert als Hypervolämie. Kranke Patienten mit Drittraumverlusten wie z. B. nekrotisierender Enterokolitis oder Gastroschisis (s. unten) brauchen meistens eine großzügige Flüssigkeitsersatztherapie.

Eine Hypovolämie ist manchmal schwierig zu entdecken. Ihre Therapie sollte vorzugsweise bereits vor der Anästhesieeinleitung begonnen werden. Die Herzfrequenz ist erfahrungsgemäß ein ungeeigneter Parameter zur Abschätzung des intravasalen Volumens. Beim wachen Neugeborenen führen Reduktionen von bis zu 40% des intravasalen Volumens kaum zu einem Blutdruckabfall. Beim anästhesierten Neugeborenen hingegen fällt der Blutdruck schon bei kleineren Blutverlusten, u. a. weil der Barorezeptorenreflex gedämpft ist.

Persistierender Ductus arteriosus (PDA) bei Frühgeborenen

Ein persistierender Ductus arteriosus kann bei allen Neugeborenen vorhanden sein (▶ Kap. 3.1), kommt bei Frühgeborenen aber häufiger vor. Bei letzteren wird er oft im Alter von einigen Tagen erkannt, wenn sich ein RDS verbessert und der pulmonal-vaskuläre Widerstand sinkt. Der daraus resultierende Links-rechts-Shunt erhöht den pulmonalen Blutfluss. Bei einem großen Shunt strömt mehr als das Doppelte des Herzminutenvolumens durch die Lungen; der Patient kann wegen der

übermäßigen Volumenbelastung eine Herzinsuffizienz (»high output failure«) mit einer Erhöhung der Vorhofdrücke entwickeln.

Die Folgen sind übermäßige Flüssigkeitsansammlung in den Lungen, Hypoxie, ungenügende systemische O_2-Versorgung und erhöhtes Risiko für Komplikationen, wie nekrotisierende Enterokolitis und intraventrikuläre Blutungen im ZNS (s. unten). Die Behandlung besteht aus einer Flüssigkeitsrestriktion, Diuretika und Indomethacin (0,1–0,2 mg/kgKG i.v. alle 12 h; 3- bis 4-mal). Wenn Indomethacin kontraindiziert oder ineffektiv ist, wird eine frühzeitige chirurgische Ligatur befürwortet.

Persistierender Ductus arteriosus und Notwendigkeit eines dringenden chirurgischen Eingriffs

Gelegentlich bedürfen Patienten, bei denen sich der Ductus arteriosus nicht geschlossen hat, eines dringenden chirurgischen Eingriffs, z. B. zur Revision einer nekrotisierender Enterokolitis. Nach der Anästhesieeinleitung kann der Links-rechts-Shunt zunehmen, was üblicherweise zu einem tiefen Blutdruck führt. Dies wiederum kann zur Gabe von Vasokonstriktoren verleiten. In dieser Situation ist es jedoch wichtig zu wissen, dass eine systemische Vasokonstriktion den pulmonalen Blutfluss weiter verstärkt und dabei die systemische Perfusion vermindert.

> ❗ Ist der Patient gut gesättigt, empfiehlt es sich, eine Verbesserung des systemischen Blutdrucks und der O_2-Verfügbarkeit anzustreben, indem Flüssigkeit verabreicht und der pulmonal-vaskuläre Widerstand erhöht wird.

Letzteres kann mit PEEP (4–7 cm H_2O) und moderater Hypoventilation erreicht werden (p_aCO_2 = 50–60 mmHg). Falls die medizinische Behandlung des offenen Ductus arteriosus schwierig ist, kann anlässlich derselben Operation gleichzeitig der Ductus ligiert werden.

Erhöhte pulmonalvaskuläre Reaktivität

Normalerweise verringert sich der PVR und der pulmonalarterielle Druck nach der Geburt rasch (◻ Abb. 3.4), aber die Pulmonalgefäße von Früh- und Neugeborenen bleiben reagibel, und verschiedene

Stimuli können eine akute Erhöhung des pulmonalvaskulären Widerstands (PVR) verursachen. Wie obiges Beispiel zeigt, kann ein erhöhter PVR für den Patienten von Vorteil sein. Er kann aber auch zu intraoperativen Problemen Anlass geben.

Eine Reduktion des pH-Werts (hervorgerufen durch einen hohen pCO_2 bzw. eine metabolische Azidose) oder eine Stimulation der Atemwege kann dramatische Veränderungen des pulmonal-vaskulären Widerstands auslösen. Da der rechte Ventrikel bei Neugeborenen an einen hohen Gefäßwiderstand adaptiert ist, wird sich der pulmonalarterielle Druck stark erhöhen (◘ Abb. 17.5). Ein plötzlicher Anstieg des PVR, etwa ausgelöst durch Schwierigkeiten bei der Intubation, kann deshalb rechtsventrikulär suprasystemische Drücke verursachen und dabei das Foramen ovale oder den Ductus arteriosus öffnen mit nachfolgendem Rechts-links-Shunt und einer Zunahme der Zyanose. Dieser Mechanismus hält in der Regel das Herzminutenvolumen aufrecht, wenn auch mit einer geringeren O_2-Konzentration. Die Behandlung eines erhöhten PVR und pulmonalarteriellen Drucks erfolgt primär mittels Hyperventilation mit Sauerstoff (◘ Abb. 17.5); zusätzliche Maßnahmen ◘ Tab. 6.2.

Persistierende pulmonale Hypertension des Neugeborenen als Folge eines erhöhten PVR

Verschiedene Krankheitszustände können dazu führen, dass der PVR nicht wie normalerweise nach wenigen Tagen absinkt, sondern dass die fetalen Kreislaufverhältnisse persistieren. Dabei können 2 Formen unterschieden werden (◘ Tab. 6.3). Außer im Fall eines Versagens des rechten Ventrikels wird der Anstieg des PVR in einem erhöhten pulmonalarteriellen Druck oder einer Erhöhung eines Rechts-links-Shunts resultieren. Patienten mit signifikant erhöhtem PVR sind oft sehr krank, brauchen intensive Unterstützung (◘ Tab. 6.2) und sorgfältiges Monitoring während eines chirurgischen Eingriffs.

Persistierende pulmonale Hypertension als Folge eines Links-rechts-Shunts

Patienten mit pulmonaler Hypertension haben nicht zwingend einen erhöhten PVR. Säuglinge mit großem Ventrikelseptumdefekt oder großem persistierendem Ductus arteriosus (s. oben) können beispielsweise einen systemischen Druck in der Pulmonalarterie bei normalem PVR haben. Dies führt zu einer vermehrten Volumen- und Druckbelastung des rechten Ventrikels und erhöhtem pulmonalem Blutfluss, was während der ersten Lebensmonate meistens gut toleriert wird (► Kap. 17).

ZNS

Der möglicherweise schädliche Einfluss von Anästhetika auf das sich entwickelnde Gehirn des Früh- und Neugeborenen wird in ► Kap. 4.9 diskutiert.

Während gesunde Neugeborene gleich viel oder geringfügig weniger Anästhetika benötigen als ältere Kinder, hängt die benötigte Menge von Reife und Zustand des Patienten ab. Frühgeborene und

---

◘ Tab. 6.2. Therapie des erhöhten pulmonalarteriellen Widerstandes beim beatmeten Neugeborenen

I. Allgemeine Maßnahmen

- Optimale Sedierung, z. B. mit Morphin (20–40 µg/kgKG/h) und Midazolam (0,1–0,2 µg/kgKG/h)
- Vermeiden von Blutdruckanstiegen während des Absaugens, z. B. durch Verabreichen eines Fentanylbolus von 5 µg/kgKG
- Relaxation z. B. mit einer Rocuroniuminfusion unter Monitoring der neuromuskulären Übertragung (Nervenstimulator)
- Optimierung der O_2-Sättigung
- Senkung des CO_2-Partialdrucks durch Hyperventilation
- Behandlung einer metabolischen Azidose mit Vasoaktiva, z. B. Dobutamin (falls Verdacht auf ein niedriges Herzminutenvolumen besteht) und/oder mit Pufferlösungen
- Inotrope Unterstützung des rechten Ventrikels, z. B. mit Milrinone 0,5–1,0 µg/kgKG/min
- Hochfrequente Oszillationsbeatmung (HFO), wenn das Resultat der konventionellen Beatmung unbefriedigend ist

II. Vasoaktive Medikamente

- Stichstoffoxid (NO) in der Einatmungsluft; 1–10(–50) ppm
- Nitroglycerin; i.v.-Infusion, 0,1–4,0 µg/kgKG/min, Beginn: 0,1 µg/kgKG/min (meistens wenig effektiv)
- Magnesium; i.v.-Infusion; initial 0,8 mmol/kgKG über 20 min, danach 0,1–0,6 mmol/kgKG/h Es wird ein Plasma-Mg2+ von 3,5–5,5 mmol/l angestrebt

kranke Neugeborene, v. a. solche mit Hirnschäden, brauchen u. U. nur geringe Dosen von Anästhetika.

Intrakranielle Blutungen

Intrakranielle Blutungen können unabhängig von einer Asphyxie auftreten. Die überwiegende Mehrheit dieser Patienten sind Frühgeborene. Blutungen werden vorwiegend verursacht durch plötzliche Veränderungen des Blutdrucks oder des Blutvolumens. Chirurgische Eingriffe, die bei diesen Patienten erneute Blutungen auslösen können, sollten nur in dringenden Fällen durchgeführt werden. Eine stressfreie Intubation und die Anwendung einer adäquaten Sedation und Analgesie können das Risiko für intrakranielle Komplikationen bei prädisponierten Patienten verringern. Eine Hypovolämie sollte durch adäquate Volumenzufuhr korrigiert werden. Plötzliche Veränderungen in der Osmolalität können ebenfalls zu intrakraniellen Blutungen führen.

> ❶ Deshalb sollte Bicarbonat, falls indiziert, 1:1 mit Aqua dest. verdünnt und nicht schneller als mit 1 meq/kgKG/min verabreicht werden.

Frühgeborenenretinopathie

Um eine Verschlechterung der Frühgeborenenretinopathie (▶ Kap. 3.3) zu verhindern, soll die F_IO_2 so angepasst werden, dass keine exzessiven Sättigungswerte auftreten (◘ Tab. 3.6 und 3.10). Es ist zu beachten, dass fetales Leben und Wachstum bei Sättigungswerten von 55–65% gut erhalten bleibt.

◘ **Tab. 6.3.** Ursachen der persistierende pulmonale Hypertension des Neugeborenen
I. Primäre, idiopathische Form
– *Alveolo-kapilläre Dysplasie*
II. Sekundäre oder symptomatische Form
– Hypoxie und Asphyxie
– Mekoniumaspiration
– Atemnotsyndrom
– Kongenitales Herzvitium
– Polyzythämie
– Hydrops fetalis
– Schwere Infektionen (Sepsis)
– Lungenhypoplasie
– Zwerchfellhernie

Gastrointestinales System

Der Metabolismus der Leber ist bei Neugeborenen variabel, die Wirkungsdauer von einigen Medikamenten deshalb nur schwer voraussagbar (◘ Tab. 4.1). Krankheiten, die die Leberfunktion beeinträchtigen, z. B. Rechtsherzversagen mit Leberstauung oder erhöhter intraabdominaler Druck, können sich in einer verlängerten Wirkungsdauer der Analgetika auswirken. Hyperbilirubinämie entsteht aufgrund einer wenig effizienten Konjugation in der Leber (▶ Kap. 3). Sie wird oft bei unreifen Säuglingen angetroffen, kommt aber auch bei sonst gesunden, am Termin geborenen Neugeborenen vor. Die Hyperbilirubinämie wird gewöhnlich mit Phototherapie behandelt, seltener mit einer Austauschtransfusion. Gastrointestinale Anomalien und nekrotisierende Enterokolitis (NEC) werden nachfolgend diskutiert (▶ Kap. 6.7).

Metabolische und systemische Gegebenheiten

Bei Neugeborenen können die geringen Reserven und der hohe Metabolismus schnell zu Mangelzuständen führen (z. B. Hypoglykämie und Hypokalzämie). Die Korrektur ist vergleichsweise einfach: kontinuierliche Zufuhr von Glukose, Kalziumchlorid oder Kalziumglukonat bei Bluttransfusionen, häufige intraoperative Laborkontrollen. Infektionen und Anämien bei Frühgeborenen sind häufig. Sogar ernsthafte Infektionen, wie z. B. Sepsis, können ohne Fieber oder Leukozytose auftreten und deshalb schwierig zu diagnostizieren sein. Die Infektionsrate ist besonders hoch bei Patienten mit Nabelvenenkathetern. Viele Neonatologen betreiben eine routinemäßige Prophylaxe mit Antibiotika.

Das Auftreten von Hypoxämie und Gewebehypoxie muss vermieden werden. Andererseits deuten neuere Untersuchungen darauf hin, dass Hyperoxie nicht nur beim Frühgeborenen sondern auch beim reifen Neugeborenen oxidative Schäden hervorrufen kann.

Aufrechterhalten der Körpertemperatur

Um ein Neugeborenes postoperativ in die Lage zu versetzen, spontan atmen zu können, muss die Körpertemperatur am Ende der Operation normal sein.

Bei Hypothermie muss also mit der Extubation zugewartet werden, bis sich die Körpertemperatur wieder normalisiert hat. Die Maßnahmen, die zur Aufrechterhaltung der Körpertemperatur zum Einsatz gelangen können, sind in ◘ Tab. 6.4 aufgelistet.

Hypothermie verringert den O_2-Verbrauch bei anästhesierten und relaxierten Patienten und wird deshalb zum Schutz der Organfunktion während eines iatrogen induzierten Kreislaufstillstands für Herzoperationen verwendet (▶ Kap. 17.1). Wenn ein Patient jedoch beim Aufwachen hypotherm ist, können sich O_2-Verbrauch und CO_2-Produktion drastisch erhöhen. Dies führt zu einem erhöhten PVR und kann bei empfindlichen Patienten eine kardiovaskuläre Dekompensation verursachen. ◘ Abb. 6.1 zeigt eine Zusammenfassung der Effekte von Kälte.

◘ **Tab. 6.4.** Maßnahmen zur Aufrechterhaltung der Körpertemperatur im Zusammenhang mit Anästhesie und Operation

Vorbereitung

– Aufwärmen des Operationssaals auf 24–26°C
– Zudecken des Kindes
– Warmluftgebläse
– Einhüllen des Kopfs in ein wärmeerhaltendes Material, z. B. Mullbinde, Stoffmütze oder Plastikfolie
  Einpacken der Extremitäten, z. B. mit Watte

Intraoperativ

– Messen der Körpertemperatur und entsprechendes Angleichen der Temperatur des Raumes und des Warmluftgebläses
– Befeuchten und Anwärmen der Atemgase oder Feuchtigkeits-Wärme-Austauscher
– Vermeiden von direktem Kontakt feuchter Tücher mit der Haut
– Aufwärmen von Spüllösungen (z. B. bei der Zystoskopie)
– Aufwärmen der Infusionslösungen (wenig effektiv)
– Aufwärmen von Blut und Plasmaproteinlösungen

Aufwachphase

– Kind bedeckt halten
– Aufwärmen mit Warmluftgebläse, falls hypotherm
– Kind in ein vorgewärmtes Bett oder in einen Inkubator legen

---

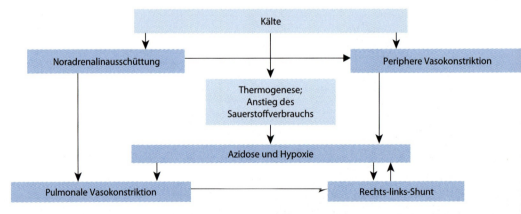

◘ **Abb. 6.1.** Durch Kälte hervorgerufene Stressreaktion: Ein größerer chirurgischer Eingriff führt häufig zu Vasokonstriktion und Noradrenalinfreisetzung. Wenn das Neugeborene mit einer Hypothermie aus der Narkose aufwacht und extubiert wird, kann Wärme nicht durch Muskelzittern gebildet werden, sondern erfolgt durch Lipolyse im braunen Fettgewebe. Diese chemische Form der Wärmeproduktion steigert den O_2-Verbrauch massiv und führt durch Anhäufung von freien Fettsäuren und Laktat zur metabolischen Azidose. Wenn das Kind nicht in der Lage ist, die Ventilation zu erhöhen, wird die Azidose zusätzlich verstärkt. (Nach Keon 1998)

6.4 Vorbereitung zur Anästhesie, Überwachung und Ausrüstung

> »Minimal handling« ist ein Prinzip in der Neonatologie (◧ Abb. 6.2). Es beinhaltet die Tatsache, dass Manipulationen, Pflege und Untersuchungen auf ein absolutes Minimum reduziert werden, da sie den Zustand eines kranken Frühgeborenen drastisch verschlechtern können.

Präoperative Beurteilung

Bei der präoperativen Beurteilung geht es darum, den Patienten »kennenzulernen«, um wichtige Krankheitsprozesse zu erkennen und, wenn möglich, vor der Anästhesieeinleitung zu behandeln. Anästhesierisiken müssen identifiziert und deren Management vorbereitet werden. Wertvolle Informationen liefern Eltern, im Falle eines neonatologischen Patienten Neonatologen und Pflegepersonal.

Untersuchung

Eine Untersuchung mit den Schwerpunkten ZNS, Atem- und Kreislaufsystem sollte durchgeführt werden. Nicht intubierte Patienten sollen auf mögliche Abnormitäten der Atemwege untersucht werden. Bei intensivmedizinischen Patienten muss sichergestellt sein, dass trachealer Tubus und Gefäßkatheter richtig liegen, normal funktionstüchtig und gut befestigt sind.

Transport

Die gleichen Regeln, die für den Transport eines Patienten von einer Institution in eine andere gelten, müssen auch für den Transport von kranken Patienten innerhalb derselben Institution angewendet werden. Eine gute Planung ist essenziell. Alle intubierten oder instabilen Patienten müssen von erfahrenem Personal begleitet werden, sodass der Patient ggf. intubiert werden kann. Tracheale Tuben und alle Leitungsverbindungen müssen gut befestigt sein, wichtige Infusionen (Prostaglandin E_1, inotrop wirksame Infusionen, Glukose) sollen weitergeführt und der Patient warm gehalten werden. Der frühgeborene Patient soll nicht routinemäßig mit 100% Sauerstoff beatmet werden, sondern mit einem Luft-Sauerstoff-Gemisch, um die S_pO_2 zu limitieren, z. B. auf die in ◧ Tab. 3.6 vorgeschlagenen Werte.

Patienten mit einer schweren Lungenkrankheit benötigen u. U. eine ausgeklügelte Ventilations-

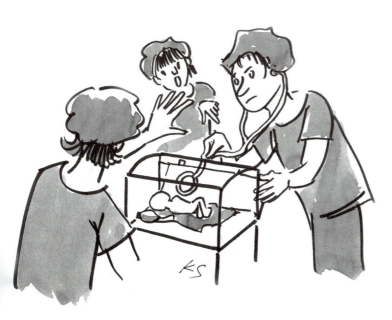

◧ **Abb. 6.2.** Kranke Früh- und Neugeborene benötigen sorgfältige Pflege und sollten so wenig wie möglich gestört werden (»minimal handling«). Die präoperative Untersuchung durch den Anästhesisten sollte aber trotzdem durchgeführt werden, denn sie ergibt wesentliche Informationen und belastet das Kind bei behutsamem Vorgehen kaum.

unterstützung, inklusive Hochfrequenzventilation und NO-Inhalation, um den Gasaustausch und die Zirkulation adäquat zu erhalten. Wenn dies der Fall ist, müssen die Ventilationseinstellungen und die Blutgase notiert werden, um sicherzustellen, dass sowohl im Operationssaal als auch auf dem Transport zum und vom Operationssaal eine vollständige Überwachung und angemessene Versorgung gewährleistet werden kann.

Operation in der neonatalen Intensivpflegestation

Der Transport in den Operationssaal kann eine hohe Belastung für Frühgeborene und instabile Patienten mit einer diffenzierten Ventilationsunterstützung darstellen. Einige Institutionen ziehen es deshalb vor, eine TIVA anzuwenden und den chirurgischen Eingriff (normalerweise PDA-Verschluss) auf der Intensivpflegestation durchzuführen; dabei wird der Patient in einen offenen Inkubator gelegt. Es gibt keine Daten, die belegen, dass dieses Vorgehen das Risiko für intraoperative Infektionen erhöht.

Überwachung

Die meisten Anästhesien sind dringlich oder halbdringlich (Vorgehensweisen s. unten). Invasives Monitoring des arteriellen und zentralvenösen Drucks ist deshalb oft angezeigt. Die Überwachung und Ausrüstung unterscheidet sich nicht grundsätzlich von derjenigen des Säuglings oder des älteren Kindes (▶ Kap. 7). Ebenso können die meisten in ▶ Kap. 8 und 9 beschriebenen Techniken zum Offenhalten der Atemwege und Etablierung eines vaskulären Zugangs zur Anwendung kommen.

Pulsoxymeter

Eine Hypoxie tritt bei einer Apnoe schnell auf. Die Hypoxie und wenn möglich auch die Hyperoxie sollten mittels kontinuierlicher Messung der O_2-Sättigung vermieden werden. Der Sensor des Pulsoxymeters soll vorzugsweise so platziert werden, dass im präduktalen Stromgebiet gemessen wird (rechter Arm, Lippe, Ohrläppchen, Nase). Blut aus dem postduktalen Stromgebiet (linker Arm,

untere Extremitäten) kann, wegen eines Rechts-links-Shunts über einen PDA, untersättigt sein. Deshalb kann über einen zweiten Sensor an einer der unteren Extremitäten die Diagnose des Rechts-links-Shunts sofort einfach gestellt und entsprechende Maßnahmen eingeleitet werden. Die optimale Sättigung bei reifen Neugeborenen beträgt 95–98%.

Endtidale CO_2-Messung

Das Kapnogramm liefert neben wertvollen Informationen über die Ventilation der Lungen mögliche Aussagen über die Perfusion (▶ Kap. 7.9) und ist deshalb ein sehr nützliches Überwachungsmittel. Man bedenke jedoch stets, dass das endtidale pCO_2, besondere bei hohen Atemfrequenzen und kleinen Atemzugvolumina, den arteriellen pCO_2-Wert evtl. nicht korrekt wiedergibt (◘ Abb. 7.8).

Transkutane pCO_2-Messung

Die transkutane pCO_2-Messung wird im OP selten eingesetzt. Eine Ausnahme stellt der Einsatz der intraoperativen Hochfrequenzoszillation dar. Auch kann sie hilfreich sein bei Kindern, die eine reine Regionalanästhesie erhalten (▶ s. Fallbericht, Kap. 6.7).

Temperaturüberwachung

Um eine Hypothermie zu verhindern, muss die Körpertemperatur kontinuierlich gemessen werden. Meistens wird die Temperatur im Ösophagus oder im Rektum gemessen. Es sollte eine weiche Sonde verwendet werden, da sonst die Gefahr einer Schleimhautverletzung besteht.

Eine intra- oder postoperativ aufgetretene Hypothermie von 34–35°C vermindert den O_2-Verbrauch und ist ungefährlich, solange das Kind relaxiert und ventiliert wird und keine vorhandenen oder erwarteten Gerinnungsprobleme bestehen (Hypothermie verlängert die Blutungszeit bei normalen Laborwerten). Bei der Extubation sollte die Körpertemperatur im Minimum 36°C betragen.

> **❶ Dies ist nach Beendigung der Operation mit den heute zur Verfügung stehenden Warmluftgeräten binnen weniger Minuten zu erreichen.**

Eine Hyperthermie (>38°C) am Ende der Operation muss ebenfalls beachtet werden, allerdings bietet sie kaum Probleme, da bei der Ausleitung einer Anästhesie die Temperatur häufig noch etwas abfällt.

Prävention der Hypothermie

Die Umgebungstemperatur im Operationssaal soll zu Beginn der Operation 24–26°C betragen; je nach Temperaturverlauf des Kindes kann sie anschließend reduziert werden (◘ Tab. 6.4). Die Verwendung eines Warmluftgebläses (z. B. Bair Hugger, ▶ Kap. 7.5) garantiert das Aufrechterhalten der Körpertemperatur.

Das Kind soll auf die Warmluftdecke gelegt werden, welche von einem Gebläse mit warmer Luft mit einer Temperatur zwischen 32–40°C gefüllt wird. Durch Anpassen der Lufttemperatur kann die Temperaturhomöostase in den meisten Fällen aufrechterhalten werden, ohne dass Kopf und Gliedmaßen speziell zugedeckt werden.

Die Atemgase sollten idealerweise angefeuchtet und auf 37°C angewärmt werden. Bei Anwendung eines halboffenen oder offenen Systems wird dafür ein Verdampfer benötigt. Als beinahe ebenso effektive Methode kann ein speziell für Neugeborene und kleine Säuglinge konstruierter Feuchtigkeits-Wärme-Austauscher (»künstliche Nase«) mit einem Totraum von 1–2 ml verwendet werden. Allerdings darf in diesem Fall kein großes Leck am Tubus bestehen, da sonst das ausgeatmete warme, feuchte Gas nicht von der künstlichen Nase aufgefangen wird.

Es ist von Vorteil, wenn eine Plastikfolie direkt auf der Haut liegt, damit die Verdampfung von Flüssigkeiten (z. B. Spülflüssigkeit oder blutgetränkte Tücher) dem Körper des Kindes keine Wärme entziehen. Vor allem bei großen Abdominaleingriffen kann der Wärmeverlust durch die Evaporation groß sein.

Das Aufwärmen der Infusionslösungen ist eine mögliche, aber weniger effektive Methode. Zum Beispiel wird die Körpertemperatur durch Zufuhr von 5 ml/kgKG Flüssigkeit mit 20°C um lediglich 0,1°C gesenkt. Auf der anderen Seite muss bei großen Infusionsmengen das Blut auf Körpertemperatur vorgewärmt werden: 30 ml/kgKG »Kühlschrankblut« (5°C) vermindert die Körpertempe-

ratur um 1°C. Zudem kann die rasche Zufuhr von kalter Flüssigkeit Arrhythmien und Myokarddepression hervorrufen.

6.5 Einleiten und Aufrechterhalten der Anästhesie

> ❯ Häufig ist es schwierig, die Dauer einer Anästhesie im Neugeborenenalter vorauszusagen. Sofern nicht schon im Voraus geplant wird, das Kind nach dem Eingriff intubiert zu lassen, sollten langdauernd wirkende Medikamente vermieden werden.

Personal

> ❗ Eine Anästhesie während der Neugeborenenperiode ist nie eine Bagatelle, gleichgültig wie klein ein Eingriff ist. In jedem Fall sollte gut ausgebildetes Personal zusätzlich verfügbar sein.

Sedierung, Maskenanästhesie oder Intubation

Bestimmte Eingriffe, z. B. diagnostische Herzkatheteruntersuchungen bei hämodynamisch stabilen Patienten mit kongenitalen Herzvitien, kann man, nach Durchführung einer Lokalanästhesie, in Sedierung durchführen. Dem Neugeborenen wird dann Sauerstoff über den einen Kanal einer Nasenbrille zugeführt, während über den zweiten Kanal das ausgeatmete CO_2 nachgewiesen werden kann. Zur Sedierung können kleine Dosen Fentanyl (1 µg/kgKG i.v.) oder Ketamin (0,5 mg/kgKG i.v., falls notwendig wiederholt) mit wiederholten Dosen Propofol (0,5 mg/kgKG i.v.) eingesetzt werden.

> ❗ Eine Maskenanästhesie wird wegen des erhöhten Totraums, der unreifen Atemregulation und der Gefahr der Hypoventilation nur bei kleinen, kurzdauernden Eingriffen durchgeführt.

Die meisten Eingriffe in der Neugeborenenzeit müssen relativ dringlich durchgeführt werden und benötigen eine Allgemeinanästhesie mit trachealer Intubation und mechanischer Beatmung. Regionalanästhesien können kombiniert zur Allgemeinanästhesie eingesetzt werden.

Wache Intubation

Die »wache Intubation« wird heutzutage praktisch nicht mehr durchgeführt, da sie traumatisch für das Kind und schwierig durchzuführen ist. Einige Neonatologen und Anästhesisten vertreten die Ansicht, dass eine »modifizierte wache Intubation« bei Patienten, die evtl. schwierig zu intubieren sind oder die ein Aspirationsrisiko haben, nützlich sein kann und verwenden z. B. Morphin i.v. (0,1 mg/kgKG) in Kombination mit Midazolam i.v. (0,1 mg/kgKG). Wir haben keine Erfahrung mit dieser Technik und benützen bei diesen Zuständen eine schnelle Einleitung (▶ Kap. 5.6, 18.3) oder eine fiberoptische Intubation (▶ Kap. 8.8).

Einleitung inhalativ oder intravenös

Bei einem gesunden Neugeborenen kann eine Inhalationseinleitung gewählt werden (▶ Kap. 5.3). Nach der Einleitung sollte ein intravenöser Zugang gelegt werden. Vorausgesetzt, eine schwierige Intubation wird nicht erwartet, ziehen wir für die Intubation den Einsatz von Muskelrelaxanzien einer tiefen Anästhesie vor.

Handelt es sich um ein Risikoneugeborenes, so soll die Anästhesie intravenös eingeleitet werden (◘ Tab. 6.5). Bezogen auf das Körpergewicht benötigen Neugeborene zum Einschlafen weniger Thiopental (◘ Abb. 4.3, ◘ Tab. 4.3) aber mehr Succinylcholin (◘ Tab. 4.4) als ältere Kinder. Sofern keine Aspirationsgefahr besteht und die Intubation problemlos erscheint, kann ein nicht depolarisierendes Muskelrelaxans verwendet werden (s. unten).

Analgetika

Es empfiehlt sich nicht, bei Neugeborenen, die postoperativ extubiert werden sollen, intraoperativ lang wirksame Opioide zu verabreichen, da das Einsetzen der Spontanatmung stark verzögert sein kann. Aus diesem Grund wird manchmal Alfen-

---

◘ **Tab. 6.5.** Beispiel einer intravenösen Einleitung beim Neugeborenen

- Keine Prämedikation
- Anschließen des EKG und des Pulsoxymeters
- Legen der intravenösen Leitung
- Präoxygenierung, 1 min
- Thiopental (3–4 mg/kgKG) oder Propofol (2–3 mg/kgKG), i.v.[a]
- Ventilation mit der Maske: einige Atemzüge reiner Sauerstoff (nicht empfohlen für schnelle Einleitung)
- Atracurium (0,5 mg/kgKG) oder Rocuronium (0,6 mg/kgKG)
- [Alternative: Succinylcholin (2–3 mg/kgKG)][a]
- Einige sanfte Atemzüge über die Maske mit reinem Sauerstoff
- Intubation
- Kapnogramm anschließen: Dokumentation der korrekten Tubuslage
- Beatmung mit Sauerstoff und 1–2 MAC von Sevofluran, Desfluran oder Isofluran, bis Auskultation zum Ausschluss einer einseitigen Tubuslage beendet ist
- Zufuhr in Lachgas oder Luft zum Sauerstoff
- Tubusfixation, Kontrollauskultation
- Anschließen der Blutdruckmanschette, Messen des Blutdrucks
- Nach einigen Minuten Senken der Konzentration des Inhalationsanästhetikums auf ca. 0,5 MAC (Sevofluran 1,5%, Desfluran 4,5%, Isofluran 0,8%)
- Evtl. Gabe eines nicht depolarisierenden Muskelrelaxans
- Anschließen der Temperatursonde

[a] Intravenös verabreichte Medikamente sollten immer mit Kochsalzlösung nachgespült werden.

---

tanil in kleinen Dosen (2–5 µg/kgKG) eingesetzt. Obwohl vom Hersteller für Patienten unter 1 Jahr nicht empfohlen, setzen wir auch Remifentanilinfusionen ein, allerdings limitieren wir die Infusionsrate auf 0,2 µg/kgKG/min maximal über 2 h (Praxis in Lund).

Postoperativ kann Morphin in kleinen Dosen titriert werden (0,025 mg/kgKG). Wird eine postoperative Respiratorbehandlung geplant, so können Opioide großzügig dosiert werden. Falls das Risiko einer pulmonalen Hypertension oder einer intrakraniellen Blutung besteht, verwenden wir zur Dämpfung der Stressantwort auf Intubation und Absaugen großzügig Opioide, z. B. Fentanyl in einer Dosierung von 5–10 µg/kgKG i.v.

Intubation

Obwohl es möglich ist, Neugeborene über eine Larynxmaske Größe 1 mit niedrigen Drucken zu beatmen, werden die meisten Patienten intubiert.

> ! Reife Neugeborene werden mit einem gecufften Tubus mit einem Innendurchmesser von 3,0 mm intubiert; alternativ kann ein Tubus ohne Cuff mit einem Innendurchmesser von 3,5 mm verwendet werden.

In beiden Fälle sollte ein Tubus ohne Cuff mit einem Innendurchmesser von 3,0 mm bereit liegen, da der ursprünglich gewählte Tubus zu groß sein könnte. Ist vorgesehen, das Kind postoperativ maschinell zu beatmen, kann vor oder nach dem Eingriff ein nasaler Tubus, der den Erfordernissen der neonatologischen Intensivstation entspricht, eingeführt werden. Die korrekte Lage der Tubusspitze ist wesentlich (► Kap. 8), da kranke Neugeborene eine bronchiale Intubation nicht gut tolerieren. Häufig kann die Tubusspitze während des Einführens oberhalb des Sternums palpiert werden, idealerweise liegt die Spitze unmittelbar hinter dem Oberrand des Sternums.

Inhalationsanästhetika

Reife Neugeborene benötigen weniger Inhalationsanästhetika als ältere Säuglinge. Der MAC-Wert für reife Neugeborene beträgt für Sevofluran 3,0%; für Halothan 0,9%; für Isofluran 1,6% und für Desfluran 9,2%. Frühgeborene benötigen in der Regel weniger hohe Konzentrationen, sehr untergewichtige Neugeborene reagieren meistens sehr empfindlich auf Inhalationsanästhetika (◘ Abb. 4.4). Bei ansonsten gesunden Neugeborenen verwenden wir nach der Anästhesieeinleitung selten inspiratorische Konzentrationen über 3,5% Sevofluran, 5% Desfluran oder 1,5% Isofluran. Bei Frühgeborenen werden, falls notwendig, 1–2% Sevofluran, 2–3% Desfluran bzw. 0,25–0,5% Isofluran eingesetzt.

Relaxanzien

Succinylcholin (◘ Tab. 4.4) oder ein nicht depolarisierendes Muskelrelaxans kann verwendet werden. Atracurium, 0,5 mg/kgKG i.v., wird häufig eingesetzt, da die Wirkungsdauer gegenüber derjenigen bei älteren Kindern nicht verlängert ist. Rocuronium, 0,4 mg/kgKG i.v., kann ebenfalls eingesetzt werden, doch muss berücksichtigt werden, dass die Wirkung verglichen mit Säuglingen und älteren Kindern länger anhalten kann. Vorausgesetzt, der Patient wird postoperativ nachbeatmet, verwenden wir häufig relativ hohe Dosen von Vecuronium oder Pancuronium (0,1–0,2 mg/kgKG i.v. für beide Relaxanzien).

Ventilation

Ausgeprägte Veränderungen der Lungendehnbarkeit (Compliance) und des Beatmungswiderstandes (Resistance) können intraoperativ auftreten. Als Ursache solcher Veränderungen kommen Überdruck im Abdominalbereich, Zug und Druck auf Bronchien und Trachea, Pneumothorax, Obstruktionen im Bereich des Tubus (Schleim, Abknicken, ungewollte Extubation etc.) in Frage. Insgesamt kommt es bei Neugeborenen häufiger und schneller zu Hypoxie und Hyperkapnie als bei älteren Kindern.

> ! Es liegt in der Verantwortung des Anästhesisten, den Chirurgen auf solche Änderungen aufmerksam zu machen, da häufig eine chirurgisch bedingt Ursache vorliegt.

Wahl der Beatmungsform: manuell oder maschinell

Bei Neugeborenen kann die Spontanatmung durch einen trachealen Tubus zu Atelektasen und vermehrter Atemarbeit führen und sollte deswegen vermieden werden. Befürworter der Handbeatmung führen ins Feld, dass Änderungen von Compliance und Resistance schneller und sicherer diagnostiziert werden können als unter maschineller Beatmung. Dem kann entgegengehalten werden, dass moderne Ventilatoren sehr differenziert eingestellt werden können und bei Änderungen dieser beiden Parameter sofort reagieren.

Wird am Respirator die volumenkontrollierte Beatmung gewählt, muss eine Kompensation für die Compliance der Atemschläuche berücksichtigt werden (▶ Kap. 7.2), um nicht Gefahr zu laufen, den Großteil des eingestellten Atemzugvolumens lediglich zur Dehnung der Beatmungsschläuche zu missbrauchen. Im Allgemeinen werden Neugeborene und kleine Säuglinge mit Beatmungsfrequenzen zwischen 30 und 40/min und Atemzugvolumina von 7–10 ml/kgKG beatmet.

> ❗ Weil bei der druckgesteuerten Beatmung die Compliance der Schläuche nicht berücksichtigt werden muss, wird diese von vielen Anästhesisten vorgezogen; allerdings ist diese Modalität nicht bei allen Anästhesierespiratoren verfügbar.

Blut- und Flüssigkeitszufuhr

Die intraoperative Flüssigkeitszufuhr muss genau kontrolliert werden. Im Allgemeinen verwenden wir dazu Spritzenpumpe oder Infusomat.

> ❗ Die Zufuhr von Volumenlösungen (Ringer-Laktat, NaCl, Gelatine, Plasmaproteinlösungen oder Blutprodukten) wird mit einer 10- oder 20-ml-Spritze über Dreiwegehahn von Hand verabreicht.

Hypovolämie

Eine Hypovolämie ist ein häufig auftretendes Problem bei Neugeborenen, die operiert werden müssen. Wird sie nicht bereits präoperativ korrigiert, tritt bei der Anästhesieeinleitung meist eine Hypotension ein. Ein Volumenbolus von 10 ml/kgKG ist dann notwendig.

> ❗ Das Risiko einer Hypervolämie ist gering. Die bei Erwachsenen zu beobachtenden Probleme wie Lungenödem oder Stauungszeichen im Systemkreislauf sind selten.

Blut

Werden große Blutverluste erwartet, soll frühzeitig mit der Transfusion begonnen werden. Das Abschätzen des Blutverlustes durch Beobachten von Verlusten in Tüchern oder Sammelgefäßen ist ungenau. Hämoglobin und Hämatokrit sollten bei großen Eingriffen häufig bestimmt werden.

> ❗ Da kapilläre Blutentnahmen intraoperativ manchmal schwierig durchzuführen sind, hat sich bei großen Eingriffen die Praxis bewährt, einen arteriellen oder einen zentralvenösen Zugang zu legen.

Normaler Erhaltungsbedarf

Neugeborene, die am 1. Lebenstag operiert werden und keine abnormen Verluste haben, benötigen wenig Flüssigkeit. Gesunde Neugeborene leben in den ersten Tagen von ihren Reserven. Die 60–80 ml/kgKG/Tag, die in ◻ Tab. 10.4 angegeben werden, decken den normalen Bedarf. Während der folgenden Tage erhöht sich der basale Flüssigkeitsbedarf bis auf 100–140 ml/kgKG/Tag. Bei Frühgeborenen muss der Erhaltungsbedarf manchmal wegen übermäßiger Verluste durch Haut und Nieren erhöht kalkuliert werden (bis auf 150–200 ml/kgKG/Tag). Vor der Operation müssen präoperatives Flüssigkeitsdefizit, während der Operation Drittraum- und Blutverlust ersetzt werden (◻ Konzept, Kap. 10). Bei großen Abdominaleingriffen (z. B. Gastroschisis) können Drittraumverluste groß sein (bis zu 50 ml/kgKG/h oder mehr).

Perioperative Flüssigkeitszufuhr

Es existieren verschiedene Methoden, um den Flüssigkeitsverlust intraoperativ zu ersetzen (▶ Kap. 10). Da der gewöhnliche Erhaltungsbedarf von den pathologischen Verlusten getrennt betrachtet wird, gestalten wir auch die Zufuhr entsprechend: Die meisten Neugeborenen erhalten eine Erhaltungsinfusion mit 5%iger Glukose und Elektrolyten entsprechend den Angaben in ◻ Tab. 10.4. Mit dieser kontinuierlichen Zufuhr von Glukose in einer konstanten Menge (Perfusor, Infusionspumpe) kann man unerwünschte Hypoglykämien meistens vermeiden. Blutglukosekontrollen werden in 1- bis 2-stündlichen Abständen durch-geführt.

Hypoglykämien (Glukose <2–3 mmol/l) können mit der Zufuhr von Glukose 0,5 g/kgKG (entsprechend 5 ml/kgKG einer 10%igen Glukoselösung mit Elektrolytzusatz) über 5 min korrigiert werden. Eine Hyperglykämie (Glukose >8–10 mmol/l) wird am einfachsten durch Vermindern oder Abstellen der glukosehaltigen Infusion therapiert. Intra- oder postoperative Drittraumverluste und Blutverluste werden mit Ringer-Laktat, NaCl, Gelatine, Plasmaproteinen oder Blut ersetzt. Das Hauptziel der Flüssigkeitstherapie ist das Aufrechterhalten des zirkulierenden Blutvolumens.

> ❗ **Der arterielle Blutdruck ist der wichtigste Parameter zur Beurteilung, ob dieses Ziel erreicht wurde oder nicht.**

Eine vorhandene Urinausscheidung lässt auf eine ausreichende Nierenperfusion schließen. Niedrige Harnvolumina (<0,5 ml/kgKG/h) treten auch bei Normovolämie insbesondere während intraabdomineller Eingriffe häufig auf.

Muss man postoperativ mit einer verzögert einsetzenden peroralen Nahrungszufuhr rechnen (>3–5 Tage), wird bald mit der parenteralen Ernährung begonnen.

6.6   Postoperative Betreuung und ambulante Chirurgie

> ❯ Die meisten Eingriffe im Neugeborenenalter werden bei hospitalisierten Patienten durchgeführt, und die postoperative Betreuung erfolgt auf einer Intensivpflegestation. Es existieren nur spärliche Informationen bezüglich der Risiken der ambulanten Chirurgie bei Neugeborenen.

> ❗ **Die meisten Zentren ziehen es vor, bei reifen Neugeborenen keine elektiven Eingriffe während der ersten 3 Lebensmonate durchzuführen.**

Selten ist ein kleiner Eingriff früher notwendig (z. B. eine Kataraktoperation). Man kann durchaus die Meinung vertreten, dass ein ansonsten gesundes, reifes Neugeborenes am selben Tag wieder nach Hause entlassen werden kann, vorausgesetzt, die Operation findet früh am Morgen statt, man verzichtet auf lang wirksame Medikamente wie z. B. Thiopental und Fentanyl, und man hat einige Stunden Zeit, das Kind im Aufwachraum zu überwachen. Reife Neugeborene mit einer zusätzlichen Erkrankung, einer Apnoeanamnese oder ehemalige Frühgeborene sollten mindestens eine Nacht auf einer geeigneten Station im Krankenhaus verbringen.

6.7   Spezielle operationspflichtige Krankheitsbilder bei Neugeborenen

> ❯ Obwohl die meisten invasiven Eingriffe im Neugeborenenalter dringlichen Charakter haben, besteht i. Allg. genügend Zeit, das Kind präoperativ auf einer Neugeborenenintensivstation zu stabilisieren und zusätzliche angeborene Anomalien (Herzfehler, Nierenanomalien etc.) zu diagnostizieren.

Im Folgenden werden einige typische chirurgische Krankheitsbilder vorgestellt. Obwohl wesentliche anästhesiologische Aspekte diskutiert werden, besteht nicht die Absicht, alle Details der möglichen Anästhesietechniken und der postoperativen Betreuung für jedes Krankheitsbild aufzuführen. Unsere bevorzugt eingesetzte Technik ist eine Kombination aus intravenösen und inhalativen Anästhetika. Kaudalblöcke und Interkostalblöcke werden manchmal verwendet; wohingegen wir zentrale Blockaden im lumbalen und thorakalen Bereich selten einsetzen. Auch das Vorschieben eines kaudal eingeführten Katheters in die thorakalen Segmente des epiduralen Raums praktizieren wir nicht. Für größere Eingriffe verwenden wir postoperativ Morphininfusionen.

Herzfehler

▶ Siehe Kap. 17: »Erkrankungen einzelner Organe«.

Ösophagusatresie

Die häufigste Variante der Ösophagusatresie ist gekennzeichnet durch eine Fistel zwischen Trachea und distalem Ösophagus und einem oberen, blind endenden Ösophagusstumpf. Diese Form macht ungefähr 85% aller Ösophagusatresien aus, während die zweithäufigste Form, eine Unterbrechung zwischen proximalem und distalem Ende des Ösophagus ohne Fistel zur Trachea, in ca. 10% der Fälle vorkommt (◻ Abb. 6.3). Die restlichen 5% teilen sich in viele anatomische Varianten auf. Unge-

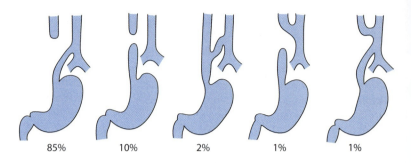

◘ Abb. 6.3. Varianten der Ösophagusatresie. Meist ist die Ösophagusatresie kombiniert mit einer Fistel zwischen Trachea und distalem Ösophagusstumpf. (Nach Kluth 1976)   85%   10%   2%   1%   1%

fähr 30% aller Kinder mit einer Ösophagusatresie haben zusätzliche Missbildungen, die v. a. das Herz und den Gastrointestinaltrakt betreffen. Zudem sind die Knorpelspangen der Trachea im Bereich des Fistelganges häufig unvollständig ausgebildet. Damit besteht die Gefahr, dass die stützende Funktion dieser Spangen nicht mehr gewährleistet ist und die Trachea dort zum Kollabieren neigt (Tracheomalazie). Dieses Problem tritt weniger intra- als vielmehr postoperativ nach Wiedereinsetzen der Spontanatmung auf.

Eine Ösophagusatresie sollte vermutet werden, wenn das Kind seinen Speichel nicht schlucken und eine Magensonde nicht in den Magen vorgeschoben werden kann. Die Diagnose erfolgt mit einer Thoraxübersichtsaufnahme. Im blind endenden, manchmal lufthaltigen Ösophagusstumpf kann die (evtl. aufgerollte) Magensonde gesehen werden. Die Diagnose wird bestätigt durch 0,5–1 ml wasserlösliches Kontrastmittel via Magensonde. Das Kontrastmittel sollte sofort nach der Bildgebung wieder abgesaugt werden, um eine Aspiration in die Trachea zu vermeiden.

In einigen Prozenten der Fälle gibt es eine zusätzliche Fistel im oberen Bereich der Trachea. Um eine solche Fistel zu diagnostizieren, wird empfohlen, jedes Kind mit Ösophagusatresie – am einfachsten unmittelbar vor dem operativen Eingriff – zu bronchoskopieren. Da hoch gelegene Fisteln, die von dorsal her in die Trachea einmünden, mit dem flexiblen Bronchoskop nicht gut eingesehen werden können, bevorzugen wir in dieser Situation die starre Bronchoskopie.

> **❗ Wegen des Aspirationsrisikos sollte die Operation innerhalb der ersten 24 h nach Diagnosestellung durchgeführt werden.**

Über eine rechtsseitige Thorakotomie wird die Fistel verschlossen und, sofern dies möglich ist, der Ösophagus End-zu-End anastomosiert.

Präoperativ

Vor der Operation wird das Sekret, das sich im Ösophagusstumpf ansammelt, kontinuierlich mit einer Sonde abgesaugt. Im Allgemeinen wird empfohlen, zur Aspirationsprohylaxe den Oberkörper hochzulagern. Neben den routinemäßig durchgeführten präoperativen Untersuchungen sollen assoziierte Missbildungen mittels Ultraschalluntersuchungen ausgeschlossen werden. Da heutzutage die Diagnose fast immer früh gestellt wird, sieht man Aspirationspneumonien nur noch selten. Mit dem Chirurgen soll das genaue Vorgehen besprochen werden; meistens werden Fistelverschluss und End-zu-End-Anastomose ohne zusätzliche Gastrostomie durchgeführt. Blut sollte bereitstehen, wird jedoch selten benötigt.

Anästhesie

Die Anästhesie kann wie in Tab. 6.5 beschrieben eingeleitet werden. Anschließend wird sie mit Sevofluran, Isofluran oder Desfluran und einem nicht depolarisierenden Muskelrelaxans unterhalten. Lachgas sollte wegen der Gefahr der sich expandierenden Luft im Magen nicht verwendet werden. Remifentanil kann nützlich sein. Falls eine frühzeitige Extubation nicht geplant ist, können auch lang wirksame Opioide eingesetzt werden. Bei der Intubation soll die Tubusspitze ca. 2,5 cm unterhalb der Stimmbänder liegen. In den meisten Fällen befindet sich damit die Tubusspitze oberhalb der Fistelöffnung. Alternativ kann der Tubus über die Fistelöffnung hinausgeschoben werden, allerdings besteht dann die Gefahr, die Lungen nur einseitig zu belüften, da die Fistelöffnung häufig nur wenige Millimeter oberhalb der Carina einmündet.

Bei der Überdruckbeatmung ist es möglich, den Magen durch die Fistel zu überdehnen, insbesondere dann, wenn nach einer Aspiration oder bei RDS die Lungencompliance niedrig ist. In den allermeisten Fällen besteht das Problem jedoch nur, wenn die Spitze des Tubus direkt vor der Fistel liegt; so kann eine Lageveränderung des Tubus, sei es als Rotation, Vorschieben oder Zurückziehen, das Problem lösen. Erste Erfahrungen bestehen auch mit geblockten Tuben, deren Spitze unmittelbar oberhalb der Carina positioniert wird und deren Manschette damit die Fistelöffnung obstruiert.

Bei offenem Thorax kann die Fistel vom Chirurgen durch Kompression von außen verschlossen werden. Da der übliche Zugang zum Fistelverschluss extrapleural liegt, wird der Chirurg einige Zeit benötigen, um die Fistel darzustellen und zu ligieren. Sobald sie ligiert ist, ist auch die Gefahr der Distension des Magens nicht mehr vorhanden. Einige Autoren empfehlen, das Kind spontan atmen zu lassen, bis der Thorax offen ist. Wir haben mit dieser Technik keine Erfahrung und versuchen stattdessen, niedrige Beatmungsdrücke einzusetzen, d. h. wir tolerieren eine mäßige Hyperkapnie (45–75 mmHg), sofern keine schweren Herz- oder ZNS-pathologien vorliegen.

> ❗ **Während der chirurgischen Manipulationen ist es möglich, dass die großen Atemwege intermittierend obstruiert werden. Ob in dieser Phase manuell oder mechanisch beatmet wird, ist weniger wichtig als die Notwendigkeit, diese Komplikation zu diagnostizieren und die richtigen Maßnahmen zu treffen.**

Viele Ventilatoren eignen sich dazu nicht: Dann ist die Handbeatmung die bessere Methode. Zur Kontrolle der Ventilation ist das präkordiale Stethoskop nützlich, es sollte auf der linken Thoraxseite oder in der linken Axilla positioniert werden.

Während der Operation sollte man sich vergewissern, dass man einen guten Zugang zu Mund und Nase des Kindes hat, um intraoperativ die gewünschte Magensonde vorschieben zu können. In einzelnen Fällen kann es für den Operateur nützlich sein, die Fistel von oben darzustellen. Dies

kann der Anästhesist ermöglichen, indem er während der mechanischen Beatmung eine 2,1 mm Fiberoptik über den Trachealtubus vorschiebt und die Fistel sondiert.

Vor dem Thorakotomieverschluss kann der Chirurg eine Interkostalblockade anlegen. Postoperativ setzen wir Morphin über Perfusor ein (10–20 μg/kgKG/h i.v.). An einigen Zentren wird ein Kaudalkatheter gelegt, dessen Spitze auf thorakaler Höhe positioniert wird. Die Extubation ist manchmal unmittelbar postoperativ möglich, sofern keine assoziierten Missbildungen vorliegen, keine Aspiration stattgefunden hat und die Operation komplikationslos verlaufen ist. Anderenfalls wird das Kind postoperativ nachbeatmet.

Kongenitales, lobäres Emphysem, kongenitale Lungenzysten

Beide Erkrankungen, obwohl embryologisch und pathologisch-anatomisch unterschiedlich, können im Neugeborenalter auftreten und zu ähnlichen Symptomen und anästhesiologischen Problemen führen. Das lobäre Emphysem befällt meistens den linken Oberlappen, seltener den rechten Ober- oder Mittellappen (■ Abb. 6.4). Lungenzys-

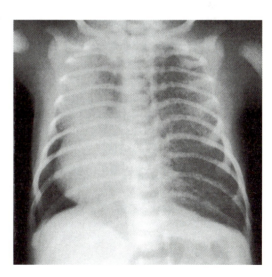

■ **Abb. 6.4.** Lobäremphysem bei einem Neugeborenen. Radiologisch zeichnet es sich aus durch eine große lufthaltige, gleichmäßig feingranuläre Struktur, die den gesamten linken Hemithorax ausfüllt, das Herz nach rechts verdrängt und zusätzlich die rechte Lunge teilweise komprimiert

6

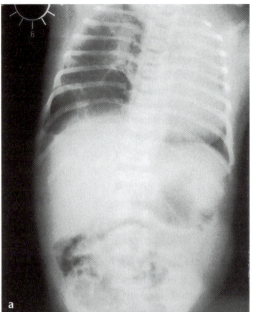

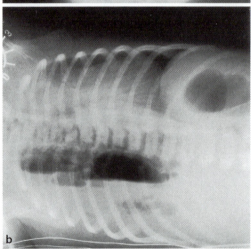

□ **Abb. 6.5. a, b.** Rechtsseitig gelegene Lungenzysten bei einem Neugeborenen. **a** Die Standardaufnahme zeigt eine zystisch veränderte rechte Lunge mit angedeutetem Flüssigkeitsspiegel. **b** Eine Aufnahme desselben Kindes in Seitenlage mit horizontalem Strahlengang zeigt, dass mehrere Zysten vorliegen, die partiell mit Flüssigkeit gefüllt sind

ten haben keinen Prädilektionsort und können einzeln in unterschiedlicher Größe oder multipel einen ganzen Hemithorax ausfüllen (□ Abb. 6.5). Beide Krankheiten können sich sofort nach der Geburt als schweres Atemnotsyndrom mit einsei-tigem Auskultationsbefund manifestieren, können aber auch über Monate asymptomatisch bleiben. Die Entfernung der befallenen Lungenabschnitte per Thorakotomie stellt meist die Therapie der Wahl dar.

Das Ausmaß der Atmungsbeeinträchtigung hängt davon ab, ob und wie stark die befallenen Lungenabschnitte überbläht sind. Dies kann einerseits zu einer Kompression und Atelektasen der ipsilateralen normalen Lungenlappen führen und andererseits zu einer Mediastinalverschiebung und Beeinträchtigung der Expansion der kontralateralen Lunge. Die Ursache der Überblähung ist ein Ventilmechanismus, der sowohl bei Spontanatmung als auch bei kontrollierter Beatmung vorkommt und beim Lobäremphysem häufiger auftritt als bei Lungenzysten.

Präoperativ

Präoperativ sind die Kinder i. Allg. nicht intubiert, sodass sich der Anästhesist gut ein Bild über die Atemmechanik und den Schweregrad der Dyspnoe machen kann. Neben den üblichen präoperativen Maßnahmen sind Blutgase, Thoraxbild sowie eine Echocardiographie zum Ausschluss eines kongenitalen Herzvitiums die wichtigsten Untersuchungen. Eine Bronchoskopie trägt in der Regel nichts zur Diagnosestellung bei und hat kaum therapeutische Konsequenzen.

Anästhesie

Die kontrollierte Beatmung ist wegen des Risikos der Überblähung potenziell gefährlich. Es wurde deshalb vorgeschlagen, diese Kinder in Spontanatmung unter Sevofluran oder Halothan zu intubieren und zu operieren. Erfahrungsgemäß ist dies ein schwieriges Unterfangen, wenn Hypoxämie und starke Kreislaufdepression vermieden werden sollen. Eine eventuelle Zunahme der Hyperinflation ist nur gefährlich, solange der Thorax noch geschlossen ist, es wird deswegen empfohlen, das Kind erst in Anwesenheit des Chirurgen zu relaxieren, zu intubieren und manuell zu beatmen. Eine kurzdauernde Hypoventilation vermindert das Risiko einer Volumenzunahme der Zyste bzw. der Emphysemblase und damit einer Kompression der restlichen Lungenabschnitte und sollte deshalb angestrebt werden.

Die Einlungenventilation bei Neugeborenen und kleinen Säuglingen ist in vielen Fällen nicht notwendig; Details werden in ▶ Kap. 8 diskutiert.

Das Einführen eines bronchialen Blockers durch den Tubus ist schwierig und führt zu einem erhöhten Beatmungswiderstand. In dieser Alterskategorie empfiehlt es sich, den Blocker parallel neben dem Tubus zu platzieren. Nach Relaxation des Patienten wird zuerst der Blocker eingeführt bis ein leichter Widerstand zu spüren ist und anschließend der Patient mit einem gecufften Tubus intubiert. Die korrekte Lage des Blockers wird anschließend mit einer dünnen Fiberoptik kontrolliert.

Die Anästhesie soll ohne Lachgas mit Inhalationsanästhetika und einem Opioid durchgeführt werden. Postoperativ muss entschieden werden, ob man das Kind intubiert auf der Intensivpflegestation weiter betreuen möchte, oder ob man die sofortige Extubation, die manchmal möglich ist, anstreben sollte. Die intra- und postoperative Schmerztherapie kann entsprechend dem Management bei der Ösophagusatresie durchgeführt werden.

Eventuell flüssigkeitsgefüllte Lungenzysten können sich bei der Präparation in den Bronchialbaum entleeren.

Zwerchfellhernie

Die kongenitale Diaphragmahernie (Inzidenz 1:4000) ist eine der am schwierigsten zu behandelnden angeborenen Anomalien. Trotz großer Anstrengungen in der Behandlung (extrakorporale Membranoxygenation, Stickstoffoxid, Hochfrequenzventilation) ist die Mortalität weiterhin hoch (10–50%).

Embryologie

Die Zwerchfellhernie ist das Resultat einer embryologisch fehlerhaften Entwicklung: Teile des Abdominalinhaltes verschieben sich durch die noch bestehenden Lücken (Foramen links posterolateral = Bochdalek, Foramen rechts posterolateral = Morgagni) in den thorakalen Raum. Linksseitig gelegene Zwerchfellhernien sind häufiger und haben eine größere Bedeutung, da die Thoraxhöhle mit einem, mehreren oder allen der folgenden Organe ausgefüllt sein kann: Magen, Dünndarm, Colon transversum oder descendens,

Milz, linker Leberlappen, Pankreas und linke Niere (◘ Abb. 6.6).

Die rechtsseitig gelegenen Hernien enthalten häufig nur Teile der Leber oder kleine Dünndarmabschnitte, allerdings kommen auch große rechtsseitige Defekte vor. Je nach Zeitpunkt der Verschiebung und Größe und Wachstum der intrathorakal gelegenen Darmabschnitte wird die ipsilaterale Lunge nicht nur komprimiert, sondern in ihrem Wachstum und ihrer Reifung gehemmt. Zudem kann das Mediastinum auf die Gegenseite verschoben sein und die Ausdehnung und das Wachstum der kontralateralen Lunge ebenfalls behindern. Bei embryologisch früh eintretenden Diaphragmahernien kann das Lungengewicht der ipsilateralen Lunge nur 10% und dasjenige der kontralateralen Lunge nur 30% einer normalgewichtigen Neugeborenenlunge sein (◘ Abb. 6.6).

Diagnose

Die Diagnose wird meistens bereits während der Schwangerschaft gestellt. Nach der Geburt sind Atemnot, Zyanose und ein eingefallenes Abdomen die ersten Zeichen. Die Auskultation ergibt abgeschwächte oder fehlende Atemgeräusche auf der Seite der Hernie. Eine thorakoabdominale Übersichtsaufnahme ergibt die definitive Diagnose. Dextrokardie, luft- und flüssigkeitsgefüllte Darmschlingen im Thorax und verminderte oder fehlende abdominelle Luft sind charakteristische Zeichen. In seltenen Fällen, v. a. wenn die Herniation rechts gelegen ist, wird die Diagnose evtl. erst verzögert gestellt, da unmitelbar nach der Geburt noch keine Zeichen von Atemnot vorliegen.

Behandlungsprobleme

Funktionell resultiert die Lungenhypoplasie, die Atemwege, Alveolen und Gefäße betrifft, in einer niedrigen Compliance der Lungen. Die Beatmung ist deshalb schwierig, die Gefahr eines Pneumothorax immer vorhanden (◘ Abb. 6.6a). Häufig stellt der ungenügende Gasaustausch den limitierenden Faktor für das Überleben dar. Die Lungengefäße sind nicht nur zahlenmäßig verringert, sie haben auch den physiologischen Prozess der postnatalen Regression der Muskelschicht nicht durchgangen und sind zudem sehr reaktiv. Der resultierende hohe pulmonale Gefäßwiderstand bedeutet in vie-

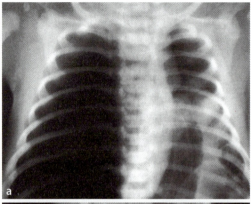

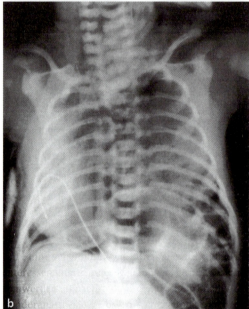

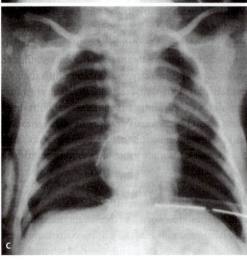

len Fällen ein Offenbleiben des Ductus arteriosus mit Rechts-links-Shunt, der die bereits vorhandene Hypoxämie noch verstärkt.

Es folgt ein Circulus vitiosus mit Zunahme der Hypoxämie und vermindertem Herzminutenvolumen, das zu einer Azidose führt, die wiederum den pulmonalen Widerstand erhöht und die Zunahme des Rechts-links-Shunts fördert. Dieser hämodynamische Zustand entspricht dem Krankheitsbild der persistierenden fetalen Zirkulation und ist nur schwierig zu beeinflussen.

Bei der Behandlung der pulmonalen Hypertension müssen verschiedene Punkte berücksichtigt werden (◘ Tab. 6.2). Obwohl die Erhöhung des pH-Werts durch Hyperventilation und Zufuhr von Puffersubstanzen als die effektivste Methode zur Reduktion des pulmonalen Widerstands angesehen wird, darf die Zunahme der Ventilation nicht auf Kosten eines Barotraumas gehen. Jede Stimulation, z. B. Absaugen der Atemwege, kann beim nicht oder nur schlecht sedierten Kind einen starken Anstieg des pulmonalen Gefäßwiderstands hervorrufen. Der Einsatz von Vasodilatatoren muss genau hinterfragt werden, weil damit nicht nur der pulmonale, sondern meistens auch der systemische Widerstand gesenkt wird. Inhalation von Stickoxid (NO), das eine sehr kurze Halbwertszeit hat und eine isolierte Senkung des pulmonalen Gefäßwiderstands hervorruft, kann gelegentlich nützlich sein, ist aber bei der Mehrheit der Kinder mit dieser Diagnose nicht oder nur wenig effektiv.

Die Hochfrequenzoszillation (HFO) ist eine Methode, die gegenüber der konventionellen Beatmung Vorteile aufweist. So erfolgt eine effizientere

◘ **Abb. 6.6. a-c.** Radiologischer Verlauf eines Neugeborenen, das mit Dyspnoe und Zyanose auf die Welt kam und mit Überdruck beatmet wurde. **a** Wahrscheinlich iatrogen verursachter Spannungspneumothorax rechts, Darmschlingen im linken Hemithorax. **b** Nach Drainage des Spannungsspneumothorax rechts erkennt man das klassische Bild der linksseitigen Diaphragmahernie. Das Herz wird nach rechts verdrängt (beachte den Nabelvenenkatheter im rechten Vorhof). **c** Nach operativer Sanierung des Defekts erkennt man den nicht vollständig drainierten rechten Hemithorax. Auf der linken Seite besteht ebenfalls ein Pneumothorax, der trotz eingelegter Bülau-Drainage wegen der hypoplastischen linken Lunge, die sich nicht genügend ausdehnen kann, bestehen bleibt

CO_2-Elimination. Atelektatische Lungensegmente können besser und weniger traumatisch offen gehalten werden.

Im Verlauf der letzten 10–15 Jahre wurde auch die extrakorporale Membranoxygenation (ECMO) bei Patienten eingesetzt, die konservativ nicht stabilisiert werden konnten. Einige Zentren erreichten mit dieser Technik eine Verringerung der Mortalität.

Wahl des Operationszeitpunktes

Früher wurde die Zwerchfellhernie immer notfallmäßig operiert. Nach neueren Erfahrungen erhöht dies jedoch die Mortalität. Das Kind soll präoperativ während einem oder mehreren Tagen stabilisiert werden. Im Idealfall sollte es vor dem Eingriff einen gut kontrollierten pulmonalen Gefäßwiderstand, einen normalen pH-Wert und einen verschlossenen Ductus arteriosus haben. Oft ist es nicht möglich, die erwähnten Parameter innerhalb einer »vernünftigen« Zeit (1–2 Wochen) zu normalisieren. In diesen Fällen soll u. U. ein chirurgischer Eingriff erwogen werden, sofern nach Stoppen der NO-Verabreichung die Hämodynamik stabil bleibt und »akzeptable« Blutgaswerte erreicht werden. Wenn sogar diese bescheidenen Vorgaben nicht erreicht werden, sollte die Verlegung in ein Zentrum mit einer ECMO-Einrichtung in Betracht gezogen werden.

Anästhesie

Meistens ist das Kind schon intubiert, wenn es zur Operation kommt. Ist dies nicht der Fall, muss vermieden werden, dass bei Maskenbeatmung vor der Intubation Luft in den Magen gelangt. Zur Sicherheit sollte eine Magensonde für die Elimination von Luft platziert werden, damit der im Thorax zur Verfügung stehende Raum nicht durch luftgefüllte Verdauungsorgane eingeengt wird. Hauptziel der Anästhesie ist die Vermeidung eines zusätzlichen Anstiegs des pulmonalen Gefäßwiderstandes, deshalb soll jeder mögliche Stressfaktor eliminiert werden: Die Anästhesie soll tief, das Kind relaxiert sein. Opioide, z. B. Fentanyl, 20–50 µg/kgKG, sollen großzügig verwendet werden. Midazolam i.v. (0,1 mg/kgKG) oder Keamin i.v. (0,5–1,0 mg/kgKG) kann wiederholt verabreicht werden. Alternativ wird Propofol (1–3 mg/kgKG/h) infundiert.

Auf Inhalationsanästhetika wird meist verzichtet, da bei einem hohen pulmonalen Widerstand die Funktion einer kritisch belasteten rechten Kammer zusätzlich verschlechtert wird. Lachgas wird wegen der Volumenzunahme der gashaltigen Darmabschnitte nicht eingesetzt. Idealerweise wird versucht, eine Normo- oder Hyperventilation mit möglichst tiefen Atemwegsdrücken zu erreichen, was trotz hoher Atemfrequenzen häufig nicht gelingt.

> **⓵ Aus diesem Grund ist es wertvoll, wenn ein Respirator verwendet werden kann, der die Verabreichung von NO und Hochfrequenzoszillation zulässt.**

Dazu wird das Gerät, mit dem das Kind auf der Intensivstation beatmet wurde, im Operationssaal eingesetzt. Das Monitoring entspricht dem bei anderen größeren Eingriffen in der Neugeborenenperiode. Eine intraarterielle Kanüle soll eingelegt werden. Eröffnet der Chirurg das Abdomen über einen Längsschnitt, besteht die Möglichkeit, den Nabelarterien- oder den Nabelvenenkatheter intraoperativ für Monitoring und Flüssigkeitszufuhr zu belassen. Ebenso ist die kontinuierliche Anzeige des transkutanen CO_2-Partialdrucks nützlich, da endtidal gemessene Werte bei hohen Atemfrequenzen zu niedrig angezeigt werden. Der Blutverlust ist meist gering, Transfusionen sind selten notwendig.

Postoperativ

Postoperativ werden die Patienten in anästhesiertem und relaxiertem Zustand auf die Intensivstation zurückverlegt. Die Behandlung unterscheidet sich nicht wesentlich von der präoperativen.

Omphalozele und Gastroschisis

Obwohl es sich embryologisch um unterschiedliche Krankheitsbilder handelt, werden sie hier gemeinsam besprochen, da sowohl chirurgisch als auch anästhesiologisch ähnliche Probleme zu berücksichtigen sind.

Eine Omphalozele (◨ Abb. 6.7) tritt auf, wenn eine abnorme Entwicklung der Abdominalwand zeitlich mit der normalen Zurückverlagerung des Darmes und anderer intraabdominaler Organe in die Abdominalhöhle zusammenfällt. Die Gastroschisis ist ein Defekt in der Abdominalwand, die von der Nabelschnur durch eine Hautbrücke getrennt ist. Die Omphalozele ist im Embryonalstadium immer von einer Membran bedeckt, bei Geburt kann sie aber rupturiert sein (◘ Abb. 6.7), was die Unterscheidung gegenüber der Gastro-

schisis erschweren kann. Die Omphalozele ist häufig mit anderen Fehlbildungen vergesellschaftet, wie Lippen-Kiefer-Gaumen-Spalten, kongenitalen Herzvitien (◘ Abb. 6.7) und urogenitalen Fehlbildungen.

Idealerweise wird der Chirurg versuchen, die eventrierten Bauchorgane zurückzuverlagern. Eine zu kleine Abdominalhöhle oder zusätzliche Missbildungen können dieses Vorhaben vereiteln. In solchen Fällen kann die Abdominalhöhle nicht primär verschlossen werden, und es muss eine sackförmige Erweiterungsplastik der vorderen Abdominalwand mit synthetischem Material konstruiert werden. Diese Ausstülpung wird postoperativ sukzessive in ihrer Größe reduziert, wodurch Darm schrittweise ins Abdomen zurückgeschoben wird. Anlässlich einer zweiten Operation ca. 1–2 Wochen später wird dann das Fremdmaterial entfernt und das Abdomen unter geringer Spannung verschlossen.

Präoperativ

Vor allem bei der Gastroschisis und der rupturierten Omphalozele besteht die Gefahr von Temperatur- und Flüssigkeitsverlusten. Entsprechend müssen Vorkehrungen zur Erhaltung von Normothermie und Normovolämie getroffen werden. Der Darm wird deshalb mit feuchten Kompressen abgedeckt, das Abdomen mit Plastik- oder Aluminiumfolie geschützt und das Kind in einem warmen Inkubator auf der Neugeborenenintensivstation für die Operation vorbereitet.

Um das Risiko einer Darmischämie herabzusetzen, empfiehlt es sich, das Kind seitlich zu lagern, weil die zu- oder abführenden Gefäße zu den freiliegenden Darmschlingen dadurch weniger abgeknickt werden. Die üblichen präoperativen Tests müssen durchgeführt werden, wobei v. a. eine metabolische Azidose diagnostiziert und vermieden bzw. mit Volumensubstitution und evtl. Bikarbonat korrigiert werden muss. Venöser Zugang, Magensonde und Urinkatheter gehören zu den obligaten Vorbereitungen.

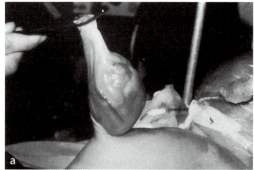

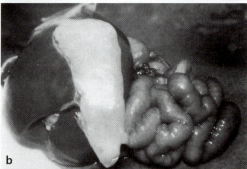

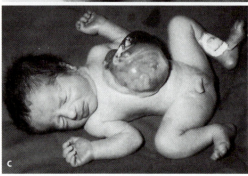

◘ **Abb. 6.7. a–c.** Omphalozele **a** Mittelgroße Omphalozele, die mit einem membranösen Sack umgeben ist. **b** Große rupturierte Omphalozele. Außer der Eventration des Dünndarms besteht auch eine Eventration der Leber. **c** Große, teilweise rupturierte Omphalozele, kombiniert mit einer Eventration des Herzens (Ectopia cordis). Ein Teil des Herzens ist am oberen Rand des Defekts sichtbar

Anästhesie

Wenn möglich, sollte das Kind normotherm, normovolämisch und mit normalem pH-Wert in den Operationssaal kommen. Obwohl der Magen in jedem Fall abgesaugt werden soll, darf nicht davon ausgegangen werden, dass kein Aspirationsrisiko mehr besteht. Es soll deshalb eine »schnelle Einleitung« durchgeführt werden (■ Tab. 5.12). Ein intraarterieller Katheter kann nützlich sein für die Beurteilung des Volumenzustands und für repetitive Blutentnahmen. Wenn mit einer postoperativen Nachbeatmung gerechnet werden muss, kann Fentanyl großzügig dosiert werden (20–50 µg/kgKG). Als Hypnotikum können niedrige Konzentrationen von Inhalationsanästhetika (z. B. Sevofluran 1–2% oder Desflurane 3–5%) eingesetzt werden. Soll das Kind sofort extubiert werden, kommen vorwiegend Inhalationsanästhetika zum Einsatz.

Volumenersatz

Der Blutverlust ist i. Allg. klein, hingegen ist der Drittraumverlust manchmal groß. Er soll mit Vollelektrolyt-(z. B. Ringer-Laktat) und Eiweißlösungen (diese Neugeborenen sind häufig hypoproteinämisch) entsprechend den gemessenen Parametern ersetzt werden. Zur Beurteilung des intravasalen Volumens ist der Blutdruckverlauf die wichtigste Messgröße. Die Lautstärke der Herztöne und der Grad der metabolischen Azidose sind weitere Parameter, die zu dieser Beurteilung herangezogen werden können. Die Urinausscheidung ist intraoperativ trotz adäquater Volumentherapie häufig gering oder gar nicht vorhanden; falls mehr als 1 ml/kgKG/h ausgeschieden wird, deutet dies auf einen adäquaten Volumenstatus hin. Die zur Verfügung stehenden Methoden zur Erhaltung der Körpertemperatur sollen angewendet werden (■ Tab. 6.4).

Das Zurückverlagern der eventrierten Organe erhöht den intraabdominalen Druck und beeinträchtigt die Atmung des Patienten. Eine gute Relaxation ist deshalb wichtig.

> ⊘ Der intraabdominale Druck kann über eine Magensonde, einen Blasenkatheter oder eine intraperitoneal liegende kleine Drucksonde gemessen werden, steigt er über 12 cm H_2O an, kann der venöse Rückfluss behindert sein.

Postoperativ

Bei Omphalozelen handelt es sich häufig, bei Gastroschisis seltener, um relativ kleine Defekte.

Manchmal ist der intraabdominale Druck darum nicht oder nur unwesentlich erhöht. Dies trifft auch zu, wenn eine Erweiterungsplastik durchgeführt wurde. Vorausgesetzt, das Kind befindet sich auch sonst nach der Operation in einem stabilen Zustand, kann die Extubation schon im Operationssaal durchgeführt werden. Häufig empfiehlt sich aber eine Nachbeatmung.

Darmobstruktion

Ungefähr 25% aller Eingriffe im Neugeborenenalter werden wegen einer Darmobstruktion durchgeführt. Wegen der Abflussbehinderung kann die Missbildung häufig bereits intrauterin mit Ultraschall diagnostiziert werden. Das Hindernis kann partiell oder komplett (= Atresie) sein. Am häufigsten sind Duodenum (Duodenalatresie), Jejunum, Kolon oder Rektum (Rektum- bzw. Analatresie) betroffen. Darmvolvulus, Mekoniumileus im distalen Ileum oder M. Hirschsprung werden auf ähnliche Weise symptomatisch.

Im Allgemeinen sind die betroffenen Neugeborenen kurz nach der Geburt in einem guten Allgemeinzustand. Wird jedoch die Diagnose nicht sofort gestellt, kann sich der Zustand verschlechtern. Dabei sind die typischen Symptome des Ileus zu beobachten: Dehydratation, Volumenzunahme des Abdomens mit venöser Abflussbehinderung, Elektrolyt- und Blutgasentgleisung und die Gefahr der Ruptur mit Mekoniumperitonitis. Zudem besteht Aspirationsgefahr infolge Regurgitation.

Die einzelnen speziellen Erkrankungen sind mit einer deutlich erhöhten Inzidenz anderer Anomalien assoziiert. So werden bei der Duodenalatresie in 70% der Fälle andere Anomalien (z. B. Herzfehler) festgestellt und deshalb muss präoperativ eine Echocardiographie durchgeführt werden. Wird die Diagnose früh gestellt und sind keine zusätzlichen Fehlbildungen vorhanden, ist die Mortalität klein.

Präoperativ

Bevor das Kind in den Operationssaal kommt, sollten Elektrolyt- und Blutgasentgleisungen korrigiert werden. Allerdings darf dazu der Operationsbeginn nicht allzu lange verzögert werden, da sonst die Durchblutung der Därme gefährdet ist.

6

Normovolämie sollte aber in jedem Fall vor Operationsbeginn bestehen. Eine Magensonde muss gelegt und der Magen vor der Anästhesieeinleitung sorgfältig abgesaugt werden.

Anästhesie

Die Anästhesie kann nach Präoxygenierung mit der intravenösen Verabreichung von Thiopental oder Propofol und Succinylcholin eingeleitet werden. (Tab. 5.12). Es ist von Vorteil, während der Anästhesie Sevofluran, Desfluran oder Isofluran zu verwenden und auf lang wirksame Opioide zu verzichten, da i. Allg. das Kind postoperativ sofort extubiert werden kann. Sind die Därme längere Zeit gegenüber der Umgebungsluft exponiert, kann der Volumenverlust groß sein, entsprechend ist auf eine ausreichende Flüssigkeitszufuhr zu achten. Da eine Überdehnung der Därme mit Luft bestehen kann, verzichtet man normalerweise auf Lachgas. Postoperativ kann zusätzlich Morphin titriert werden (▶ Kap. 13.5).

Nekrotisierende Enterokolitis (NEC)

Frühgeborene sind vorwiegend betroffen. Die NEC ist durch eine Entzündung der Darmwand gekennzeichnet, in Extremfällen kommt es zu Infarkten und Nekrosen der Darmwand mit anschließender Perforation. Die Ursache ist »multifaktoriell«: Man stellt sich vor, dass die Mukosa des Darmes durch einen niedrigen Blutfluss, Hyperviskosität, Hypoxie, Thromben infolge eines arteriellen Katheters etc. geschädigt wird, was die submuköse Invasion von Bakterien ermöglicht. Dadurch gelangt Luft in die Darmwände, was radiologisch zur typischen Pneumatosis intestinalis führt. Die Krankheit kann häufig konservativ behandelt werden (enterale Nahrungskarenz, Korrektur von Flüssigkeitsdefiziten, optimale Oxygenierung, Antibiotika etc.); nur beim Auftreten von Nekrosen und Perforationen ist eine chirurgische Intervention notwendig.

Präoperativ

Da diese Patienten fast immer vor der Operation auf einer Intensivstation liegen, sind i. Allg. keine speziellen Vorbereitungen notwendig. Manchmal ist es nicht möglich, die Kinder präoperativ zu stabilisieren. Sie müssen dann trotz schlechten Allgemeinzustands operiert werden. Eine bestehende Hypovolämie ist vor dem Eingriff zu korrigieren.

Anästhesie

Meistens sind die Patienten bereits intubiert, sonst muss eine Ileuseinleitung durchgeführt werden (Tab. 5.12). Ist das Kind hämodynamisch instabil, kann Ketamin dem Thiopenthal vorgezogen werden. Während der Anästhesie sollen die Regeln der Betreuung von Frühgeborenen eingehalten werden, d. h. es wird besonders auf die Aufrechterhaltung der Körpertemperatur und auf die Vermeidung einer Hyperoxie geachtet. Da diese Kinder immer nachbeatmet werden, können für die Analgesie Opioide (Fentanyl) großzügig eingesetzt werden. Niedrige Konzentrationen von Inhalationsanästhetika (Sevofluran 0,5–1% oder Desfluran, 2–3%) sichern eine ausreichende Hypnose. Auf Lachgas wird wegen der Überdehnung der Därme verzichtet.

❗ Intraoperativ ist das Hauptproblem die Aufrechterhaltung der hämodynamischen Stabilität und Temperatur.

Invasive Blutdruckmessung, Kontrolle der Urinausscheidung, O_2-Sättigung, evtl. transkutaner O_2-Partialdruck, sowie häufige Messung der Blutgase sollten deshalb angestrebt werden. Große Mengen Flüssigkeit (20 ml/kgKG/h oder mehr) müssen je nach Befund in Form von Elektrolytlösung und Eiweiß zugeführt werden. Zudem sollte eine Erhaltungsinfusion kontinuierlich verabreicht werden. Blut sollte bereitstehen und eine Azidose sofort mit Natriumbikarbonat korrigiert werden. Manchmal müssen große Mengen Vollelektrolytlösungen und/oder Blut (>50–100 ml/kgKG) infundiert werden. Das Kind wird beatmet im Inkubator zurück auf die Intensivstation transportiert.

Die Ligatur eines offenen, hämodynamisch signifikanten Ductus arteriosus kann in derselben Operation erfolgen.

Myelomeningozele

Bei der Myelomeningozele handelt es sich um eine hernienartige Vorwölbung eines Rückenmarkabschnittes einschließlich seiner Meningen (Abb. 6.8) durch einen Wirbelsäulendefekt (Spina

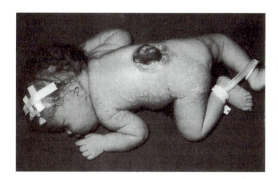

Abb. 6.8. Thorakolumbale Myelomeningozele. Die Zele ist häufig von einer Zelenhaut bedeckt, was bei dem abgebildeten Neugeborenen nicht der Fall ist. Die Vernix caseosa wurde wegen des Defekts nicht entfernt

bifida). Je nach Höhe und Größe des Defekts ist die Motorik der unteren Extremitäten mehr oder weniger betroffen, bei Myelomeningozelen oberhalb L1 besteht meistens eine komplette Paraplegie mit Dysfunktion von Blase und Darm. In 90% der Fälle besteht zusätzlich eine sog. Arnold-Chiari-Malformation, bei der die Medulla oblongata und die Pons nach kaudal verschoben sind und zudem eine Protrusion des Vermis cerebelli ins Foramen magnum besteht. Dadurch tritt im Verlauf der ersten Lebensmonate eine Aquäduktstenose auf, die zu einem Hydrozephalus internus führt, der in dieser Zeit drainiert werden muss.

❗ **Im Neugeborenenalter besteht allerdings nur in seltenen Fällen bereits ein Hydrozephalus mit gespannten Fontanellen und erhöhtem Hirndruck.**

Unabhängig davon, ob eine Arnold-Chiari-Malformation vorliegt oder nicht, scheint ein Teil dieser Patienten eine Entwicklungsstörung im Bereich des Hirnstamms zu haben, die sich durch gehäufte Sättigungabfälle und vermindertes Ansprechen auf einen CO_2-Anstieg äußert. Diese Abnormitäten können auch im Säuglings- und Kleinkindesalter noch vorhanden sein.

Zeitpunkt und Indikation zum operativen Verschluss werden an verschiedenen Zentren unterschiedlich praktiziert. Es kann aus ethischen Überlegungen gerechtfertigt erscheinen, bei hohen Defekten und bei Vorliegen von weiteren schweren Missbildungen ganz auf einen chirurgischen Eingriff zu verzichten.

Präoperativ

Wenn der Entschluss zur operativen Intervention gefallen ist, sollte diese möglichst in den ersten 24 Lebensstunden erfolgen, da sonst das Risiko eines Infektes zunimmt. Lokal wird der Defekt mit sterilen, feuchten Gazekompressen abgedeckt und so fixiert, dass evtl. austretendes Mekonium die Läsion nicht verschmutzt. Am besten wird das Kind entweder in Seiten- oder Bauchlage gepflegt. Spezielle Vorbereitungen oder Maßnahmen sind meist nicht notwendig.

Anästhesie

Eine Anästhesieeinleitung in Seitenlage, wie sie manchmal empfohlen wird, ist gut durchführbar, aber nicht notwendig. Damit in Rückenlage eine Kompression der zystischen Masse vermieden wird, kann das Kind auf ein großes Schaumgummikissen mit einer geeigneten Aussparung gelagert werden. Die Einleitung erfolgt entweder intravenös oder per inhalationem nach Absaugen des Magens durch die eingelegte Magensonde. Übermäßiger Wärmeverlust kann ein Problem sein, entsprechende Vorkehrungen sind zu treffen (☐ Tab. 6.4).

Wenn das Kind in Bauchlage operiert wird, muss darauf geachtet werden, dass der Tubus gut fixiert ist und die Abstützung (am einfachsten mit Tuchrollen) unter dem Becken und dem Sternum erfolgt, weil sonst ein erhöhter intraabdomineller Druck zu einer venösen Stauung und erhöhtem Blutverlust führen kann. Der Blutverlust ist in der Regel klein, der Liquorverlust, der bei offenem Spinalkanal entsteht, sollte mit einer Volumenlösung ersetzt werden (ca. 2 ml/kgKG/h).

Leistenhernie beim ehemaligen Frühgeborenen

Periodische Atmung, d. h. fehlende Atmung von 5–10 s Dauer im Wechsel mit normaler Atmung ohne Änderung von Herzfrequenz und Hautfarbe, tritt auch bei gesunden Neugeborenen auf. Das Risiko einer Apnoe, d. h. einem Atemstillstand >20 s, ist wegen des unreifen Atemzentrums bei Frühgeborenen höher und steigt postoperativ an, wenn intraoperativ Sedativa, Opioide oder Inhalationsanästhetika verabreicht wurden. Auch Frühgeborene, die präoperativ nie Apnoeanfälle gehabt haben, sind postoperativ disponiert. Das Risiko ist direkt korreliert mit dem postkonzeptionellen Alter (= Gestationsalter plus Alter nach Geburt).

Aufgrund epidemiologischer Studien können folgende Empfehlungen abgeleitet werden:

> ❗ Ein Frühgeborenes mit einem postkonzeptionellen Alter unter 60 Wochen, das eine Anästhesie erhält, sollte postoperativ mindestens 24 h auf einer Station überwacht werden, die so eingerichtet ist, dass Apnoeanfälle entdeckt und entsprechend behandelt werden können.

Die Überwachung kann mit einer Apnoematratze und/oder einem Pulsoxymeter geschehen. Das Pulsoxymeter ist das zuverlässigere Überwachungsinstrument, da ein plötzlicher Sättigungsabfall auch ohne vorausgehende Apnoe auftreten kann. Die Überwachung bezüglich Bradykardie ist weniger sinnvoll, da die Herzfrequenz bei gesunden Säuglingen auch normalerweise während des Schlafes bis auf 70–80 Schläge/min abfallen kann. Tritt hingegen eine Bradykardie als Folge einer Apnoe und eines Sättigungsabfalls auf, handelt es sich um ein spätes Zeichen einer Zustandsverschlechterung.

Tritt eine Apnoe mit Sättigungsabfall auf, muss das Kind anschließend über mindestens weitere 12–24 h überwacht werden.

Das erhöhte Apnoerisiko ist ein Grund dafür, rein elektive Eingriffe, wie die religiöse Zirkumzision, erst im Alter von 6–12 Monaten oder mehr durchzuführen. Ehemals Frühgeborene, die während längerer Zeit in einer neonatologischen Station betreut wurden und eine Inguinalhernie haben, werden häufig kurz vor der Entlassung operiert.

Um das Risiko von postoperativen Apnoeanfällen zu vermindern, verzichten manche Anästhesisten auf die Allgemeinanästhesie und führen stattdessen eine Regionalanästhesie (Spinalanästhesie oder Kaudalblock, ► Kap. 11) durch. Das verminderte Risiko ist jedoch nur vorhanden, wenn auf Opiode, Sedativa oder Ketamin verzichtet wird. Der Stellenwert von Remifentanil ist im Moment ungewiss: Offiziell ist es für diese Alterskategorie nicht zugelassen, und es ist nicht sicher bekannt, ob die Inzidenz an postoperativen Apnoen verglichen mit anderen Opioiden oder Inhalationsanästhetika reduziert ist.

Postoperative Apnoeanfälle sind bei korrekter Überwachung unproblematisch zu behandeln. Meist sind sie selbstlimitiert, manchmal genügt eine einfache Stimulation, um die Atmung wieder in Gange zu bringen. Bisher konnte keine erhöhte Morbidität nach einer Allgemeinanästhesie gegenüber einer Regionalanästhesie nachgewiesen werden. Eine Vergleichsuntersuchung (GAS-trial) versucht z. Z. diese Frage zu klären.

Wir tendieren deshalb dazu, Allgemeinanästhesien durchzuführen. Unabhängig davon, ob man sich für eine Allgemeinanästhesie oder für eine Regionalanästhesie entschließt, kann eine Theophyllin- oder Koffeintherapie die Inzidenz von postoperativen Apnoeanfällen reduzieren (► Kap. 6.3).

Verschiedene Anästhesietechniken für Leistenhernienoperation bei ehemaligen Frühgeburten

Fallberichte

Fall 1

Ein Frühgeborenes (27. SSW) entwickelt kurz nach der Geburt ein Atemnotsyndrom (RDS, ► Kap. 6.3) und wird mit Surfactant behandelt. In der Folge entwickeln sich Zeichen einer bronchopulmonalen Dysplasie (BPD, ► Kap. 6.3), das Kind kann aber am 8. Lebenstag extubiert werden und benötigt nach dem 17. Lebenstag keine Sauerstofftherapie mehr. Der Verlauf ist problemlos, außer dass sich beidseits große Leistenhernien entwickeln, die chirurgisch saniert werden müssen.

Der Eingriff wird am 22. Lebenstag bei einem Körpergewicht von 950 g durchgeführt. Der Junge erhält bis 3 h vor dem Eingriff noch Muttermilch. Im Operationssaal wird eine intravenöse Kanüle gelegt, 0,2 µg Remifentanil zur Sedierung gegeben und ein Kaudalblock mit 1 ml Bupivacain 0,2% mit Adrenalin 1:200.000 durchgeführt. Der Eingriff dauert 40 min und ist unproblematisch, 0,2 µg Remifentanil müssen nachgegeben werden, als das Kind während des Ziehens am Herniensack zu schreien beginnt.

Fall 2

Ein anderer Junge (29. SSW), der ein RDS und eine BPD entwickelt, muss wegen beidseitiger Leistenhernie im Alter von 8 Wochen bei einem Körpergewicht von 2,1 kg operiert werden. Zu diesem Zeitpunkt benötigt er keine Sauerstofftherapie mehr, und das Thoraxröntgenbild ist beinahe normal.

Zu Beginn der Anästhesie erhält der Junge Remifentanil i.v. 0,4 μg (0,2 μg/kgKG). Nach Präoxygenierung über 1 min wird dieselbe Dosis Remifentanil wiederholt, gefolgt von 4 mg Propofol, 1 mg Rocuronium und einer 3. Dosis Remifentanil, diesmal 2 μg. Einige vorsichtige Atemstöße mit 100% Sauerstoff werden während der Einleitung verabreicht. Er wird oral intubiert und mit Sevofluran und Lachgas kontrolliert beatmet. Eine zusätzliche Dosis Remifentanil wird vor dem Umlagern verabreicht und ein Kaudalblock mit 2 ml Bupivacain 0,2% mit Adrenalin 1:200.000 durchgeführt.

Nach 20 min Vorbereitung und 25 min Operation wird 0,15 mg Neostigmin und 0,03 mg Glycopyrrolat gegeben. Das Kind wacht prompt auf, nachdem die Anästhesiegase abgestellt sind.

Kommentar

Eine Regionalanästhesie wurde für den ersten Fall gewählt, weil die Durchführung einer Kaudalanästhesie wegen seiner Unreife zusammen mit einer kleinen Dosis Remifentanil (die keine Apnoe induziert) ohne große Abwehr möglich war. Die Identifikation des Hiatus sacralis war wegen der dünnen Subkutis einfach. Das Risiko einer Allgemeinanästhesie wurde wegen seiner Unreife und aufgrund der durchgemachten Lungenerkrankungen als etwas höher eingeschätzt.

Bei dem älteren Knaben wurde eine Allgemeinanästhesie gewählt, weil das Risiko als gering eingeschätzt wurde und die Durchführung eines Kaudalblocks im Wachzustand sicherlich zu größerem Widerstand geführt hätte und damit komplikationsträchtiger gewesen wäre. Ein Kaudalblock wurde dann in Narkose unter optimalen Bedingungen durchgeführt. Die scheinbar komplizierte Abfolge der Medikamentengabe wurde gewählt, weil damit in der Aufwach- und postoperativen Phase geringere Residualeffekte

als mit einer Standarddosis Thiopental zu erwarten sind. Die Technik erlaubte auch eine optimale Präoxygenierung bei einem ruhigen Kind (kleine Kinder akzeptieren häufig eine Präoxygenation mit der Maske nach Sedation mit Remifentanil, während bei größeren Kindern eine zusätzliche, langsam injizierte kleine Dosis von Propofol erfolgversprechender ist). Da eine kurze Operationsdauer zu erwarten war, wurde eine kleine Dosis Rocuronium gewählt, um aber trotzdem optimale Intubationsbedingungen zu erreichen, wurde die dritte Dosis Remifentanil gegeben.

Literatur

American Academy of Pediatrics & Canadian pediatric society (2006) Prevention and management of pain in the neonate: An Update. Pediatrics 118: 2231–2241

Anand D, Stevenson CJ, West CR et al. (2003). Lung function and respiratory health in adolescents of very low birth weight. Arch Dis Child 88:135–138

Bastien JL, O'Brien JG, Frantz FW (2006). Extraluminal use of the Arndt pediatric endobronchial blocker in an infant: a case report. Can J Anesth 53: 159–161

Beushausen T, Ohrdorf W, Hufmann U (1997) Ösophagusatresie – anästhesiologische und intensivmedizinische Aspekte. AINS 32: 508–513

Boloker J, Bateman DA, Wung JT et al. (2002) Congenital Diaphragmatic Hernia in 120 Infants Treated Consecutively With Permissive Hypercapnea/Spontaneous Respiration/Elective Repair. J Pediatr Surg 37: 357–366

Breschan C, Likar R (2006) Anästhesiologische Aspekte in der Neu- und Frühgeborenenchirurgie. Anästhesist 55: 1187–1198

Craven PD, Badawi N, Henderson-Smart DJ et al. (2003) Regional (spinal, epidural, caudal) versus general anaesthesia in preterm infants undergoing inguinal herniorrhaphy in early infancy. Cochrane Database Syst Rev 3: CD003669. DOI:10.1002/14651858.CD003669

Flynn JT et al. (1992) A cohort study of transcutaneous oxygen tension and the incidence and severity of retinopathy of prematurity. N Engl J Med 326: 1050–1054

Frei FJ (2002) Leistenoperation bei Frühgeborenen: die Allgemeinanästhesie ist auch vertretbar! Anästhesist 51: 447

Gerber AC, Weiss M (2002) Das ehemalige Frühgeborene mit Leistenhernien. Welches Anästhesieverfahren? Anästhesist 51: 448–456

Hammer GB (2004) Single-lung ventilation in infants and children. Pediatric Anesthesia 14: 98–102

Henderson-Smart DJ, Steer P (2001) Prophylactic caffeine to prevent postoperative apnea following general anesthesia in preterm infants. Cochrane Database Syst Rev 4: CD000048. DOI: 10.1002/14651858.CD000048

Kachko L, Simhi E, Tzeitlin E et al. (2007) Spinal anesthesia in neonates and infants – a single-center experience of 505 cases. Pediatric Anesthesia 17: 647–653

Keon T, Templeton P, Schreiner MC (1998) Neonatal Anesthesia. In: Miller RD (ed) Atlas of Anesthesia, volume VII. Churchill, Livingstone

Kluth D (1976) Atlas of esophageal atresia. J Pediatr Surg 11: 901–919

McGowan FX Jr, Davis PJ (2008) Anesthetic-related neurotoxicity in the developing infant: of mice, rats, monkeys and, possibly, humans. Anesth Analg 106: 1599–1602

Ng E, Taddio A, Ohlsson A (2003) Intravenous midazolam infusion for sedation of infants in the neonatal intensive care unit. Cochrane Database Syst Rev 1: CD002052

Petersen MC, Wolraich M, Sherbondy A, Wagener J (1995) Abnormalities in control of ventilation in newborn infants with myelomeningocele. J Pediatr 126: 1011–1015

Sola A (2008) Oxygen in neonatal anesthesia: friend or foe? Current Opinion in Anaesthesiology 21: 332–339

Stege G, Fenton A, Jaffray B (2003) Nihilism in the 1990s: the true mortality of congenital diaphragmatic hernia. Pediatrics 112: 532–535

Stelzner J (1997) Kongenitale Zwerchfellhernie. AINS 32: 503–508

Stratmann C (1997) Gastroschisis und Omphalozele, anästhesiologische Aspekte. AINS 32: 513–514

Strauß JM, Becke K, Schmidt J für den Wissenschaftlichen Arbeitskreis Kinderanästhesie der Deutschen Gesellschaft für Anästhesiologie und Intensivmedizin (DGAI) (2007) Empfehlungen zur ambulanten Anästhesie bei Neugeborenen, Säuglingen und Kleinkindern. Anästhesiol Intensivmed 9: S68–S70

Thompson JR, Carter RL, Edwards AR et al. (2003) A population-based study of the effects of birth weight on early developmental delay or disability in children. Am J Perinatol 20: 321–332

Ward RM, Lugo RA (2005) Cardiovascular drugs for the newborn. Clin Perinatol 32: 979–997

6

Anästhesiegeräte und Monitoring

> **Apparate zur maschinellen Beatmung und nicht invasive Blutdruckmonitore sind diejenigen Geräte, die den Anforderungen des Kinderanästhesisten am wenigsten Genüge leisten können.**

Kinderanästhesisten müssen Kinder mit unterschiedlichem Gewicht betreuen. Kleine Frühgeborene sind leichter als 1 kg, übergewichtige Adoleszente können über 100 kg wiegen. Es ist schwierig, Geräte zu finden (Respiratoren, Monitore), die alle Bedürfnisse für jede Gewichtsklasse befriedigen. Für den Routinebetrieb wird man deshalb für bestimmte Ausrüstungsgegenstände einen Kompromiss eingehen müssen. Andererseits soll man sich für besondere Fälle nicht scheuen, spezielle Geräte in den Operationssaal zu transferieren (Hochfrequenzventilatoren, Geräte zur Verabreichung von Stickoxid etc.) und die notwendige Unterstützung von geschultem Personal anzufordern.

Die meisten modernen Anästhesiemaschinen können für kleine Kinder verwendet werden. Es sollte möglich sein, Luft ins Gasgemisch einzuführen. Reiner Sauerstoff kann, auch bei kurzfristiger Gabe (Stunden), eine toxische Wirkung auf die Retina des Frühgeborenen haben. Patienten mit Darmpassagehindernissen oder Emphysemblasen darf kein Lachgas zugeführt werden. Der Anästhesieapparat muss mit einem O_2-Analysator und einem Alarmsystem versehen sein, das eine Unterbrechung der O_2-Versorgung anzeigt. Ebenso muss man die Beatmungsdrücke messen können. Eine gute Beleuchtung sollte auch im Dunkeln gewährleistet sein (z. B. während Endoskopien).

7.1 Beatmungssysteme

> **Mit einem modernen Kinderkreissystem können Kinder aller Gewichtsklassen beatmet werden. Kinder unter 1 kgKG oder kleine, lungenkranke Kinder profitieren von der Beatmung mit einem halboffenen System.**

Sehr lange schon währt die Diskussion über das am besten geeignete Beatmungssystem für Kinder. Dabei stand die Befürchtung im Vordergrund, dass beim Einsatz eines falschen Systems insbesondere bei Spontanatmung eine CO_2-Retention stattfinden könnte. Nachdem das kontinuierliche CO_2-

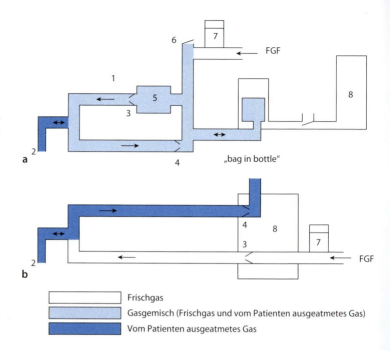

□ **Abb. 7.1. a, b.** Mögliche maschinelle Beatmungsarten während der Anästhesie. **a** Kreissystem: Die Beatmung übernimmt ein Respirator, der über einen Druckaufbau in einem geschlossenen System einen Beatmungsbalg komprimiert (»bag in bottle«). Der Beatmungsbalg ist in direktem Kontakt mit dem Kreissystem. Das Frischgas wird über einen Verdampfer ins Kreissystem geleitet. **b** Offenes System: Das Frischgas fließt über einen Verdampfer in den Respirator, über den der Patient direkt beatmet wird. *1* Kreissystem, *2* trachealer Tubus, *3* Inspirationsventil, *4* Exspirationsventil, *5* CO$_2$-Absorber, *6* Überdruckventil, *7* Verdampfer, *8* Respirator

Frischgas

Gasgemisch (Frischgas und vom Patienten ausgeatmetes Gas)

Vom Patienten ausgeatmetes Gas

Monitoring inzwischen Routine ist, wurde klar, dass sowohl die konventionellen halboffenen Systeme als auch Kreissysteme eingesetzt werden können. Heutzutage wird vorwiegend das Kreissystem (□ Abb. 7.1) eingesetzt. Unabhängig davon sollte aber u. E. zur Beatmung von z. B. kleinen Frühgeborenen mit Lungenerkrankungen ein halboffenes System zur Verfügung stehen.

Kreissystem mit CO$_2$-Absorber

❗ **Kreissysteme können für Kinder aller Alterskategorien, auch für Säuglinge, Neugeborene und Frühgeborene, eingesetzt werden (□ Abb. 7.1).**

Es empfiehlt sich, für kleine Kinder (unterhalb 5–10 kgKG) spezielle Kinderkreissysteme zu verwenden. Im Gegensatz zu Erwachsenenkreissystemen zeichnen sie sich durch dünne Schläuche mit niedriger Dehnbarkeit (Compliance) und kleinen Y-Stücken mit geringem Totraum aus.

Im Vergleich zu halboffenen Beatmungssystemen kann man bei Kreissystemen geringe Frischgasflows wählen (0,5–1 l/min). Das Absaugen der

überschüssigen Anästhesiegase ist problemlos. Das Wahrnehmen (bei der manuellen Beatmung) bzw. das Registrieren (bei der maschinellen Beatmung) von Änderungen der respiratorischen Compliance bei kleinen Säuglingen ist bei halboffenen Systemen theoretisch besser, da die zu komprimierende Luftsäule kleiner ist und keine Ventile bewegt werden müssen. Obwohl manche Anästhesisten ein halboffenes System bei kleinen Neugeborenen vorziehen, ist die Meinung geteilt, ob dieser Unterschied in der Praxis eine wesentliche Rolle spielt.

Halboffene Systeme

Das Ayre-T-Stück bzw. die Modifikationen davon, v. a. das Mapleson-D-System (□ Abb. 7.2), wurden früher häufig in der Kinderanästhesie angewendet. Die Systeme sind einfach, haben einen kleinen Totraum und einen geringen Widerstand. Ein Nachteil ist der relativ hohe Frischgasfluss (FGF), der notwendig ist, um eine Rückatmung zu vermeiden. Wir verwenden diese Systeme an Orten, wo das Einrichten eines großen Anästhesiegeräts mit eingebautem Kreissystem zu aufwendig ist.

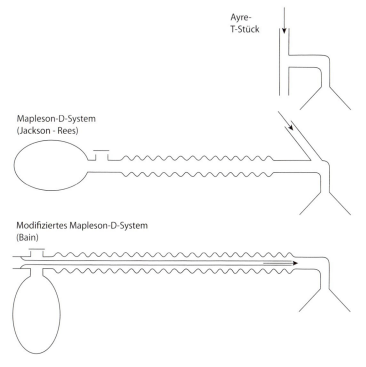

Ayre-
T-Stück

Mapleson-D-System
(Jackson - Rees)

Modifiziertes Mapleson-D-System
(Bain)

☐ **Abb. 7.2.** Die Entwicklung der halboffenen Systeme. Im Jahr 1937 beschrieb Philip Ayre das T-Stück (»the T-piece«), ein vollständig offenes System, mit dem man durch intermittierenden Verschluss des Exspirationsteils des T den Patienten mit Überdruck beatmen konnte. Verschiedene halboffene Varianten dieses Systems, d. h. Varianten ohne CO_2-Absorbtion, aber mit partieller Rückatmung des ausgeatmeten Gases, wurden seither vorgestellt. Von diesen ist das Mapleson-D-System am weitesten verbreitet (die verschiedenen Systeme wurden 1954 von William Mapleson klassifiziert). Bei diesem System wird Frischgas patientennah zugeführt, und das ausgeatmete Gas wird nach Durchströmen durch einen Faltenschlauch entweder über ein Ventil oder durch ein Loch im Beutel (Kuhn-System, Jackson-Rees-System) abgelassen. Beim Bain-System ist der Frischgasschlauch in den Exspirationsschlauch hineingezogen.

Mapleson-D-(inklusive Bain-)System

Während der Exspiration sammelt sich CO_2 im Ausatmungsschlauch an. Wenn der FGF zu gering ist, wird das CO_2 nicht weggespült, sondern während der nächsten Inspiration rückgeatmet. Vorausgesetzt, dass das rückgeatmete CO_2 die Alveolen erreicht und das Kind das erhöhte CO_2-Angebot nicht durch eine erhöhte alveoläre Ventilation kompensieren kann, resultiert daraus ein Anstieg des arteriellen CO_2-Partialdrucks (p_aCO_2). Der Nettoeffekt hängt also von mehreren Faktoren ab: dem FGF, dem inspiratorischen Flussmuster und der Reaktion des Kindes auf CO_2.

Da das inspiratorische Flussmuster bei jedem Kind anders ist, existieren verschiedene Vorschläge, wie hoch der FGF sein soll. Bei Spontanatmung ist es wünschenswert, dass der Patient einen akzeptablen p_aCO_2 aufrechterhält, ohne dass die Atemarbeit deshalb größer wird. Handelt es sich um Säuglinge, heißt dies, dass Rückatmung nicht zulässig ist. Ältere Kinder können eine geringgradige CO_2-Rückatmung gut kompensieren. Eine einfache Art, den benötigten Fluss zu bestimmen, stellt die Messung des pCO_2 in der Inspirations- und Exspirationsluft dar. Wenn man erhöhte Atemarbeit und Hyperkapnie vermeiden will, kann man den Fluss wählen, der erfahrungsgemäß nicht zu Rückatmung führt. 300 ml/kgKG/min (Minimum 3 l/min, Maximum 9 l/min) sind normalerweise ausreichend.

Bei kontrollierter Beatmung, bei der die Atemarbeit nicht vom Patienten ausgeführt wird, kann man einen niedrigeren Fluss von etwa 200 ml/kgKG/min (Minimum 3 l/min, Maximum 9 l/min) verwenden.

Anfeuchtung

Heutzutage ist es üblich, kombinierte Feuchtigkeits-/Wärmeaustauscher (FWA) und Bakterienfilter am Y-Stück zu platzieren. Damit müssen die Schläuche nicht nach jedem Patienten gewaschen werden. Der Totraum solcher Austauscher sollte möglichst klein sein. Effektive FWA sind auf dem Markt erhältlich, die kleinsten haben ein Totraumvolumen von weniger als 1 ml. Für die Gewichtskategorien unter 5 kgKG, bis 30 kgKG und über 30 kgKG sind FWA-Volumina von 1, 10 und 60 ml akzeptabel. FWA behalten die gewünschten Effekte auch für langdauernde Eingriffe, vorausgesetzt, dass kein Leck besteht.

Wenn man ein perfekt angefeuchtetes und erwärmtes Gas garantieren will, ist ein Verdampfer, der die Inspirationsgase aktiv erwärmt, wünschenswert. Dies gilt speziell für die Korrektur einer Ösophagusatresie mit tracheoösophagealer Fistel. Hier besteht die Möglichkeit der Tubusobstruktion durch eingetrocknetes Blut. Damit das Gerät keine Wärmeschäden verursacht, sollte die Temperatur des inspiratorischen Gases kontinuierlich patientennah gemessen werden und zwischen 32°C und 37°C liegen. Allerdings ist eine aktive Befeuchtung mit einem Kreissystem nicht möglich und die

meisten Anästhesisten verwenden deshalb auch für diesen Eingriff einen Feuchtigkeitswärmeaustauscher, obwohl er weniger effizient ist – insbesondere wenn ein Ventilationsleck besteht.

Apparate-Totraum

Während des Atemzyklus verbleibt am Ende der Exspiration eine bestimmte Menge CO_2-haltiges Gas in Apparaten, das während der Inspiration wieder eingeatmet wird. Das Volumen dieses Gases, das aus Maske, Larynxmaske oder Tubus sowie Feuchtigkeits-/Wärmeaustauscher, Zwischenstück und T-Stück zusammengesetzt ist, wird »Apparate-Totraum« bezeichnet (◘ Abb. 7.3). Ist dieser Totraum im Verhältnis zum Atemzugvolumen zu groß, wird zuviel CO_2 rückgeatmet, was eine Hy-

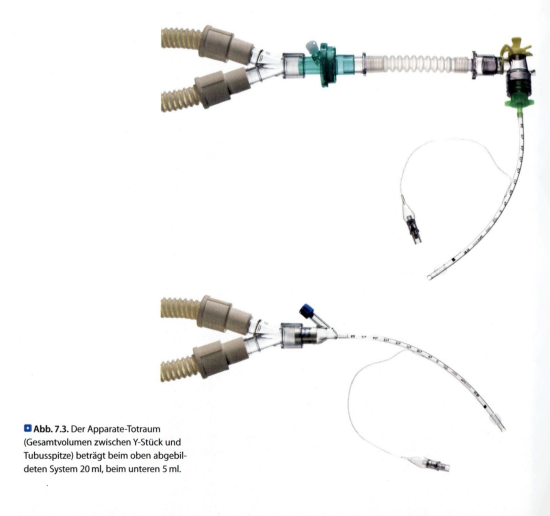

◘ **Abb. 7.3.** Der Apparate-Totraum (Gesamtvolumen zwischen Y-Stück und Tubusspitze) beträgt beim oben abgebildeten System 20 ml, beim unteren 5 ml.

perkapnie zur Folge haben kann. Geeignetes Material kann zur Lösung dieses Problems beitragen.

Narkosegasbelastung

❗ **Das Personal wird in der Kinderanästhesie höheren Narkosegasbelastungen ausgesetzt als in der Erwachsenenanästhesie.**

Die inhalative Einleitung und nicht gecuffte Tuben sind die Hauptursachen (◘ Abb. 7.4). Verschiedene Möglichkeiten können eingesetzt werden, um die Narkosegaskonzentrationen auch in der Kinderanästhesie unterhalb der festgesetzten Grenzwerte zu halten. Diese betragen in Deutschland, Österreich und der Schweiz für N_2O 100 ppm und für Sevofluran 10 ppm (8-h-Mittel). Hoher Raumluftwechsel, gute Gasabsauganlage, Doppelmasken (◘ Abb. 8.6) und Kreissysteme, die mit kleinen Frischgasflüssen betrieben werden, sind wichtige Methoden, um die Narkosegasbelastung niedrig zu halten. Die wesentlichsten Faktoren sind aber das Dichthalten der Maske während der Inhalationseinleitung und der vermehrte Einsatz von geblockten Tuben.

7.2 Maschinelle Beatmung

❯ **Für eine differenzierte Beatmung von Kindern <1 kgKG existieren bisher keine optimalen Anästhesiebeatmungsgeräte.**

Es ist durchaus möglich, auch bei lange dauernden Operationen manuell zu beatmen. Allerdings wird die maschinelle Beatmung bevorzugt, da der Anästhesist seine Hände für andere Tätigkeiten frei hat.

»Idealer« Respirator

Für die Beatmung von Säuglingen müssen verschiedene Voraussetzungen erfüllt sein. Der apparative Totraum, die Widerstände und die Systemcompliance sollten allesamt niedrig sein. Die kontrollierte Klimatisierung der Atemgase sollte gewährleistet sein. Obwohl die volumenkontrollierte Beatmung die wichtigste Beatmungstechnik ist, sollten v. a. Kleinkinder auch druckkontrolliert beatmet werden können. Die Beatmungsfrequenz muss in weiten Bereichen variierbar sein (z. B. 6–60/min) und

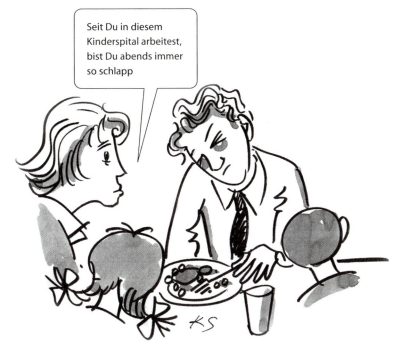

Seit Du in diesem Kinderspital arbeitest, bist Du abends immer so schlapp

◘ **Abb. 7.4.** Der Narkosegasexposition des Personals kann mit verschiedenen Maßnahmen begegnet werden

das Verhältnis von Inspirations- zu Exspirationzeit sollte variabel einstellbar sein. Die genaue Abgabe von kleinen Tidalvolumina, unabhängig vom gewählten Frischgasflow, ist eine wichtige Anforderung an einen modernen Ventilator. Die Möglichkeit der PEEP-Beatmung sollte ebenfalls vorhanden sein. Es sollte möglich sein, mit niedrigen Frischgasflows arbeiten zu können. Das Umschalten zwischen manueller und maschineller Beatmung muss einfach und sicher sein. Alarmvorrichtungen für Beatmungsdrücke, Minutenvolumen und O_2-Konzentration sollten integriert sein.

Beatmungsart

> ❗ **Die Entscheidung, ob volumen- oder druck-kontrolliert beatmet wird, basiert vorwiegend auf Vorlieben des Anästhesisten.**

Beide Techniken haben Vor- und Nachteile. So nimmt bei akuter Verminderung der respiratorischen Compliance (z. B. chirurgische Manipulationen) der Beatmungsdruck bei gleichbleibenden Atemzugvolumen zu, bleibt der Beatmungsdruck hingegen gleich, nimmt das Tidalvolumen ab. Besteht ein großes und variables Luftleck am Tubus, ergibt die druckkontrollierte Beatmung die gleichmäßigeren Verhältnisse, da bei der volumenkontrollierten Beatmung große Unterschiede der Atemzugvolumina, die tatsächlich die Lungen erreichen, auftreten können.

> ❗ **Sowohl Kinder als auch Erwachsene atmen normalerweise mit einem Atemzugvolumen von ca. 7 ml/kgKG.**

Um einen Patienten korrekt zu beatmen, muss zu diesem Atemzugvolumen der Apparatetotraum, d. h. das Volumen vom Tubuskonnektor bis zum Y-Stück, und das kompressible Volumen hinzugerechnet werden. Der Apparatetotraum kann zwischen 2 und 70 ml variieren und ist u. a. abhängig von der Größe eines evtl. eingesetzten Feuchtigkeits-/Wärmeaustauschers.

Das Neugeborene hat normalerweise eine Atemfrequenz von 30–40/min, ein 1-Jähriger von 20–30/min. Das Atemminutenvolumen (in ml/kgKG) nimmt mit zunehmendem Alter ab.

Kompressibles Volumen

Das kompressible Volumen ist der Teil des während der Inspiration verabreichten Volumens, das die Schläuche ausdehnt und im System komprimiert wird. Moderne Beatmungsgeräte messen das kompressible Volumen während der Testphase und kompensieren das eingestellte Tidalvolumen während der Betriebsphase automatisch.

Bei lungengesunden Kindern kann die Einstellung des Beatmungsgerätes bezüglich Tidalvolumen und Frequenz innerhalb breiter Grenzen geschehen. Die initiale Einstellung wird zu Beginn berechnet (◻ Tab. 7.1), anschließend anhand

◻ **Tab. 7.1.** Initiale Einstellung eines Respirators für volumenkontrollierte Beatmung (bei Verwendung eines Feuchtigkeits- und Wärmeaustauschers)

Gewicht des Patienten [kgKG]	Apparatetotraum, ungefähr [ml]	Atemfrequenz [/min]	Atemzugvolumen [ml/kgKG]	Minutenvolumen [ml/kgKG]
2–5	5	30–40	7–10	200–400
5–10	15	25–35	7–10	175–350
10–15	15	20–30	7–10	150–300
15–30	15	20	7–10	150–300
30–70	30–70	20	7–10	150–200

Das eingestellte Volumen wird aufgrund einer vorhandenen Spontanatmung, des endtidalen CO_2 und/oder der Blutgase verändert.
Für weitere Erläuterungen s. Text: Beispiel einer initialen Respiratoreinstellung.

der endtidalen CO_2-Werte angeglichen und, zumindest bei größeren Eingriffen bzw. bei lungenkranken Patienten, mittels Blutgasanalysen kontrolliert.

Beispiel einer initialen Respiratoreinstellung

Das Beispiel in Tab. 7.1 berücksichtigt den Einsatz eines altersentsprechenden FWA (► Kap. 7.1). Falls das Beatmungsgerät das kompressible Volumen nicht automatisch kompensiert, sollte es bei der Einstellung berücksichtigt werden. Das I:E-Verhältnis wird i. Allg. auf 1:2 oder 1:1 eingestellt. Die meisten Kinder profitieren von einem PEEP zwischen 2 und 5 cm H_2O.

Verwendet man einen Respirator, der den Patienten über ein Kreissystem beatmet (◻ Abb. 7.1), muss bei der Einstellung des Atemminutenvolumens auch der in den Kreis zugeführte FGF in die Rechnung miteinbezogen werden. Dabei wird nur der während der Inspirationszeit zugeführte Fluss berücksichtigt. Beträgt z. B. der FGF 3 l/min und das I:E-Verhältnis 1:1, so müssen zusätzlich zum eingestellten Atemminutenvolumen 1,5 l/min hinzugerechnet werden. Werden niedrige Frischgasflows verwendet (0,5–1 l/min), reduziert sich dieses Problem. Bei modernen, integrierten Respiratoren wird dieser Faktor mittels der sog. Frischgasentkoppelung automatisch berücksichtigt, sodass keine Korrekturen mehr notwendig sind.

7.3 Notfallausrüstung

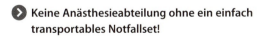 **Keine Anästhesieabteilung ohne ein einfach transportables Notfallset!**

Ein Defibrillator sollte bei jeder Anästhesie sofort zur Verfügung stehen. Beatmungs- und Intubationsausrüstung für jedes Alter, intravenöse Kanülen und Medikamente sollten zur Verwendung bei Anästhesien außerhalb der eigenen Operationsabteilung und für Transporte von instabilen Patienten in einem speziellen Notfallkoffer bereitstehen. Ein sich selbst füllender Beatmungsbeutel und eine Flasche mit komprimiertem Sauerstoff sollten

ebenfalls für Transporte und Notfalleinsätze zur Verfügung stehen.

7.4 Klinische Überwachung

Die Wahrnehmung und Interpretation von klinischen Zeichen und Symptomen ist bei Kindern schwierig, benötigt Erfahrung, ist aber von großer Bedeutung.

Die Sicherheitsgrenzen sind bei Anästhesien von Kleinkindern eng. Effiziente Überwachungsmaßnahmen und funktionierende Monitore sind deshalb unabdingbar. Wichtige Informationen sind aber auch durch Beobachten, Fühlen und Abhören einzuholen. Dazu gehört die Palpation und Interpretation der zentralen und peripheren Pulse, das Abschätzen der peripheren Durchblutung, die Beurteilung der Atembewegungen und der Atemgeräusche usw. Nur wenn Übung im Erheben solcher Befunde besteht und wenn sie mit den gemessenen Werten in Beziehung gebracht werden, besteht Gewähr, dass Monitorwerte richtig interpretiert werden können.

❗ **Plötzlich auftretende, starke Abweichungen der Messwerte müssen primär ernst genommen werden und dürfen nicht als »Artefakte« verharmlost werden.**

Stimmen die Messwerte nicht mit dem klinischen Bild überein, sollten sie mit einer einfachen und direkten Methode bestätigt oder widerlegt werden, bevor mit einer Therapie begonnen wird (◻ Abb. 7.5).

Stethoskop

Das Stethoskop kann über der linken oberen Thoraxhälfte (präkordial) platziert werden, oder man kann die Herz- und Beatmungsgeräusche mit einem Ösophagusstethoskop auskultieren. Als einfaches Überwachungsinstrument ist das Stethoskop vielseitig verwendbar und kann zur raschen Diagnostik bei Veränderungen der Beatmung und Herzfrequenz verwendet werden. Die Lautstärke der Herztöne gibt einen Hinweis auf die Füllung und die Kontraktionskraft des Herzens. Das Stethoskop hat deshalb eine lange Tradition in der

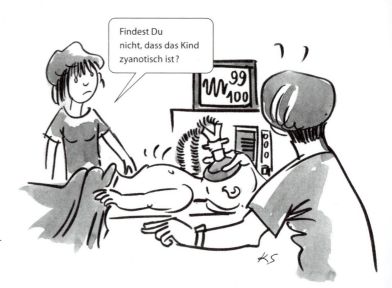

■ **Abb. 7.5.** Bei einer Diskrepanz zwischen beobachteten Symptomen des Patienten und angezeigten Werten eines Monitors sollte zuerst dem abnormen Befund Glauben geschenkt werden

Kinderanästhesie. Allerdings wird die kontinuierliche Auskultation mit einem einfachen Schlauch und passendem Ohrstück heute nur noch von wenigen routinemäßig durchgeführt.

7.5   Temperaturkontrolle

> Seit dem routinemäßigen Einsatz von Warmluftgeräten ist die Gefahr der intraoperativen Hypothermie auch bei kleinen Kindern deutlich gesunken.

Sowohl Hyper- als auch Hypothermie kann sich negativ auswirken. Weil Kinder eine relativ große Körperoberfläche haben, erfolgt die Wärmeabgabe und -aufnahme rascher als bei Erwachsenen.

Monitoring

Die Kerntemperatur kann im Rektum, Ösophagus, Nasopharynx oder in der Harnblase gemessen werden. Die Registrierung in der Axilla wird meistens für kurze Eingriffe eingesetzt. Sie ist einfach und entspricht ebenfalls der Kerntemperatur, sofern die Messung direkt über der A. axillaris erfolgt und der Arm adduziert ist. Bei intubierten Patienten wird die Temperatur im Ösophagus gemessen, vorzugsweise im distalen Drittel, da hier der kühlende Effekt der Atemgase in der Trachea die Messung am wenigsten beeinflusst. Eine rektale Sonde wird dann benutzt, wenn aus irgendeinem Grund der ösophageale Zugang nicht möglich ist. Die Messung im Nasopharynx hat den Nachteil, dass die Sonde durch die Nase geführt werden muss und dass bei geringfügigen Veränderungen der Lage falsche Werte gemessen werden können.

Raumtemperatur

Ohne spezielle, wärmerhaltende Maßnahmen kann eine normale Raumtemperatur im Operationssaal (20–22°C) zu raschen Wärmeverlusten führen. Wenn eine Raumtemperatur von 30–32°C eingestellt wird, sind andere wärmeerhaltenden Maßnahmen kaum mehr notwendig. Da diese Temperatur jedoch in den meisten Operationssälen nicht zur Verfügung steht und zudem von den Operateuren kaum toleriert wird, ist es auch bei großen Operationen an Säuglingen oder kleinen Kindern üblich, die Raumtemperatur auf bedeutend niedrigere Werte (maximal 24–26°C) einzustellen.

Warmluftgerät

Der Einsatz eines Warmluftgeräts erlaubt es in den meisten Fällen, eine normale Raumtemperatur (20–22°C) beizubehalten. Diese Geräte führen warme Luft in die Hohlräume einer speziellen Wärmedecke, die direkt auf den Patienten gelegt wird. Die Decke ist auf der Patientenseite für Luft durchlässig, so dass die warme Luft auf die Haut des Patienten gelangt. Die Temperatur der eingeblasenen Luft kann in verschiedenen Stufen zwischen Raumlufttemperatur und 43°C variiert werden, sodass das System zum Kühlen oder zum Aufwärmen benützt werden kann. Wärmedecken werden in verschiedenen Größen und Formen angeboten, sodass bei verschiedenartigen Eingriffen die durchströmende Luft mit mehr oder weniger großen Arealen der Haut in Kontakt steht und so seine konvektive temperaturregulatorische Wirkung erzielt.

> ❶ Erfahrungsgemäß ist es möglich, eine normale Körpertemperatur aufrechtzuerhalten, wenn lediglich 1/3 der Haut mit der Wärmedecke abgedeckt wird.

Infusionen und Spüllösungen

Spüllösungen sollten am besten vor der Verwendung auf Körpertemperatur erwärmt werden. Bei Zystoskopie und Elektroresektion von Urethralklappen bei einem Neugeborenen benötigt man große Volumina Spülflüssigkeit im Verhältnis zur Größe des Patienten. Die Abkühlung kann beträchtlich werden, wenn die Spülflüssigkeit kalt ist. Das Aufwärmen von langsam (<15 ml/kgKG/h) verabreichten Infusionslösungen trägt wenig zur Aufrechterhaltung der Körpertemperatur bei.

Die Verabreichung von größeren Infusionsmengen (Kristalloide, Kolloide oder Blutprodukte) kann die Körpertemperatur allerdings deutlich senken. Wird beispielsweise eine Infusionsmenge von 30 ml/kgKG mit einer Temperatur von 4°C schnell infundiert, sinkt die Körpertemperatur um 1°C. Ein Infusionswärmegerät ist daher bei Massentransfusionen indiziert.

7.6 Elektrokardiogramm

> ❯ Das EKG vermittelt Informationen, die kein anderer Monitor zeigt und auf die man nicht ohne gute Gründe verzichten sollte.

Das EKG gibt eine zuverlässige Anzeige der Herzfrequenz und ist wegen der Diagnostik von Arrhythmien und ST-Veränderungen ein wertvoller Monitor, um z. B. eine akzidentelle intravenöse Injektion von Lokalanästhetika zu entdecken. Es gibt auch wichtige Warnzeichen für myokardiale Ischämien bei herzkranken Kindern. Außer toxischen Effekten von Lokalanästhetika sind ST-Veränderungen und Arrhythmien bei herzgesunden Patienten selten, kommen jedoch bei schwerer Hypoxämie vor und können bei ausgeprägter Hämodilution Hinweis einer ausgeschöpften myokardialen O_2-Reserve sein.

7.7 Blutdruckmessung

> ❯ Bei der nicht invasiven Blutdruckmessung sind hohe Blutdruckwerte meistens durch die Wahl einer Manschette mit zu kurzem Gummicuff bedingt.

Die Blutdruckmessung ergibt wesentliche Informationen über den Kreislaufstatus des Patienten. Eine nicht invasive (unblutige) Messung mit einer Manschette über dem Oberarm ist meistens ausreichend. Der Blutdruck kann auch am Ober- oder Unterschenkel gemessen werden, allerdings ist die Korrelation zu den am Arm gemessenen Werten unbefriedigend, sodass spezielle Normwerte für diese Lokalisationen beigezogen werden müssen.

Manschettenbreite und -länge

Die Wahl der Manschette ist wichtig, da zu schmale Manschetten falsch-hohe Werte ergeben können. Die breiteste Manschette, die am Oberarm Platz hat, ohne auf die Humerusepikondylen zu drücken, sollte gewählt werden. Eine Manschette kann auch zu kurz sein, die aufblasbare Gummimanschette sollte den Oberarm zu mindestens 3/4, besser vollständig, umfassen (◘ Abb. 7.6).

7

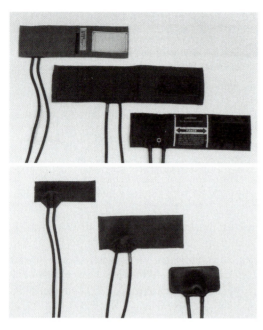

Abb. 7.6. Obwohl die 3 Blutdruckmanschetten im *oberen Bild* ungefähr gleich groß sind, ergibt nur die in der Mitte abgebildete Manschette korrekte Werte. Der Grund dafür ist in der zu schmalen *(links oben)* bzw. der zu kurzen *(rechts unten)* Gummimanschette zu suchen

Automatische Instrumente

Die Zuverlässigkeit und Genauigkeit der Messung des systolischen Blutdrucks mittels automatischer Blutdruckmessgeräte vom oszillometrischen Typ sind gut. Allerdings wird der diastolische Blutdruck (und damit der mittlere Blutdruck) mit diesen Geräten meistens zu tief angegeben. Idealerweise sollte es möglich sein, mit einem einzigen Gerät den Blutdruck der Patienten aller Alterskategorien zu messen. Automatische Geräte sind v. a. dann nützlich, wenn der Blutdruck sich in physiologischen Bereichen hält. Tritt eine ausgeprägte Hypotension auf, werden die Messwerte häufig ungenau, oder es können gar keine Oszillationen mehr detektiert werden.

Invasive Druckmessung

Eine intraarterielle Kanüle für Blutentnahmen und kontinuierliche Druckmessung ist fast unentbehrlich, wenn während oder nach dem Eingriff eine Kreislaufinstabilität zu erwarten ist oder wenn mit großen Flüssigkeitsverschiebungen oder respiratorischen Entgleisungen gerechnet werden muss. Der Hauptvorteil der invasiven Druckmessung ist die kontinuierliche Anzeige des Blutdrucks. Dies erlaubt es, bei Entgleisungen sofort eine adäquate Therapie zu beginnen, ohne dass ein pathologischer Wert zuerst noch verifiziert werden muss, wie das bei der nicht invasiven Messung i. Allg. der Fall ist.

Weiter kann das Aussehen der Druckkurve wertvolle Informationen über die Kontraktilität und den Füllungszustand des Herzens geben. Ein rascher Anstieg der systolischen Druckkurve spricht für eine gute Kontraktilität. Bei einer Hypovolämie ist der Druckpuls (Druckdifferenz systolisch–diastolisch) niedrig, zudem fällt der Blutdruck während der Expirationsphase der kontrollierten Ventilation stärker ab als gewöhnlich, was zu einer ausgeprägten atemsynchronen Blutdruckvariabilität führt.

Die Verbindungsschläuche sollten eine hohe Steifigkeit haben, um eine Dämpfung der Blutdruckkurve zu vermeiden. Zumeist werden gewöhnliche Drucksysteme für Erwachsene verwendet, die mit kurzen steifen Schläuchen versehen sind. Es werden aber auch spezielle Schläuche mit dünnem Innenlumen angeboten. Kombiniert mit einer speziellen Entnahmekammer sind diese Systeme wegen des kleinen Totraums vorteilhaft für Blutentnahmen. Die Konnektionen müssen einen Luer-Verschluss haben, um eine Diskonnektion mit einer potenziell gefährlichen Blutung zu vermeiden. Die automatische Spülung, die bei diesem System vorhanden ist, beträgt 3–4 ml/h bei einem Zufuhrdruck von 300 mmHg und 12 ml/h bei einem Zufuhrdruck von 150 mmHg. Der niedrigere Zufuhrdruck reicht bei Kindern unter 1 Jahr aus. Als Spülflüssigkeit wird vorzugsweise 0,9%ige NaCl verwendet, der Zusatz von 1–2 IE Heparin/ml verlängert die Lebensdauer der intraarteriellen Druckmessung.

Zentralvenendruck

Wird ein zentraler Venenkatheter vor der Operation eingelegt (▶ Kap. 9.2) oder kommt das Kind mit einem solchen Katheter in den Operationssaal, wird empfohlen, den zentralen Venendruck (ZVD) zu messen. Insbesondere als Verlaufsparameter kann er nützlich sein.

Druck im kleinen Kreislauf

Der Pulmonalisdruck ist von großem Interesse, wenn kongenitale Herzfehler mit pulmonaler Hypertension korrigiert werden. Perkutan eingelegte Pulmonaliskatheter mit Ballon, der ein Abschätzen des Füllungsdrucks des linken Vorhofs gestattet, werden bei Kindern selten verwendet. Bei herzchirurgischen Eingriffen ist es einfacher, einen dünnen Katheter unter Sicht in die A. pulmonalis einzulegen.

7.8   Pulsoxymetrie

> Der Wegfall eines (bis dahin) gut funktionierenden Pulsoxymetersignals sollte bis zum Beweis des Gegenteils als Zeichen einer verminderten peripheren Perfusion und damit als Zeichen einer beginnenden Zentralisation interpretiert werden.

Das Pulsoxymeter ist der Monitor, der, als Einzelinstrument angewendet, die nützlichsten Informationen liefert. Wie alle Monitore ist aber auch das Pulsoxymeter in seiner Aussagekraft begrenzt.

Da das Blut bereits bei einem p_aO_2-Wert von ca. 95 mmHg zu 99–100% gesättigt ist ($\square$ Abb. 3.6), kann das Pulsoxymeter nicht zwischen Normoxie und Hyperoxie unterscheiden. Bei Anästhesien von Frühgeborenen, bei denen eine Hyperoxie wegen der Gefahr von Retinaschäden vermieden werden sollte, ist das Pulsoxymeter deshalb kein ideales Überwachungsinstrument. Weil das Gerät leicht zu handhaben ist und eine kürzere Antwortzeit auf Änderungen des Sauerstoffs im Blut hat als transkutane Messgeräte, wird es trotzdem auch bei diesen Patienten immer benutzt (► Kap. 3.3).

Die Platzierung des Pulsoxymetersensors ist beim Neugeborenen mit offenem Ductus arteriosus und Rechts-Links-Shunt wichtig; da das S_pO_2 im rechten Arm höher sein kann als an anderen Messorten. Eine schlechte Übereinstimmung zwischen der pulsoxymetrisch und der direkt gemessenen Sättigung bei zyanotischen Patienten resultiert häufig aus der schlechten Kalibrierung bei niedrigen O_2-Sättigungswerten.

Neben der Verarbeitung des Pulsoxymetersignals (Software) ist die Konstruktion des Sensors wichtig. Er muss fest sitzen, ohne jedoch das Gewebe zu komprimieren, und er soll unempfindlich gegenüber von außen einfallendem Licht sein. Bei einer zu festen Fixation mit Klebeband können v. a. bei schlechter peripherer Perfusion und bei lange dauernden Operationen Druckschäden entstehen.

> ❗ Manchmal wird der Sensor eines Pulsoxymeters fälschlicherweise so an einem Körperteil angebracht, dass nur ein Teil des emittierten Lichts durch das Gewebe dringt, ein anderer Teil erreicht den lichtempfindlichen Detektor direkt über die dazwischen liegende Luft (Penumbra-Effekt). Dieser Fehler führt zu falsch-tiefen Messwerten.

Man sollte unterschiedliche Größen und Typen von Sensoren haben, sodass man ausprobieren kann, welcher bei dem jeweiligen Patienten die besten Signale gibt. Die Messung kann bei Bewegung gestört werden, was die Verwendbarkeit der Werte während der Ein- und Ausleitungsphase limitiert. Die optimierte Verarbeitung der Pulsoxymetersignale mit speziellen Softwarealgorithmen kann dieses Problem nur teilweise eliminieren.

Um einen korrekten Wert anzeigen zu können, benötigt die Software 10–20 gemessene Pulssignale. Eine schnell auftretende Desaturation wird deshalb pulsoxymetrisch nur mit Verzögerung angezeigt, und eine Zyanose kann zu Beginn auch bei normalen Pulsoxymetriewerten vorliegen.

Wenn die durch das Pulsoxymeter gemessene Herzfrequenz nicht mit derjenigen des EKG übereinstimmt, sollte die S_pO_2-Messung als fraglich betrachtet werden.

7.9   Kapnographie

> Der Nachweis von CO_2 in der Ausatemluft ist der sicherste Hinweis auf die intratracheale Lage eines Tubus.

Der Kapnograph oder das Kohlendioxidmessgerät gestattet eine schnelle Diagnostik der Integrität des Beatmungssystems, von Veränderungen im Metabolismus (z. B. bei maligner Hyperthermie) sowie der Lungendurchblutung ($\square$ Abb. 7.7). Im Allgemeinen wird der pCO_2 dadurch gemessen, dass infrarotes Licht einer gewissen Wellenlänge durch die Inspirations-/Exspirationsluft gesendet wird. Das Licht wird im Verhältnis zur Anzahl CO_2-Moleküle absorbiert, was von einem kleinen lichtempfindlichen Detektor registriert wird. Beim sog. Hauptstromkapnographen ist der Messkopf über einer Küvette im Luftstrom platziert, beim Seitenstromkapnographen wird Gas in eine Messkammer aspiriert und dort analysiert. Es sollten nur Kapnographen eingesetzt werden, die das pCO_2-Signal kontinuierlich messen und das Ergebnis graphisch darstellen können (CO_2-Kurve).

Die Anschlagzeit ist die Zeit, die der Kapnograph benötigt, um eine plötzlich auftretende Konzentrationsänderung anzuzeigen. Definitionsgemäß wird dabei die Zeit gemessen, die verstreicht, bis die Anzeige von 10% auf 90% der gesamten Konzentrationsänderung angestiegen ist. Beim Hauptstromkapnographen ist diese Zeit kurz (10–50 ms).

Da die Konzentration der Gasfront während der Passage durch den Ansaugschlauch »verschmiert«, ist sie beim Seitenstromkapnographen länger (85–300 ms) und abhängig von der Länge und Beschaffenheit des Ansaugschlauches. Ändert sich der pCO_2 sehr schnell (z. B. spontan atmender Säugling), können Kapnographen mit langer Anschlagzeit die echten Werte nicht mehr angeben. Anstelle eines Kapnogramms ensteht dann eine Wellenlinie, deren Spitzen und Täler nicht den tatsächlichen Extremwerten entsprechen (◘ Abb. 7.8).

Wird der Kapnograph unmittelbar nach der Intubation angeschlossen, kann er die Lage des Tubus in der Trachea dokumentieren. Zwar kann sich CO_2 auch im Magen befinden, wenn der Patient vor der Intubation über eine Maske beatmet worden ist, aber nach einer ösophagealen Fehlintubation wird dieses CO_2 rasch wegventiliert (◘ Abb. 7.7b). Wenn das Messgerät während 5–10 Atemzügen ei-

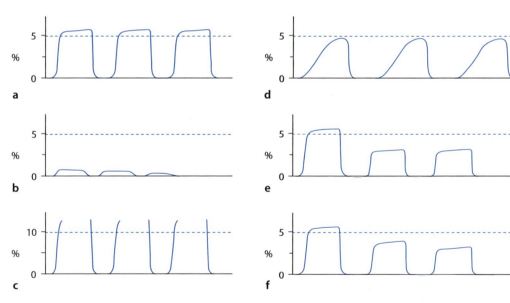

◘ **Abb. 7.7. a–f.** Interpretation des Kapnogramms. **a** Normales Kapnogramm. **b** Ösophageale Intubation. Während der Maskenbeatmung kann wenig CO_2 in den Magen gelangen. Dementsprechend kann initial ein CO_2-Signal registriert werden. Nach 3–5 Atemzügen fällt die CO_2-Konzentration jedoch auf 0% ab. **c** Maligne Hyperthermie. Eines der frühesten Zeichen der malignen Hyperthermie ist die Zunahme der CO_2-Produktion und damit das Ansteigen des $p_{et}CO_2$. **d** Partiell obstruierte Atemwege. Ein deformiertes Kapnogramm ohne richtiges Plateau ist ein Hinweis dafür, dass die Exspiration teilweise obstruiert ist wie beim Asthma bronchiale, Bronchospasmus und partiell verstopftem oder abgeknicktem Tubus. **e** Der plötzliche Abfall des $p_{et}CO_2$ von einem normalen auf ein tieferes Niveau kann beim Verrutschen des Tubus von der Trachea in den rechten Hauptstamm oder bei einer plötzlichen Obstruktion eines Bronchus beobachtet werden. **f** Ein exponentieller Abfall des $p_{et}CO_2$ innerhalb einiger weniger Atemzüge tritt auf bei akuter Lungenembolie (Luft oder Thrombus), plötzlich einsetzender Herzinsuffizienz (z. B. Obstruktion einer Koronararterie), Hypovolämie durch massiven Blutverlust oder bei ausgeprägter Hyperventilation

nen endtidalen CO_2-Partialdruck über 25 mmHg anzeigt, kann davon ausgegangen werden, dass der Tubus tracheal (oder wenigstens bronchial) liegt.

Bei herz-/lungengesunden Kindern stimmt der endtidale CO_2-Partialdruck ($p_{et}CO_2$ = Partialdruck am Ende der Exspiration) weitgehend mit dem p_aCO_2 überein. Bei Obstruktion der kleinen Atemwege und erhöhter Totraumventilation steigt die Differenz zwischen p_aCO_2 und $p_{et}CO_2$ an. Auch bei Kindern mit kardialem Rechts-links-Shunt besteht eine Differenz, weil das CO_2-reiche venöse Blut die arterielle Seite ohne Lungenpassage erreicht. Der p_aCO_2 ist deshalb höher als der $p_{et}CO_2$. Der Unterschied steigt mit ca. 3–4 mmHg pro 10% Senkung der arteriellen O_2-Sättigung an. Bei einem Kind, das lungengesund ist, eine O_2-Sättigung von 80% und einen $p_{et}CO_2$ von 30 mmHg hat, kann man z. B. erwarten, dass der p_aCO_2 36–38 mmHg beträgt.

Die Kapnographie ergibt ebenfalls wertvolle Aufschlüsse über die Kreislaufverhältnisse.

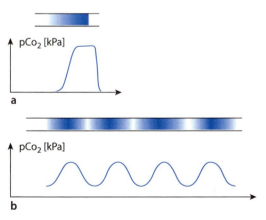

❏Abb. 7.8. a, b. Kapnogramm **a** CO_2-haltiges Gas wird in einem Sammelschlauch eines Seitenstromkapnographen angesogen und in der Messkammer analysiert. Solange die Fronten scharf begrenzt sind, resultiert daraus ein Kapnogramm, das einen steilen Anstieg und Abfall hat. **b** Werden mehrere Impulse von schnell sich ändernden CO_2-Gasstößen angesaugt, so erreichen sie die Messkammer »verschmiert«. Sowohl der Anstieg als auch der Abfall sind nicht mehr klar definiert, und die Ausschläge erreichen die Basislinie und die Maximalwerte nicht mehr. Diese Situation kann beim Säugling eintreten, der eine schnelle Spontanatmung hat, oder mit hoher Frequenz beatmet wird. Der höchste angezeigte Wert entspricht in dieser Situation nicht mehr dem echten »endtidalen« Wert

> ❗ Ein Abfall des $p_{et}CO_2$ innerhalb weniger Atemzüge spricht für eine herabgesetzte Lungendurchblutung (❏ Abb. 7.7). Die Ursache kann eine schwere Blutung, eine V.-cava-Kompression, eine Luftembolie oder eine Kompression der A. pulmonalis sein.

7.10 Messung von Sauerstoff und Inhalationsanästhetika

> ❯ Die Messung der O_2-Konzentration in der Inspirationsluft ist in den meisten Ländern Vorschrift; es sollte keine Anästhesie durchgeführt werden ohne diese Information.

Die Kalibrierung und Einstellung der unteren und oberen Alarmgrenze muss vor der Einleitung kontrolliert werden. Die Messung der exspiratorischen (endtidalen) Konzentration kann ebenfalls wertvolle Informationen liefern, z. B. gibt sie an, wie gut ein Patient präoxygeniert ist. Allerdings ist dazu ein Messgerät mit kurzer Anschlagzeit erforderlich.

Die Messung der Inhalationsanästhetika erfolgt meistens mittels Infrarotabsorption. Die Messgeräte können vor fehlerhaft arbeitenden Verdampfern warnen. Sie eignen sich ebenfalls gut zu Unterrichtszwecken, da die Pharmakokinetik damit eindrücklich demonstriert werden kann. Die Messung bei Low-flow-Anästhesien oder Minimalflow-Anästhesien kann wertvoll sein, da die Konzentration des zugeführten Frischgases von der des eingeatmeten Gases stark differieren kann.

7.11 Muskelfunktion

> ❯ Der Nervenstimulator liefert wichtige Informationen bei Patienten, die Muskelrelaxanzien erhalten haben. Diese Informationen ergänzen die klinische Beurteilung der vorhandenen Muskelkraft.

Die Wirkungsdauer der Muskelrelaxanzien variiert stark zwischen einzelnen Individuen. Ein Nervenstimulators erleichtert deshalb in vielen Fällen die Dosierung dieser Medikamente und die

Indikation zur Antagonisierung (s. unten) kann besser gestellt werden.

Bei abdominalchirurgischen und orthopädischen Eingriffen liefert die Klinik meist ausreichende Informationen. Bei Eingriffen, bei denen die Muskelrelaxation absolut zuverlässig sein muss, z. B. bei Operationen an Gehirn, Innenohr oder Auge, garantiert der Nervenstimulator eine gute Relaxierung und verhindert gleichzeitig eine Überdosierung.

Wie beim Erwachsenen werden 2 Elektroden über dem N. ulnaris platziert (◘ Abb. 5.5), wobei die negative Elektrode distal liegen sollte. Die Adduktionskraft des Daumens kann dann entweder mit einem Myographen genau gemessen oder visuell bzw. taktil abgeschätzt werden. Einsatz und Aussagekraft des Nervenstimulators bei Kindern entsprechen etwa denjenigen bei Erwachsenen. Allerdings nimmt die Kraft bei einem nicht relaxierten Säuglingen im Alter <12 Wochen während einer 5 s dauernden Tetanusstimulation mit 50 Hz kontinuierlich ab (»fading«), während beim älteren Kind oder beim Erwachsenen die Kraft gleich bleibt.

Wird nur die erste Adduktion des Daumens bei der Train-of-four-Stimulation (= 4 definierte Stromstöße, die in 0,5-s-Abständen hintereinander verabreicht werden) gesehen oder gefühlt, hat der Patient eine Blockade von ungefähr 90%, werden die ersten 3 Adduktionen gesehen, so entspricht dies ungefähr einer Blockade von 80%. In der Praxis gibt man gewöhnlich eine Wiederholungsdosis (◘ Tab 4.5), wenn die erste Adduktion auftritt.

> ❗ **Die taktile Messung ist wenig präzise und lässt die Beurteilung, ob alle 4 Ausschläge tatsächlich gleich stark sind, nicht zu.**

Da aber das Anbringen eines Myographen aufwändig ist, beurteilen wir die Train-of-four-Stimulation repetitiv, und nur, wenn alle 4 Ausschläge während mindestens 30 min als gleich stark empfunden werden, nehmen wir an, dass kein »fading« mehr besteht und verzichten auf die Gabe von Antagonisten. Dazu soll die Überwachung mit dem Nervenstimulator während der gesamten Anästhesiedauer intermittierend erfolgen und nicht unmittelbar vor Ende.

Bevor Antagonisten vom Cholinesterasetyp verabreicht werden, sollte bei der Train-of-four-Stimulation zumindest der 1. »twitch« auslösbar sein, weil sonst die Gefahr besteht, dass die Antagonisierung inkomplett ist.

Cuffdruckmanometer

An verschiedenen Instituten gilt die Regel, dass der Cuffdruck in der Tubusmanschette gemessen werden soll, wenn gecuffte Tuben verwendet werden (◘ Tab. 7.2). Andere ziehen es vor, den Cuff so stark aufzublasen, bis das bestehende Luftleck bei der Beatmung mit PEEP gerade verschwindet und ein gutes CO_2-Signal sichtbar ist.

7.12   Elektroenzephalogramm

> ❯ **Es ist nicht belegt, dass EEG-basiertes Monitoring unerwünschte intraoperative Wachheit vermeidet.**

Eine Narkose darf weder zu flach (Gefahr der intraoperativen Wachheit) noch zu tief (Kreislaufdepression) sein. Theoretisch sollte das EEG für das Monitoring nützlich sein, ein Gleichgewicht zwischen diesen entgegengesetzten Zielen zu erreichen. Es gibt bereits mehrere Geräte: BIS-Monitor, SNAP-Monitor, Narcotrend etc. Sie versuchen, die im EEG enthaltenen Informationen zu kondensieren und in Form eines einzelnen Wertes, der kontinuierlich angezeigt wird, zu quantifizieren. Diese Methoden werden zur Zeit im Detail untersucht und bezüglich ihrer Aussagekraft und Zuverlässigkeit getestet. In verschiedenen Instituten werden sie bereits regelmäßig eingesetzt.

Das Hauptproblem kann darin bestehen, dass der Anästhesist angezeigte Werte, die eine tiefe Anästhesie suggerieren, unkritisch übernimmt und damit eine intraoperative Wachheit übersieht. In der Tat haben wir Situationen erlebt, in denen der Patient offensichtlich nicht ausreichend anästhesiert war, das Überwachungsgerät aber eine tiefe Anästhesie anzeigte. In der Zukunft werden Studien an breiten Patientenkollektiven mit den verschiedenen Anästhetika und Narkoseverfahren den definitiven Stellenwert dieser Methoden zu ermitteln haben. In einer 2. Phase müssen dann gültige Daten für Kinder und Säuglinge erhoben werden, bevor die Geräte als routinemäßiges Monitoringverfahren zur Bestimmung der Narkosetiefe sinnvoll eingesetzt werden können.

7.13 Laborparameter

❯ Routinelaborbestimmungen sollten innerhalb weniger Minuten zur Verfügung stehen.

Blutgase, Hämatokrit (oder Hämoglobin), Blutzucker und Elektrolyte sind die am häufigsten intraoperativ gemessenen Laborparameter. Die Blutgase müssen nicht unbedingt arteriell entnommen werden, kapilläre oder venöse Blutgase können ebenfalls wesentliche Informationen liefern. Der ph-Wert ist im venösen Blut um ca. 0,05 niedriger und der pCO_2 3–4 mmHg höher als im arteriellen Blut. Bei Kindern, die mit Inhalationsanästhetika anästhesiert sind, ist der pO_2 im periphervenösen Blut häufig hoch, weil eine hohe Hautdurchblutung das venöse Blut arterialisiert. Heutzutage werden diese Analysen mittels integrierter Geräte durchgeführt, die Blutgase, Elektrolyte, Blutzucker, Laktat und Hämoglobin aus einer einzigen Blutprobe bestimmen können.

7.14 Überwachungsroutine

Auch wenn es gute Argumente für die Verwendung jedes einzelnen Überwachungsinstruments gibt, ist es nicht nachgewiesen, dass mehr Überwachungsinstrumente eine höhere Patientensicherheit beinhalten. Grundsätzlich gilt, dass die Routineausrüstung zuverlässig und einfach benutzbar

◻ **Tab. 7.2.** Beatmungssystem und Überwachungsroutine an verschiedenen Abteilungen

	Basel	Lund	Hannover	Seattle
Beatmungssystem	Kinderkreissystem, Kuhn-System für Säuglinge unterhalb 1 kgKG	Kreissystem, offenes System für Kinder <8 kgKG	Kinderkreissystem	Mapleson D-System oder Kinderkreissystem
Stethoskop	Nur nach Intubation, Lagewechsel oder Beatmungsproblemen	Nach Intubation, Lagewechsel oder Beatmungsproblemen	Nach Intubation, Lagewechsel oder Beatmungsproblemen	Routine nach Intubation, Lagewechsel oder Beatmungsproblemen
EKG	Immer	Fast immer, außer bei kleinen Eingriffen ohne Einsatz von Lokalanästhetika	Fast immer, außer bei Sedierung	Immer, ausgenommen bei MRI
Blutdruck	Immer, außer bei tiefer Sedierung für MRI	Fast immer (nicht alle Kurzeingriffe)	Fast immer, außer bei Sedierung und Kurznarkosen (<5 min)	Immer, außer bei leichter Sedierung
Pulsoxymeter	Immer	Immer	Immer	Immer
Kapnographie	Immer	Immer	Immer	Immer
Temperatur	Routine außer bei kurzdauernden peripheren Eingriffen bei Patienten über 1 Jahr	Bei Patienten mit trachealem Tubus (d. h. bei allen großen und mittelgroßen Eingriffen)	Fast immer, außer bei Kurznarkosen (<5–10 min)	Routine, außer bei kurzdauernden Eingriffen (<5 min)
Nervenstimulator	Immer, wenn Muskelrelaxanzien eingesetzt werden	Für spezielle Eingriffe (Augen, Mittelohr, Gehirn); selten bei Laparotomien, Thorakotomien, Sternotomien	Häufig bei Laparotomien mit geplanter Extubation	Routine, wenn Muskelrelaxanzien eingesetzt werden
Cuffdruckmanometer	Immer	Nur wenn Lachgas eingesetzt wird	Immer	Nie

sein sollte und dass die korrekte Anwendung der Monitore gewährleistet sein muss.

Welche Überwachung kann also zur Routine empfohlen werden? Da naturgemäß ein nationaler (oder sogar internationaler) Konsens schwierig zu erreichen ist, haben viele Abteilungen eigene Standards aufgestellt; ◘ Tab. 7.2 gibt Hinweise auf die Routine an den verschiedenen Instituten, an denen die Autoren arbeiten.

Literatur

Conterato JP, Lindahl SG, Meyer DM et al. (1989) Assessment of spontaneous ventilation in anesthetized children with use of a pediatric circle or a Jackson-Rees system. Anesth Analg 69: 484–490

Crapanzano MS, Strong WB, Newman IR et al. (1996) Calf blood pressure: Clinical implications and correlations with arm blood pressure in infants and young children. Pediatrics 97: 220–224

Daunderer M, Schwender D (2001) Messung der Narkosetiefe, Awareness und EEG. Anaesthesist 50: 231–241

Debaene B, Plaud B, Dilly MP et al. (2003) Residual paralysis after single intubating dose of nondepolarizing muscle relaxant with an intermediate duration of action. Anesthesiology 98: 1042–1048

Erikson LI (2003) Evidence based practice and neuromuscular monitoring: it's time for routine quantitative assessment. Anesthesiology 98: 1037–1039

Fletcher R (1991) The relationship between arterial to end-tidal pCO_2 difference and hemoglobin saturation in patients with congenital heart disease. Anesthesiology 75: 210–216

Fuchs-Buder T, Eikermann M (2006) Neuromuskuläre Restblockaden. Klinische Konsequenzen, Häufigkeit und Vermeidungsstrategien Anästhesist 55: 7–16

Fuchs-Buder, Fink TH, Hofmockel R et al. (2008) Einsatz des neuromuskulären Monitorings in Deutschland. Anästhesist 57: 908–914

Hobbhahn J, Wiesner G, Taeger K (1998) Arbeitsplatz- und Umweltbelastung durch Inhalationsanästhetika unter besonderer Berücksichtigung von Sevofluran. Anaesthesist 47: S77–S86

Kelleher JF, Ruff RH (1989) The penumbra effect: vasomotion-dependent pulse oximeter artifact due to probe malposition. Anesthesiology 71: 787–791

Kurz A, Sessler DI, Lenhardt R (1996) Perioperative normothermia to reduce the incidence of surgical-wound infection and shorten hospitalization. Study of Wound Infection and Temperature Group. N Engl J Med 334: 1209–1215

Meier A, Jost M, Ruegger M et al. (1995) Narkosegasbelastung des Personals in der Kinderanästhesie. Anaesthesist 44: 154–162

Morray JP, Geiduschek JM, Caplan RA et al. (1993) A comparison of pediatric and adult anesthesia closed malpractice claims. Anesthesiology78: 461–467

Perel A, Pizov R, Cotev S (1987) Systolic blood pressure variation is a sensitive indicator of hypovolemia in ventilated dogs subjected to graded hemorrhage. Anesthesiology 67: 498–502

Purday JP (1994) Monitoring during paediatric cardiac anaesthesia. Can J Anaesth 41: 818–844

Raj N, Henderson KA, Hall JE et al. (2003) Evaluation of personal, environmental and biological exposure of paediatric anaesthetists to nitrous oxide and sevoflurane. Anaesthesia 58: 630–636

Sessler DI (1997) Mild perioperative hypothermia. N Engl J Med 336: 1730–1737

Thorsteinson A, Larsson A, Jonmarker C et al. (1994) Pressure-volume relations of the respiratory system in healthy children. Am J Respir Crit Care Med 150: 421–430

Offenhalten der Atemwege

> **Das Offenhalten der Atemwege und die Sicherstellung einer adäquaten Oxygenierung hat in allen Situationen allerhöchste Priorität.**

8.1 Anatomie

Neugeborene und kleine Säuglinge können gleichzeitig über die Nase atmen und mit dem Mund saugen. Während des Stillens sind sie durch einige anatomische Besonderheiten des Larynx und Hypopharynx gut vor Aspiration geschützt. Die Epiglottis bildet mit dem weichen Gaumen eine funktionelle Verbindung in den Nasopharynx. Dies ist möglich, weil die Epiglottis weich ist und der Larynx höher liegt als beim Erwachsenen. Zudem ist die Epiglottis beim Säugling Ω-förmig, während sie beim Erwachsenen in der Horizontalebene die Form eines leicht gekrümmten Bogens hat (◘ Abb. 8.1–8.3).

Die Ω-Form ist optimal, um zusammen mit der Uvula während des Saugens die Vorderwand

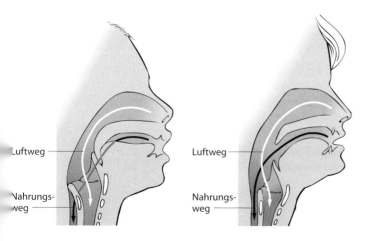

Luftweg

Nahrungs-weg

Luftweg

Nahrungs-weg

◘ **Abb. 8.1.** Der Larynxeingang ist durch die Epiglottis und den weichen Gaumen, die zusammen eine Barriere gegenüber Flüssigkeit in der Mundhöhle bilden, vor Aspiration geschützt. Da eine offene Verbindung zum Nasopharynx bestehen bleibt, kann ein Säugling (*links*) gleichzeitig trinken und atmen. Beim älteren Kind und beim Erwachsenen ist diese Barriere wegen des tiefen Sitzes des Larynx nicht mehr vorhanden (*rechts*). (Nach Myer et al. 1995)

Abb. 8.2. Der Larynx liegt beim Neugeborenen (*links*) etwas höher als beim Erwachsenen (*rechts*). Diese kraniale Lage beeinflusst auch die Beziehung der Epiglottis zur Zunge und zum weichen Gaumen. (Nach Myer et al. 1995)

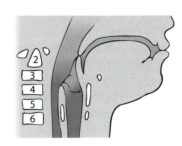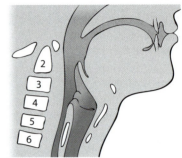

8

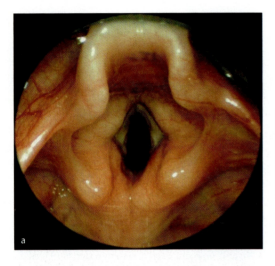

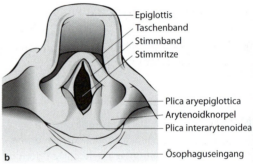

- Epiglottis
- Taschenband
- Stimmband
- Stimmritze

- Plica aryepiglottica
- Arytenoidknorpel
- Plica interarytenoidea

- Ösophaguseingang

Abb. 8.3a,b. Anatomie des Larynx beim Säugling. Die Epiglottis ist Ω-förmig, die Arytenoidknorpel sind groß. **a** Endoskopisches Bild; **b** Anatomische Darstellung.

des nasopharyngealen Luftwegs zu bilden. Die weiche, gut verformbare Epiglottis und die relativ großen, gut beweglichen Arytenoidknorpel können sich aber auch während der Inspiration vor den Larynxeingang legen und dadurch den beim Säugling während der ersten Lebensmonate nicht selten zu beobachtenden Stridor hervorrufen (Laryngomalazie, ▶ Kap. 17.3).

> **!** Die Zunge ist relativ groß und trägt dazu bei, dass die Epiglottis beim relaxierten und anästhesierten Säugling während der Laryngoskopie zurückfällt und damit die direkte Sicht auf den hochstehenden Larynxeingang erschweren kann.

Die Längsachse des subglottischen Atemwegs ist nicht nur nach kaudal, sondern auch nach dor-

sal gerichtet. Dieser Winkel in der Kontinuität des Atemwegs behindert häufig das Vorschieben eines nasal eingeführten Tubus, nachdem dieser die Stimmritze bereits passiert hat (s. unten). Die engste Stelle findet sich bei Kleinkindern in Höhe des Ringknorpels und bei Erwachsenen in Höhe der Stimmritze. Die Hinterwand des Krikoidknorpels ist V-förmig, deshalb ist der Querschnitt des Tracheallumens an dieser Stelle nicht kreisförmig, sondern längs-oval (■ Abb. 8.4). Auch wenn ein Tubus ohne großen Widerstand in die Trachea eingeführt wird, kann die Mukosa an umschriebenen Stellen geschädigt werden. Die Trachea von reifen Neugeborenen ist ca. 4–5 cm lang, und der linke Hauptbronchus zweigt wie bei Erwachsenen in einem stumpferen Winkel zur Trachealachse ab als der rechte (47° vs. 30°).

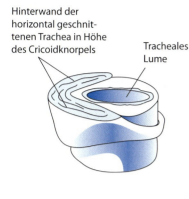

Hinterwand der horizontal geschnittenen Trachea in Höhe des Cricoidknorpels

Tracheales Lume

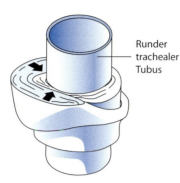

Runder trachealer Tubus

■ **Abb. 8.4.** Ein Querschnitt durch die Trachea in Höhe des Krikoidknorpels zeigt ein länglich geformtes Lumen. Wird ein runder Tubus in das Lumen eingeführt, kann dies zu umschriebenen Druckstellen führen und Läsionen verursachen

8.2 Masken und Pharynxtuben

❯ Eine künstliche Beatmung wird am einfachsten mit Maske und Beatmungsbeutel durchgeführt.

Masken

Rendell-Baker-Masken passen relativ gut auf das Gesicht von kleinen und großen Kindern. Sie sind in 5 Größen (0, 1, 2, 3, 4) verfügbar, die kleinste Maske hat einen Totraum von ca. 4 ml. Noch wenig geübte Anästhesisten haben nicht selten Schwierigkeiten, die Rendell-Baker-Masken dicht zu halten, wobei Leckagen am häufigsten an der Nasenwurzel und am Kinn entstehen. Runde Masken mit einem weichen Rand (■ Abb. 8.5) haben zwar einen etwas größeren Totraum, können aber bei Neugeborenen und kleinen Säuglingen leichter dicht gehalten werden und sind deshalb empfehlenswert. Andere Fabrikate haben einen luftgefüllten Plastikring, der sich dem Gesicht anpasst. Durchsichtige Masken erlauben es, Mund- und Nasenregion ständig zu beobachten; zudem ist anzunehmen, dass sie den Kindern weniger Angst einflößen. Es gibt außerdem speziell für Kinder parfümierte Masken, z. B. mit Himbeeraroma.

Mit Doppelmaskensystemen (■ Abb. 8.6) können entweichende Narkosegase während einer inhalativen Narkoseeinleitung oder einer Maskennarkose mit einem Gebläse abgesaugt werden, wodurch die Raumluftkontamination vermindert wird.

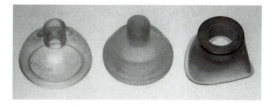

■ **Abb. 8.5.** Beatmungsmasken für Neugeborene; von links nach rechts: Ohmeda Nr. 0, Laerdal Nr. 0, Rüsch (Rendell-Baker) Nr. 0

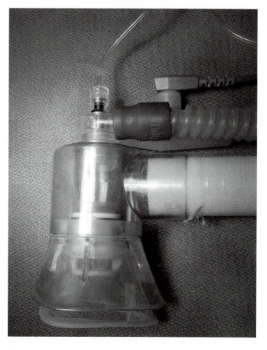

■ **Abb. 8.6.** Doppelmaskensystem für Narkosegasabsaugung

❗ Mögliche Ursachen einer erschwerten Maskenbeatmung sind Leckagen, Obstruktion der oberen Atemwege durch zu starkes Überstrecken des Kopfes und Eindrücken des Mundbodens sowie eine Überblähung des Magens mit Luft.

Oro- und nasopharyngeale Tuben

Guedel-Tuben aus Kunststoff sind in verschiedenen Größen für Kinder aller Altersklassen verfügbar. Bei Verwendung zu großer Guedel-Tuben sind Obstruktionen oder Verletzungen des Kehlkopfes möglich. Zu kleine Guedel-Tuben können die Zunge zusätzlich nach hinten drücken und damit den Atemweg verschlechtern. Bei Kindern mit einer Mikrognathie oder mit engen oberen Atemwegen kann ein nasopharyngealer Tubus verwendet werden. Obwohl es spezielle Wendl-Tuben für Kinder gibt, ist es günstiger, wenn man einfach einen Trachealtubus aus Kunststoff über einen Nasengang bis in den Hypopharynx vorschiebt.

Bei Kindern mit schwierigen Atemwegen kann ein nasopharyngealer Tubus am besten noch in Narkose vor der Extubation eingelegt werden. Wenn die Spontanatmung nach Extubation nicht suffizient ist, kann der Nasopharyngealtubus an das Narkosekreisteil oder an ein Kuhn-System angeschlossen werden

und Sauerstoff insuffliert und die Spontanatmung manuell unterstützt werden. Auf der Intensivstation kann der Nasopharynegaltubus auch an ein Beatmungsgerät angeschlossen werden (Nasen-CPAP).

8.3 Larynxmasken

▶ Larynxmasken sind bei Kindern sehr vielfältig als Ersatz für eine Intubations- oder konventionelle Maskennarkose einsetzbar.

Larynxmasken bestehen aus einer Maske mit aufblasbaren Manschette, die in den Hypopharynx eingeführt wird, den Larynx umschließt und über einen großlumigen Schlauch an das Narkosekreisteil angeschlossen werden kann. Sie sind in verschiedenen Größen für Patienten aller Altersklassen verfügbar (◻ Abb. 8.7, ◻ Tab. 8.1).

❗ Bei Neugeborenen und Säuglingen mit ihrem hochstehendem Larynx und kleinem Hypopharynx können Larynxmasken allerdings leicht dislozieren und werden deshalb seltener eingesetzt.

Neben der klassischen Larynxmaske ist inzwischen auch ein Modell mit einem zusätzlichem Lumen für eine Magensonde und ein weiteres Modell mit

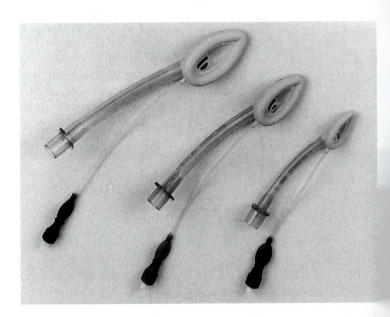

◻ **Abb. 8.7.** Wiederverwendbare Larynxmasken der Größen 1, 2 und 3. Die ebenfalls erhältlichen Größen 1,5 sowie 2,5 und 4 sind nicht abgebildet

einem flexiblen Spiraltubusansatz für Hals-Nasen-Ohren- bzw. Mund-Kiefer-Gesichts-chirurgische Eingriffe verfügbar. Einige Larynxmasken sind für den Einmalgebrauch vorgesehen, andere können nach Gebrauch aufbereitet und wieder verwendet werden.

❗ Larynxmasken schützen nicht vor Aspiration.

Technik des Einführens

Zunächst wird die Gleitfähigkeit der Manschette mit Wasser verbessert und der Cuff auf Dichtigkeit geprüft. Vor dem Einführen wird der Cuff dann komplett oder partiell deflatiert. Die Narkose kann

◻ Tab. 8.1. Größe der Larynxmaske und Inhalt des Cuffs im Verhältnis zum Körpergewicht

Größe der Larynxmaske	Cuffinhalt [ml]	Körpergewicht [kg]
1	3–5	3–5
1,5	5–7	5–10
2	7–10	10–20
2,5	10–15	20–30
3	15–25	>30
4	30–40	Erwachsene

inhalativ (z. B. mit Sevofluran) oder intravenös eingeleitet werden. Die Applikation eines Muskelrelaxans ist nicht notwendig. Um Abwehrreflexe zu vermeiden, benötigt man allerdings eine relativ tiefe Anästhesie (z. B. 3–5 mg/kgKG Propofol + 0,3–1 µg/kgKG Remifentanil). Der Kopf des Patienten wird hyperextendiert und der Mund möglichst weit geöffnet. Die Maske wird mit der Öffnung nach kaudal in den Mund eingeführt und entlang des harten Gaumens vorgeschoben. Wenn die Rachenhinterwand erreicht ist, kann ein leichter Widerstand anzeigen, dass die Maske ihre Bewegungsrichtung im Hypopharynx nach ventral ändern muss.

Wenn die Larynxmaske nicht weiter vorgeschoben werden kann, wird der Cuff mit der vorgeschriebenen Menge Luft gefüllt, wodurch sich die Larynxmaske im Hypopharynx positioniert. Dies äußert sich auch dadurch, dass der Schlauchansatz während der Cuffinflation wieder etwas aus dem Mund herauskommt. Der korrekte Sitz der Larynxmaske kann anhand der CO_2-Kurve und durch Auskultation überprüft werden. Fiberoptische Untersuchungen haben ergeben, dass trotz zahlreicher Lagevarianten in der Regel eine effektive Ventilation möglich ist. Besonders bei kleineren Kindern ist eine Pflasterfixation empfehlenswert.

Alternativ kann die Larynxmaske vor dem Einführen auch um 180° gedreht und mit der Öffnung nach kranial in den Mund eingeführt werden (◻ Abb. 8.8). Sobald der Kontakt mit der

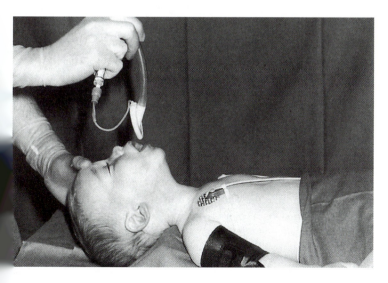

◻ Abb. 8.8. Bei Kindern wird die Larynxmaske häufig »verkehrt«, d. h. mit der Öffnung nach kranial, in den Mund geschoben. Eine Drehung um 180° in der Mundhöhle erleichtert das korrekte Platzieren.

Rachenhinterwand erfolgt ist, wird die Maske unter gleichzeitigem Vorschieben wieder um 180° gedreht. Wenn ein Vorschieben der Larynxmaske ohne Kraftanwendung primär nicht möglich ist, kann der obere Atemweg zunächst durch Einsetzen des Laryngoskops visuell beurteilt werden. Nicht selten finden sich als Ursache hypertrophe Tonsillen. Die Larynxmaske kann nun unter laryngoskopischer Sicht vorgeschoben werden. Falls dies nicht möglich ist, wird ein Trachealtubus verwendet oder eine konventionelle Maskennarkose durchgeführt.

Narkoseführung

Die Narkose kann inhalativ oder intravenös, in Spontanatmung oder bei längerer Operationsdauer auch mit kontrollierter Beatmung durchgeführt werden. Besonders geeignet ist die Kombination einer Regionalanästhesie mit einer Larynxmaske und flacher Allgemeinanästhesie. Bei moderaten Beatmungsdrucken unter 15–20 cm H_2O und korrekter Lage tritt in der Regel keine Leckage auf. Der Cuffdruck kann gemessen werden und sollte 60 cm H_2O nicht überschreiten.

Larynxmasken werden nach der Operation meistens entfernt, wenn die Kinder richtig wach sind (Praxis in Hannover). Alternativ entfernt man die Larynxmaske in tiefer Anästhesie und beendet die Anästhesie mit der Maske (Praxis in Basel). In einigen Kinderkliniken werden die Kinder spontan atmend mit noch liegender Larynxmaske in den Aufwachraum verlegt.

Vor- und Nachteile der Larynxmaske

Der Vorteil der Larynxmaske besteht darin, dass die Maske nicht gehalten werden muss und der Anästhesist beide Hände für andere Tätigkeiten frei hat. Im Vergleich zu einer trachealen Intubation werden die Atemwege weniger gereizt, mechanische Läsionen des bei Kindern besonders empfindlichen subglottischen Bereichs können vermieden werden.

Eine Atemwegssicherung mit einer Larynxmaske ist auch dann von Vorteil, wenn eine Anästhesie bei Kindern mit einer akuten Infektion der oberen Atemwege durchgeführt werden muss.

Fiberoptische Bronchoskopien können ebenfalls einfach über eine liegende Larynxmaske durchgeführt werden. Andererseits kann jederzeit eine Atemwegsobstruktion auftreten, z. B. durch einen Laryngospasmus oder weil die Epiglottis durch die Manschette nach hinten gedrückt wird. Eine assistierte oder kontrollierte Beatmung soll vorsichtig durchgeführt werden, da eine Insufflation des Magens mit Beatmungsgasen möglich ist und dadurch das Risiko einer Regurgitation zunimmt. Diese Situation tritt eher bei Kindern auf, bei denen eine Beatmung mit höheren Drucken erforderlich ist.

> **!** Larynxmasken können fast immer auch bei Kindern mit schwierigen Atemwegen problemlos eingeführt werden, wenn eine ausreichende Mundöffnung vorhanden ist. Der große Vorteil der Larynxmasken in dieser Situation besteht darin, dass durch das Aufblasen der Manschette im Hypopharynx ein Raum geschaffen wird, der den oberen Atemweg offen hält.

Falls für den geplanten Eingriff eine tracheale Intubation notwendig ist, kann ein Tubus über die Larynxmaske mit einer Fiberoptik in die Trachea vorgeschoben werden (�‣ Abb. 8.22).

8.4   Tracheale Intubation

> **❯** Der Trachealtubus ist der Beatmungsweg mit der größten Sicherheit.

Trachealtuben

Trachealtuben für Kinder sind in verschiedenen Größen ab einem Innendurchmesser (ID) von 2,0 mm verfügbar, wobei für den jeweils nächstgrößeren Tubus der Innendurchmesser in Stufen von 0,5 mm zunimmt. Die meisten Tuben bestehen aus durchsichtigem Kunststoff und haben Längenmarkierungen in Abständen von 1 cm. Häufig ist die Spitze, die intratracheal liegen soll, schwarz eingefärbt und die übliche Einführtiefe für den oralen oder nasalen Weg extra markiert. Der Außendurchmesser hängt z. T. von der Wandstärke ab und kann für Tuben mit gleichem Innendurchmesser von verschiedenen Herstellern unterschiedlich sein. Vorgeformte RAE-Tuben (RAE: Ring-Adair-Elwyn) ermöglichen ein leichteres Ableiten der Narkoseschläuche nach unten und haben sich besonders für Hals-, Nasen-, Ohren-, Mund-, Kiefer-, Gesichts-, Augen- und neurochirurgische Eingriffe bewährt. Je nach Modell ist aber die Biegung so angebracht, dass eine zu tiefe oder zu hohe Intubation leicht auftreten kann. Es gibt ebenfalls Spiraltuben für Kinder, die jedoch regelmäßig eine dickere Wandstärke haben.

Wahl der Tubusgröße

Es hat sich bewährt, die Tubusgröße (ID) entsprechend den Angaben ■ Tab. 8.2 zu wählen. Für Kinder zwischen 2 und 16 Jahren kann man den Innendurchmesser mit der angegebenen Formel errechnen. Die Dicke des kleinen Fingers als Maß für den Außendurchmesser wird ebenfalls häufig verwendet, ist jedoch weniger zuverlässig. Wäh-

rend der Intubation sollen Tuben mit jeweils größerem und kleinerem Innendurchmesser bereitgehalten werden. Wenn nach Passieren der Stimmritze der Tubus nicht leicht vorgeschoben werden kann, ist es im Zweifelsfall besser, den nächstkleineren Tubus zu verwenden.

Bei einem korrekt sitzenden Tubus ohne Cuff soll bei einem Beatmungsdruck über 15–25 cmH$_2$O ein kleines Luftleck entstehen. Dieser Druck entspricht in der Größenordnung dem kapillaren Perfusionsdruck in der Trachealschleimhaut. Wenn der Wanddruck des Tubus auf die Trachealschleimhaut größer ist als der kapilläre Perfusionsdruck, können ischämisch bedingte Schleimhautläsionen entstehen.

Der Strömungswiderstand des Tubus nimmt mit abnehmendem Innendurchmesser schnell zu. So hat z. B. ein Tubus mit einem Innendurchmesser von 2,5 mm einen doppelt so hohen Widerstand wie ein Tubus mit einem ID von 3,0 mm. Ein spontan atmender Patient muss deshalb eine

■ **Tab. 8.2.** Tubusgröße (Innendurchmesser) und Intubationstiefe in Abhängigkeit von Alter und Gewicht

Alter	Körper-gewicht [kg]	Tubus ungecufft, Innendurch-messer [mm]	Tubus gecufft, Innendurch-messer [mm]	Länge der Trachea [cm], (Stimmband bis Karina)	Ideale Lage der Tubusspitze unterhalb Stimmritze [cm]	Tubuslänge vom Alveolarkamm bzw. der Zahn-reihe [cm]
Neugeborene	<1	2,5		2,5	2	7
Neugeborene	1–2,5	3,0		3	2,5	8
Neugeborene	>2,5	3,5	3,0	4	3	9
2 Monate	5	3,5	3,0	4,5	3,5	11
1 Jahr	10	4,0	3,5	5	4	12
2 Jahre	13	4,5	4,0	5,5	4,5	13
4 Jahre	16	5,0	4,5	6	4,5	14
6 Jahre	20	5,5	5,0	6,5	5	16
8 Jahre	25	6,0	5,5	7	5,5	18
10 Jahre	30	6,5	6,0	7,5	6	19
12 Jahre	40	7,0	6,5	8	6,5	21

Faustregeln:
– Tubusgröße (**Innendurchmesser**) = Alter [J]/4 + 4 mm (gültig für Kinder >1 Jahr).
– Tubuslänge von der Zahnreihe an = Körperlänge/10 + 5 cm (Körperlänge/10 + 4 cm für Säuglinge <ca. 3 Monaten).
– Tubuslänge von der Nasenöffnung an: 20% mehr als oben angegeben.

deutlich größere Atemarbeit leisten, um durch einen kleineren Tubus zu atmen. Wird der Patient beatmet, hat diese Widerstandserhöhung keine große Bedeutung.

! Das Vorschieben eines passenden Tubus in die Trachea muss bei korrekter Technik ohne Kraftanwendung möglich sein.

Tubuslänge

Noch ungeübte Anästhesisten neigen dazu, die Tuben zu weit in die Trachea vorzuschieben. Verschiedene Hersteller markieren daher die Spitze der Tuben schwarz. Das proximale Ende dieser Markierung sollte noch oberhalb der Stimmritze sichtbar sein. Diese Markierungen können jedoch bei Tuben mit gleichem Innendurchmesser je nach Hersteller unterschiedlich lang sein (◘ Abb. 8.9). Die Tubuslänge kann auch an Hand der Körperlänge mit der Faustregel ◘ Tab. 8.2 errechnet werden. Die Trachea von reifen Neugeborenen ist 4–5 cm lang. Der Tubus liegt deshalb in dieser Altersklasse in der Regel richtig, wenn die 4-cm-Längenmarkierung etwas oberhalb der Stimmritze zu sehen ist. Der Totraum eines Tubus ist gering, er beträgt z. B. <0,1 ml/cm bei einem Tubus mit einem ID von 3,0 mm bzw. <0,3 ml/cm bei einem Tubus mit einem ID von 6 mm. Es ist deshalb nicht notwendig, den Tubus intraoperativ zu kürzen.

Blockbare Trachealtuben

Traditionell werden von Kinderanästhesisten bei Patienten bis zum 8. Lebensjahr Tuben ohne Cuff unter der Vorstellung verwendet, dass durch die glattere Oberfläche der empfindliche subglottische Bereich mehr geschont wird und die Inzidenz von postoperativem Stridor und anderen laryngotrachealen Komplikationen niedriger ist. Inzwischen sind jedoch auch für Kinder Tuben mit Cuff in allen Größen verfügbar, und verschiedene Studien haben gezeigt, dass bei sachgerechter Anwendung Komplikationen nicht häufiger auftreten.

Vorteile von blockbaren Tuben sind das Wegfallen des Luftlecks und damit eine besser kontrollierbare Beatmung, die Verringerung der Narkosegasbelastung der Raumluft und das Vermeiden von wiederholten Intubationen, wenn zu kleine Tuben gewählt werden (und damit zu große Leckagen bestehen).

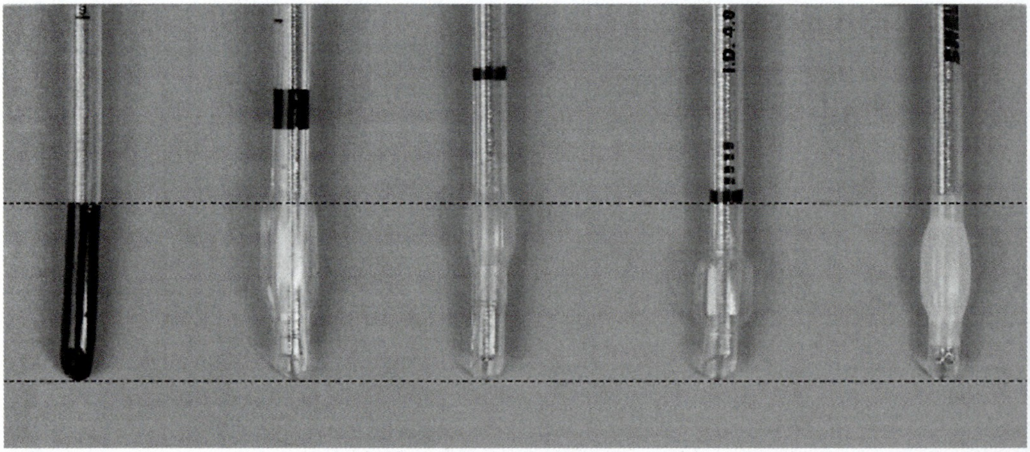

◘ **Abb. 8.9.** Tracheale Tuben besitzen verschieden positionierte oder gar keine Markierungen für die Intubationstiefe. Die Manschetten von gecufften Tuben sind unterschiedlich konstruiert. Die schwarze Markierung sollte so angebracht werden, dass bei korrekter Platzierung einerseits eine endobronchiale Intubation vermieden wird und anderseits die Wahrscheinlichkeit einer ungewollten Extubation minimal ist. Tubus Nr. 1 und 4 zeichnen sich durch eine optimale Lage der Markierung aus; die Manschette bei Tubus Nr. 4 zeichnet sich aus durch die distale Lage, die kurze Länge, die hohe Compliance und die dünne Wand (Markus Weiss, Kinderspital Zürich)

> ❗ **Eine Cuffdruckmessung sollte immer durchgeführt werden.**

Ein Nachteil von blockbaren Tuben liegt darin, dass meist ein Tubus mit einem Innendurchmesser gewählt werden muss, der 0,5 mm kleiner ist als in ◻ Tab. 8.2 angegeben. Andererseits kann dies wiederum vorteilhaft sein, weil dadurch besonders nach ausgedehnten Operationen mit Nachbeatmung und Ödemneigung der empfindliche subglottische Bereich geschont werden kann. In vielen Kliniken werden blockbare Tuben mit modernem flexiblem Cuffmaterial zunehmend häufiger auch für kleinere Kinder verwendet (◻ Abb. 8.10). Auch in der Notfallmedizin, wo das Alter des Kindes meistens nicht bekannt ist, haben sich blockbare Tuben bewährt.

Führungsdrähte

Ein Führungsdraht kann nützlich sein, um die Krümmung des Tubus so zu formen, dass er leichter in den Larynx eingeführt werden kann. Allerdings dürfen diese Drähte nicht über das Tubusende hinausragen, da sonst Larynx oder Trachea verletzt werden können. Es gibt ebenfalls lange Intubationsstäbe (Cook) in verschiedenen Größen für Kinder, über die Trachealtuben gewechselt werden können. Bei zu festem Vorschieben in das Bronchialsystem können dadurch jedoch Bron-

chusrupturen hervorgerufen werden, sodass diese Stäbe nur mit Vorsicht verwendet werden sollen.

8.5 Intubation von Neugeborenen und Säuglingen

> ❯ **Die Intubation von Neugeborenen und Säuglingen erfordert Übung und eine gute Vorbereitung.**

Besonders bei sehr kleinen Kindern mit noch hochstehendem Larynx, weicher Epiglottis, großer Zunge und kleiner Mundöffnung kann das Einstellen der Stimmritze mit dem Laryngoskop etwas schwieriger sein als bei Erwachsenen. Während der Laryngoskopie werden die O_2-Reserven schnell aufgebraucht, deswegen ist eine gute Vorbereitung und eine rasche Durchführung besonders wichtig. Mit Übung, geeignetem Material und unter Beachtung von Besonderheiten können aber auch kleine Kinder genauso schnell und sicher intubiert werden wie Erwachsene (◻ Abb. 8.11).

Laryngoskopie

Nach der inhalativen oder intravenösen Anästhesieeinleitung (▶ Kap. 6.5) wird das Kind zunächst so mit einer Maske und Sauerstoff beatmet, dass der Magen nicht überbläht wird. Kleine Kinder

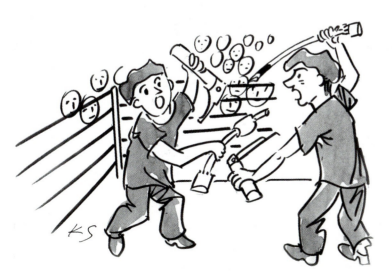

◻ **Abb. 8.10.** Glaubenskriege führen selten zu Fortschritten

8

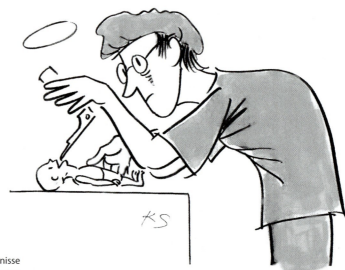

■ **Abb. 8.11.** Genaue anatomische Kenntnisse
des Säuglingslarynx erleichtern die Intubation

haben einen verhältnismäßig großen Kopf, deshalb
ist ein Intubationskissen normalerweise nicht notwendig. Der Hinterkopf kann aber mit einem kleinen ringförmigen Kissen stabilisiert werden, damit
er in Neutralposition liegen bleibt. Das Einführen
des Laryngoskops wird erleichtert, wenn ein Assistent den Kopf hält und die Schultern absenkt
(■ Abb. 8.12). Alternativ kann der Anästhesist auch
mit dem Zeige- und Mittelfinger der rechten Hand
den Thorax des Kindes etwas anheben und gleichzeitig mit dem Daumen den Unterkiefer möglichst
weit öffnen (■ Abb. 8.12).

Die Laryngoskopie kann mit einem gebogenen oder geraden Spatel durchgeführt werden
(■ Abb. 8.13). Das Laryngoskop wird entlang der
rechten Seite der Zunge herabgeführt und ventral (vor) der Epiglottis in der Vallecula platziert
(■ Abb. 8.14). Der Zungengrund wird dann mit
feinen Bewegungen angehoben, bis die Larynxöffnung eingesehen werden kann.

> ❗ Wenn die Epiglottis das Gesichtsfeld bedeckt,
> kann der Anästhesist den Larynx mit dem
> kleinen Finger der linken Hand selbst her-
> abdrücken (■ Abb. 8.15), damit die Epiglottis
> angehoben und die Stimmritze nach dorsal in
> die Sichtachse gedrückt wird.

Dieser Handgriff ist besonders bei kleinen Kindern
mit noch hochstehendem Larynx sehr wirksam.

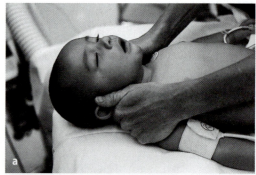

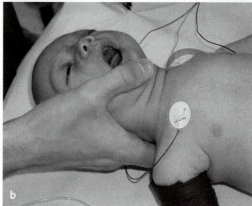

■ **Abb. 8.12. a, b.** Vor der Laryngoskopie hält ein Assistent **a**
den Kopf des Kindes gerade nach vorn und drückt die Schultern herab. **b** Alternativ kann der Thorax mit dem Zeige- und
Mittelfinger der rechten Hand angehoben und der Unterkiefer mit dem Daumen möglichst weit geöffnet werden

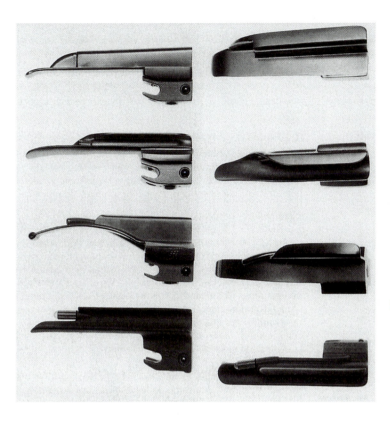

Abb. 8.13. Laryngoskopiespatel für Neugeborene *(von oben nach unten)*: Paediatric 0 (Heine), Miller 0 (Heine), MacIntosh 0 (Riester), Miller 0 (Welch Allyn). Außer dem letztgenannten sind alle Spatel mit einer fiberoptischen Lichtquelle versehen

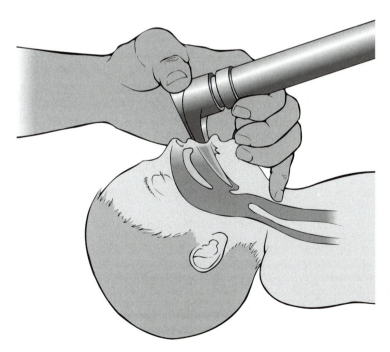

Abb. 8.14. Laryngoskopie bei Säuglingen mit dem gebogenen Laryngoskopiespatel in der Vallecula (vor der Epiglottis)

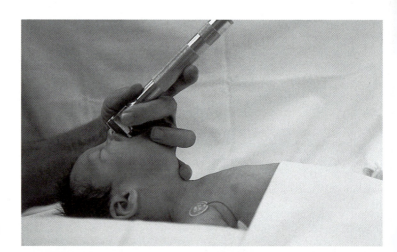

■ **Abb. 8.15.** Der kleine Finger der linken Hand kann dazu benutzt werden, auf die Trachea zu drücken

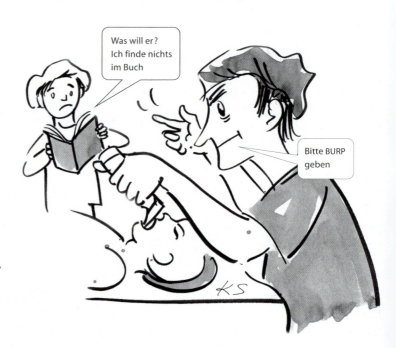

■ **Abb. 8.16.** Bei schwierigen Intubationsverhältnissen ist das Drücken des Larynx nach hinten, oben und rechts wegen des weichen, leicht verschieblichen Larynx besonders erfolgversprechend (»backwards, upwards, rightwards pressure«, BURP)

Dasselbe Manöver kann auch von einer Hilfsperson ausgeführt werden (■ Abb. 8.16). Ist der Larynxeingang trotzdem nicht zu sehen, wird der Laryngoskopspatel etwas tiefer eingeführt und dann zurückgezogen, um die Epiglottis aufzuladen.

Oropharyngeale Intubation

Die Intubation ist oropharyngeal etwas schneller und leichter durchführbar als nasopharyngeal.

Der Trachealtubus kann deshalb oropharyngeal eingeführt werden, wenn die Kinder postoperativ extubiert werden sollen, bei erhöhtem Aspirationsrisiko und in Notfallsituationen. Es ist wertvoll, wenn eine Hilfsperson den rechten Mundwinkel des Kindes beim Vorschieben des Tubus nach außen zieht, damit die Sicht auf den Larynx nicht durch den Tubus behindert wird. Passiert der Tubus den Krikoidring nicht ohne Widerstand, muss der nächst kleinere Tubus verwendet werden.

Der Tubus wird bei reifen Neugeborenen ungefähr 3 cm und bei Frühgeborenen mit einem Körpergewicht von ca. 1 kg ungefähr 2 cm in die Trachea vorgeschoben. Bei korrekter Lage soll die schwarze Markierung am distalen Tubusende (❒ Abb. 8.9) oder bei reifen Neugeborenen die 4-cm-Markierung noch sichtbar sein. Die schwarzen Markierungen variieren von Hersteller zu Hersteller, sodass die in ❒ Tab. 8.2 angegebene Faustregel und die Orientierung anhand der cm-Markierung zuverlässiger ist. Es ist auch nützlich, nach Überprüfung der korrekten Tubuslage zusätzlich die Tubusmarkierung am Alveolarkamm, der Zahnreihe oder dem Nasenausgang zu bestimmen, weil sich der Tubus bei der Pflasterfixation sehr leicht verschieben kann. Wenn trotzdem Unsicherheiten bezüglich der Intubationstiefe entstehen, wird die Laryngoskopie am besten wiederholt, damit die Distanz von der Glottis zur Tubusspitze identifiziert werden kann.

Wenn an der Tubusspitze keine cm-Markierungen einsehbar sind, ist die Zuhilfenahme eines zweiten, identischen Tubus zum Vergleich manchmal hilfreich. Sind die Stimmbänder nur schlecht einsehbar, so kann die Epiglottisspitze als Referenzpunkt genommen werden. In diesem Fall wird 1 cm hinzugezählt, d. h. 4 cm für reife Neugeborene und 3 cm für Frühgeborene.

> ❗ Orotracheale Intubation bei Operationen mit geplanter Extubation, bei erhöhtem Aspirationsrisiko und in Notfällen!

Nasaler Tubus

Nasal eingeführte Tuben sind vorzuziehen, wenn der Säugling postoperativ nachbeatmet werden soll oder wenn der operative Eingriff es erfordert (Operationsgbiet im Oropharynx). Bei der nasalen Intubation wird der Trachealtubus zunächst durch die Nase bis in den Hypopharynx vorgeschoben. Falls erforderlich, ist eine behutsame Zwischenbeatmung über den im Hypopharynx liegenden Tubus möglich, wenn Mund und Nase des Kindes zugehalten werden. Unter Laryngoskopie wird der Tubus dann mit einer Magill-Zange durch die Stimmritze in die Trachea vorgeschoben. Das Vorschieben wird erleichtert,

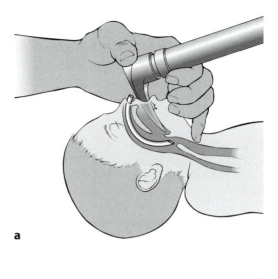

a

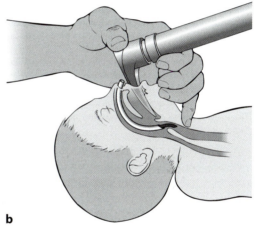

b

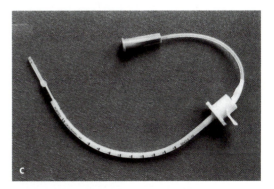

c

❒ **Abb. 8.17. a–c.** Nasale Intubation: **a** Ein nasaler Tubus erhält beim Einführen in den Larynx eine Richtung nach vorne, während die obere Trachea nach hinten gerichtet ist. **b, c** Ein weicher Absaugkatheter kann als Führungsmandrin verwendet werden, um das Vorschieben des Tubus zu erleichtern

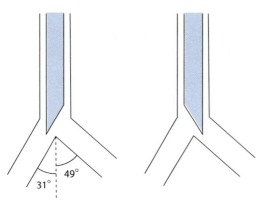

◘ Abb. 8.18. Wie beim Erwachsenen ist auch beim Säugling der Winkel zwischen Trachea und rechtem Hauptstammbronchus kleiner (ca. 30°) als zwischen Trachea und linkem Hauptstammbronchus (ca. 50°). Dies ist jedoch nicht der Hauptgrund dafür, dass ein zu weit vorgeschobener Tubus meistens nach rechts geht; der wichtigere Grund ist in der Beschaffenheit der trachealen Tuben zu suchen. Die distale Öffnung der meisten Tuben ist nicht horizontal, sondern schräg nach links gerichtet; damit befindet sich der führende Teil auf der rechten Seite und tritt dementsprechend vorzugsweise in den rechten Hauptbronchus. Diese Überlegung wird belegt durch die Beobachtung, dass das Einführen eines Tubus, dessen Öffnung nach rechts gerichtet ist (d. h. dessen führender Teil links liegt) meistens zu einer Intubation des linken Hauptstammbronchus führt

wenn man mit der Spatelspitze etwas nachgibt, nachdem der Tubus die Stimmritze passiert hat. Anderenfalls kann der Tubus an der Tracheavorderwand anstoßen, weil die Längsachsen von Tubus (nach ventral) und Trachea (nach kaudal) nicht übereinstimmen.

Eine andere Möglichkeit besteht darin, einen dünnen Absaugkatheter als Führungsschiene zu verwenden (◘ Abb. 8.17). Der Tubus darf keinesfalls mit Kraft vorgeschoben werden. In Zweifelsfällen wird der nächstkleinere Tubus verwendet.

> ❗ Nasotracheale Intubationen sind bei geplanter Nachbeatmung und oropharyngealen Eingriffen indiziert.

Kontrolle der Tubuslage

Nach der Intubation wird das Kind mit Sauerstoff beatmet.

> ❗ Der Tubus liegt sicher tracheal, wenn die Passage des Larynx einsehbar war und die Kapnographie während der Beatmung Kohlendioxid in der Ausatemluft anzeigt.

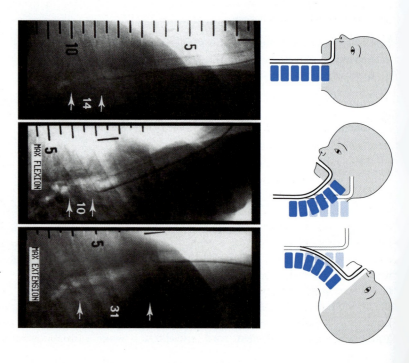

◘ Abb. 8.19. Es handelt sich bei allen 3 Röntgenaufnahmen um die seitliche Darstellung der Trachea. *Oben* befindet sich der Kopf des Säuglings (3 Monate alt) in Normalstellung, der Tubus liegt ca. 14 mm oberhalb der Bifurkation. Durch eine maximale Flexion wird der Tubus um 4 mm nach unten geschoben *(Mitte)*, bei maximaler Extension 17 mm nach oben *(unten). Rechts:* Schematische Darstellung

Alle anderen Zeichen sind unsicher. Durch Auskultation in der Axilla kann überprüft werden, ob die Lungen seitengleich belüftet werden. Wurde zu tief intubiert, befindet sich der Tubus in über 90% der Fälle im rechten Hauptstammbronchus, und man stellt ein fehlendes Atemgeräusch über der linken Lunge fest. Die Erklärung, weshalb ein zu tief vorgeschobener Tubus meistens in den rechten Hauptstammbronchus gelangt, liefert ◘ Abb. 8.18.

Tubusfixation

Der Trachealtubus kann mit längs eingeschnittenem Klebeband an der Oberlippe, der Wange oder der Nase fixiert werden. Das Lippenrot sollte möglichst nicht überklebt werden. Ein »Beißblock« ist bei Kindern normalerweise nicht notwendig. Bei Bedarf kann auch eine Gazerolle verwendet werden. Kleinkinder haben weiches, verschiebliches Gewebe, und der Tubus kann deshalb trotz optimaler Fixierung seine Lage verändern, wenn der Kopf des Kindes bewegt wird (◘ Abb. 8.19). Bei der Flexion (Kopf nach vorn) wird der Tubus weiter in die Trachea hineinrutschen und kann bei tiefliegendem Tubus eine Intubation in den rechten Hauptstammbronchus verursachen. Bei der Extension (Kopf nach hinten) gleitet der Tubus nach oben und kann zu einer ungewollten Extubation führen, wenn der Tubus primär zu hoch liegt.

8.6 Intubation von älteren Kindern

> **Die tracheale Intubation von Kindern jenseits des Säuglingsalters ist technisch nicht schwieriger als bei Erwachsenen.**

Kinder jenseits der Säuglingsperiode haben manchmal lose Milchzähne, die ein Aspirationsrisiko darstellen können. Bei der nasalen Intubation besteht das Risiko, dass die Nasenpassage durch Adenoide behindert wird und eine Blutung entsteht. Aufweichen des Trachealtubus in warmem Wasser, Verwenden von Gleitmittel und Einführen des Tubus über einen Absaugkatheter vermindern dieses Risiko. Um derartige Schwierigkeiten zu vermeiden, kann primär oral intubiert werden. Ein zweiter Tubus kann dann in aller Ruhe durch die Nase

geführt und – nachdem man eine Blutung ausgeschlossen und den oralen Tubus entfernt hat – sekundär in die Trachea vorgeschoben werden.

8.7 Einlungenventilation

> **Eine Einlungenventilation ist auch bei Kindern möglich.**

Viele thorakale Operationen können bei Kindern ohne eine Einlungenventilation (ELV) durchgeführt werden. In Absprache mit dem Operateur kann eine ELV aber bei bestimmten Operationen die Bedingungen und die Übersicht entscheidend verbessern. Besonders bei thorakoskopischen Operationen entsteht ein größeres Sichtfeld, und es muss weniger Kohlendioxid mit geringerem Druck in die Pleurahöhle insuffliert werden. Eine dünne Fiberoptik muss vorhanden sein, damit die exakte Lage der verschiedenen Tubusmodelle kontrolliert werden kann.

Die einfachste Technik besteht darin, einen Trachealtubus ohne Murphy-Auge (z. B. Microcuff-Tubus) unter fiberoptischer Kontrolle in einen Hauptstammbronchus vorzuschieben. Dies ist auch bei sehr kleinen Kindern und Neugeborenen möglich.

Doppellumentuben sind für Kinder ab dem 8. Lebensjahr in Größen ab 26 Ch verfügbar. Wenn immer möglich, sollten die linksseitigen Tuben bevorzugt werden. Die Intubationstechnik ist die gleiche wie bei Erwachsenen.

Für Kinder ab dem 6. Lebensjahr ist ein Tubus mit integriertem Bronchusblocker (Univent; ◘ Abb. 8.20) verfügbar. Mit diesem Tubus kann konventionell oro- oder nasotracheal intubiert werden. Die Platzierung des Bronchusblockers erfolgt dann unter fiberoptischer Kontrolle. Bei kleineren Kindern können separate Bronchusblocker oder Fogarty-Katheter verwendet werden. Eine Möglichkeit besteht darin, die Spitze des Blockers vorzubiegen und dann durch die Nase oder durch den Mund in Richtung auf die zu blockierende Lungenseite weit in die Trachea vorzuschieben. Anschließend erfolgt die tracheale Intubation mit einem gecufften Tuben, das heißt, der Bronchusblocker liegt außerhalb des Tubuslumens. Nun wird mit einer Fiberoptik kontrolliert, ob der Bronchus-

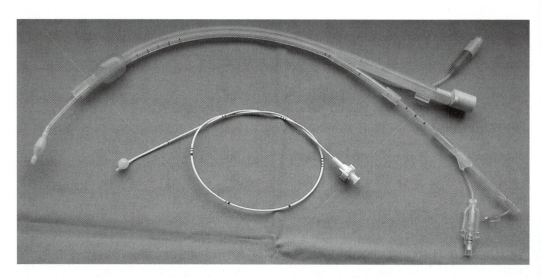

◻ Abb. 8.20. Bronchusblocker und Tubus mit integriertem Bronchusblocker (ID 6 mm, Univent): Univent-Tuben sind in den Größen (ID) 3,5–9 mm verfügbar. Weil die Univent-Tuben ein zusätzliches Lumen für den Bronchusblocker haben, ist der Außendurchmesser größer als bei konventionellen Trachealtuben. Univent-Tuben ID 3,5 mm (OD 7,5/8 mm) sind für Kinder ab 6 Jahren, ID 4,5 mm (OD 8,5/9 mm) für Kinder ab 10 Jahren und ID 6 mm (OD 9,7/11,5 mm) für Jugendliche geeignet

blocker im richtigen Hauptbronchus liegt. Unter Sicht wird der Bronchusblocker dann vorsichtig zurückgezogen, bis er richtig im Hauptbronchus liegt. Bei rechtsseitiger Lage ist es am besten, wenn er sich nach Insufflation im Abgang des rechten Oberlappenbronchus verkeilen kann.

Für größere Kinder sind auch Bronchusblockersysteme verfügbar, die über das Lumen des Trachealtubus platziert werden können (Arndt-Blocker, Cook). Wenn ein Bronchusblocker nach Insufflation in die Carina zurückspringt, ist keine Beatmung mehr möglich. In dieser Situation muss der Bronchusblocker sofort deflatiert werden.

> ⓘ **Einlungenventilation bei Kindern nur mit fiberoptischer Lagekontrolle durchführen!**

8.8   Schwierige Intubationen

> ❯ Die wichtigsten Hilfsmittel bei schwierigen Atemwegen sind Larynxmasken und zwei verschieden große Kinderfiberoptiken.

Kinder mit schwierigen Atemwegen können meistens bereits während der präanästhesiologischen

Visite identifiziert werden. Intubationsprobleme in der Anamnese, kleiner Abstand zwischen Os hyoideum und Kinn, schmaler Gaumen, große Frontzähne, geringe Beweglichkeit der Halswirbelsäule, auffällige Inspektion der Mundhöhle (Mallampati Grad 3 und 4) und eine eingeschränkte Mundöffnung weisen auf einen schwierigen Atemweg hin. Bei Kindern mit Gesichtsfehlbildungen (z. B. Pierre-Robin-, Goldenhar- oder Franceschetti-Syndrom) sind regelmäßig schwierige Intubationen zu erwarten. Elektive Patienten mit möglichen Intubationsproblemen sollten in eine Klinik verlegt werden, die über Erfahrung mit solchen Schwierigkeiten und über die entsprechende Spezialausrüstung verfügt.

Geplante schwierige Intubation

Bei den meisten Kindern mit schwierigen Atemwegen ist die Platzierung einer Larynxmaske einfach möglich. Kurze Eingriffe (z. B. Paukendrainagen) erfordern dann keine weiteren Maßnahmen zur Atemwegssicherung. Wenn eine tracheale Intubation durchgeführt werden muss, kann diese mit einer Kinderfiberoptik erfolgen. Pädiatrische Fiberoptiken sind ab einem Durchmesser von 2,1 mm

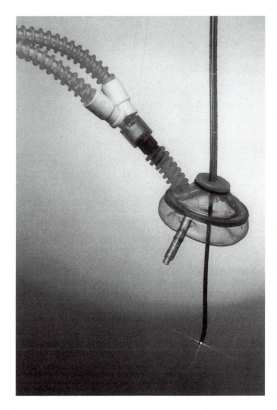

Abb. 8.21. Fiberoptische Intubation durch die Endoskopiemaske (VBM-Medizintechnik, Sulz am Neckar), die in 3 verschiedenen Größen vorliegt. Die Konstruktion erlaubt die Zufuhr von Sauerstoff und Anästhesiegasen über eine seitliche Öffnung, während in die zentrale Öffnung die gewünschte Silikonmembran eingefügt werden kann. Die Membranen unterscheiden sich durch das unterschiedlich große Loch, durch das die Fiberoptik und der Trachealtubus ohne Luftleck eingeführt werden können. Je nach Innendurchmesser des gewünschten Tubus wird ein 2,1-mm-, 3,5-mm- oder 4,9-mm-Fiberbronchoskop für die Intubation verwendet. Nachdem die Fiberoptik durch die Öffnung in der Silikonmembran durch Nase oder Mund in die Trachea vorgeschoben worden ist, kann der Tubus durch das gleiche Loch über die Fiberoptik eingeführt werden. Der Patient kann während der ganzen Prozedur beatmet werden, oder es kann CPAP appliziert werden. Das System eignet sich auch für diagnostische Fiberbronchoskopien und Bronchiallavage

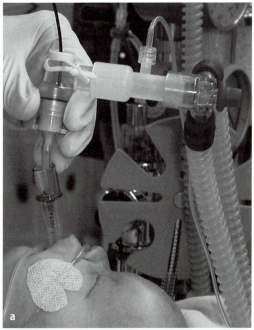

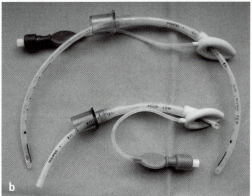

Abb. 8.22a,b. Fiberoptische Intubation durch eine Larynxmaske: **a** Der Tubus kann durch den Schaft der Larynxmaske bis vor die Stimmritze vorgeschoben werden, das Einfädeln in die Trachea erfolgt dann mit der Fiberoptik. **b** Beim Herausziehen der Larynxmaske muss ein zweiter Tubus so in den Schaft der Larynxmaske geschoben werden, dass der erste Tubus nicht mit der Larynxmaske aus der Trachea herausgezogen werden kann.

verfügbar, allerdings besitzen die dünnen Modelle keinen Absaugkanal.

Bei größeren Schulkindern kann eine fiberoptische Intubation im Wachzustand in Oberflächenanästhesie möglich sein. Bei Kleinkindern und Säuglingen ist eine Wachintubation aufgrund der noch fehlenden Kooperationsmöglichkeiten aber regelmäßig nicht möglich. Die Narkose kann dann nach Prämedikation mit Midazolam und evtl. Ketamin und sorgfältiger Präoxygenierung intravenös mit titrierten Dosen Propofol, Ketamin und/oder Remifentanil eingeleitet werden. Alternativ ist auch eine inhalative Narkoseeinleitung möglich. Wenn immer möglich, sollte die Spontanatmung erhalten werden.

Der Tubus kann über eine Fiberoptik und eine Endoskopiemaske nasotracheal eingefädelt werden (◨ Abb. 8.21). Besonders bei Kindern mit ausgeprägter Mikrognathie ist dies nicht selten schwierig, weil der Larynx auf der Hypopharynxhinterwand aufliegt und deshalb kein Raum zum Sehen mit der Fiberoptik vorhanden ist. In dieser Situation kann es hilfreich sein, wenn eine Hilfsperson den Esmarch-Handgriff ausübt oder an der Zunge zieht, damit sich der Kehlkopf aufrichtet. Alternativ kann eine Larynxmaske eingeführt werden, und die Intubation kann dann mit der Fiberoptik über die Larynxmaske erfolgen (◨ Abb. 8.22).

> ❗ **Ventilation geht vor Intubation!**

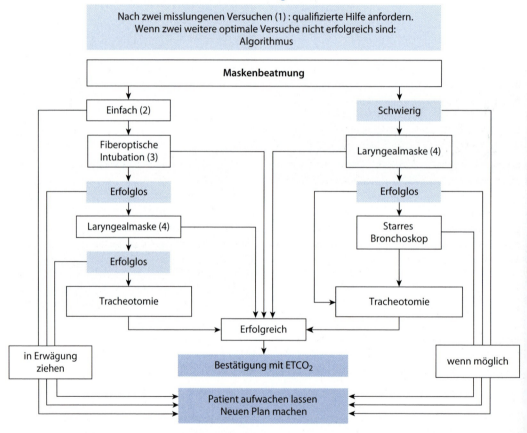

Unerwartet schwierige Intubation

Nach zwei misslungenen Versuchen (1) : qualifizierte Hilfe anfordern. Wenn zwei weitere optimale Versuche nicht erfolgreich sind: Algorithmus

◨ **Abb. 8.23.** Vorgehen bei der unerwartet schwierigen Intubation.
Erklärungen:
1. Damit ein »gewöhnlicher« Intubationsversuch als optimaler Versuch bezeichnet werden kann, müssen folgende Kriterien erfüllt sein:
   – Der Versuch wird durch einen erfahrenen Kinderanästhesisten durchgeführt.
   – Gut funktionierendes Laryngoskop.
   – Bestmöglicher Spatel.

   – Optimale Positionierung des Patienten.
   – Optimale Position des Larynx, z. B. durch Druck auf den Larynx von außen.
2. In Erwägung ziehen, ob der geplante Eingriff ohne Intubation durchgeführt werden kann (Maskenanästhesie, Ketalaranästhesie).
3. Sofern schnell verfügbar.
4. Die Larynxmaske sollte bei periglottischen Prozessen nicht eingesetzt werden

Unerwartet schwierige Intubation

Wenn eine schwierige Intubation unerwartet auftritt und einfache Maßnahmen (Wechsel des Laryngoskopblattes, kleinerer Tubus, Führungsstab, Druck auf den Larynx, Wechsel des Intubateurs) nicht erfolgreich sind, sollte eine tracheale Intubation keinesfalls durch multiple, traumatisierende Intubationsversuche erzwungen werden.

> ❗ Falscher Ehrgeiz kann in dieser Situation deletär sein, deshalb soll zuerst immer überlegt werden, ob man den Patienten aufwachen lassen soll. Man kann dann das Problem abklären und zusammen mit anderen Kollegen den Ablauf der nächsten Anästhesie neu planen.

Tritt der seltene Fall ein, dass man den Patienten nicht aufwachen lassen kann, soll nach einem festen Algorithmus vorgegangen werden (◘ Abb. 8.23).

Larynxmaskennarkose

Auch wenn eine tracheale Intubation auf konventionellem Wege nicht gelingt, ist die Platzierung einer Larynxmaske fast immer einfach möglich. Sind die Atemwege problemlos mit einer Maske oder Larynxmaske freizuhalten und ist der geplante Eingriff kurz und auch in Maskennarkose durchführbar, so kann die Anästhesie ohne trachealen Tubus fortgesetzt werden.

Fiberoptische Intubation

Erfordert die geplante Operation eine Intubation und kann eine (Larynx)maskennarkose durchgeführt werden, so kann der Trachealtubus über eine Larynxmaske (orotracheal) oder eine Endoskopiemaske (orotracheal oder nasotracheal) mit einer Fiberoptik vorgeschoben werden.

Koniotomie – Tracheotomie

Wenn weder eine Atemwegssicherung noch ein »Aufwachenlassen« möglich ist und eine vital bedrohliche Situation entsteht, muss als Ausweg eine Tracheotomie oder Krikothyreoidotomie (Koniotomie, nur bei größeren Kindern möglich) durchgeführt werden. Es sollte im Vorfeld aber alles versucht werden, um diese Situation zu vermeiden.

Wiederholte Intubationsversuche können ein Schleimhautödem hervorrufen. Obwohl der Effekt bei dieser Indikation nicht dokumentiert ist, werden Steroide, z. B. Hydrokortison (10–20 mg/kgKG), Prednisolon (2–4 mg/kgKG) oder Betamethason (0,2–0,4 mg/kgKG) häufig gegeben.

Fallbericht

In einer auswärtigen geburtshilflichen Klinik hat ein reif geborenes Neugeborenes (3,5 kgKG, 51 cm) eine ausgeprägte Mikrognathie und wird zunehmend respiratorisch insuffizient. Ein Pädiater stellt die Diagnose Pierre-Robin-Syndrom, führt zunächst eine Maskenbeatmung mit einem Ambubeutel durch und versucht dann eine tracheale Intubation. Mit dem Laryngoskop lassen sich jedoch Epiglottis und Stimmbandebene nicht einstellen, und die tracheale Intubation gelingt nicht. Auch der hinzugezogene Anästhesist kann das Kind nicht intubieren. Die pulsoxymetrisch gemessene O_2-Sättigung fällt immer wieder stark ab, und eine Maskenbeatmung ist kaum mehr möglich. Daraufhin wird eine Larynxmaske (Größe 1) in den Hypopharynx vorgeschoben. Eine Beatmung ist nun problemlos möglich, und die O_2-Sättigung normalisiert sich rasch.

Eine dünne Fiberoptik ist nicht verfügbar. Das Kind wird sediert und mit einem Hubschrauber in eine Zentrumskinderklinik verlegt. Bei Eintreffen ist das Kind rosig, kreislaufstabil und suffizient beatmet. Das Kind wird nun an ein Narkosekreisteil und einen Überwachungsmonitor angeschlossen, und die Narkose wird mit Sevofluran vertieft. Ein Trachealtubus ID 3,5 mm wird über den Schaft der Larynxmaske vorgeschoben und mit einem Mainzer Universaladapter an das Kreisteil angeschlossen. Eine 2,2-mm-Fiberoptik wird durch den Universaladapter und den Trachealtubus in die Manschette der Larynxmaske vorgeschoben: Die Stimmritze ist direkt einsehbar, und die Trachea kann leicht mit der Fiberoptik sondiert werden. Nun wird der Trachealtubus über die Fiberoptik in die Trachea vorgeschoben, die Fiberoptik wird herausgezogen, und das Kind wird über den Tubus beatmet.

Dann wird die Larynxmaske über den liegenden Tubus entfernt, wobei ein zweiter Tubus ID 3,5 mm so in den Schaft der Larynxmaske geschoben wird, dass der erste Tubus nicht mit der Larynxmaske aus der Trachea herausgezogen werden kann. Nach Fixation und fiberoptischer Lagekontrolle des Tubus wird das Kind auf die neonatologische Intensivstation verlegt.

Kommentar

In vielen Fällen ist die primäre Sicherung eines schwierigen Atemweges mit einer Larynxmaske einfach möglich. Die tracheale Intubation kann dann sekundär in Ruhe mit einer Fiberoptik über die Larynxmaske erfolgen.

Literatur

American Society of Anesthesiologists Task Force on Management of the Difficult Airway (2003) Practice guidelines for management of the difficult airway: an updated report by the American Society of Anesthesiologists Task Force on Management of the Difficult Airway. Anesthesiology 98: 1269–1277

Baraka A, Akel S, Muallem M et al. (1987) Bronchial intubation in children: Does the tube bevel determine the side of intubation? Anesthesiology 67: 869–870

Brain AI (1995) An evaluation of the laryngeal mask airway during routine paediatric anaesthesia. Paediatr Anaesth 5: 75

Cain JM, Mason LJ, Martin RD (2006) Airway management in two of newborns with Pierre Robin Sequence: the use of disposable vs multiple use LMA for fiberoptic intubation. Pediatric Anesthesia 16: 1274–1276

Cook TM, Gibbison B (2007) Analysis of 1000 consecutive uses of the ProSeal laryngeal mask airway by one anaesthetist at a district general hospital. Br J Anaesth 99: 436–439

Deakers TW, Reynolds G, Stretton M et al. (1994) Cuffed endotracheal tubes in pediatric intensive care. J Pediatr 125: 57–62

Eckenhoff JE (1951) Some anatomic considerations of the infant larynx influencing endotracheal anesthesia. Anesthesiology 12: 401–410

Erb T, Frei FJ (2001) Die Wahl des endotrachealen Tubus beim Säugling und Kleinkind: Mit oder ohne Cuff? Anaesthesist 50: 395–400

Erb T, Marsch SC, Hampl KF et al. (1997) Teaching the use of fiberoptic intubation for children older than two years of age. Anesth Analg 85: 1037–1041

Frei FJ, Ummenhofer W (1996) Difficult intubation in paediatrics. Paediatr Anaesth 6: 251–263

Frei FJ, Wengen DF, Rutishauser M et al. (1995) The airway endoscopy mask: useful device for fibreoptic evaluation and intubation of the paediatric airway. Paediatr Anaesth 5: 319–324

Ghai B, Makkar JK, Bhardwaj N et al. (2008) Laryngeal mask airway insertion in children: comparison between rotational, lateral and standard technique. Paediatr Anaesth 18: 308–312

Goldmann K (2006) Recent developments in airway management of the paediatric patient. Curr Opin Anaesthesiol 19: 278–284

Hammer GB, Brodsky JB, Redpath JH et al. (1998) The Univent tube for single-lung ventilation in paediatric patients. Paediatr Anaesth 8: 55–57

Hammer GB, Fitzmaurice BG, Brodsky JB (1999) Methods for single-lung ventilation in pediatric patients. Anesth Analg 89: 1426–1429

Hammer GB, Harrison TK, Vricella LA et al. (2002) Single lung ventilation in children using a new paediatric bronchial blocker. Paediatr Anaesth 12: 69–72

Hinton AE, O'Connell JM, van Besouw JP et al. (1997) Neonatal and paediatric fibre-optic laryngoscopy and bronchoscopy using the laryngeal mask airway. J Laryngol Otol 111: 349–53

Jordi Ritz EM, Von Ungern-Sternberg BS, Keller K et al. (2008) The impact of head position on the cuff and tube tip position of preformed oral tracheal tubes in young children. Anaesthesia 63: 604–609

Khine HH, Corddry DH, Kettrick RG et al. (1997) Comparison of cuffed and uncuffed endotracheal tubes in young children during general anesthesia. Anesthesiology 86: 627–631

King BR, Baker MD, Braitman LE et al. (1993) Endotracheal tube selection in children: a comparison of four methods. Ann Emerg Med 22: 530–534

Kubota Y, Toyoda Y, Nagata N (1986) Tracheo-bronchial angles in infants and children. Anesthesiology 64: 374–376

Licina A, Chambers NA, Hullett B et al. (2008) Lower cuff pressures improve the seal of pediatric laryngeal mask airways. Paediatr Anaesth 18: 952–956

Litman RS, Weissend EE, Shibata D et al. (2003) Developmental changes of laryngeal dimensions in unparalyzed, sedated children. Anest hesiology 98: 41–45

Loke GP, Tan SM, Ng AS (2002) Appropriate size of laryngeal mask airway for children. Anaesth Intensive Care 30: 771–774

Lonnqvist PA (1995) Successful use of laryngeal mask airway in low-weight expremature infants with bronchopulmonary dysplasia undergoing cryotherapy for retinopathy of the premature. Anesthesiology 83: 422–424

Machotta (2002) Anästhesiologisches Management zur Endoskopie der Atemwege bei Kindern. Anaesthesist 51: 668–678

Numa AH, Newth CJ (1996) Anatomic dead space in infants and children. J Appl Physiol 80: 1485–1489

Samarkandi AH (1998) Awake removal of the laryngeal mask airway is safe in paediatric patients. Can J Anaesth 45: 150–152

Scherer R (2006) Thoraxchirurgie bei Kindern – Intubation und Beatmung: Die Ein-Lungen-Ventilation. AINS 10: 660–664

Thomas PB, Parry MG (2001) The difficult paediatric airway: a new method of intubation using the laryngeal mask airway, Cook airway exchange catheter and tracheal intubation fibrescope. Paediatr Anaesth 11: 618–621

Tsujimura Y (2001) Downfolding of the epiglottis induced by the laryngeal mask airway in children: a comparison between two insertion techniques. Paediatr Anaesth 11: 651–655

von Ungern-Sternberg BS, Erb TO, Frei FJ (2006) Management der oberen Atemwege beim spontan atmenden Kind: Eine Herausforderung für den Anästhesisten. Anaesthesist 55: 164–170

von Ungern-Sternberg BS, Erb TO, Reber A et al (2005) Opening the upper airway – airway maneuvers in pediatric anesthesia. Paediatr Anaesth 15: 181–189

Walker RW (2000) The laryngeal mask airway in the difficult paediatric airway: an assessment of positioning and use in fibreoptic intubation. Paediatr Anaesth 10: 53–58

Weiss M, Dullenkopf A, Gerber AC (2004) Der Microcuff Pädiatrietubus: Ein neuer Endotrachealtubus mit Hochvolumen-Niederdruck-Cuff für Kinder. Anaesthesist 53: 73–79

Vaskulärer Zugang

> **Gefäßzugänge sind ein wichtiger Bestandteil der anästhesiologischen Versorgung und können mit geeigneten Techniken und Materialien auch bei sehr kleinen Kindern fast immer perkutan gelegt werden.**

! **Kinder fürchten Punktionen!**

Traumatische Erlebnisse in der perioperativen Phase hängen oft mit Nadeln und Spritzen zusammen (◘ Abb. 9.1). Es ist deshalb wichtig, die Kinder mit guter Aufklärung, medikamentöser Prämedikation und topischer Applikation von Lokalanästhetika auf eine Gefäßpunktion vorzubereiten, um eine psychische Traumatisierung zu vermeiden. Besonders bei Kindern im Vorschulalter kann die Narkose häufig inhalativ eingeleitet und der Venenzugang dann schmerzfrei nach dem Einschlafen gelegt werden.

Soll die Gefäßpunktion bei wachen Kindern durchgeführt werden, so hat es sich bewährt, mindestens 1 h vorher ein lokalanästhetikahaltiges (LA)-Pflaster (z. B. mit Lidocain/Tetracain oder Lidocain/Prilocain) auf zwei mögliche Punktionsstellen zu platzieren. Die prilocainhaltigen Pflaster führen zu einer Vasokonstriktion, die jedoch 5–10 min nach Entfernen des Pflasters abklingt, während die Analgesie noch weiter anhält. Steht nicht genügend Zeit für ein LA-Pflaster zur Verfügung, so kann auch mit einer sehr feinen Nadel und Lidocain eine intrakutane Quaddel gesetzt werden, wenn großlumigere Venenkanülen gelegt werden müssen. Wenn die Kinder kooperativ sind, können sie auch über eine Maske ein Lachgas-Sauerstoff-Gemisch atmen, wenn eine Vene punktiert wird.

! **Bei wachen Kindern sollen Punktionen möglichst nur nach Prämedikation, topischer Lokalanästhetikaapplikation oder Lachgas-Sauerstoff-Inhalation durchgeführt werden.**

9.1   Peripherer Venenzugang

Ein peripherer Zugang wird bei fast allen anästhesierten Kindern gelegt, damit Wirkstoffe, Infusionen oder Transfusionen zugeführt werden können und um postoperativ eine systemische Schmerztherapie durchzuführen. Kurze Maskennarkosen, z. B. für Paukendrainagen oder Fädenentfernun-

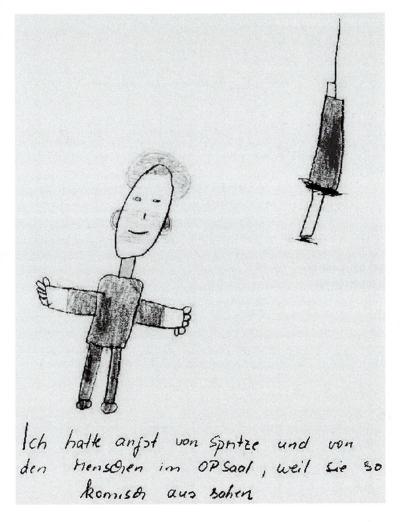

◘ **Abb. 9.1.** Viele Kinder fürchten punktionsbedingte Schmerzen. Viele traumatische Erlebnisse in der perioperativen Phase hängen mit Nadeln und Spritzen zusammen. Es ist deshalb wichtig, die Kinder mit guter Aufklärung, medikamentöser Prämedikation und topischer Applikation von Lokalanästhetika auf eine Gefäßpunktion vorzubereiten, damit eine psychische Traumatisierung vermieden wird

gen, werden von erfahrenen Kinderanästhesisten manchmal auch ohne Venenzugang durchgeführt.

> ❗ Für eine intravenöse Anästhesieeinleitung werden zunächst dünne Kanülen (22–26 G) bevorzugt, weil dadurch die Punktion etwas weniger schmerzhaft ist und mit höherer Treffsicherheit erfolgen kann. Nach dem Einschlafen können bei Bedarf zusätzlich großlumigere Zugänge gelegt werden.

Kanülen

Kanülen bestehen aus einem äußeren Kunststoffkatheter und einer inneren Metallkanüle. Es sollten Kathetermodelle bevorzugt werden, bei denen der Stahlmandrin nicht zu weit über den Kunststoffkatheter hinausragt. Der Außendurchmesser wird in mm oder Gauge (G) angegeben. Die Flussrate nimmt mit zunehmendem Durchmesser exponentiell zu. Für kleinere Eingriffe bei Neugeborenen und kleinen Säuglingen reichen fast immer 24-G-Kanülen aus, allerdings empfiehlt es sich, für eine schnelle Volumenverabreichung in dieser Altersgruppe 22-G-Kanülen zu verwenden. Für größere Säuglinge und Vorschulkinder können bei großen Operationen je nach Bedarf 18- bis 20-G-Kanülen und bei Adoleszenten 14- bis 16-G-Kanülen eingesetzt werden (◘ Tab. 9.1).

Punktionsorte

Gut zu punktierende Venen finden sich bei Kindern aller Altersklassen auf dem Handrücken, der Handgelenksinnenseite, über dem Radiusköpfchen und am lateralen Fußrücken (◼ Abb. 9.2). In die V. saphena magna, die regelmäßig vor dem medialen Malleolus tastbar ist, können häufig auch großlumigere Venenkatheter gelegt werden. Schwierige Punktionsverhältnisse entstehen nicht selten bei Kindern mit ausgeprägtem Unterhautfettgewebe. Bei Säuglingen kann versucht werden, Venen durch Transillumination (Raum abdunkeln, LED- oder Kaltlichtquelle mit Lichtleiter verwenden; ◼ Abb. 9.3) als dunkle Stränge im hell durchscheinenden Fett sichtbar zu machen.

> ❗ Punktionsorte, die während der Anästhesie leicht zugänglich sind, sollen bevorzugt werden.

Punktionstechnik

Gute Fixierung und sorgfältige venöse Stauung (Stauschlauch, Blutdruckmanschette oder manuell) sind wichtig, um die Punktionsverhältnisse zu optimieren. Der Staudruck sollte niedriger als der systolische Druck sein, damit sich die Venen gut füllen können. Der Staudruck ist zu hoch, wenn die Extremität blass wird und keine Rekapillarisierung mehr nachweisbar ist. Es ist wichtig, dass die Haut während der Punktion nach distal straff gehalten wird, damit das zu punktierende Gefäß nicht nach seitwärts ausweichen kann (◼ Abb. 9.4).

◼ **Tab. 9.1.** Kunststoffkanülen: Größenbezeichnung und Flussrate

Gauge [G]	Außendurchmesser der Kanüle [mm]	Flussrate [ml/min]
26	0,6	17
24	0,7	25
22	0,9	36
20	1,1	62
18	1,3	105
16	1,7	215
14	2,1	353

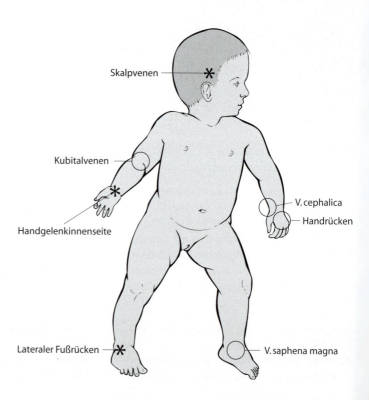

Skalpvenen

Kubitalvenen

Handgelenkinnenseite

V. cephalica

Handrücken

Lateraler Fußrücken

V. saphena magna

◼ **Abb. 9.2.** Einstichstellen zur Punktion von peripheren Gefäßen. Die Stellen, an denen die Venen normalerweise oberflächlich liegen, auch wenn das subkutane Fettgewebe dick ist, sind mit einem *Sternchen* markiert

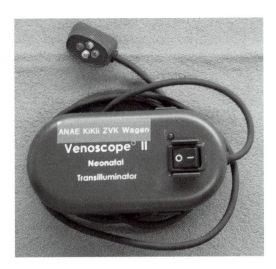

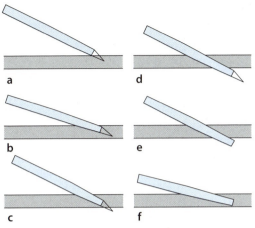

Abb. 9.3. LED-Lichtquelle zur Lokalisation von Venen und Arterien bei Neugeborenen und kleinen Säuglingen.

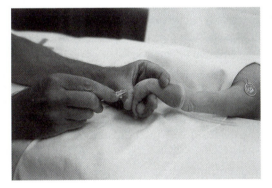

Abb. 9.4. Bei der Venenpunktion am Handrücken spannt der Anästhesist die Haut durch Flexion des Handgelenks und mit je einen Finger proximal und distal der Einstichstelle

Abb. 9.5. a-f. Fehlerquellen bei der perkutanen Venen- oder Arterienkanülierung und mögliche Gegenmaßnahmen. **a** Die Spitze der Stahlkanüle befindet sich bereits im Gefäß, und Blut strömt zurück, trotzdem befindet sich der Kunststoffkatheter außerhalb des Gefäßes. Wird die Stahlkanüle in dieser Situation zurückgezogen, entsteht ein Hämatom, und das Vorschieben des Katheters ist nicht mehr möglich. Es muss deshalb darauf geachtet werden, dass das Kathetersystem weit genug in die Vene eingeführt wird. **b** Ideale Lage sowohl der Stahlkanüle als auch des Kunststoffkatheters. Beim Zurückziehen der Stahlkanüle bleibt der Kunststoffkatheter im Gefäßlumen. **c** Obwohl die Spitze der Stahlkanüle bereits die Hinterwand perforiert hat, kann immer noch Blut zurückfließen. Wird die Stahlkanüle zurückgezogen, liegt der Kunststoffkatheter richtig im Lumen und kann ins Gefäß vorgeschoben werden. **d** Das Kathetersystem wurde zu weit vorgeschoben, Blut kann nicht zurückfließen. **e** Wird die Stahlkanüle zurückgezogen, liegt der Kunststoffkatheter weiterhin außerhalb des Gefäßes. **f** Wird nun der Kunststoffkatheter langsam zurückgezogen, kommt der Moment, wo er ins Lumen gelangt und Blut zurückfließt, in diesem Moment kann er evtl. ins Gefäß vorgeschoben werden. Diese »Transfixationstechnik« (**d, e** und **f**) wird bei der arteriellen Punktion von Säuglingen und z. T. auch bei älteren Kindern gezielt eingesetzt

Die Vene sollte in einem möglichst flachen Winkel punktiert werden, damit die Venenhinterwand nicht durchstochen wird. Ist der Katheter richtig platziert, sollte beim Zurückziehen der Nadel Blut in den Katheter fließen. Er kann dann in das Gefäß vorgeschoben und fixiert werden.

Ist im Kanülenansatz nur wenig Blut sichtbar und fließt nach Zurückziehen der Nadel kein Blut zurück, ist möglicherweise die Venenhinterwand durchstochen. Die Kanüle kann nun vorsichtig und sehr langsam zurückgezogen werden, bis das freie Zurückfließen von Blut anzeigt, dass sich die Spitze im Venenlumen befindet (■ Abb. 9.5). Nach erfolgreicher Punktion ist es nützlich, den Zugang zunächst mit einem transparenten Pflaster (z. B. Tegaderm) zu sichern, um eine Dislokation während der endgültigen Pflasterfixierung zu verhindern. An die Kanüle kann ein kurzer Kunststoffschlauch konnektiert werden, an dessen Ende sich ein Dreiwegehahn befindet. Die Pflasterfixierung sollte so erfolgen, dass sich unter dem Kanülenansatz keine Druckstelle bilden kann.

9.2   Zentrale Venenkatheter

Zentralvenöse Katheter können bei Kindern aller Altersklassen perioperativ und während intensivmedizinischer Behandlung verwendet werden, um den zentralvenösen Druck zu messen, vasoaktive Wirkstoffe zu verabreichen, zentralvenöse Blutproben abzunehmen, die Kinder postoperativ parenteral zu ernähren und die Verabreichung von Antibiotika über längere Zeit zu vereinfachen. In der Regel werden sie in Allgemeinanästhesie gelegt (❏ Abb. 9.6). In einzelnen Fällen stellen zentralvenöse Zugänge bei Kindern mit schlechten oder verbrauchten peripheren Venenverhältnissen die einzige Möglichkeit eines Venenzuganges dar.

Bei adäquater Technik, Erfahrung und Material können zentralvenöse Katheter bei Kindern aller Altersklassen fast immer perkutan angelegt werden, wenn sie zeitlich befristet notwendig sind. Bei chronisch kranken Kindern oder Kindern mit malignen Erkrankungen, die einen zentralvenösen Zugang längerfristig, z. B. für eine Chemotherapie, benötigen, werden zentralvenöse Zugänge häufig nach perkutaner Venenpunktion durch ein Peelaway-Schleusensystem subkutan getunnelt implantiert (Portsysteme, Broviac-Katheter).

❗ Die perkutane Anlage von zentralvenösen Kathetern bei kleinen Kindern ist häufig zeitaufwendig und gelingt nicht immer auf Anhieb. In Notfallsituationen ist es daher besser und schneller, zunächst einen intraossären Zugang anzulegen.

Punktionsorte

Zentralvenöse Katheter können bei Kindern, wie bei Erwachsenen, über die Vv. jugularis interna und externa, die V. subclavia, die V. femoralis und über periphere Venen nach zentral vorgeschoben werden.

❗ Häufig wird die rechte V. jugularis interna bevorzugt, wenn der zentrale Venenzugang präoperativ nach der Narkoseeinleitung gelegt wird, weil Kopf- und Halsbereich für den Anästhesisten gut zugänglich sind, die Gefahr eines Pneumothorax bei diesem Punktionsort niedrig ist und der Katheter einen geraden Weg in Richtung Vorhof nehmen kann, sodass Fehllagen seltener sind.

Bei einer versehentlichen Punktion der A. carotis lässt sich dieser Bereich außerdem gut kompri-

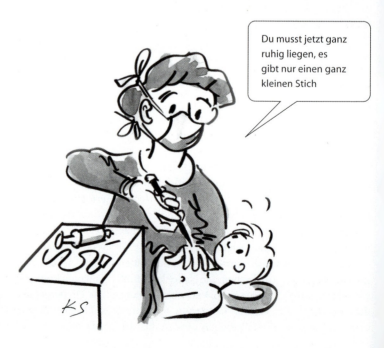

❏ **Abb. 9.6.** Zentrale Venenkatheter werden bei Kindern fast immer in Allgemeinanästhesie eingelegt

mieren. Die V. jugularis externa liegt häufig oberflächlich im Unterhautfettgewebe des lateralen Halsbereiches und kann deshalb auch punktiert werden, wenn die Blutgerinnung eingeschränkt oder die Thrombozytenzahl niedrig ist. Leider ist es manchmal schwierig, den Seldinger-Draht oder den Katheter nach zentral über die fast rechtwinklige Mündungsstelle in die V. subclavia vorzuschieben.

> ❶ Die Punktion der V. subclavia hat den Vorteil, dass der Katheter an diesem Punktionsort besonders stabil fixiert werden kann, damit die Pflege erleichtert und Infektionen durch Speichel oder Trachealsekret nicht so leicht möglich sind.

Die V. femoralis kann verwendet werden, wenn eine Punktion der V. jugularis interna oder subclavia nicht möglich oder empfehlenswert ist oder nach Herzkatheteruntersuchungen, wenn die Schleuse einfach über einen Draht auf einen zentralen Venenkatheter gewechselt werden kann. Dünne Silastic-Katheter können auch über periphere 22-G- oder 24-G-Kunststoff- oder Stahlkanülen nach zentral vorgeschoben werden und sind häufig völlig ausreichend, wenn eine Ernährung, Flüssigkeitstherapie oder intravenöse Antibiotikabehandlung für wenige Tage durchgeführt werden muss (◘ Tab. 9.2).

Venenkatheter für Kinder

Speziell für Kinder sind dünnkalibrige, ein-, zwei- oder dreilumige Kunststoffkatheter, meistens aus Polyurethan, in verschiedenen Längen verfügbar, die in Seldinger-Technik eingelegt werden können.

Besonders bei Säuglingen unter 5 kgKG sollten Seldinger-Drähte verwendet werden, die auch ein weiches gerades Ende haben. Weil das J-Ende des Drahtes unter Umständen einen größeren Radius als das Venenlumen hat, lässt es sich oft nicht so gut über die Punktionskanüle in die Vene vorschieben. Deshalb ist es möglicherweise geschickter, das gerade Ende vorzuschieben. Für Neonaten und kleine Säuglinge gibt es außerdem 25-G- und 27-G-Silastic-Katheter, die durch eine Kunststoff- oder Stahlkanüle von peripher oder über die V. jugularis externa vorgeschoben werden können. Für eine einfache perioperative Flüssigkeits- und Ernährungstherapie reichen fast immer einlumige Katheter. Werden zusätzlich vasoaktive Wirkstoffe verwendet und soll der zentrale Venendruck kontinuierlich gemessen werden, so können auch bei kleinen Kindern zwei- oder dreilumige Katheter verwendet werden (◘ Abb. 9.7).

Punktionstechnik

> ❶ Um die katheterbedingte Infektions- und Thrombosegefahr gering zu halten, sollten möglichst dünnkalibrige Katheter mit der minimal notwendigen Lumenzahl verwendet werden.
> Zentralvenöse Katheter werden bei Kindern fast immer in Allgemeinanästhesie und seltener in Lokalanästhesie und tiefer Sedierung angelegt.

Speziell bei der Punktion der V. jugularis interna kann es in tiefer Sedierung lagerungsbedingt leicht zu mechanischen Atemwegsverlegungen kommen, die unter den Abdecktüchern nicht so leicht zu

◘ **Tab. 9.2.** Günstige Orte für das Einlegen von zentralen Venenkathetern		
Alterskategorie	**Perkutane Punktion**	**Kommentar**
Neugeborene und Säuglinge	– V. basilica (Armbeuge) – V. jugularis externa – V. saphena magna (medialer Malleolus)	Für Silastic-Katheter
Alle Altersklassen	– V. jugularis interna – V. jugularis externa – V. subclavia – V. femoralis	– Fehllagen rechts sehr selten – Häufig Schwierigkeiten beim Vorschieben – Pneumothorax ↑,Hämatothorax ↑ – Thrombose ↑

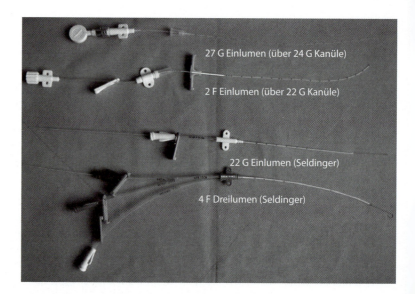

27 G Einlumen (über 24 G Kanüle)

2 F Einlumen (über 22 G Kanüle)

22 G Einlumen (Seldinger)

4 F Dreilumen (Seldinger)

☐ **Abb. 9.7.** Zentralvenöse Katheter für Kinder

9

erkennen und zu behandeln sind. Deshalb erfolgt die Punktion der V. jugularis interna besser bei Kindern, die endotracheal intubiert sind.

Um die Katheterinfektionsgefahr gering zu halten, werden zentrale Venenkatheter nach sorgfältiger Hautdesinfektion angelegt, wobei der punktierende Arzt sterile Handschuhe, einen sterilen Kittel, Kopfhaube und Mundschutz trägt und die Punktionsstelle großflächig mit sterilen Tüchern abgedeckt wird.

Zugang über die V. jugularis interna

Das Kind wird auf dem Rücken gelagert, die Schultern werden unterpolstert, sodass der Kopf überstreckt werden kann. Da kleine Kinder einen verhältnismäßig großen Kopf und einen kurzen Hals haben, wird der Zugang erleichtert, wenn der Kopf leicht zur Gegenseite gedreht wird. Die Lagerung des Kopfes kann dann mit kleinen Sandsäcken an beiden Seiten stabilisiert werden. Die Füllung der V. jugularis interna kann verbessert werden, wenn bestehende Flüssigkeitsdefizite ausgeglichen sind, die Kinder mit dem Kopf tief und den Beinen hoch gelagert werden (Trendelenburg-Position) und ein positiver endexspiratorischer Druck von z. B. 5 cm H_2O eingestellt wird. Bei Neugeborenen und kleinen Säuglingen kann die A. carotis oft schlecht oder gar nicht getastet werden.

❶ Besonders bei kleinen Kindern ist es empfehlenswert, die Halsgefäße vor der Punktion mit einem bildgebenden Ultraschallgerät oder mit einem kleinen Gefäßdoppler (8- oder 10-MHz-Sonde) zu lokalisieren.

Für Neugeborene und Säuglinge sollte ein Ultraschallgerät mit einer kleinen Sonde (»Hockey-Stick«) bevorzugt werden. Vor der Punktion sollten die Halsgefäße zunächst auf beiden Seiten dargestellt werden, um Lagevariationen, Kaliberschwankungen oder vorbestehende Thrombosierungen erkennen zu können. Eine Differenzierung von Vene und Arterie ist durch eine leichte Kompression mit dem Schallkopf oder durch Einsatz der Doppler-Funktion möglich. Steht nur ein einfaches Gefäßdopplergerät zur Verfügung, wird die Dopplersonde in Kehlkopfhöhe langsam von medial nach lateral bewegt, wobei die A. carotis durch ein pulssynchron zischendes und die V. jugularis durch ein mehr kontinuierlich fauchendes Signal zu erkennen ist. Die Differenzierung der Halsgefäße wird erleichtert, wenn ein bidirektionaler Gefäßdoppler verwendet wird, der die Flussrichtung anzeigt.

Die Positionen der beiden großen Halsgefäße können im Verlauf mit einem Filzstift auf der Haut markiert werden. Die V. jugularis interna liegt

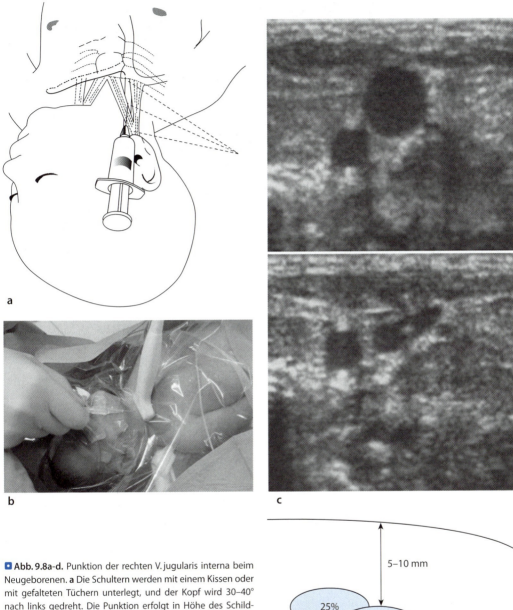

■ **Abb. 9.8a-d.** Punktion der rechten V. jugularis interna beim Neugeborenen. **a** Die Schultern werden mit einem Kissen oder mit gefalteten Tüchern unterlegt, und der Kopf wird 30–40° nach links gedreht. Die Punktion erfolgt in Höhe des Schildknorpels, was dem Mittelpunkt einer Linie entspricht, die den Processus mastoideus mit dem klavikulären Ansatz des M. sternocleidomastoideus verbindet. **b** Gefäßpunktion unter sonographischer Gefäßdarstellung im Querschnitt. **c** Darstellung der V. jugularis vor und nach der Gefäßpunktion. **d** Größe und Lage der rechten V. jugularis interna in Bezug zur A. carotis (*AC*) und zur Hautoberfläche bei bis zu 5-jährigen Kindern meistens lateral oder schräg vor der A. carotis und bei kleinen Kindern oft nur 0,5–1 cm unter dem Hautniveau. Deshalb sind die in vielen Katheter-sets enthaltenen Stahlkanülen häufig zu lang.

Alternativ kann zur Punktion der V. jugularis interna bei Kindern unter 10 kgKG eine kürzere 22-G-Kunststoffvenenkanüle verwendet werden. Die Kunststoffkanüle wird ungefähr in Kehlkopf-höhe unter sonographischer Sichtkontrolle (zen-trale Gefäßdarstellung im Querschnitt) oder in Höhe der dopplersonographischen Markierung der V. jugularis interna in einem Winkel von höchstens 45° parallel zur Körperachse maximal 2–3 cm nach kaudal vorgeschoben (Abb. 9.8).

Manchmal, aber nicht immer, tritt Blut in die kleine Kammer des Stahlmandrins ein, wenn die Vene anpunktiert oder durchstochen ist. Spätes-tens, wenn Knochenkontakt auftritt, wird der Mandrin der Kunststoffkanüle entfernt und eine 2-ml-Spritze aufgesetzt. Die Kunststoffkanüle wird nun mit leichtem Sog Millimeter für Millimeter zurückgezogen, bis der freie Rückfluss von Venen-blut die korrekte Position der Kanülenspitze im Venenlumen anzeigt. Gelingt dies nicht auf An-hieb, wird der Stahlmandrin erneut unter Sicht in die Kunststoffkanüle vorgeschoben und die Stich-richtung unter sonographischer Kontrolle opti-miert (Stichrichtung Kerbe in der Clavicula lateral des sternalen Claviculaköpfchens; »notch«).

> ❗ Während der Punktion wird die V. jugularis in-terna meistens komprimiert, deshalb ist eine Blutaspiration meistens erst beim Zurückzie-hen der Kanüle möglich.

Nach erfolgreicher Punktion wird die Spritze vor-sichtig dekonnektiert und der Seldinger-Draht mit dem weichen geraden Ende voran in die Vene vor-geschoben. Dies muss ohne Widerstand möglich sein, anderenfalls befindet sich die Drahtspitze im perivenösen Gewebe. Das Auftreten von Ex-trasystolen zeigt an, dass der Draht zu weit in den rechten Vorhof vorgeschoben wurde. Die Ka-nülenposition kann gesichert werden, indem die Kunststoffkanüle über den Draht bis zum Ansatz in die Vene vorgeschoben wird. Besitzt der Draht ein J-Ende, so kann er nun zurückgezogen und umgedreht mit dem J-Ende voran über die gesi-cherte Kunststoffkanüle in die Vene vorgeschoben werden. Mit etwas Geschick können der Dilatator und der Katheter aber auch über das J-Ende auf den Draht aufgefädelt werden. Der Draht darf nur über eine liegende Kunststoffkanüle und nicht

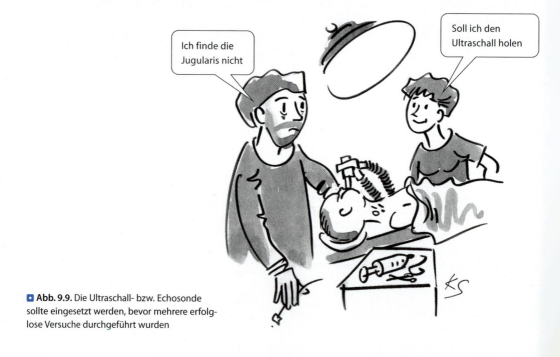

 Abb. 9.9. Die Ultraschall- bzw. Echosonde sollte eingesetzt werden, bevor mehrere erfolg-lose Versuche durchgeführt wurden

über eine Stahlkanüle zurückgezogen werden, damit er nicht abschert. Die korrekte intravenöse Lage des Drahtes kann sonographisch verifiziert werden (■ Abb. 9.9).

> ❗ Besteht Unsicherheit, ob tatsächlich das richtige Gefäß punktiert wurde und ist kein Ultraschallgeräte vorhanden, so sollte über eine Kunststoffkanüle zunächst eine Venendruckmessung durchgeführt oder bei liegendem Führungsdraht durchleuchtet werden.

Es ist wichtig, dass eine sorgfältige Hautinzision mit einem Skalpell oder einer Stahlkanüle durchgeführt wird, damit der Draht beim Vorschieben des Dilatators nicht abknickt. Während der Dilatator vorgeschoben wird, muss der Draht, bei korrektem Weg, im Dilatatorlumen frei beweglich bleiben. Besonders bei kleinen Kindern sollten Führungsdraht und Dilatator nicht zu weit vorgeschoben werden, damit keine Vorhofläsionen

entstehen. Wenn der Katheter ab Hautniveau eine Strecke vorgeschoben wird, die 10% der Körperlänge entspricht, liegt er bei Kindern meistens am Übergang obere Hohlvene-Vorhof oder im Vorhof (■ Abb. 9.10).

> ❗ Die Lagekontrolle kann, wie bei Erwachsenen, mit einer intraatrialen EKG-Ableitung oder auch durch ein Röntgenbild erfolgen. Der Übergang zwischen oberer Hohlvene und rechtem Vorhof liegt in Höhe der Karina.

Zugang über die V. subclavia

Die V. subclavia kann ebenfalls in jeder Altersklasse punktiert werden. Die Punktion erfordert jedoch mehr Erfahrung. Die Punktion der Pleura ist leichter möglich; bei versehentlicher Punktion der A. subclavia kann diese nicht komprimiert werden. Die V. subclavia liegt bei kleinen Kindern ebenfalls oberflächlich (0,5–1 cm unter dem Haut-

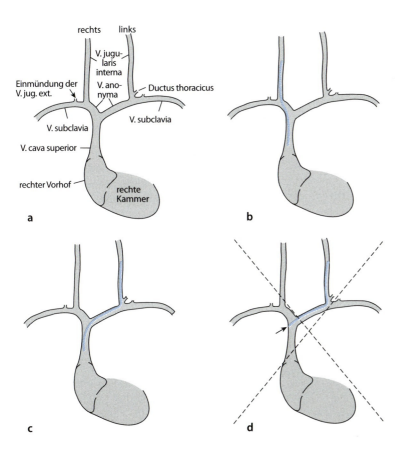

■ **Abb. 9.10. a–d.** Zentrale Venenpunktion **a** Anatomie der oberen zentralen Venen. **b** Am einfachsten erreicht man eine zentrale Lage über die rechte V. jugularis interna. Die Katheterspitze sollte am Übergang zwischen V. cava superior und rechtem Vorhof liegen. **c** Ein Katheter, der über die linke V. jugularis interna eingeführt ist, muss zwei Krümmungen passieren, bevor die V. cava superior erreicht ist. **d** Vor allem bei linksseitig eingelegten Kathetern kann die Katheterspitze die Venenwand bei jedem Herzschlag traumatisieren, was besonders bei steifen Kathetern zu Thrombosen und sogar Perforationen führen kann. Um dies zu vermeiden, wird der Katheter weiter vorgeschoben oder etwas zurückgezogen. (Mod. nach Coté 1993)

niveau). Die linke V. subclavia wird bevorzugt, weil die Katheter von dort eher den Weg zum rechten Vorhof nehmen und Fehllagen seltener sind. Es ist nützlich die gleichseitige Schulter zu unterpolstern, damit sich der Abstand zwischen der ersten Rippe und der Klavikula vergrößert. Die Punktion erfolgt unterhalb der Mitte der Klavikula in Richtung auf das Jugulum. Es empfiehlt sich, eine radiologische Darstellung jederzeit zur Verfügung zu haben (C-Bogen), damit Fehllagen sofort erkannt und korrigiert werden können.

Zugang über die V. femoralis

Die V. femoralis liegt medial der A. femoralis (Merkwort IVAN: innen Vene, außen Nerv). Das Becken kann vor der Punktion mit einem flachen Kissen etwas angehoben werden, die Beine sollen leicht gespreizt und außenrotiert gelagert werden. Bei schlecht tastbaren Pulsen ist eine Lokalisation mit einem Gefäßdoppler hilfreich. Die Punktion erfolgt am besten mit einer Stahl- oder Kunststoffkanüle in der Mitte und unmittelbar unterhalb des Leistenbandes medial der Arterie in Richtung auf den Bauchnabel. Bei Misserfolg wird die Stichrichtung systematisch von innen nach außen variiert. Der Seldinger-Draht wird mit dem weichen geraden Ende voran in die Vene geschoben.

Komplikationen

Die erfolgreiche zentralvenöse Katheterisierung ist bei Kindern schwieriger, die jünger als 3 Monate sind und unter 4 kg wiegen. Die häufigste Komplikation bei der Katheterisierung der V. jugularis interna ist die versehentliche Punktion der A. carotis. Wenn sich ein lokales Hämatom ausbildet, wird die V. jugularis interna komprimiert, sodass weitere Punktionsversuche oft nicht mehr erfolgreich sind. Andere mögliche Komplikationen sind Katheterfehllagen, Pneumothorax, Hämatothorax, Verletzung des Plexus brachialis oder eine versehentliche Punktion der A. subclavia.

Punktionsbedingte Komplikationen können besonders bei kleinen Kindern vermieden werden, wenn die Gefäße mit Ultraschall lokalisiert werden. Gelegentlich kann dadurch festgestellt werden, dass die zu punktierende Vene einen atypischen Verlauf hat oder, infolge früherer Katheterisierun-

gen, verschlossen ist. Konventionelle Punktionsversuche sind dann von vornherein zum Scheitern verurteilt. Bevor der Dilatator über den Seldinger-Draht vorgeschoben wird, sollte man sicher sein, auch tatsächlich eine Vene punktiert zu haben. Die Farbe des aspirierten Blutes ist besonders bei Kindern mit zyanotischen Herzfehlern ein ungenaues Kriterium bei der Differenzierung von venösen und arteriellen Gefäßen. Deshalb sollte die korrekte intravenöse Lage des Drahtes sonographisch verifiziert werden oder alternativ in Zweifelsfällen über eine Druckmessung erfolgen.

> ❗ Komplikationen entstehen besonders dann, wenn konventionelle Punktionswege nicht gelingen und dann versucht wird, mit immer risikoreicheren Punktionsversuchen den Erfolg zu erzwingen.

Deshalb ist es besser, nach mehreren frustranen Punktionsversuchen den Punktionsort zu wechseln oder die Ursache des Misserfolgs mit einem Ultraschallgerät zu differenzieren. Deletäre Komplikationen können besonders nach Punktionsversuchen der V. subclavia auftreten. Die primäre Punktion sollte möglichst nicht mit den in einigen Sets enthaltenen großlumigen, langen Stahlkanülen erfolgen, sondern besser mit dünnlumigeren, kurzen Kunststoff- oder Stahlkanülen. Der Zugang kann dann bei sicherer intravasaler Lage des Drahtes aufdilatiert werden.

> ❗ Die Erfolgsrate steigt, und die Komplikationsmöglichkeiten sinken mit zunehmender Erfahrung des punktierenden Arztes, bei Verwendung von kindgerechtem Kathetermaterial und durch ultraschallgestützte Gefäßlokalisation.

9.3   Pulmonalarterienkatheter

Invasive Verfahren zur Messung des Herzzeitvolumens werden bei Kindern sehr selten eingesetzt. Hierfür gibt es spezielle vierlumige 4- und 5-F-Pulmonalarterienkatheter, die über eine Schleuse eingeschwemmt werden, die 1 F dicker als der Katheter ist. Diese Katheter können bei Kindern verwendet werden, die schwerer als 8 kg sind.

Indirekte Parameter reichen meistens zur Beurteilung des O_2-Transportsystems und zur Therapiesteuerung aus (arterio-/zentralvenöse O_2-Sättigungsdifferenz, Laktatproduktion, Basenabweichung, Urinausscheidung, Hauttemperatur). Bei herzchirurgischen Kindern wird häufig die Echokardiographie zur Beurteilung der Pumpfunktion des Herzens eingesetzt.

9.4　Arterielle Katheter

Über einen arteriellen Katheter kann bei Kindern jeden Alters eine kontinuierliche Druckmessung durchgeführt und Blutproben entnommen werden. Dies ist regelmäßig bei großen Operationen (Korrekturoperationen bei neonatalen Fehlbildungen, Kardiochirugie, Kraniotomien, großen orthopädischen Eingriffen, Lungen-, Leberoperationen usw.) mit postoperativer Intensivbehandlung und bei hämodynamisch instabilen Patienten erforderlich.

❗ **Die Entscheidung für eine arterielle Katheterisierung fällt umso leichter, je höher das anästhesiologische und operative Risiko und je schlechter der Zustand des kleinen Patienten ist.**

Zugang am Arm

❗ **Der primäre Punktionsort für arterielle Katheter ist auch bei Kindern fast immer die A. radialis, weil bei einem Verschluss ein Kollateralkreislauf über die A. ulnaris möglich ist.**

Bei instabilen Kreislaufverhältnissen oder ausgekühlten Kindern ist die A. radialis allerdings oft kaum zu tasten. Bei niedrigem Herzzeitvolumen und Vasokonstriktion sind Radialiskanülen oft nicht rückläufig. Die arterielle Druckkurve kann dann gedämpft sein und falsch-niedrige Werte anzeigen. In diesen Fällen ist die Punktion der A. femoralis günstiger. Bei schlecht tastbaren Pulsen (besonders A. femoralis) ist es hilfreich, einen Gefäßdoppler mit 8 oder 10 MHz zur Lokalisation zu verwenden.

Die Radialarterie ist über dem Radiusköpfchen normalerweise leicht zu tasten, und bei Kindern

Tab. 9.3. Gefäße, die zur arteriellen Punktion bei Kindern benutzt werden

Arterie	Kommentar
A. umbilicalis	Bei Neugeborenen
A. radialis	Häufigster Punktionsort
A. ulnaris	Nicht nach gleichseitiger Radialispunktion
A. femoralis	Kein Kollateralkreislauf
A. dorsalis pedis	
A. tibialis posterior	
A. brachialis	Kein Kollateralkreislauf
A. axillaris	

mit wenig Unterhautfettgewebe kann man ihre Pulsationen sogar sehen. Die Punktion sollte zunächst möglichst weit distal erfolgen, damit proximal Platz für weitere Punktionsversuche bleibt. Bei Neugeborenen, Kindern mit einem offenen Ductus Botalli und Rechts-links-Shunt, Aortenisthmusstenose oder unterbrochenem Aortenbogen wird der rechte Arm und bei größeren Kindern die nicht dominante Seite bevorzugt.

Bei Anlage eines Blalock-Taussig-Shunts sollte der kontralaterale Arm bevorzugt werden. Alternativ zur A. radialis kann auch die A. ulnaris punktiert werden. Die A. axillaris kann man bei abduziertem und supiniertem Arm (Lagerung wie für Plexusanästhesie) in der Achselhöhle tasten. Die Punktion sollte möglichst weit proximal erfolgen. Im Fall eines Verschlusses ist ein Kollateralkreislauf über den Truncus thyreocervicalis und die A. suprascapularis möglich. Die A. axillaris geht in die A. brachialis über, die am Oberarm medial des M. biceps und in der Ellenbeuge medial der Sehne des M. biceps zu tasten ist. Ein suffizienter Kollateralkreislauf kann an dieser Stelle fehlen, weshalb ein Verschluss der A. brachialis zu Unterarmischämien führen kann (**Tab. 9.3**).

Zugang am Bein

Ist die Katheterisierung einer Unterarmarterie nicht möglich, so kann als nächstes die Punktion der A. femoralis, A. tibialis posterior oder A. dorsalis pedis versucht werden. Mit zunehmendem Abstand vom Herzen nimmt der gemessene systolische Druck zu und der mittlere und diastolische Druck ab. Ein Verschluss der A. femoralis kann bei fehlendem Kollateralkreislauf zu Ischämien der unteren Extremität führen.

Zugang am Kopf

Die A. temporalis ist ein Ast der A. carotis externa. Man kann sie häufig vor dem äußeren Gehörgang tasten. In mehreren Fällen wurde über Hirninfarkte nach Katheterisierung der A. temporalis berichtet, wahrscheinlich infolge retrograder Embolisation von Luft oder Thromben über das Karotisstromgebiet. Die Katheterisierung der A. temporalis ist deshalb nicht empfehlenswert.

Punktionstechnik und Material

Arterielle Katheterisierungen können bei Kindern mit direkter Punktion, Seldinger-Technik oder modifizierter Seldinger-Technik durchgeführt werden. Voraussetzung für eine erfolgreiche Punktion sind Ruhe, Geduld und eine optimale Lagerung. Die Kinder sollten deshalb möglichst früh in den OP bestellt werden, die Anwesenheit von ungeduldigen Operateuren ist zu vermeiden. Der Kreislauf sollte z. B. durch Volumengabe optimiert werden, damit die Pulse gut palpabel sind.

Katheterisierung A. radialis

Bei Früh- und Neugeborenen und kleinen Säuglingen kann die Punktion der A. radialis durch Transillumination (z. B. LED- oder Kaltlichtquelle) erleichtert werden. Bei Neugeborenen und Säuglingen werden primär 24-G-Kunststoffkanülen aus Polyurethan oder Teflon verwendet, ab 8 kgKG 22-G-Kanülen und ab 40 kgKG 20-G-Kanülen. Bei kleinen Kindern sollte ein 0,018"-Seldinger-Draht zur Sondierung des Arterienlumens bereitgehalten werden (z. B. 0,018", Länge 20 cm oder besser 0,018"-Schiebedraht aus dem 22-G-Set modifizierte Seldinger-Technik, beide Fa. Arrow), der nach Entfernen des Stahlmandrins über eine 24-G-Kunststoffkanüle vorgeschoben werden kann. Für Neugeborene und Säuglinge werden besser dünne, flexible Arterienverlängerungen verwendet,

z. B. Schlauch vom Plexufix-Set und roter Dreiwegehahn. Zur Punktion wird die Hand dorsalflektiert über eine Gazerolle mit Pflaster fixiert. Bei zu starker Flexion kann der N. medianus gezerrt oder die Pulse schlechter tastbar werden.

> ❗ **Arterielle Punktionen bei kleinen Kindern werden am besten im Sitzen durchgeführt. Hilfsmittel, z. B. Seldinger-Draht, sollten griffbereit liegen.**

Nach Hautdesinfektion und Vorpunktion mit einer Lanzette oder einer Stahlkanüle wird die Arterie mit einer Kunststoffkanüle mit Mandrin, deren distale Öffnung nach oben zeigt, in einem Winkel von etwa 30° zur Haut anpunktiert, bis arterielles Blut in den Kanülenansatz eintritt. Gelingt dies nicht auf Anhieb, wird die Nadel bis unter das Hautniveau zurückgezogen und die Stichrichtung systematisch variiert. Ist im Kanülenansatz nur eine winzige Blutmenge sichtbar, so ist meistens die Hinterwand der Arterie durchstochen.

Nach Entfernen des Stahlmandrins wird nun die Kunststoffkanüle in sehr kleinen Schritten langsam zurückgezogen, bis arterielles Blut ausströmt. Sie wird dann durch teilweises Einführen des Stahlmandrins stabilisiert und vorsichtig in die Arterie vorgeschoben. Dies muss ohne mechanischen Widerstand möglich sein. Entsteht auch nur der geringste Widerstand, ist die Arterie, was relativ häufig bei kleinen Kindern der Fall ist, nur tangential anpunktiert, und es gelingt nicht, die Kunststoffkanüle in das Arterienlumen zu platzieren. Es kann jetzt versucht werden, das Arterienlumen mit einem 0,018"-Seldinger-Draht oder besser einem modifizierten 0,018"-Schiebedraht zu sondieren, der über die Kunststoffkanüle bei entferntem Stahlmandrin vorgeschoben wird (◨ Abb. 9.11).

Lässt sich dieser ohne Widerstand einführen, ist das Lumen gefunden, und der Kunststoffkatheter kann über den Draht vorgeschoben werden. Anderenfalls wird die Arterie etwas weiter proximal erneut punktiert, oder der Punktionsort wird gewechselt. Nach erfolgreicher Punktion erfolgt die Konnektion der arteriellen Verlängerung mit rotem Dreiwegehahn, Fixierung mit Pflaster und Kennzeichnung mit rotem Arterienaufkleber. Die 24-G-Kanülen dürfen bei der Fixierung nicht

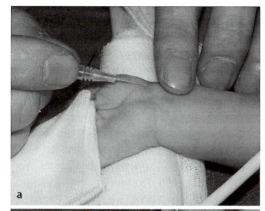

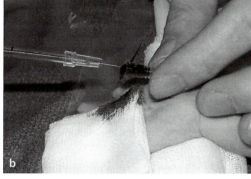

◫ **Abb. 9.11a,b.** Kanülierung der A. radialis beim Säugling. **a** Die Hand wird in Dorsalextension fixiert. Die Arterie wird palpiert und dann in Höhe der zweiten (proximalen) Hautfalte punktiert. **b** Das Vorschieben der Kunststoffkanüle kann durch Sondierung mit einem 0,018"-Draht erleichtert werden. Sobald sich der Katheter im Gefäß befindet, muss er sorgfältig befestigt, gespült und am besten mit rotem Pflaster markiert werden

geknickt werden; sie sind sonst nicht mehr rückläufig.

Katheterisierung der A. femoralis

Die Punktionstechnik entspricht der der V. femoralis (s. oben). Je nach Alter können 4–10 cm lange 20- bis 24-G-Katheter in Seldinger-Technik platziert werden.

Katheterisierung der A. axillaris

Die A. axillaris kann in Seldinger-Technik mit 4–6 cm langen 24-G-Kathetern, bei sehr kleinen Kindern (z. B. <3 kgKG) auch mit einer 24-G-Kunststoffkanüle katheterisiert werden. Axillaris-

katheter müssen sehr vorsichtig gespült werden, weil leicht retrograde Embolisierungen in das Karotisstromgebiet entstehen können. Katheterisierungen der A. axillaris sind nur äußerst selten notwendig, weil fast immer vorher Punktionen der A. radialis, A. femoralis oder A. tibialis posterior gelingen.

Arterienkatheter sollten bei kleinen Kindern am besten über einen Perfusor kontinuierlich gespült werden (100 IE Heparin auf 50 ml NaCl 0,9%, 1–2 ml/h). Blutentnahmen sollten nur unter minimaler Aspiration durchgeführt werden, weil sonst Intimaläsionen und Vasospasmen entstehen können. Um retrograde Embolien zu vermeiden, sollten die Katheter auf keinen Fall mit viel Druck freigespült werden, sondern vorsichtig manuell mit einer Spritze in 0,25- bis 1-ml-Schritten. Aspiriertes Blut sollte keinesfalls in die Arterie zurückgespritzt werden.

Kleine Arterien werden nach mehrfachen Punktionsversuchen, Blutabnahmen oder Spülungen schnell spastisch. Häufig hilft es, wenn man sie eine zeitlang in Ruhe lässt. Katheter, die abgeknickt sind, aber noch intravasal liegen, können oft noch über einen Seldinger-Draht gewechselt werden. Um Thrombosen zu vermeiden, sollten möglichst dünne Katheter verwendet werden. Die periphere Durchblutung distal eines Arterienkatheters kann mittels Hauttemperatur, Nagelbettperfusion, Pulsoxymetrie und Gefäßdoppler überprüft werden. Bei einer peripheren Ischämie sollte der Katheter entfernt und eine Heparinisierung erwogen werden. In schweren Fällen kann mit einem Kinderkardiologen überlegt werden, ob eine Angiographie oder eine interventionelle Revaskularisierung sinnvoll ist.

9.5   Katheterisierung der Nabelgefäße

❗ **Während der ersten Lebenstage können Nabelgefäße zur Katheterisierung verwendet werden.**

Öfters werden diese Katheter bereits präoperativ auf der Intensivstation angelegt und können dann vom Anästhesisten übernommen werden; manchmal lohnt es sich auch, die Katheter speziell für die

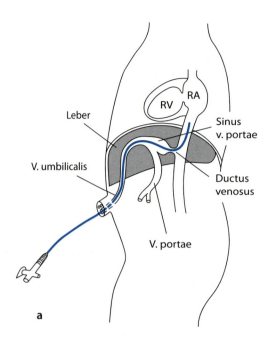
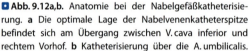
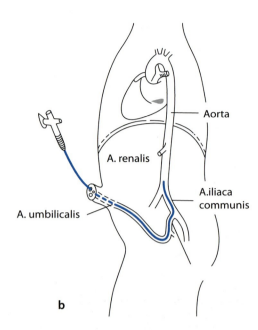

Abb. 9.12a,b. Anatomie bei der Nabelgefäßkatheterisierung. **a** Die optimale Lage der Nabelvenenkatheterspitze befindet sich am Übergang zwischen V. cava inferior und rechtem Vorhof. **b** Katheterisierung über die A. umbilicalis.

Die beste Lage der Katheterspitze befindet sich in der Aorta descendens, unterhalb des Abgangs der Nierenarterien und der A. mesenterica inferior. (Mod. nach Coté 1993)

Operation einzulegen. Ist ein abdominalchirurgischer Eingriff geplant, muss mit dem Chirurgen abgesprochen werden, ob die Katheter intraoperativ verbleiben können.

Für die Katheterisierung werden Skalpell, feine Pinzette, kleine Klemmen, Nahtmaterial und ein 4-F-Katheter für Frühgeburten bzw. ein 5-F-Katheter für reife Neugeborene benötigt. Nach Desinfektion und steriler Abdeckung wird die Nabelschnur ca. 1 cm oberhalb des Hautniveaus abgeschnitten und der Nabelstumpf an den Enden mit einer kleinen Klemme gefasst, um die Nabelgefäße zu identifizieren. Die Nabelvene ist etwas größer und dünnwandiger als die beiden Arterien.

Für die Katheterisierung wird die Vene mit einer feinen Pinzette gedehnt, der Nabelstumpf etwas gestreckt und nach kaudal gezogen. Der flüssigkeitsgefüllte Katheter wird nun ein paar Zentimeter unterhalb der Spitze gefasst und in das Gefäß vorgeschoben. Der Katheter sollte den Ductus venosus passieren und mit der Spitze im Übergang zwischen V. cava inferior und rechtem Vorhof lie-

gen (Abb. 9.12). Die Katheterlage sollte mit einer Röntgenaufnahme dokumentiert werden. Wenn der Katheter in einem Ast der V. portae endet, muss die Lage korrigiert werden, weil eine Thrombose in diesem Gefäßsystem ernsthafte Konsequenzen haben kann. Wenn es möglich ist, Blut zu aspirieren, kann man es akzeptieren, dass die Spitze in der V. umbilicalis liegt. Nabelvenenkatheter sollten möglichst nur 1–2 Tage liegen bleiben.

Bei der Katheterisierung einer der beiden Nabelarterien wird in der gleichen Weise verfahren, mit dem Unterschied, dass der Nabelstumpf beim Einführen des Katheters nach kranial gestreckt wird. Die Katheterspitze muss in der Aorta descendens unterhalb des Abgangs der Nierenarterien und der A. mesenterica inferior in Höhe von L3/L4 liegen (Abb. 9.12).

> ⚠ **Nabelgefäßkatheter können schwere Komplikationen verursachen und sollten deshalb möglichst kurz (Stunden bis wenige Tage) liegen bleiben.**

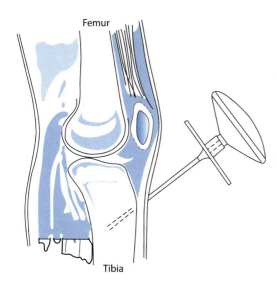

Femur

Tibia

◘ **Abb. 9.13.** Intraossärer Zugang der Tibia. Die Nadel wird anteromedial 1–2 cm unterhalb der Tuberositas tibiae in die Tibia eingestochen (Tibiaplateau). Die Nadel wird etwas nach kaudal gerichtet, um die Epiphysenfuge nicht zu verletzen. Der Winkel beträgt ca. 60° in Relation zur Längsachse der Tibia

9.6   Intraossäre Punktion

Die intraossäre Punktion ist ein einfacher Zugang in Notfallsituationen, in denen ein intravenöser Zugang nicht schnell genug gefunden werden kann. Das rote Knochenmark steht über Sinuoide in direkter Verbindung zum venösen System und kann deshalb zur Verabreichung von Medikamenten und Flüssigkeiten benutzt werden. Intraossäre Infusionen wurden früher häufiger angewendet, als noch kein geeignetes intravenöses Kathetermaterial zur Verfügung stand. Die über eine intraossäre Nadel verabreichten Medikamente und Flüssigkeiten erreichen die Blutbahn ungefähr gleich schnell wie bei einer Injektion in periphere Venen, allerdings müssen die Medikamente und Flüssigkeiten mit einem etwas höheren Druck injiziert werden. Dies geschieht am einfachsten von Hand mittels 10- oder 20-ml-Spritze.

Im Vorschulalter ist die Knochenwand noch relativ dünn, und der Knochen enthält viel rotes Knochenmark. Die korrekte Lage der Nadelspitze kann durch Aspiration von rotem Knochenmark verifiziert werden. Das aspirierte Knochenmark

kann auch für Laboruntersuchungen verwendet werden, was in Notfällen nützlich sein kann. Natrium-, Kalium-, Harnstoff-, Kreatinin-, Glukose- und Hämoglobinkonzentrationen, pH-Wert, CO_2-Partialdruck und Basenüberschuss weichen nur geringfügig von Werten im Venenblut ab, lediglich die Leuko- und Thrombozytenzahlen unterscheiden sich deutlich.

> ❗ **Die intraossäre Punktion ist der Zugang der Wahl in Notfallsituationen, in denen ein intravenöser Zugang nicht schnell genug gefunden werden kann.**

Eine intraossäre Punktion wird am häufigsten im Bereich des proximalen medialen Tibiaplateaus, 1–2 cm unterhalb der Tuberositas tibiae und medial der Mittellinie durchgeführt (◘ Abb. 9.13). Alternative Punktionsorte sind der laterale Femurkondylus, die distale mediale Tibia (1 cm oberhalb des Malleolus medialis) oder der vordere und hintere Beckenkamm. Zur Punktion sind spezielle intraossäre Nadeln verfügbar, mit oder ohne mechanischen Antrieb (Bohrer).

Bei der Punktion der Tibia wird die Nadel leicht nach kaudal, weg von der Epiphysenfuge gerichtet. Nach Durchstechen des Knochens entsteht ein Widerstandsverlust, wenn die Kanülenspitze den Markraum erreicht. Das Durchstechen der Knochenhinterwand muss vermieden werden. Bei korrekter Position steckt die Kanüle fest im Knochen.

Über den Luer-Lock-Ansatz können Volumenersatzlösungen, verdünnte Natriumbikarbonatlösung und Medikamente zugeführt werden. Das Risiko einer Osteomyelitis oder anderer schwerer Komplikationen ist gering (<1%), und eine Beeinträchtigung des Längenwachstums ist nicht zu erwarten. Trotzdem sollte die Kanüle entfernt werden, sobald ein sicherer venöser Zugang vorhanden ist.

Literatur

Andropoulos DB, Bent ST, Skjonsby B et al. (2001) The optimal length of insertion of central venous catheters for pediatric patients. Anesth Analg 93: 883–886

Arrowsmith J, Campbell C (2000) A comparison of local anaesthetics for venipuncture. Arch Dis Child 82: 309–310

Bosman M, Kavanagh RJ (2006) Two dimensional ultrasound guidance in central venous catheter placement; a postal survey of the practice and opinions of consultant pediatric anesthetists in the United Kingdom. Paediatr Anaesth 16: 530–537

Conway DH, Wadsworth R (1999) Portable ultrasound for venous cannulation. Br J Anaesth 82: 964

Fletcher SJ, Bodenham AR (2000) Editorial: safe placement of venous catheters: where should the tip of the catheter lie? Br J Anaesth 85: 188–191

Freeman JA, Doyle E, Tee Im NG et al. (1993) Topical anaesthesia of the skin: a review. Paediatr Anaesth 3: 129–138

Haas NA, Haas SA (2003) Central venous catheter techniques in infants and children. Curr Opin Anaesthesiol 16: 291–303

Hack WW, Vos A, van der Lei J et al. (1990) Incidence and duration of total occlusion of the radial artery in newborn infants after catheter removal. Eur J Pediatr 149: 275–277

Inagawa G, Ka K, Tanaka Y et al. (2007) The carina is not a landmark for central venous catheter placement in neonates. Paediatr Anaesth 17: 968–971

Lawless S, Orr R (1989) Axillary arterial monitoring of pediatric patients. Pediatrics 84: 273–275

Marhofer P, Willschke H, Kettner S (2006) Imaging techniques for regional nerve blockade and vascular cannulation in children. Curr Opin Anaesthesiol. 19: 293–300

Roth B, Marciniak B, Engelhardt T et al. (2008) Anatomic relationship between the internal jugular vein and the carotid artery in pre-school children – an ultrasonographic study. Paediatr Anaesth 18: 1045–1049

Sayin MM, Mercan A, Koner O et al. (2008) Internal jugular vein diameter in pediatric patients: are the J-shaped guidewire diameters bigger than internal jugular vein? An evaluation with ultrasound. Paediatr Anaesth 18: 745–751

Schuster M, Nave H, Piepenbrock S et al. (2000) The carina as a landmark in central venous catheter placement. Br J Anaesth 85: 192–194

Stocker M, Berger TM (2006) Arterielle und zentralvenöse Katheter bei Neugeborenen und Säuglingen. Anästhesist 55: 873–882

Sümpelmann R, Osthaus WA, Irmler H et al. (2006) Prevention of burns caused by transillumination for peripheral venous access in neonates. Paediatr Anaesth 16: 1097–1098

Taylor LM Jr, Troutman R, Feliciano P et al. (1990) Late complications after femoral artery catheterization in children less than five years of age. J Vasc Surg 11: 297–304

Ummenhofer W, Frei FJ, Urwyler A et al. (1994) Are laboratory values in bone marrow aspirate predictable for venous blood in pediatric patients? Resuscitation 27: 123–129

Yoon SZ, Shin JH, Hahn S et al. (2005) Usefulness of the carina as a radiographic landmark for central venous catheter placement in paediatric patients. Br J Anaesth 95: 514–517

Perioperative Infusions- und Transfusionstherapie

> Bei kleinen Operationen kann eine Infusions-
> therapie überflüssig sein, bei großen Operati-
> onen muss sie den speziellen Erfordernissen
> des Kindes angepasst werden.

Der Wasseranteil und -umsatz von Kindern ist
umso größer, je kleiner sie sind. Mit zunehmendem Alter werden die Menschen immer »trockener«. Zwar können Kinder Schwankungen in der
Zufuhr von Wasser und Elektrolyten innerhalb
individueller Grenzen ausgleichen, die Kompensationsmöglichkeiten sind jedoch umso geringer, je
jünger und kränker die Kinder und je ausgedehn-
ter die geplante Operation ist.

10.1 Besonderheiten bei Kindern

> Die größte Veränderung im Wasser-Elektrolyt-
> Haushalt betrifft das erste Lebensjahr.

Frühgeborene, Neugeborene und Säuglinge bis
zum ersten Lebensjahr haben einen größeren
Extrazellulärraum und ein größeres Gesamtkör-
perwasser als Erwachsene (◘ Abb. 3.20). Die Zusammensetzung der Extrazellulärflüssigkeit ist in
allen Altersklassen vergleichbar. Das Blutvolumen
beträgt bei Frühgeborenen 90 ml/kgKG, bei Neugeborenen und Säuglingen 80 ml/kgKG und bei älteren Kindern und Erwachsenen 60–70 ml/kgKG.
Neugeborene haben höhere Hämoglobinkonzentrationen, niedrigere Plasmaproteinkonzentrationen und einen niedrigeren kolloidosmotischen
Druck (KOD) als ältere Kinder. Die relativen Flüssigkeitsverluste sind größer als bei Erwachsenen,
weil Säuglinge eine höhere Ventilationsrate, eine
im Verhältnis größere Körperoberfläche, eine höhere Stoffwechselrate und eine niedrigere renale
Konzentrationsfähigkeit haben (► Kap. 3).

> ❗ Je kleiner ein Kind ist, desto größer ist sein
> Flüssigkeitsbedarf im Verhältnis zum Körper-
> gewicht.

10.2 Perioperativer Flüssigkeitsbedarf

> Der perioperative Flüssigkeitsbedarf setzt
> sich aus den 4 Teilmengen präoperative
> Defizite, Erhaltungsbedarf, intraoperati-
> ver Korrekturbedarf und Blutverlust zu-
> sammen.

In der klinischen Praxis treten Hypovolämien mit Störungen des Säure-Basen-Elektrolyt-Haushalts infolge unzureichender Infusionstherapie wesentlich häufiger auf als Hypervolämien. Besonders bei Kindern mit Vorerkrankungen, die den Wasser-Elektrolyt-Haushalt betreffen (z. B. Gastroenteritis, Ileus), oder wenn ausgedehnte Operationen geplant sind, hat es sich bewährt, den perioperativen Flüssigkeitsbedarf nach einem differenzierten Konzept aus den 4 Teilmengen zu bestimmen:

1. präoperatives Defizit,
2. Erhaltungsbedarf,
3. intraoperativer Korrekturbedarf,
4. Blutverlust.

Perioperativ muss der tatsächliche Flüssigkeitsbedarf engmaschig überprüft (Kreislaufparameter, Blutgasanalysen, Diurese usw.) und an die individuellen Erfordernisse angepasst werden.

Präoperatives Defizit

Präoperative Nahrungskarenz

> Vorausgesetzt, die präoperative Nüchternzeit ist kurz, liegt bei einem gesunden Kind kein präoperatives Flüssigkeitsdefizit vor. Lang dauernde Nüchternzeiten sind unnötig und sollten vermieden werden, da die Kinder sonst unzufrieden werden und schwieriger zu betreuen sind.

Bei normaler Magenentleerung beträgt die Halbwertszeit für klare Flüssigkeiten (Wasser, Saft, Tee) ungefähr 20 min. Die Halbwertszeit für Muttermilch und adaptierte Milch beträgt etwa 30–50 min. Bei älteren Kindern ist die Magenentleerung nach einer Mahlzeit innerhalb von 2–3 h abgeschlossen. Allerdings bestehen, je nach der Zusammensetzung des Essens, beträchtliche Variationen. So verbleiben fetthaltige Mahlzeiten länger im Magen als kohlenhydrathaltige. Um diesen Variationen Rechnung zu tragen, wird empfohlen, nach einer normalen Mahlzeit eine Karenz von 4–6 h einzuhalten, bevor mit einer Anästhesieeinleitung für einen elektiven Eingriff begonnen wird. Klare Flüssigkeiten können für elektive Eingriffe bis 2 h vor Anästhesieeinleitung verabreicht werden (◘ Tab. 10.1).

◘ Tab. 10.1. Richtlinien für die minimale präoperative Nahrungskarenz

Alter	Milch, Brei, festes Essen [h]	Klare Flüssigkeit (Wasser, Saft, Tee) [h]
<1 Jahr	4 (Frauen)milch	2
>1 Jahr	6	2

Muss der Operationsbeginn aus nicht vorhersehbaren Gründen verschoben werden, so sollte es in den meisten Fällen noch möglich sein, peroral klare Flüssigkeit zuzuführen. Als Alternative kann bereits präoperativ eine intravenöse Infusion verabreicht werden.

Flüssigkeitsdefizit bei kranken Kindern

Das Flüssigkeitsdefizit kann bei kranken oder verunfallten Kindern aufgrund von verschiedenen klinischen Parametern abgeschätzt werden. Grundsätzlich kann man unterscheiden zwischen einem langsam (über Tage) sich entwickelnden Volumenverlust (z. B. Gastroenteritis, Ileus) oder einem plötzlich auftretenden Volumenverlust (z. B. Trauma). Unabhängig von der Ätiologie muss zuerst die Hypovolämie und in zweiter Linie eine Elektrolytentgleisung korrigiert werden.

Entgleisung langsam (Tage)

Wenn der Flüssigkeitsverlust langsam erfolgte, erhält man bei der Erhebung der Anamnese manchmal wichtige Informationen. So ist z. B. der Gewichtsverlauf von Bedeutung; viele Eltern wissen, wieviel ihre Kinder noch vor kurzem gewogen haben. Ebenfalls kann man sich bei den Eltern erkundigen, ob und wieviel das Kind uriniert hat. Kreislaufparameter sind unspezifisch: Die meisten kranken Kinder haben eine Tachykardie, der Blutdruck fällt erst, wenn das Defizit ausgeprägt ist oder wenn das Kind anästhesiert wird. ◘ Tab. 10.2 weist auf einige klinische Zeichen hin, die bei bestimmten Flüssigkeitsverlusten auftreten. Die Rekapillarisierungszeit wird gemessen, indem man durch leichten Druck eine Weißverfärbung

Dehydration [% des Körpergewichts]	Symptome
5	Herabgesetzter Hautturgor Trockener Mund Rekapillarisierungszeit 0–1,5 s
10	Tachykardie, Oligurie Eingesunkene Fontanelle Apathie Rekapillarisierungszeit 1,5–3 s
15	Eingesunkene Augäpfel Hypotone Blutdruckwerte Seltener Lidschlag Rekapillarisierungszeit über 3 s
20	Koma, Krämpfe

◨ **Tab. 10.2.** Beurteilung des Dehydrationsgrades. Jedes Prozent entspricht 10 ml/kgKG

des Fingernagelbetts erzeugt und anschließend die Zeit registriert, bis sich die Kapillaren wieder füllen.

Laborwerte können wichtige Informationen über die Ätiologie und den Schweregrad der Entgleisung vermitteln. Von Interesse sind v. a. Hämoglobin (oder Hämatokrit): Beim Ileus z. B. besteht ein Anstieg dieser Werte als Ausdruck einer Abnahme des zirkulierenden Blutvolumens (»Eindickung«). Andere nützliche Laborwerte sind Leukozytenzahl inklusive Differenzierung (Infekt, Sepsis), Gerinnungsfaktoren (intravasale Gerinnung, Sepsis), Na^+ (Gastroenteritis, Säuglingstoxikose, SIADH), K^+ (Niereninsuffizienz, M. Addison, hypertrophe Pylorusstenose), Harnstoff und Kreatinin (prärenale, renale oder postrenale Niereninsuffizienz).

Die Blutgasanalyse gibt weniger über die Ätiologie als über den Schweregrad einer Entgleisung Auskunft. Idealerweise wird das Blut arteriell entnommen, aber auch kapilläre oder venöse Blutgasanalysen geben wichtige Informationen. Ein ausgeprägtes präoperatives Flüssigkeitsdefizit geht oft mit einer metabolischen Azidose einher. Ist diese unkompensiert (pH-Wert <7,30), ist das Kind häufig in einem bedrohlichen Zustand.

Entgleisung schnell (Minuten bis Stunden)

Meistens handelt es sich hier um akute Traumen. Diese Zustände sind durch einen schnellen Verlust eines großen Teils des zirkulierenden Blutvolumens gekennzeichnet. Die Symptome des drohenden Kreislaufschocks sind in ◨ Tab. 21.2 zusammengefasst. Nicht anästhesierte Kinder, insbesondere Neugeborene und Säuglinge, haben eine ausgeprägte Fähigkeit, den Blutdruck trotz Hypovolämie lange aufrechterhalten zu können. So können beispielsweise 30–40% des zirkulierenden Blutvolumens innerhalb kurzer Zeit verloren gehen, ohne dass der Blutdruck abfällt. Der Mechanismus besteht in einer intensiven Vasokonstriktion, v. a. der Haut- und Muskelgefäße. Diese Vasokonstriktion ist sichtbar: die normalerweise rosige Haut des Kindes wird gräulich-weiß, evtl. auch zyanotisch. Zudem kann häufig eine »Marmorierung« der Haut beobachtet werden. Ebenfalls als Zeichen einer schlechten peripheren Durchblutung kann eine Temperaturstufe an den Extremitäten festgestellt werden.

Eine Tachykardie kann nur bedingt als Zeichen einer Hypovolämie interpretiert werden, da dieses Symptom unspezifisch ist. Absolute Werte von Blutdruck und Herzfrequenz sind bei mäßigem bis starkem Volumenverlust wenig aussagekräftig, hingegen sind Veränderungen als Antwort auf schnelle Volumenzufuhr umso wichtiger. Tachypnoe ist ein typisches Symptom bei vermindertem zirkulierendem Blutvolumen. Bradypnoe und Bradykardie sind bedrohliche Symptome, die primär als Zeichen der Dekompensation einzustufen sind und entsprechend aggressiv behandelt werden müssen (▶ Kap. 21.5).

Korrektur des präoperativen Defizits

Besteht eine Hypovolämie, so muss sofort mit einer Flüssigkeitstherapie mit Vollelektrolytlösung begonnen werden, ohne dass Laborresultate vorliegen. Im Allgemeinen werden 10 ml/kgKG rasch zugeführt und wiederholt, bis die Zeichen der Hypovolämie verschwunden sind (▶ Beispiel, ▶ Kap. 10.3). Besteht eine ausgeprägte Hypovolämie, kann zusätzlich ein künstliches Kolloid (Hydroxyäthylstärke oder Gelatine) zur schnellen Kreislaufstabilisierung eingesetzt werden. Blut soll nur transfundiert werden, wenn ein großer Blutverlust offensichtlich ist.

> ❗ **Keinesfalls darf ein solches Defizit mit Infu-
> sionen mit einem niedrigen Natriumgehalt
> (unter 130 mmol/l) ersetzt werden, da sonst
> die Gefahr einer Wasserintoxikation droht
> (▶ Kap. 3.4). Wenn immer möglich, sollten
> präoperative Flüssigkeitsdefizite bereits vor
> Narkosebeginn ausgeglichen werden.**

Ist dies nicht der Fall, so riskiert man bei Anästhesiebeginn einen Blutdruckabfall, da die oben beschriebenen Kompensationsmechanismen durch die Anästhetika gedämpft oder ganz ausgeschaltet werden.

Ist die Hypovolämie korrigiert, muss man sich bewusst sein, dass Flüssigkeitsverschiebungen, die sich über einen längeren Zeitraum entwickelt haben, auch länger brauchen, bis die Homöostase wieder hergestellt ist. Das kann z. B. bedeuten, dass bei einem Kind mit schwerer Säuglingstoxikose 24–48 h verstreichen, bevor das Defizit wieder ganz ersetzt ist.

Selten besteht vor einem Eingriff eine Überladung des Kreislaufs mit Elektrolyten und Flüssigkeit. Es handelt sich dabei meistens um Kinder mit Nieren- oder Herzinsuffizienz, die unter Diuretikatherapie stehen. Erkranken diese Kinder akut, können sie trotzdem hypovolämisch sein und benötigen vor Anästhesieeinleitung eine adäquate Volumenzufuhr.

Erhaltungsbedarf

Der Erhaltungsbedarf ersetzt die unter normalen Verhältnissen entstehenden Flüssigkeitsverluste. Weil kleinere Kinder größere Wasserverluste haben, hat sich die 4–2–1–Regel bewährt:

- 4 ml/kgKG/h für die ersten 10 kg Körpergewicht (<10 kgKG),
- zusätzlich 2 ml/kgKG/h für die zweiten 10 kg Körpergewicht (10–20 kgKG) und
- zusätzlich 1 ml/kgKG/h für jedes weitere Kilogramm über 20 kgKG.

Ein Säugling mit 5 kgKG hätte also einen Erhaltungsbedarf von 20 ml/h (5 kgKG × 4 ml/kgKG/h), ein Kleinkind mit 15 kgKG einen Erhaltungsbedarf von 50 ml/h (10 kgKG × 4 ml/kgKG/h + 5 kgKG × 2 ml/

kgKG/h) und ein Vorschulkind mit 25 kgKG einen Erhaltungsbedarf von 65 ml/h (10 kgKG × 4 ml/kgKG/h + 10 kgKG × 2 ml/kgKG/h + 5 kgKG × 1 ml/kgKG/h). Säuglinge können einen etwas höheren (4–6 ml/kgKG/h), untergewichtige Neugeborene und Frühgeborene einen erheblich höheren (5–8 ml/kgKG/h) und Neugeborene in den ersten 2–3 Lebenstagen einen etwas niedrigeren Erhaltungsbedarf (2–3 ml/kgKG/h) haben.

Bei Fieber steigt der Erhaltungsbedarf pro Grad Celsius um 10% an.

> ❗ **Mit der 4-2-1-Regel für den Erhaltungsbedarf
> wird der im Verhältnis größere Flüssigkeits-
> umsatz von kleineren Kindern berücksichtigt.**

Intraoperativer Korrekturbedarf

Während der Operation entstehen zusätzliche Flüssigkeitsverluste durch Gewebetraumata, Verdunstung und Drittraumverluste. Zum Ausgleich des intraoperativen Korrekturbedarfs können nach grober Schätzung 2 ml/kgKG/h für Operationen mit geringem Gewebetrauma und 4–6 ml/kgKG/h für Operationen mit mittlerem bzw. hohem Gewebetrauma angesetzt werden (❏ Tab. 10.3). In einzelnen Fällen kann der intraoperative Korrekturbedarf besonders bei abdominellen Eingriffen mit Darmexposition und bei bestimmten Fehlbildungen (z. B. Gastroschisis) auch wesentlich höher liegen.

❏ **Tab. 10.3.** Geschätzter intraoperativer Korrekturbedarf bei einigen typischen Operationen

Operation	Korrekturbedarf [ml/kgKG/h]
Oberflächlicher Eingriff	0–1
Appendektomie	1–3
Größerer orthopädischer Eingriff	2–5
Thorakotomie	2–5
Laparotomie für Kolonoperation	5–10
Laparotomie bei Peritonitis	5–20
Laparotomie bei Gastroschisis	10–30

❗ **Zur Deckung des intraoperativen Korrekturbedarfs werden Vollelektrolytlösungen verwendet.**

Intraoperative Blutverluste

Eine direkte Messung des Blutvolumens ist mit einfachen Methoden derzeit nicht möglich. Der Blutverlust wird deshalb perioperativ indirekt durch Beobachten des Operationsfeldes, der Füllung des Auffangbehälters, der Gewichtszunahme von Tupfern und Tüchern und aus Kreislaufparametern abgeschätzt. Bei großem operativem Blutverlust wird das Blutvolumen zunächst mit Vollelektrolytlösungen in der 3fachen Menge oder mit künstlichen Kolloiden in derselben Menge des geschätzten Verlustes aufrechterhalten. Gleichzeitig werden die Hämoglobinkonzentrationen engmaschig kontrolliert. Die Indikation zur Bluttransfusion wird individuell gestellt.

❗ **Wenn Normovolämie erhalten wird, tolerieren Kinder auch niedrige Hämoglobinkonzentrationen gut.**

Glukosebedarf

Frühgeborene, Neugeborene und Säuglinge sind wegen ihrer geringen Energiereserven perioperativ auf die exogene Zufuhr von Glukose angewiesen. Zur Vermeidung einer Hypoglykämie kann der Infusionslösung 1–2% Glukose zugesetzt werden (6–12 ml Glukose 40% auf 250 ml). Ein höherprozentiger Glukosezusatz führt intraoperativ bei längerer Infusionsdauer regelmäßig zu unerwünschten Hyperglykämien. Bei längeren Eingriffen soll deshalb durch routinemäßige Blutzuckerkontrollen und Anpassung der Glukosezufuhr eine Normoglykämie sichergestellt werden. Eine glukosefreie Infusionstherapie kann bei Säuglingen und Kleinkindern zu einer unerwünschten Lipidmobilisation mit Anstieg der freien Fettsäuren und Ketonkörperbildung führen. Besonders nach langen Nüchternzeiten und bei disponierten Kindern (z. B. Stoffwechselerkrankungen, β-Blocker-Therapie) können trotz Glukosezufuhr Hypoglykämien entstehen. In diesen Fällen ist es besonders wichtig, die Blutglukosekonzentrationen perioperativ engmaschig zu kontrollieren und bei Bedarf mehr Glukose zuzuführen.

❗ **Durch Zusatz von 1–2% Glukose können Hypoglykämien und Ketonkörperbildung bei Kindern unter einem Lebensjahr vermieden werden.**

10.3 Perioperative Infusionstherapie: Infusionslösungen und praktische Anwendung

❱ **Ziel der perioperativen Infusionstherapie ist die Aufrechterhaltung der Kreislauffunktion und die Stabilisierung des Wasser-Elektrolyt- und Säure-Basen-Haushalts.**

Für mittlere und große Operationen sollte der Flüssigkeitsbedarf aus den 4 verschiedenen Teilmengen abgeschätzt und infundiert werden (◘ Tab. 10.4).

◘ **Tab. 10.4.** Perioperativer Volumen- und Flüssigkeitsbedarf bei Kindern

Teilmenge	Volumen	Infusionslösung
Präoperatives Defizit	Erhaltungsbedarf×Nüchternzeit	VEL, VELG
Erhaltungsbedarf	4 ml/kgKG/h (0–10 kgKG) 2 ml/kgKG/h (10–20 kgKG) 1 ml/kgKG/h (20–30 kgKG)	VEL, VELG
Korrekturbedarf	2–4–6–10 ml/kgKG/h	VEL, (VELG)
Blutverlust	Nach Bedarf	VEL, HES, Gelantine, Blutprodukte

VEL Vollelektrolytlösung, *VELG* Vollelektrolytlösung mit 1–2% Glukose, *HES* Hydroxyethylstärke

Für kurzdauernde Operationen (<1 h) ohne relevantes Gewebetrauma (z. B. Leistenherniotomien, Zirkumzisionen) ist eine Infusionstherapie bei sonst gesunden Kindern jenseits der Neugeborenenperiode nicht zwingend erforderlich, wenn die Kinder postoperativ schnell wieder trinken dürfen. Falls ein i.v.-Zugang gelegt wird, soll er postoperativ bald entfernt werden; kleine Kinder schätzen Infusionen und Schläuche nicht besonders.

Kristalloide Infusionslösungen

Für den Erhaltungsbedarf wurden bei Kindern früher häufig Elektrolytlösungen mit herabgesetztem Natriumgehalt (z. B. Halbelektrolytlösungen) verwendet, deren Zusammensetzung sich an dem theoretischen Wasser- und Elektrolytbedarf von Kindern orientierte. Werden diese Lösungen über den reinen Erhaltungsbedarf hinaus in größeren Mengen zum Ausgleich von Flüssigkeitsdefiziten verabreicht, können gefährliche Hyponatriämien mit intrazellulären Wassereinlagerungen (Cave: hyponatriämische Enzephalopathie, Hirnödem und respiratorische Insuffizienz) entstehen. Eindrittel- oder Zweidrittelelektrolytlösungen enthalten häufig auch unphysiologisch hohe Kaliumkonzentrationen.

Für die perioperative Infusionstherapie sollten deshalb besser Vollelektrolytlösungen (◘ Tab. 10.5)

verwendet werden, deren Zusammensetzung der Extrazellulärflüssigkeit möglichst ähnlich ist. Hierfür gibt es mehrere Gründe: Erstens sind intraoperative Verluste von Extrazellulärflüssigkeit oder Blut auch bei Kindern meistens plasmaisoton, zweitens können größere Mengen von hypotonen Infusionslösungen die Plasmaosmolarität vermindern und zu unerwünschten Flüssigkeitsverschiebungen führen und drittens sind perioperativ die ADH- Konzentrationen normalerweise erhöht, so dass eine Wasserretention mit Hyponatriämie leichter entstehen kann.

Um Dilutionsazidosen (Verdünnung des extrazellulären Bikarbonatpools durch bikarbonatfreie Infusionslösung) zu vermeiden, ist es günstig, wenn die Infusionslösungen metabolisierbare Anionen (Acetat, Lactat, Malat etc.) enthalten, weil mit der Metabolisierung der Anionen Bikarbonat im Extrazellulärraum freigesetzt wird. Glukoselösungen ohne Elektrolytzusatz („freies Wasser") sind perioperativ kontraindiziert, weil die Infusion von größeren Mengen freien Wassers zu intrazellulären Wassereinlagerungen und zur Ausbildung eines Hirnödems führen kann.

> ❗ **Auch bei kleinen Kindern sollen plasmaisotone Elektrolytlösungen verwendet werden, um gefährliche Hyponatriämien zu vermeiden.**

◘ **Tab. 10.5.** Zusammensetzung von Extrazellulärflüssigkeit (EZF) und verschiedenen Vollelektrolytlösungen für Kinder (in mmol/l)

	Kationen				Anionen				Osmolarität[1]	Osmolalität
	Na$^+$	K$^+$	Ca^{2+}	Mg^{2+}	Cl$^-$	HCO$_3^-$	Acetat	Lactat	theoretisch [mosmol/l]	real [mosmol/kg H$_2$O]
EZF	142	4,5	2,5	1,25	103	24	–	1,5	291	287
NaCl 0,9%	154	–	–	–	154	–	–	–	308	286
Ringer	147	4	2,25	–	156	–	–	–	309	287
Ringer-Laktat	130	5	1	1	112	–	–	27	276	256
Ionosteril	137	4	1,65	1,25	110	–	36,8	–	291	269
Plasmalyte	140	5	–	1,5	98	–	27	–	295	273
Ringerfundin	140	4	2,5	1	127	–	24	–	304	282

[1] Σ [Kationen+Anionen]

Kolloidale Infusionslösungen

Die Flüssigkeitsverteilung zwischen dem intravasalen und dem interstitiellen Raum wird entscheidend vom kolloidosmotischen Druck (KOD) bestimmt. Er hängt in erster Linie von der Albuminkonzentration im Intravasalraum ab. Albumin ist ein Makromolekül (MG ca. 66.000 D), das intakte Endothelbarrieren nicht ungehindert passieren kann und an seiner Oberfläche Wasser bindet. Sinkende Albuminkonzentrationen durch Verlust oder Dilution fördern den Abfluss von Plasmawasser in das Interstitium und damit die Ausbildung eines interstitiellen Ödems. Durch eine systemische Entzündungsreaktion kann die Endothelfunktion durch Toxine und Mediatoren so beeinträchtigt werden, dass Albuminmoleküle und Plasmawasser in das Interstitium ausströmen, während künstliche Kolloide noch im Intravasalraum verbleiben.

Besonders Früh- und Neugeborene haben niedrige Plasmaproteinkonzentrationen, einen niedrigen KOD und einen sehr großen Extrazellulärraum. Möglicherweise haben Vollelektrolytlösungen deshalb bei kleineren Kindern eine schlechtere intravasale Volumenwirksamkeit als bei größeren.

Kolloidale Infusionslösungen verbleiben idealerweise intravasal. Primäres Ziel einer Volumentherapie mit Kolloiden ist deshalb das Vermeiden eines kritischen KOD-Abfalls und eine bessere Aufrechterhaltung des Plasmavolumens. Der KOD kann auch im Operationssaal bei Kindern mit einem Membranonkometer einfach gemessen werden. Besonders bei niedrigen Hämatokritwerten kann das Plasmavolumen mit Kolloiden effektiver als mit Kristalloiden aufrechterhalten werden.

!> Das Plasmavolumen wird bei großen Volumenumsätzen durch zusätzliche Kolloidinfusion effektiver aufrechterhalten.

Natürliche Kolloide

Traditionell wurden früher von vielen Kinderärzten und -anästhesisten Albumin- oder Plasmaproteinlösungen bevorzugt. Gefrierplasma sollte zum reinen Volumenersatz nicht mehr verwendet werden. Albuminlösungen werden aus Vollblut- oder Plasmaspenden von Freiwilligen hergestellt.

Weil Proteinlösungen nicht hitzesterilisiert werden können, wird Humanalbumin sterilfiltriert und pasteurisiert. Trotzdem können Mediatorbelastungen aus dem Spenderblut (z. B. Endotoxine) oder bakterielle Kontaminationen nicht ausgeschlossen werden. Albuminlösungen können außerdem auch eine direkte proinflammatorische Wirkung haben. Untersuchungen, die einen Vorteil von Albuminlösungen bei Kindern klar belegen, liegen derzeit nicht vor.

Künstliche Kolloide

 Im direkten Vergleich zum Albumin sind künstliche Kolloide wesentlich kostengünstiger, effektiver und frei von Infektionsrisiken.

Gelatine wird durch alkalische oder saure Hydrolyse aus bovinem Kollagenmaterial hergestellt. Die Peptidbruchstücke werden durch Zusatz verschiedener Vernetzungsmittel miteinander verbunden, und es entsteht eine polydisperse Mischung aus Polypeptiden mit einem mittleren Molekulargewicht von 30.000 D. Gelatine ist das am längsten bekannte derzeit eingesetzte künstliche Kolloid, mit dem auch umfangreiche Erfahrungen in der Volumentherapie bei Früh- und Neugeborenen vorliegen. Polypeptide können auch von sehr kleinen Kindern metabolisiert und renal ausgeschieden werden, und eine Speicherung oder klinisch relevante Beeinflussung des Gerinnungssystems ist nicht zu erwarten. Bedingt durch das niedrige Molekulargewicht und die niedrige Konzentration hat Gelatine einen geringeren Volumeneffekt und eine kürzere Verweildauer als die anderen künstlichen Kolloide.

Hydroxyäthylstärke wird aus pflanzlicher Stärke hergestellt. Durch Einfügen von Hydroxyäthylgruppen (Substitution) wird eine rasche Hydrolyse durch die Amylase im Plasma verhindert. Die Verweildauer im Blut nimmt mit zunehmendem Molekulargewicht und Substitutionsgrad zu, während die renale Ausscheidung in umgekehrter Reihenfolge abnimmt. Wegen möglicher Speicherung und Beeinflussung des Blutgerinnungssystems werden von den Herstellern Höchstmengen empfohlen.

Aufgrund fehlender Studien wird Hydroxyäthylstärke bei Früh- und Neugeborenen z. Z. eher zurückhaltend eingesetzt. Andererseits gibt es keine Studien, die gegen eine Anwendung von Hydroxyäthylstärke bei Früh- und Neugeborenen sprechen. Bei Kindern jenseits der Neugeborenenperiode ist die Verwendung von Hydroxyäthylstärke der zweiten und dritten Generation (z. B. 200.000/0,5 oder 130.000/0,4) inzwischen weit verbreitet. Hydroxyäthylstärke hat in Abhängigkeit vom Molekulargewicht und vom Substitutionsgrad eine bessere Volumenwirkung und eine geringere Histaminliberation als Gelatine.

Dextran wird durch bakterielle Fermentation fruktose- und glukosehaltiger Medien hergestellt. Die derzeit verfügbaren Präparate haben ein Molekulargewicht von 40.000–70.000 D. Wegen möglicher präformierter dextranreaktiver Antikörper wird eine Haptenprophylaxe zur Vermeidung anaphylaktischer Reaktionen empfohlen. Außerdem ist eine Beeinträchtigung der Thrombozyten- und bei Dehydratation auch der Nierenfunktion möglich. Deshalb wird Dextrane bei Kindern zum Volumenersatz nicht mehr eingesetzt. Die derzeit verfügbaren künstlichen Kolloide sind für Kinder leicht hyperonkotisch und sollten deshalb nur gemeinsam mit Kristalloiden verwendet werden.

> ❗ **Als Alternative zu Albumin wird bei Kindern am häufigsten Gelantine oder Hydroxyäthylstärke verwendet.**

Empfehlungen für die klinische Praxis

Kinder sollten bis zwei Stunden vor Narkoseeinleitung klare Flüssigkeiten trinken dürfen, sofern keine Kontraindikationen vorliegen. Bei Neugeborenen und Säuglingen sollte die Infusionstherapie möglichst mit einer Spritzenpumpe oder einer Infusionspumpe mit Druckbegrenzung durchgeführt werden, um unbeabsichtigte Überinfusionen zu vermeiden. Bei Kleinkindern können bei kurzen Eingriffen auch Schwerkraftinfusionen mit 250 ml Behältern durchgeführt werden. Für Früh- und Neugeborene empfiehlt es sich grundsätzlich, zu-

mindest das durch die präoperative Nüchternheit entstandene Defizit und den Erhaltungsbedarf während der Operation z. B. mit einer Vollelektrolytlösung mit 1–2%igem Glukosezusatz auszugleichen.

Für kurz dauernde Operationen (<1 h) ohne relevantes Gewebetrauma (z. B. Leistenherniotomien, Zirkumzisionen) ist eine Infusionstherapie bei sonst gesunden Kindern innerhalb der empfohlenen Nüchternzeiten und jenseits der Neugeborenenperiode nicht zwingend erforderlich, wenn die Kinder postoperativ wieder schnell trinken dürfen. Postoperative Übelkeit und Erbrechen treten bei Vorschul- und Schulkindern allerdings seltener auf, wenn sie eine Infusion bekommen haben.

Bei mittelgroßen Operationen sollte in jedem Fall eine Infusionstherapie durchgeführt werden. Bei Neugeborenen, Säuglingen und Kleinkindern kann perioperativ eine Vollelektrolytlösung mit 1–2%igem Glukosezusatz infundiert werden. Vollelektrolytlösungen mit 1–2%igem Glukosezusatz sind derzeit auf dem freien Markt noch nicht überall verfügbar und können auch in der Krankenhausapotheke oder vom Anwender selbst hergestellt werden (z. B. durch Zusatz von 6–12 ml Glukose 40% auf 250 ml Infusionslösung). Alternativ kann auch eine Vollelektrolytlösung und parallel eine glukosehaltige Lösung infundiert werden. Zum Ausgleich von präoperativen Defiziten (z. B. Nüchternheit) kann die Gesamtinfusionsrate in der ersten Stunde 10–20 ml/kgKG/h betragen. Bei steigenden Blutglukosekonzentrationen werden die glukosehaltigen Infusionen vermindert oder beendet und entsprechend mehr glukosefreie Vollelektrolytlösung infundiert. Für ältere Klein- und Schulkinder können innerhalb der empfohlenen Nüchternzeiten auch glukosefreie Vollelektrolytlösungen verwendet werden. Bei klinischen Hinweisen auf eine Hypovolämie können nach Bedarf jeweils 10 ml/kgKG Vollelektrolytlösung oder 5 ml/kgKG künstliche Kolloide zusätzlich appliziert werden (◻ Tab. 10.6). Postoperativ sollen die Kinder möglichst früh wieder selbst trinken dürfen, sofern keine Kontraindikationen vorliegen.

◻ **Tab. 10.6.** Vorschlag zur perioperativen Infusionstherapie bei Neugeborenen, Säuglingen und Kleinkindern	
Präoperativ	Klare Flüssigkeit bis 2 h präoperativ
Intraoperativ bei kleinen Eingriffen	Grundinfusion 10–20 ml/kgKG/h Vollelektrolytlösung mit 1–2% Glukosezusatz, ältere Klein- und Schulkinder auch glukosefreie Vollelektrolytlösung
Intraoperativ bei mittleren Eingriffen	Glukosehaltige Grundinfusion nach einer Stunde auf Erhaltungsbedarf reduzieren; Vollelektrolytlösung für Korrekturbedarf, bei Hypovolämie evtl. künstliche Kolloide
Intraoperativ bei großen Eingriffen	Analog mittlere Eingriffe; Blutprodukte bei kritischer Hämodilution
Postoperativ	Kinder möglichst schnell wieder selbst trinken lassen

Überwachung der perioperativen Infusionstherapie

 Ein vermindertes zirkulierendes Blutvolumen äußert sich bei wachen Kindern anders als bei anästhesierten.

Da eine direkte Messung des zirkulierenden Blutvolumens mit den herkömmlichen Methoden nicht möglich ist, muss es aufgrund von verschiedenen Parametern abgeschätzt werden. Beim anästhesierten Patienten können verschiedene Parameter nicht berücksichtigt werden (Bewusstsein, Atmung) bzw. müssen unter Anästhesie anders interpretiert werden (Blutdruck, Herzfrequenz).

Befunde bei vermindertem Blutvolumen beim anästhesierten Patienten

- Direkte Visualisierung:
  - echokardiographisch leere Kammern
- Tiefe Füllungsdrücke:
  - zentraler Venendruck herabgesetzt
  - atemsynchrone Schwankungen in der Blutdruckkurve
  - eingefallene Fontanellen
- Erniedrigtes Herzminutenvolumen:
  - tiefer Blutdruck
  - verminderte zentralvenöse O_2-Sättigung
  - fallende Basenabweichungen
  - steigende Laktatkonzentrationen
- Kompensatorische Reflexe:
  - Tachykardie (in Extremfällen Bradykardie)
  - schlechte periphere Durchblutung
  - herabgesetzte Urinproduktion

Blutdruck und Herzfrequenz

Die reflektorischen Kompensationsmechanismen (z. B. Vasokonstriktion) sind beim wachen Kind gut entwickelt. Beim tief anästhesierten Kind sind diese Mechanismen teilweise oder sogar vollständig ausgeschaltet, ein 10%iger Verlust des Blutvolumens wird bereits eine Hypotension auslösen. Je tiefer die Anästhesie, desto eher tritt eine Hypotension bei einem reduzierten Blutvolumen auf. Atemsynchrone Schwankungen der invasiven Blutdruckkurve sind auch bei Kindern Zeichen von niedrigen Füllungsdrucken. Vorausgesetzt, der Barorezeptorenreflex ist durch eine tiefe Inhalationsanästhesie nicht vollständig ausgeschaltet, verursacht eine Hypovolämie beim anästhesierten Kind zunächst eine Tachykardie. Bei einer weiteren Verminderung des zirkulierenden Blutvolumens kann aber als Zeichen der drohenden hämodynamischen Dekompensation eine Bradykardie auftreten. Eine oberflächliche Narkoseführung kann einen Volumenmangel maskieren.

Zentraler Venendruck

Der zentrale Venendruck (ZVD) gibt Informationen über den Füllungsdruck und – sofern die Dehnbarkeit der Herzkammern normal ist – den Volumenzustand des rechten Herzens. Weil bei Kindern selten eine isolierte Rechts- oder Linksherzinsuffizienz vorliegt, wird der ZVD auch als Maß für den Füllungsdruck auf der linken Seite des Herzens benutzt. Ein Abschätzen des Venendrucks kann auch durch Beobachten des Füllungsgrades der Halsvenen erfolgen. Wenn die Venen bei flacher Rückenlage des Kindes sichtbar sind, beträgt der ZVD mindestens 2–3 mmHg.

Blutgasanalysen

Metabolische Azidosen und erhöhte Laktatkonzentrationen können Folge einer Hypovolämie mit erniedrigtem O_2-Angebot sein. Die zentralvenöse O_2-Sättigung (ZVS) zeigt an, wie weit das O_2–Angebot von den peripheren Organen und Geweben ausgenutzt wird. Eine erniedrigte ZVS (<70%) kann Folge einer Hypovolämie mit niedrigem Herzzeitvolumen sein. Bei Kindern mit Vorhofseptumdefekt kann die ZVS allerdings bei vorhofnaher Katheterlage falsch-hoch sein.

Diurese

Die Urinproduktion stellt ein indirektes Maß der Nierendurchblutung dar. Wenn der Patient 1 ml/kgKG/h Urin produziert, ist das zirkulierende Blutvolumen wahrscheinlich zufriedenstellend. Dagegen wird die Diurese häufig durch das Operationstrauma gehemmt, weshalb eine niedrigere Ausscheidung noch kein Zeichen einer sich anbahnenden Hypovolämie sein muss. In der Praxis wird die stündliche Urinproduktion über einen Blasenkatheter gemessen, wenn der chirurgische Eingriff mehrere Stunden dauert, der vorauszusehende Blutverlust groß oder der Zustand des Patienten kritisch ist. Weil die großlumigen Schläuche der Urimetersets ca. 40 ml pro Meter fassen, können für Säuglinge dünnere Schlauchsysteme verwendet werden, z. B. Schläuche eines abgeschnittenen Infusionssystems (5 ml/Meter Schlauchlänge) oder Perfusorleitungen (0,8 ml/Meter Schlauchlänge).

Hautdurchblutung

Die Rekapillarisierung nach Kompression der Haut über der Stirn sollte innerhalb von 1–2 s erfolgen. Eine längere Zeit spricht für eine Vasokonstriktion und sollte primär als Zeichen eines verminderten Blutvolumens interpretiert werden. Die Hauttemperatur der Arme und Beine gibt beim wachen Patienten einen Hinweis auf die periphere Durchblutung, beim anästhesierten Patienten ist die Hauttemperatur aber unzuverlässig. Warme Finger bedeuten nicht unbedingt, dass der Kreislauf gut ist, wenn der Patient mit Operationstüchern abgedeckt und mit Inhalationsanästhetika betäubt ist.

Fallberichte

Kleine Operation

Bei einem gesunden Kleinkind (16 Monate alt, 12 kgKG) soll eine Leistenherniotomie durchgeführt werden. Es hat 3 h vor dem geplanten Anästhesiebeginn noch 200 ml Apfelsaft getrunken. Es besteht kein relevantes präoperatives Defizit. Der Eingriff dauert voraussichtlich 30 min, für die Narkoseein- und -ausleitung werden weitere 30 min veranschlagt. Das Kind wird also ungefähr 1 h zu betreuen sein. Der Erhaltungsbedarf beträgt damit 44 ml (10 kgKG × 4 ml/h + 2 kgKG × 2 ml/h). Der Korrekturbedarf ist klein, wir rechnen für diesen Fall 1 ml kgKG/h (◘ Tab. 10.4), also 12 ml insgesamt. Der Blutverlust wird auf 10 ml geschätzt, der Ersatz erfolgt theoretisch mit der 3fachen Menge an Kristalloiden (z. B. 30 ml). Rein rechnerisch beträgt der Gesamtbedarf also 86 ml.

Kommentar

Ein gesundes Kleinkind kann auf eine so kleine Menge Flüssigkeit leicht verzichten, deshalb muss für diesen Eingriff intraoperativ überhaupt keine Flüssigkeit zugeführt werden. Soll trotzdem eine Infusionstherapie durchgeführt werden, so ist es aus praktischen Gründen nicht notwendig, die einzelnen Teilmengen zu errechnen, sondern einfacher eine Infusion nach einem vereinfachten Infusionsschema durchzuführen (◘ Tab. 10.6).

Mittelgroße Operation

Bei einem 3-jährigen Kind (15 kgKG) soll eine Nierenbeckenplastik durchgeführt werden. Es hat am Vorabend normal gegessen und getrunken und dann die ganze Nacht geschlafen. Die letzte Flüssigkeitsaufnahme liegt also zum geplanten Anästhesiebeginn (8:00 Uhr morgens) tatsächlich bereits 12 h zurück. Der geplante Eingriff dauert voraussichtlich 2 h, für die Narkoseein- und -ausleitung werden weitere 30 min veranschlagt. Der Erhaltungsbedarf beträgt 50 ml/h (10 kgKG × 4 ml + 5 kgKG × 2 ml; ▶ Kap. 10.2). Für die lange präoperative Nüchternzeit von 12 h ergibt sich ein mögliches präoperatives Defizit von 600 ml (12 h × 50 ml). Das tatsächliche präoperative Defizit ist ziemlich sicher niedriger, je nachdem, wieviel das Kind am Vorabend noch getrunken hat. Der intraoperative Korrekturbedarf wird bei mittlerem

◫ **Tab. 10.7.** Perioperative Flüssigkeitstherapie des Fallberichts »Akutes Abdomen und Dehydratation« (Zufuhr in ml). Beispiele für Volumenlösungen: ◫ Tab. 10.3

Ersatz [ml]		1. h	2. h	3. h OP	4. h OP	5. h	6. h	Gesamt
Erhaltungsinfusion:		70	70	70	70	70	70	420
Präoperatives Defizit:	Kolloide	300						300
	Vollelektrolytlösung	600	300	300	300			1500
Intraoperativer Korrektur-bedarf:	Vollelektrolytlösung			225	225	90		540
Blutverlust:	Vollelektrolytlösung			150	150			300

Gewebetrauma mit 4 ml/kgKG/h angesetzt. Der erwartete Blutverlust ist gering (z. B. 25–50 ml).

Kommentar

In der täglichen Praxis sind die Kinder nicht selten wesentlich länger nüchtern als erforderlich. Ein Teil des präoperativen Defizits kann in der 1. Stunde mit 10–20 ml/kgKG/h, d. h. im vorliegenden Fall mit 225 ml, teilweise ausgeglichen werden. Für den intraoperativen Korrekturbedarf werden zusätzlich 60 ml/h Vollelektrolytlösung infundiert. Die Grundinfusion kann dann weiter mit 150 ml/h laufen. Diese Infusionsrate ist zwar höher als der errechnete Erhaltungs- und Korrekturbedarf, das mögliche präoperative Defizit ist aber erstens mit der Infusionsmenge in der 1. Stunde nicht ausgeglichen, zweitens ist bei diesem Eingriff eine großzügige intraoperative Infusionstherapie zur Steigerung der postoperativen Diurese günstig, und drittens muss ein – wenn auch kleiner – Blutverlust ersetzt werden. Während der Zeit im OP (2,5 h) werden also ca. 600 ml Flüssigkeit infundiert (225+150+225 ml).

Akutes Abdomen und Dehydratation

Ein 3-jähriges Kleinkind (14 kgKG) hat seit 24 h Bauchschmerzen, rezidivierendes Erbrechen und 39°C Fieber. Es soll eine Laparotomie durchgeführt werden, der OP ist aber noch nicht frei. Bei der präoperativen Untersuchung ist das Kind träge, hat trockene Schleimhäute und klagt über starke Schmerzen. Die Herzfrequenz beträgt 160/min und der Blutdruck 80/50 mmHg. Der Junge hat seit 12 h

keinen Urin ausgeschieden. Die Eltern glauben, dass er vor der Erkrankung etwa 15 kgKG wog.

Die Blutgasanalyse zeigt folgende Ergebnisse: Hämoglobin 115 g/l, Serumnatrium 136 mmol/l, Serumkalium 4,8 mmol/l, ph-Wert 7,24 und Basenüberschuss -7 mmol/l, Blutzucker 6,5 mmol/l.

Es liegt also eine isotone Dehydratation mit einer metabolischen Azidose vor.

Nach dem Gewichtsverlust besteht ein Flüssigkeitsdefizit von 1 l, aber die Symptome sprechen für ein höheres Defizit (z. B. 10–15%, also 1400–2100 ml, ◫ Tab. 10.2).

Um das intravasale Blutvolumen zu erhöhen, werden zunächst 300 ml Hydroxyäthylstärke über 15 min infundiert (◫ Tab. 10.7). Danach werden zusätzlich 600 ml Vollelektrolytlösung über 45 min gegeben und eine Erhaltungsinfusion mit 70 ml/h begonnen (erhöhter Bedarf bei Fieber). Nach 1 h sind also 970 ml infundiert, die Herzfrequenz beträgt nun 130/min und der Blutdruck 100/60 mmHg. Der Patient hat inzwischen etwas Urin in die Windel gelassen und sieht offensichtlich munterer aus.

In der nächsten Stunde läuft weiterhin die Erhaltungsinfusion, zusätzlich werden nochmals 20 ml/kgKG Vollelektrolytlösung gegeben. Somit sind dem Patienten bis jetzt 1200 ml seines ursprünglich vorhandenen Defizits ersetzt worden. Der Patient wird nun in den OP gebracht. Nach Narkoseeinleitung und Beginn der kontrollierten Beatmung werden ein zentraler Venenkatheter und ein Urinkatheter gelegt. Der zentrale Venendruck beträgt 10 mmHg. Es wird eine großzügige

Laparatomie durchgeführt, der Operateur findet ein perforiertes Meckel-Divertikel, einen Ileus und eine Peritonitis.

Neben der Erhaltungsinfusion werden weitere 300 ml Vollelektrolytlösung infundiert. Wir schätzen den Korrekturbedarf (Drittraumverlust) auf 15 ml/kgKG/h (=225 ml/h). Der Blutverlust beträgt in der 1. Stunde ungefähr 50 ml, dieser Verlust wird mit der 3fachen Menge Vollelektrolytlösung ersetzt. Die präoperativ durchgeführte 2. Blutgasanalyse ergibt normale Werte. Während der 2. Stunde des Eingriffs werden praktisch identische Flüssigkeitsmengen verabreicht, der ZVD ändert sich nicht. Die Blutgase sind weiterhin normal, die Hämoglobinkonzentration beträgt nun 82 g/l. Da es keine Hinweise auf ein eingeschränktes O_2-Angebot gibt, wird keine Bluttransfusion durchgeführt.

Kommentar

Dieser Fallbericht zeigt, dass ein konzeptionelles Vorgehen für die Flüssigkeitstherapie in komplexeren Situationen hilfreich ist, das aber engmaschig an die klinischen Erfordernisse angepasst werden muss. Primäres Ziel ist die Wiederherstellung des zirkulierenden Blutvolumens und der Ersatz der Volumendefizite, die sekundären Störungen des Säure-Basen-Elektrolyt-Haushalts regulieren sich dann häufig von selbst.

10.4   Störungen des Säure-Basen-Elektrolyt-Haushalts

❯ Störungen des Säure-Basen-Elektrolyt-Haushalts treten bei kleinen Kindern mit geringen Kompensationsmöglichkeiten und größeren Wasserumsätzen eher auf als bei Erwachsenen.

Metabolische Azidosen

Perioperativ ist die metabolische Azidose die am häufigsten vorkommende Störung des Säure-Basen-Haushalts (SBH) bei Kindern. Während der pH-Wert auch von respiratorischen Störungen beeinflusst wird, repräsentiert die Basenabweichung die metabolische Seite des SBH am besten. Metabolische Azidosen entstehen infolge ge-

steigerter Produktion von Säuren (Ketonkörper, Laktat), verminderter renaler Säureelimination, abnormen gastrointestinalen oder renalen Bikarbonatverlusten, durch externe Säurezufuhr (z. B. Bluttransfusion) oder durch infusionsbedingte Bikarbonatdilution. Wenn intraoperativ regelmäßig Blutgasanalysen gemacht werden, kann eine sich entwickelnde metabolische Azidose frühzeitig erkannt und therapiert werden.

Eine durch ein vermindertes O_2-Angebot hervorgerufene Azidose äußert sich durch eine negative Basenabweichung, niedrige Bikarbonatkonzentration, steigende Laktatkonzentration und eine niedrige zentralvenöse O_2-Sättigung. Die kausale Therapie besteht in der Steigerung des O_2-Angebots durch adäquate Beatmung, Steigerung des Herzzeitvolumens durch Volumengabe, Katecholamine oder Vasodilatatoren und, falls erforderlich, in einer Erhöhung der Hämoglobinkonzentration. Die Azidose korrigiert sich nach der Kausaltherapie meist von selbst.

Zur schnelleren Auffüllung des extrazellulären Pufferpools kann die Hälfte der errechneten Bikarbonatmenge (Defizit = BE × kgKG × 0,3) gegeben werden, hierbei handelt es sich jedoch nicht um eine kausale Maßnahme. Bei Frühgeborenen, Neugeborenen und kleinen Säuglingen mit großem Extrazellulärraum muss im Verhältnis mehr Bikarbonat gegeben werden (Defizit = BE × kgKG × 0,5). Eine Überpufferung sollte vermieden werden, damit die O_2-Bindungskurve nicht zu weit nach links verschoben wird. Bei ausgeprägter metabolischer Azidose während Bikarbonatgabe oder zu erwartender Säurebelastung (Reperfusion) kann eine vorübergehende Erhöhung des Atemminutenvolumens sinnvoll sein.

Metabolische Azidosen können auch durch Bikarbonatdilution entstehen, wenn große Mengen von Infusionslösungen verabreicht werden, die kein Bikarbonat oder Bikarbonatvorstufen enthalten (z. B. isotone Kochsalz- oder Ringer-Lösung). In diesem Fall sind die Laktatkonzentrationen eher niedrig, die zentralvenöse O_2-Sättigung normal und die Anionenlücke klein. Eine schnelle Infusion von Ringer-Laktat kann ebenfalls zu einer initialen metabolischen Azidose führen, die sich nach Metabolisierung des Laktats von selbst ausgleicht.

❗ **Metabolische Azidosen sollen, wenn immer möglich, kausal behandelt werden.**

Metabolische Alkalosen

Metabolische Alkalosen werden v. a. durch gastrointestinale (z. B. Erbrechen bei Pylorusstenose) oder renale (z. B. Diuretikatherapie) Säure- und Chloridverluste oder externe Basenzufuhr (z. B. Laktat, Azetat, Citrat aus Blutprodukten, Bikarbonat) verursacht. Lang dauernde Infusionen von chloridarmen Lösungen können ebenfalls zu metabolischen Alkalosen führen. Häufig tritt auch nach Massivtransfusionen und Laktatazidosen, die mit Bikarbonat gepuffert wurden, sekundär eine metabolische Alkalose auf, wenn nach Stabilisierung des Patienten das Citrat aus den Blutprodukten sowie akkumuliertes Laktat und Ketonkörper metabolisiert werden. Bei der Pylorusstenose besteht die Behandlung in der Zufuhr von Flüssigkeit, Natrium- und Kaliumchlorid, während die diuretika- oder transfusionsbedingten Alkalosen in der Regel keine Therapie erfordern.

Natrium

Ursachen der Hyponatriämie

1. Extrazellulärvolumen normal oder erniedrigt:
   - gastrointestinale Verluste (Erbrechen, Durchfall, Fisteln)
   - renale Verluste (Diuretika, interstitielle Nephrose, Salzverlustsyndrom)
   - Nebennierenrindeninsuffizienz
   - Drittraumverluste (Ileus, Verbrennungen, Aszites)
2. Extrazellulärvolumen erhöht, Gesamtnatriumbestand normal oder erniedrigt:
   - SIADH
   - Wasserintoxikation
3. Extrazellulärvolumen und Gesamtnatriumbestand erhöht (ödematöse Zustände):
   - Herzinsuffizienz
   - Akute Niereninsuffizienz
   - Leberzirrhose

Ursachen der Hypernatriämie

1. Extrazellulärvolumen und Gesamtnatriumbestand erniedrigt:
   - Durchfälle, osmotische Diurese
2. Extrazellulärvolumen erniedrigt, Gesamtnatriumbestand normal, (Wasserverlust):
   - Wasserverlust durch Schwitzen
   - renaler Wasserverlust: zentraler oder renaler Diabetes insipidus
3. Extrazellulärvolumen normal oder erhöht und Gesamtnatriumbestand erhöht:
   - Natriumzufuhr erhöht (Infusionen, Nahrung)
   - Hyperaldosteronismus (selten bei Kindern)

Als hauptsächlich extrazelluläres Kation spielt Natrium eine wichtige Rolle in der Aufrechterhaltung des Extrazellulärraums (EZR). Natriumüberschuss führt zu einer Zunahme und Natriummangel zu einer Verminderung des EZR. Die in der Blutgasanalyse gemessenen Elektrolytkonzentrationen sind ein Maß für die Zusammensetzung der Extrazellulärflüssigkeit und sagen wenig über den Gesamtnatriumbestand oder das Extrazellulärvolumen aus. Hypo- oder Hypernatriämien können also sowohl bei Natriummangel bzw. -überschuss als auch bei De- bzw. Hyperhydratation auftreten (Ursachen s. oben).

Störungen im Natriumhaushalt entwickeln sich in der Regel über längere Zeit und sollen nicht kurzfristig korrigiert werden. Bei elektiven Eingriffen soll der Natrium- oder Wasserbestand präoperativ korrigiert werden, wobei langsam entstandene Störungen auch langsam ausgeglichen werden. Bei Hypovolämie hat die Wiederherstellung des zirkulierenden Blutvolumens absolute Priorität, wobei Vollelektrolyt- und Kolloidlösungen (z. B. 10–20 ml/kgKG) verwendet werden können.

Das weitere Infusionsregime umfasst neben dem Erhaltungsbedarf den Ersatz des geschätzten Defizits in den folgenden 24–48 h. Keinesfalls darf intraoperativ eine kurzfristige Normalisierung der Natriumkonzentration durch hypotone oder hypertone Lösungen angestrebt werden, weil es dadurch zu gefährlichen Wasserverschiebungen kommen kann. Bei hypertoner Dehydratation soll die Natriumkonzentration nicht schneller als 0,5 mmol/l/h abgesenkt werden. Die begleitende Azidose korrigiert sich nach der Rehydratation meistens von selbst. Falls dies nicht der Fall ist, kann der extrazelluläre Pufferpool mit Bikarbonat aufgefüllt werden.

> ❗ **Die Verwendung von elektrolytfreien Lösungen (z. B. 5%ige Glukose) bei Hypernatriämie kann zu Hirnödemen mit fatalem Ausgang führen und ist kontraindiziert.**

Kalium

Als hauptsächlich intrazelluläres Kation spielt Kalium eine wichtige Rolle in der Aufrechterhaltung des Intrazellulärraums (IZR). Die Bedeutung der extrazellulären Kaliumkonzentration beruht in erster Linie auf der Beeinflussung der neuromuskulären Erregbarkeit, wobei der Herzmuskel als Erfolgsorgan am wichtigsten ist. Azidose steigert die extrazelluläre Kaliumkonzentration durch Verdrängung aus dem IZR, während bei Alkalose eine Kaliumverschiebung in umgekehrter Richtung stattfindet. Veränderungen des extrazellulären Kaliums müssen deshalb gemeinsam mit dem SBH interpretiert werden.

Die Korrektur einer Hypokaliämie kann lebensbedrohlich werden, wenn die verordnete Infusion aus Versehen zu schnell infundiert wird. Kaliumhaltige Lösungen sollten möglichst nicht schneller als 0,25 mmol/kgKG/h über einen Infusomaten oder eine Perfusorspritzenpumpe verabreicht werden. Bei schnellerer Applikation sollte ein EKG abgeleitet (hohe T-Wellen oder Arrhythmien bei Hyperkaliämie) und engmaschige Kontrollen der Kaliumkonzentration durchgeführt werden. Es ist nicht notwendig, Kalium schnell zu verabreichen.

Chronische Hyperkaliämien werden meistens gut toleriert, bei schweren symptomatischen Hyperkaliämien (>7 mmol/l) ist jedoch schnelles Handeln erforderlich (❑ Tab. 10.8). Die Akutbehandlung besteht in der repetitiven Gabe von jeweils 20 mg/kgKG Kalzium und einer Kaliumverschiebung nach intrazellulär durch Zufuhr von

❑ **Tab. 10.8.** Akute Behandlung der Hyperkaliämie

Medikament	Verabreichungsart
1. Kalziumchlorid	10–20 mg/kgKG = 0,1–0,2 ml/kgKG einer 10%igen Lösung i.v.
2. Natriumbikarbonat	1–2 mmol/kgKG i.v.
3. Glukose/Insulin	30 IE Insulin in 500 ml Glukose 20% 5–10 ml/kgKG während 1–2 h
4. Resonium	Rektale Einläufe mit 1–2 g/kgKG pro Tag, aufgeteilt in 4 Dosen
5. Furosemid	0,2–1 mg/kgKG i.v.; evtl. Infusion mit 0,1–0,5 mg/kgKG/h

Bikarbonat und Glukose-Insulin-Lösung (0,3 IE Insulin/g Glukose). Der Kaliumgehalt des Körpers kann zusätzlich durch Einläufe mit Ionenaustauschern und Hämo- oder Peritonealdialyse vermindert werden.

10.5   Blutprodukte

> ❯ **Auch bei Kindern werden Blutprodukte zunehmend restriktiv verwendet.**

Besonderheiten bei Kindern

Während der Fetalperiode enthält das Blut hauptsächlich fetales Hämoglobin (HbF), aber gegen Ende der Schwangerschaft steigt die Synthese von adultem Hämoglobin (HbA) an. Ein reifes Neugeborenes hat normalerweise 60–90% HbF; nach der Geburt vermindert sich der HbF-Anteil schnell (❑ Abb. 3.7). Die Sauerstoffaffinität von HbF ist höher als die von HbA (❑ Abb. 3.6), d. h. Sauerstoff wird fester an HbF gebunden und in der Peripherie schwerer an die Gewebe abgegeben. Die geringere O_2-Verfügbarkeit wird durch höhere Hämoglobinkonzentrationen kompensiert (❑ Tab. 10.9).

Bei später Abnabelung kann die Hämoglobinkonzentration bis auf 210 g/l ansteigen. Die

Tab. 10.9. Typische Werte für den Hämoglobinge-halt des Blutes (Hb) sowie den Hämatokrit (Hkt). (Nach Oski 1993)		
Alter	**Hb [g/l]**	**Hkt [%]**
Neugeborenes	180	52
3 Monate	108	32
1 Jahr	125	37
2 Jahre	125	37
4 Jahre	130	38
8 Jahre	135	39
16 Jahre, Mädchen	140	41
16 Jahre, Knaben	150	43

untere Normgrenze beim Neugeborenen beträgt ca. 135 g/l, was einem Hämatokrit von ungefähr 40% entspricht. Während der ersten 3 Lebensmonate sinkt die Hämoglobinkonzentration schnell auf Werte um 100 g/l ab (Trimenonreduktion). Bei Frühgeborenen ist die Tendenz zur Anämie ausgeprägter (■ Abb. 3.15). Da kleine Kinder gleichzeitig einen hohen O_2-Verbrauch haben, verringert sich dadurch auch die Hypoxietoleranz. Ab einem Lebensalter von 6 Monaten steigen die Hämoglobinkonzentrationen wieder an (■ Tab. 10.9).

Blutprodukte werden auch bei Kindern zunehmend restriktiv verwendet, wobei perioperativ die aus Vollblutspenden hergestellten Blutkomponenten Erythrozytenkonzentrat (EK), Gefrierplasma (GFP) und Thrombozytenkonzentrat transfundiert werden können. Vollblut- oder Frischblutkonserven stehen heutzutage nicht mehr zur Verfügung. Bei größeren Kindern und bei entsprechendem Blutverlust können auch fremdblutsparende Techniken, z. B. präoperative Hämodilution, Eigenblutspende und maschinelle Autotransfusion angewandt werden.

> ❗ Zur Aufrechterhaltung des zirkulierenden Blutverlustes werden perioperativ primär kristalloide oder kolloidale Infusionslösungen eingesetzt.

Erythrozytenkonzentrat

Erythrozytenkonzentrat (EK) wird aus einer Vollblutspende nach Leukozytendepletion durch Abzentrifugieren des Plasmas und Zusatz einer additiven Konservierungslösung hergestellt. Der Hämatokrit beträgt etwa 60%. Während der Lagerung bei 4°C werden die membranständigen Ionenpumpen gehemmt, sodass eine Kaliumverschiebung von intra- nach extrazellulär und eine Natriumverschiebung in umgekehrter Richtung stattfindet. Die extrazellulären Kaliumkonzentrationen der EK nehmen deshalb mit zunehmender Lagerungsdauer zu (■ Abb. 10.1).

Erythrozytenkonzentrate enthalten hohe Glukosekonzentrationen aus den Konservierungslösungen, die während der Lagerung teilweise metabolisiert werden. Die herstellungsbedingte Dilution von Bikarbonat und die zeitabhängig entstehende Akkumulation von CO_2 und Laktat führen dazu, dass ein EK mit zunehmendem Alter sauer wird. Die 2,3-Diphosphoglycerat-Konzentration, sinkt und die Sauerstoffaffinität des Hämoglobins steigt während der Lagerung an. EK haben daher mit zunehmendem Alter eine ziemlich unphysiologische Zusammensetzung (hohe Kalium- und Glukosekonzentrationen, Säurebelastung), und transfundierte Erythrozyten geben je nach Alter den Sauerstoff zunehmend schlechter in der Peripherie ab. Bei Neugeborenenen und Säuglingen sollen deshalb möglichst frische EK (z. B. <7 Tage) transfundiert werden, besonders bei zu erwartenden Massivtransfusionen. Wenn nur ältere EK verfügbar sind, ist es wichtig, dass die Transfusionsgeschwindigkeit möglichst niedrig ist. Bei Neugeborenen und Säuglingen, bei denen Mehrfachtransfusionen absehbar sind, kann ein EK in der Blutbank z. B. auf 4 Babybeutel aufgeteilt werden.

Gefrierplasma

Der aus der Vollblutspende abzentrifugierte Überstand aus Plasma und Konservierungslösung (z. B. CPD = Citrat, Phosphat, Dextrose) wird bei Temperaturen unter –30°C als GFP eingefroren. Ein GFP hat ein Volumen von 220–250 ml und

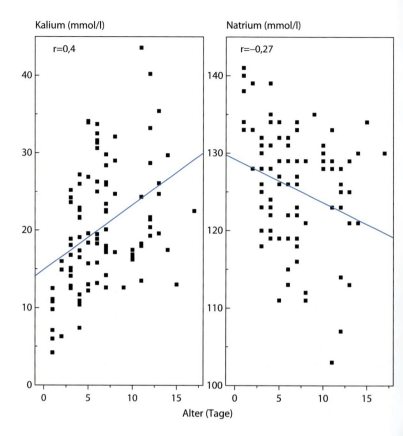

◻ **Abb. 10.1.** Extrazelluläre Kalium- und Natriumkonzentrationen von 100 Erythrozytenkonzentraten nach unterschiedlicher Lagerungsdauer

enthält Gerinnungsfaktoren, Fibrinogen und alle weiteren Plasmabestandteile (1 ml GFP enthält je 1 IE aller Gerinnungsfaktoren und Inaktivatoren). Herstellungsbedingt findet sich die Hauptmenge des Citrats aus der Konservierungslösung im GFP wieder, sodass bei schneller Transfusion Hypokalziämien mit Blutdruckabfällen auftreten können. Vor der Transfusion muss GFP für ca. 30 min in einem geeigneten Wärmegerät aufgetaut werden. Gefrierplasma wird bei Verdünnungskoagulopathien, manifester Blutungsneigung und Austauschtransfusionen appliziert. Die initiale Dosierung beträgt 10–15 ml/kgKG.

❗ **Bei Blutdruckabfällen während schneller Transfusion von Gefrierplasma soll zusätzlich Kalziumchlorid (20 mg/kgKG) gegeben werden.**

Thrombozytenkonzentrat

Thrombozytenkonzentrate (TK) werden durch Zellseparation von Einzelspendern konzentriert und in Beuteln mit 200–300 ml Plasma und Konservierungslösung gesammelt. TK können dann auf einem Schüttler bei 20°C bis zu 5 Tage lang gelagert werden. Eine weitere Leukozytendepletion im OP ist nicht mehr erforderlich. TK sind perioperativ bei Patienten mit diffusen Blutungen und niedrigen Thrombozytenzahlen (<50.000) und während Massivtransfusionen (>2 Blutvolumina) erforderlich. Die initiale Dosierung beträgt 10 ml/kgKG.

Bestrahlung von Blutprodukten

EK und TK werden in vielen Kinderkliniken bei Frühgeborenen, Neugeborenen und Säuglingen

bis zum 6. Lebensmonat, bei Kindern mit Immun-
defekten, Immunsupression und Hochdosiche-
motherapie sowie bei Verwandtenblutspenden mit
30 Gy bestrahlt, um eine Graft-vs.-host-Reaktion
zu verhindern. Die Bestrahlung soll möglichst
zeitnah zur Transfusion durchgeführt werden,
weil die Kaliumverschiebung von intra- nach extrazellulär zunimmt. GFP enthalten fast keine
Blutzellen und brauchen deshalb nicht bestrahlt
werden.

10.6 Praxis der Bluttransfusion

Strategien des Blutersatzes

➥ *Planung:*
  – Wie groß ist der zu erwartende Blutverlust?
  – Berechnen des akzeptablen Blutverlusts.
  – Welche Komponenten (und wieviel) des
    Blutersatzes müssen bei Operationsbeginn
    bereitgestellt werden? Wo befinden sie sich
    und wie schnell kann Nachschub eintreffen
  – Adäquates Monitoring: intraarterielle Druck-
    überwachung? Zentraler Venenkatheter?
    Blasenkatheter?
  – Wie können die Blutprodukte vor der Trans-
    fusion gewärmt werden?
➥ *Vorgehen:*
  – Gute periphere Kreislaufverhältnisse und ak-
    zeptablen Blutdruck und Puls garantieren.
  – Verluste vorerst mit der 2- bis 3fachen Menge
    Vollelektrolytlösungen (☐ Tab. 10.2) oder der
    gleichen Menge Plasmaersatzmitteln erset-
    zen.
  – Häufige Hkt-Bestimmungen.
  – Blutkonserven geben, wenn Hkt unter vor-
    her festgesetzte Werte fällt.
  – Komponententherapie, wenn notwendig
    (frischgefrorenes Plasma? Thrombozyten?).
  – Bei Massivblutungen: Azidose, Hyperkaliä-
    mie, Gerinnungsstörungen, Hypokalzämie
    und Hypothermie diagnostizieren und be-
    handeln.

Blutverluste werden bei Kindern aller Altersklassen primär mit kristalloiden oder kolloidalen Lösungen ersetzt. Bei Normovolämie tolerieren Kin-

der auch niedrige Hämatokritwerte in aller Regel
sehr gut. Die durch die Volumentherapie entstehende Blutdilution wird perioperativ am besten
durch regelmäßige BGA kontrolliert. Für eine
Erythrozytentransfusion sprechen bei bestehender Normovolämie Hinweise auf ein niedriges O_2-
Angebot (fallende Basenabweichungen, steigende
Laktatkonzentrationen, niedrige zentralvenöse
O_2-Sättigung), instabile Herz-Kreislauf-Parameter
und weitere zu erwartende Blutverluste. Der O_2-
Verbrauch ist während der Anästhesie vermindert
und steigt postoperativ wieder an.

Bei Säuglingen wird bei Hämoglobinkonzentrationen unter 70 g/l oder einem Hämatokrit unter 20% regelmäßig transfundiert, bei Frühgeborenen, Neugeborenen und Kindern mit zyanotischen
Herzfehlern sind höhere Werte üblich (z. B. 100 g/l
bzw. 120 g/l). Bei stabilen, sonst gesunden Kleinkindern können auch Hämoglobinkonzentrationen bis 60 g/l als Untergrenze toleriert werden.
Hat man sich für eine Erythrozytentransfusion
entschieden, kann der Hämatokrit in normale
Grenzen gebracht werden, solange das Blut aus
einer Konserve stammt. Für größere Kinder kann
der akzeptable Blutverlust und das erforderliche
Transfusionsvolumen annäherungsweise errechnet
werden (s. unten).

Es hat sich bewährt, bei Neugeborenen und
Säuglingen EK mit einer Perfusorspritzenpumpe
(initial 10–20 ml/kgKG in 30–60 min) oder bei
akutem Volumenmangel repetitiv als Einzelboli von
5–10 ml zu verabreichen. Bei großen Volumenumsätzen (>1–2 Blutvolumen) oder manifester Blutungsneigung kann zusätzlich GFP (z. B. 15–20 ml/
kgKG) und bei sehr großen Volumenumsätzen
(>2–3 Blutvolumen) auch TK (z. B. 10 ml/kgKG)
transfundiert werden. Alle Blutprodukte können
nach Erwärmung über ein Transfusionssystem mit
180-μm-Filter verabreicht werden.

Berechnung des akzeptablen Blutverlusts

Der akzeptable Blutverlust kann aus dem Blutvolumen *(BV)*, dem Ausgangshämatokrit (aHkt),
dem gewünschten Hämatokrit (wHkt) und dem
Mittelwert aus diesen beiden (mHkt) errechnet
werden:

Akzeptapler Blutverlust $= BV \cdot (aHkt - wHkt)/mHkt$

> Ein 15 kg schwerer Patient hat einen Ausgangs-hämatokrit von 40% (aHkt=40), wir wünschen, dass der Hämatokrit minimal 25% betragen darf (wHkt=25%).
> BV=15 × 70=1050 ml; mHkt = (40 + 25)/2 = 32,5.
> Akzeptabler Blutverlust = 1050 (40–25)/32,5
> =485 ml.

Berechnung der Transfusionsmenge

Die Menge Erythrozytenkonzentrat, die bei tiefem Hämatokrit transfundiert werden muss, kann ebenfalls mit einer einfachen Formel errechnet werden. Dabei ist berücksichtigt, dass in einem Erythrozytenkonzentrat ca. 60% Erythrozyten enthalten sind:

Erythrozytenkonzentrat $= BV \cdot wHkt - aHkt/100 \cdot 100/60$

> Ein 15 kg schwerer Junge hat während einer Operation einen aktuellen Hämatokrit (aHkt) von 20%. Der gewünschte Wert (wHkt) beträgt 30%. Das Blutvolumen beträgt = 15 × 70 ml = 1050 ml
> Erythrozytenkonzentrat = 1050 · 30–20/100 · 100/60 = 175 ml

!❗ **10 ml/kgKG Erythrozytenkonzentrat erhöht den Hämatokrit um 10%!**

Massivtransfusionen

Wird das Blutvolumen mehr als einmal innerhalb von 24 h ausgetauscht, so liegt definitionsgemäß eine Massivtransfusion vor. Mögliche Folgen einer Massivtransfusion sind Hypothermie, Linksverschiebung der O_2-Bindungskurve, Citratintoxikation mit Hypokalzämie, Hyperkaliämie, metabolischer Azidose und Lungenperfusionsstörungen. Besonders bei akuten Blutverlusten und hohen Transfusionsgeschwindigkeiten können die begrenzten Kompensationsmöglichkeiten der Kinder schnell überschritten werden, was zu schwerwiegenden Komplikationen, z. B. Blutdruckabfall, Herzrhythmusstörungen, Herz-Kreislauf-Stillstand und letztlich zum Tod führen kann. Der hohe Glu-kosegehalt aus den Konservierungslösungen kann nach Massivtransfusionen zu unerwünschten Hyperglykämien führen.

Der größere Teil dieser möglichen Probleme hängt mit der Transfusionsgeschwindigkeit, der Dauer der Blutkonservierung und den biochemischen Veränderungen zusammen, die während der Lagerung von Erythrozytenkonzentraten auftreten. Deshalb ist es bei Massivtransfusionen besonders wichtig, möglichst frische Erythrozytenkonzentrate zu verwenden.

10.7 Fremdblutsparende Maßnahmen

Die Strategien zur Verminderung des Fremdblutbedarfs und des Kontaktes mit Blutprodukten von verschiedenen Spendern sind bei Kindern und Erwachsenen grundsätzlich gleich. Sie beinhalten eine strenge Indikationsstellung für Transfusionen von Fremdblutprodukten, die Verwendung von Fremdblutprodukten einer möglichst kleinen Spendergruppe (»minimal exposure transfusion«), die Verminderung des perioperativen Blutverlustes durch spezielle chirurgische und anästhesiologische Techniken und den Einsatz von autologen Bluttransfusionen. Präoperative Eigenblutspenden und Hämodilutionstechniken werden bei Neugeborenen, Säuglingen und Kleinkindern wegen fehlender Kooperation und technischen Schwierigkeiten bei der Blutabnahme nur selten eingesetzt.

Cellsaver für maschinelle Autotransfusionen (MAT) sind zwar primär für erwachsene Patienten konzipiert, können aber z. B. durch Verwendung von kleinen Zentrifugenglocken auch niedrige Blutvolumina aufbereiten. Häufig erfordern die geringen Kompensationsmöglichkeiten der Kinder jedoch bereits eine Erythrozytentransfusion, bevor die für die Aufbereitung mit einem Cellsaver erforderliche Blutmenge im Sammelreservoir vorhanden ist.

Verwandtenblutspende

Eltern äußern häufig den Wunsch, für ihre Kinder Blut spenden zu dürfen. Eine Verwandtenblutspende ist jedoch im Regelfall nicht empfehlenswert, weil das Risiko einer Graft-vs.-host-Reaktion größer und das Infektionsrisiko nicht kleiner ist. Außerdem könnten spätere Gewebeübertragungen, z. B. Verwandtentransplantationen, wegen einer Immunisierung erschwert werden.

Fallbericht

Präsakraler Tumor

Bei einem 2 Jahre alten, 13 kg schweren Mädchen soll ein ca. 10 cm großer präsakraler Tumor, der sowohl den Harnleiter als auch das Rektum komprimiert, exstirpiert werden. Verstopfung und Bauchschmerzen haben sich bereits einige Wochen zuvor manifestiert. Obwohl sich das Kind in gutem Allgemeinzustand befindet, wird ein Malignom vermutet. Die präoperative Hämoglobinkonzentration beträgt 128 g/l, die Thrombozytenzahl ist 411×10^9/l.

Nach intravenöser Einleitung und trachealer Intubation wird die Anästhesie inhalativ (Sevofluran) weitergeführt und mit einer Epiduralanästhesie ergänzt. Ein 22-G-Katheter wird in der A. radialis und ein 18-G- und 20-G-Katheter in periphere Venen eingelegt. Der Erhaltungsbedarf an Flüssigkeit erfolgt mit 50 ml/h Vollelektrolytlösung. Das Kind wird in Bauchlage gebracht, der Chirurg verschafft sich einen operativen Zugang zum Tumor über eine Inzision unmittelbar unterhalb des Os coccygum, dessen Spitze er entfernt.

In der Annahme, dass eine Bluttransfusion unumgänglich sein wird, wird bereits zu Beginn ein EK mit einem 180-μm-Transfusionssystem und ein Blutwärmer vorbereitet. Der Tumor ist teilweise mit dem umliegenden Gewebe verwachsen. Es entsteht tatsächlich eine starke Blutung, deren Umfang schwer abzuschätzen ist. Ein Abfall des systolischen arteriellen Drucks von 100 auf 75 mmHg sowie ein damit einhergehender Anstieg der Herzfrequenz von 130 auf 160/min veranlassen den Anästhesisten, zusätzlich 500 ml Vollelektrolytlösung und das vorbereitete EK, das 220 ml enthält, schnellstmöglich zu infundieren, um wieder eine stabile Hämodynamik herzustellen.

Zwar normalisiert sich der Blutdruck, allerdings blutet es weiter. Während der folgenden 30 min werden 250 ml Hydroxyäthylstärke (HÄS) sowie 2 weitere EK (250 bzw 225 ml) infundiert. Die Patientin ist zwar hämodynamisch stabil, es blutet jedoch noch kontinuierlich, deshalb wird

weiter EK (240 ml), Vollelektrolytlösung und später Gefrierplasma (GFP) infundiert. Letzteres wird verabreicht, als das zugeführte Volumen an EK, Vollelektrolytlösung und HÄS 100 ml/kgKG, also ca. 1,4-mal das zirkulierende Blutvolumen, übersteigt. Außerdem wird 2-mal 200 mg Kalziumchlorid verabreicht, als der Blutdruck tendenziell abfällt.

Wiederholte arterielle Blutgasanalysen ergeben eine gute Oxygenation und keine Azidose. Die anfängliche Hämoglobinkonzentration von 112 g/l fällt in der 5. Operationsstunde auf ein Minimum von 96 g/l. Nachdem der Eingriff in Bauchlage beendet ist, wird die Patientin in Rückenlage gebracht, um über eine Laparatomie den Tumor vollständig zu entfernen.

Während der 7-stündigen Operation werden zusätzlich zum Erhaltungsbedarf 1000 ml Vollelektrolytlösung, 250 ml HÄS, 1210 ml EK sowie 690 ml GFP verabreicht. Thrombozyten werden nicht gegeben. Das Mädchen wird auf dem Operationstisch extubiert und anschließend auf die Intensivpflegestation verlegt. Da keine Zeichen einer fortbestehenden Blutung bestehen, wird auf die Verabreichung von weiteren Blutprodukten verzichtet.

An den 5 darauffolgenden Tagen betragen die Hämoglobinwerte 112, 107, 104, 101 und 93 g/l. Die postoperativen Thrombozytenwerte, zum selben Zeitpunkt wie die Hb-Werte gemessen, betragen 69, 74, 36, 72, 86 und 80×10^9/l. Die Epiduralanästhesie garantiert eine wirksame Schmerzbekämpfung und wird bis zum 4. postoperativen Morgen weitergeführt. Zu diesem Zeitpunkt ist die Thrombozytenkonzentration also höher als 50×10^9/l, und der Epiduralkatheter wird entfernt. Die histologische Untersuchung des operierten Tumors ergibt die Diagnose eines Neuroblastoms.

Kommentar

Folgende Maßnahmen waren zentral für die Betreuung dieses Kindes: kontinuierliches Monitoring des arteriellen Blutdrucks, sichere großlumige venöse Zugänge, die sofortige Verfügbarkeit von Blutprodukten und eine Möglichkeit, das Blut vorzuwärmen. Während des plötzlich auftretenden Blutverlustes konnte der Volumenersatz durch die kontinuierliche Blutdruck- und Pulsmessung gut gesteuert werden. Die Transfusion wurde unmittelbar ohne vorherige Hämatokritbestimmung gestartet. Laboranalysen können in akuten Situationen zu Zeitverzögerungen führen und werden besser zur Verlaufskontrolle eingesetzt. Das Monitoring des zentralen Venendrucks kann zwar bei großen Volumenumsätzen hilfreich sein, der Fallbericht zeigt aber, dass es auch ohne diese Messung geht.

Ein zentraler Venenkatheter sollte jedoch immer gelegt werden, wenn perioperativ eine Infusion von Katecholaminen oder postoperativ eine parenterale Ernährung wahrscheinlich ist. Blutwärmer sollten besonders bei hohen Transfusionsgeschwindigkeiten verwendet werden, um Hypothermien zu vermeiden.

10.8   Gerinnungsstörungen

Gerinnungsstörungen können durch Verdünnung der Gerinnungsfaktoren oder der Thrombozyten auftreten. Je mehr Blut verloren geht, desto stärker ist die Verdünnung. Vollzieht sich der Blutverlust langsam, können Gerinnungsfaktoren neu gebildet werden, und die Verdünnung ist weniger ausgeprägt. Eine Gerinnungsstörung kann auch bei der disseminierten intravasalen Gerinnung und bei einer Blutgruppenunverträglichkeit auftreten.

Verdünnungskoagulopathie (Mangel an Gerinnungsfaktoren)

Eine messbare Verminderung der Gerinnungsfaktoren sowie eine Verlängerung der Thromboplastinzeit (Quick-Test) und der partiellen Thromboplastinzeit (PTT) treten auf, wenn mehr als die Hälfte des Blutvolumens (BV) ersetzt werden muss. Diese Laborabnormitäten sind jedoch nicht gleichbedeutend mit einer klinisch relevanten Koagulopathie und müssen deshalb nicht unmittelbar behandelt werden.

Erfahrungsgemäß treten erst nach Blutverlusten, die dem 1,5- bis 2fachen BV entsprechen, Zeichen einer klinisch relevanten Koagulopathie auf. Beträgt der Blutverlust mehr als 1,5-mal das Blutvolumen oder fallen einzelne Gerinnungsfak-

toren unter 25% des Sollwerts, empfiehlt sich die Verabreichung von GFP. Sind die Gerinnungsfaktoren so stark vermindert, dass klinisch eine Koagulopathie auftritt, muss GFP verabreicht werden. In diesen Fällen ist es unsere Praxis, etwa 25% des Blutvolumens, d. h. 15–20 ml/kgKG, mit GFP zu ersetzen.

Verdünnungskoagulopathie (Mangel an Thrombozyten, Thrombozytopenie)

Eine Gerinnungsstörung kann auftreten, wenn die Thrombozytenzahl unter 50.000–60.000/mm^3 abfällt. Wie schnell dieser Wert bei einer Blutung erreicht wird, hängt vom Ausgangswert ab (◘ Abb. 10.2). Daraus ist ersichtlich, dass bei nor-

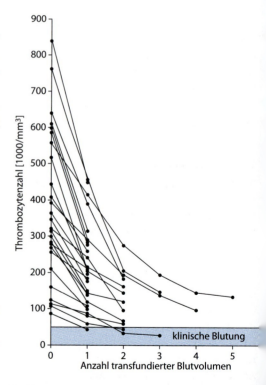

◘ **Abb. 10.2.** Abnahme der Thrombozytenzahl in Abhängigkeit vom Ausgangswert und vom Ausmaß des Blutverlusts. Bei normalen oder hohen Thrombozytenausgangswerten werden auch bei massiven Blutungen kaum je Werte erreicht, die zu einer klinisch relevanten Koagulopathie Anlass geben. Solange der Blutverlust weniger als 2–3 Blutvolumen beträgt, müssen selten Thrombozyten transfundiert werden. (Nach Coté 1985)

malen Thrombozytenausgangswerten eine gerinnungsrelevante Thrombozytopenie erst nach Verlust des 2- bis 3fachen Blutvolumens entsteht. Die Indikation zur Thrombozytentransfusion ist nicht nur von der Thrombozytenzahl abhängig, sondern auch vom Ort der Operation (bei oberflächlichen Eingriffen können tiefere Werte toleriert werden als bei Operationen, bei denen die Blutstillung erfahrungsgemäß schwierig ist, z. B. Leber oder Gehirn), von der Thrombozytenfunktion, von der Schnelligkeit, mit der die Thrombozytopenie entstanden ist, und vom klinischen Eindruck einer vermehrten Blutung.

Vorbestehende Thrombozytopenie

Hat der Patient eine Vorerkrankung, die mit einer Thrombozytopenie einhergeht (z. B. idiopathische Thrombozytopenie oder Knochenmarkdepression wegen Chemotherapie), treten klinisch relevante Blutungen selten spontan auf, solange die Thrombozytenzahl über 15.000 liegt. Es empfiehlt sich aber, für chirurgische Eingriffe oder das Einlegen eines zentralen Venenkatheters Thrombozyten prophylaktisch zu verabreichen, um einen Wert über 50.000 zu erreichen.

Thrombozytopathie

Neben den seltenen angeborenen Thrombozytopathien verdient v. a. die durch Salizylate erworbene Funktionsstörung der Blutplättchen Beachtung. Sie kann sich bis 10 Tage nach Einnahme von Azetylsalizylsäure noch störend auf die Blutgerinnung auswirken und intraoperative Blutungen verursachen. Im Gegensatz zu Azetylsalizylsäure bewirken andere nichtsteroidale Antirheumatika nur eine vorübergehende Thrombozytenfunktionsstörung, die aber bei bestimmten Eingriffen relevant sein können, sodass wir die Anwendung bei Hirnoperationen als kontraindiziert betrachten (▶ Kap. 16). Auch Urämie, Dextran und eine durchgemachte Operation an der Herz-Lungen-Maschine können die Funktion der Plättchen beeinträchtigen. In diesen Fällen können Blutungsstörungen auch bei normaler Thrombozytenzahl auftreten. Die Therapie besteht in der Transfusion von funktionstüchtigen Plättchen.

Disseminierte intravasale Gerinnung (DIC)

Die häufigste Ursache einer disseminierten intravasalen Gerinnung (DIC) ist der Schock, sei er durch eine Sepsis oder durch eine Hypovolämie bedingt. Tritt eine DIC intraoperativ auf, so ist häufig eine länger dauernde Hypovolämie, Hypotension und Azidose vorausgegangen. Es ist in dieser Situation schwierig, zwischen DIC und Verdünnungskoagulopathie zu unterscheiden. Der Nachweis von Fibrinspaltprodukten spricht für das Vorliegen einer DIC.

Bestehen klinisch Zeichen einer verstärkten Blutungsneigung bei einem Patienten, der eine Thrombozytenzahl über 75.000 hat und der weniger als ein Blutvolumen verloren hat, muss bis zum Nachweis des Gegenteils eine DIC angenommen werden. Eine kausale Therapie, d. h. die Behebung des Schockzustandes, steht im Mittelpunkt der Bemühungen. Eventuell ist eine symptomatische Therapie mit frischgefrorenem Plasma notwendig, obwohl theoretisch diese Maßnahme die DIC weiter unterhält.

Durch Hypothermie bedingte Koagulopathie

Trotz im Labor gemessenen »normalen« Gerinnungswerten kann eine Hypothermie die Gerinnung empfindlich beeinflussen. Dabei scheint die Thrombozytenzahl und Funktion nicht beeinflusst zu sein, hingegen nimmt die Blutungszeit deutlich zu.

Literatur

Arieff AI (1998) Postoperative hyponatraemic encephalopathy following elective surgery in children. Paediatr Anaesth 8: 1–4

Berleur MP, Dahan A, Murat I et al. (2003) Perioperative infusions in paediatric patients: rationale for using Ringerlactate solution with low dextrose concentration. J Clin Pharm Ther 28: 31–40

Biermann E (1993) Forensische Gesichtspunkte der Bluttransfusion. Anaesthesist 42: 187–202

Brodehl J, Krause M, Döhring-Schwerdtfeger E (1989) Parenterale Rehydratationsbehandlung bei akuter Diarrhoe. Monatsschr Kinderheilk 137: 578–584

Bundesärztekammer (2008) Leitlinien zur Therapie mit Blutkomponenten und Plasmaderivaten. Deutscher Ärzte Verlag, Köln

10

Choong K, Kho ME, Menon K et al. (2006) Hypotonic versus isotonic saline in hospitalised children: a systematic review. Arch Dis Child 91: 828–835

Coté CJ, Liu LMP, Szyfelbein SK et al. (1985) Changes in serial platelet counts following massive blood transfusion in pediatric patients. Anesthesiology 62: 197–203

Dieterich HJ (2001) Kristalloide versus Kolloide. Anaesthesist 50: 432

Dubois MC, Gouyet L, Murat I et al. (1992) Lactated Ringer with 1 % dextrose: an appropriate solution for peri-operative fluid therapy in children. Pediat Anaesth 2: 99–104

Duke T, Molyneux EM (2003) Intravenous fluids for seriously ill children: time to reconsider. Lancet 362: 1320–1323

Göttsche B, Mueller-Eckhardt C (1993) Verwandtenblutspende in der Pädiatrie. Monatsschr Kinderheilkd 141: 914–919

Greenough A (1998) Use and misuse of albumin infusions in neonatal care. Eur J Pediatr 157: 699–702

Hagemann H, Pohl B (1996) Blut, Bluttransfusion und Blutersatztherapie. Perioperatives Volumenmanagement bei Kindern. Springer, Berlin Heidelberg New York

Hall TL, Barnes A, Miller JR et al. (1993) Neonatal mortality following transfusion of red cells with high plasma potassium levels. Transfusion 33: 606–609

Huehns ER, Shooter EM (1965) Human hemoglobins. J Med Genet 2: 48

Mikawa K, Maekawa N, Goto R et al. (1991) Effects of exogenous intravenous glucose on plasma glucose and lipid homeostasis in anesthetized children. Anesthesiology 74: 1017–1022

Nishina K, Mikawa K, Maekawa N et al. (1995) Effects of exogenous intravenous glucose on plasma glucose and lipid homeostasis in anesthetized infants. Anesthesiology 83: 258–263

Northern Neonatal Nursing Initiative Trial Group (1996) Randomized trial of prophylactic early fresh frozen plasma or gelatin or glucose in preterm babies. Lancet 348: 229

Paut O, Lacroix F (2006) Recent developments in the perioperative fluid management for the paediatric patient. Curr Opin Anaesthesiol 19: 268–277

Pfenninger J (1986) Die perioperative Wasserintoxikation beim Kind – eine unnötige und gefährliche Komplikation. Schweiz Med Wochenschr 67: 1947–1949

Ratcliffe JM, Elliot MJ, Wyse RKH et al. (1986) The metabolic load of stored blood. Implications for major transfusions in infants. Arch Dis Child 61: 1208–1214

Robson AM (1997) Pathophysiology of body fluids. In: Behrman RE (ed) Nelson textbook of pediatrics. Saunders, Philadelphia, p 180

Saavedra JM, Harris GD, Li Song et al. (1991) Capillary refilling (skin turgor) in the assessment of dehydration. Am J Dis Child 145: 296–298

Simbruner G (2003) The safety of hydroxyethyl starch use in newborns and its short- and long-term benefits in hypovolemic patients. Pediatr Crit Care Med 4: 388

Simon TL, Alverson DC, AuBuchon J et al. (1998) Practice parameters for the use of red blood cell transfusions. Arch Pathol Lab Med 122: 130–138

Skellett S, Mayer A, Durward A et al. (2000) Chasing the base deficit: hyperchloraemic acidosis following 0.9% saline fluid resuscitation. Arch Dis Child 83: 514–516

Söderlind M, Salvignol G, Izard P et al. (2001) Use of albumin, blood transfusion and intraoperative glucose by APA and ADARPEF members: a postal survey. Paed Anaesth 11: 685–689

Sümpelmann R, Hollnberger H, Schmidt J et al. (2008) Inappropriate perioperative fluid management in children: time for an isotonic solution?! Paediatr Anaesth 18: 191

Sümpelmann R, Hollnberger H, Schmidt J et al. (2007) Empfehlungen zur perioperativen Infusionstherapie bei Neugeborenen, Säuglingen und Kleinkindern. Vom Wissenschaftlichen Arbeitskreis Kinderanästhesie der Deutschen Gesellschaft für Anästhesiologie und Intensivmedizin (DGAI). Anästhesiol Intensivmed 9: S73–S77

Sümpelmann R, Kretz FJ, Gäbler R et al. (2008) Hydroxyethyl starch 130/0.42/6:1 for perioperative plasma volume replacement in children: preliminary results of a European Prospective Multicenter Observational Postauthorization Safety Study (PASS). Paediatr Anaesth 18: 929–933

Sümpelmann R, Schürholz T, Marx G et al. (2000) Haemodynamic, acid- base and electrolyte changes during plasma replacement with hydroxyethyl starch or crystalloid solution in young pigs. Paed Anaesth 10: 173

Sümpelmann R, Schürholz T, Thorns E et al. (2001) Acid-base, electrolyte and metabolite concentrations in packed red blood cells for major transfusion in infants. Paediatr Anaesth 11: 169–173

Winters RW (1973) The body fluids in pediatrics. Little Brown, Boston

Zander R (1993) Physiologie und Klinik des extrazellulären Bikarbonat-Pools: Plädoyer für einen bewussten Umgang mit HCO_3. Infusionsther Transfusionsmed 20: 217–235

Zander R (1995) Deklarierung von Infusionslösungen mit Base Excess (BE) und potentiellem Base Excess (BEpot). AINS 30: S73–S77

Regionalanästhesie

> **Regionalanästhesien können bei Kindern aller Altersklassen effektiv und sicher durchgeführt werden.**

Kinder fürchten punktionsbedingte Schmerzen und schätzen es, wenn sie während einer Operation schlafen können. Eine Regionalanästhesie wird deshalb bei Kindern fast immer in Kombination mit einer Allgemeinanästhesie eingesetzt. Eine bereits präoperativ nach der Anästhesieeinleitung angelegte Blockade mit lang wirkenden Lokalanästhetika führt zu einer guten intra- und postoperativen Schmerzdämpfung und zu einer Verminderung des Verbrauchs von Anästhetika und zusätzlichen Analgetika. Die Kinder wachen postoperativ schneller auf und sind im Aufwachraum weitestgehend schmerzfrei.

Besonders bei Früh- und Neugeborenen, Kindern mit kardiopulmonalen Vorerkrankungen und nach großen thorakalen, abdominellen oder orthopädischen Eingriffen führt die Kombination einer Regionalanästhesie mit schnell an- und abflutenden volatilen Anästhetika zu einer verkürzten Aufwachphase, sodass in vielen Fällen eine postoperative Respiratortherapie nur für kurze Zeit oder gar nicht notwendig ist. Im Vergleich zu einer systemischen Opioidtherapie treten unerwünschte Wirkungen, z. B. Übelkeit und Erbrechen, Sedierung und Atemdepression seltener auf, und besonders nach großen thorakalen oder abdominellen Operationen kann die Lungen- und Darmfunktion günstig beeinflusst und die postoperative Stressreaktion gedämpft werden.

Risiken

Blutdruckabfälle oder Bradykardien treten bei Kindern auch bei hochsitzenden rückenmarknahen Blockaden selten auf. Die theoretischen Risiken einer unerkannten Nervenläsion oder einer versehentlichen systemischen Lokalanästhetikaapplikation bei in Allgemeinanästhesie angelegten Blockaden sind bei sorgfältig durchgeführten Punktionstechniken sehr gering, und die verschiedenen Techniken haben sich in den vergangenen Jahren rasch verbreitet und bewährt. In speziellen Fällen kann es auch von Vorteil sein, bei Kindern eine Operation in alleiniger Regionalanästhesie durchzuführen, z. B. bei Frühgeborenen, die postoperativ apnoegefährdet sind, oder bei Kindern mit pulmonalen Vorerkrankungen oder Muskeldystrophien.

❗ **Die Blockaden sollten je nach Eingriff möglichst weit peripher angelegt werden, um das Risiko potenzieller neurologischer Schäden zu minimieren.**

11.1 Anatomische und physiologische Besonderheiten

❯ **Das unterschiedliche Längenwachstum von Wirbelsäule und Rückenmark sowie die Entwicklung der Nervenfasern spielen für Regionalanästhesien eine wichtige Rolle.**

Während der Embryonalzeit füllt das Rückenmark den Wirbelkanal zunächst vollständig aus. Mit zunehmendem Alter wächst dann der Wirbelkanal schneller, sodass das Rückenmark beim Neugeborenen in Höhe von L3 und nach einem Jahr wie beim Erwachsenen in Höhe von L1 endet (❑ Abb. 11.1). Wirbelsäule, Becken und Sakralseg-

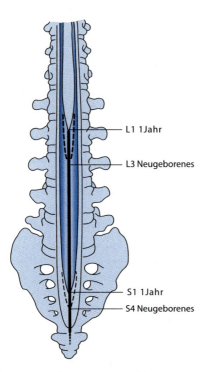

L1 1 Jahr

L3 Neugeborenes

S1 1 Jahr
S4 Neugeborenes

❑ **Abb. 11.1.** Rückenmark und Durasack bei Neugeborenen sowie bei Kindern über 1 Jahr und Erwachsenen. (Nach Saint-Maurice 1992)

mente sind zunächst noch knorpelig und unvollständig ossifiziert. Auch haben die Beckenkämme bei kleinen Kindern noch eine Knorpelauflage und stehen tatsächlich höher als im Röntgenbild sichtbar. Die Verbindungslinie zwischen den beiden tastbaren Beckenkämmen schneidet die Wirbelsäule in allen Altersklassen ungefähr in Höhe von L4 (Bösenberg AT; persönliche Mitteilung). Der Epiduralraum enthält lockeres Fett- und Bindegewebe, durch das sich Lokalanästhetika gut ausbreiten und Katheter leichter vorschieben lassen. Die Nervenfasern sind dünner, und die Myelinisierung ist bis zum 3. Lebensjahr noch unvollständig, sodass Blockaden mit niedrigeren Lokalanästhetikakonzentrationen durchgeführt werden können.

11.2 Pharmakologische Besonderheiten – Lokalanästhetika

❯ **Die Pharmakokinetik und -dynamik von Lokalanästhetika wird durch das Lebensalter beeinflusst.**

Bei Säuglingen in den ersten drei Monaten ist das Herzzeitvolumen im Verhältnis zum Körpergewicht 2- bis 3-mal größer als bei Erwachsenen. Wegen der stärkeren Gewebedurchblutung werden Lokalanästhetika deswegen schneller systemisch resorbiert, sie treffen dann auf ein größeres Verteilungsvolumen pro kg Körpergewicht, aus dem sie wegen unreifer Leberfunktion langsamer eliminiert werden. Bei Kindern unter 6 Monaten ist der freie Lokalanästhetikaanteil außerdem wegen niedrigerer Proteinkonzentrationen (z. B. Albumin und saures α_1-Glykoprotein) erhöht, und die therapeutische Breite der Lokalanästhetika ist etwas geringer (❑ Tab. 11.1). Klinisch spielt das aber keine wesentliche Rolle, weil bei kleinen Kindern effektive Blockaden auch mit niedrigeren Konzentrationen von Lokalanästhetika erreicht werden können.

❗ **Bei angepasster Dosierung und korrekter Technik werden Lokalanästhetika auch von kleinen Kindern gut vertragen. Für die Dosierung ist das Körpergewicht der günstigste Parameter.**

Tab. 11.1. Maximaldosierung in mg/kgKG für Regionalanästhesien bei Kindern. Die Maximaldosen sollten bei Kindern unter 6 Monate um 30% vermindert werden. Die Tabelle bezieht sich auf eine einzelne Applikation. Beachte, dass eine intravasale Injektion oder eine Schleimhautanästhesie schon bei wesentlich niedrigerer Dosierung toxische Symptome hervorrufen kann. (Mod. nach Coté 2001)

Lokal-anästhetikum	Dosis [mg/kgKG]	Wirkdauer nach epiduraler Applikation [min]
Lidocain	7	90–200
Bupivacain	3	180–600
Ropivacain	3–4	120–300

Bupivacain

Bupivacain ist das Lokalanästhetikum, das früher am häufigsten bei Kindern zur Regionalanästhesie eingesetzt wurde. Wenn die Maximaldosierungen eingehalten werden, treten toxische Reaktionen extrem selten auf. Schwere Komplikationen (Krampfanfall, Herzrhythmusstörungen, Herz-Kreislauf-Stillstand) sind eher Folge einer unbeabsichtigten intravenösen oder intraossären Injektion.

Ropivacain, Levobupivacain und Lidocain

Ropivacain hat im Vergleich zu Bupivacain den Vorteil einer weniger ausgeprägten motorischen Blockade und einer geringeren Kardiotoxizität. In mehreren Fallberichten wurde über eine versehentliche intravenöse Injektion von Ropivacain berichtet, die keine nachteiligen Auswirkungen für den betroffenen Patienten hatte. Ropivacain erscheint besonders für Kinder mit langandauernden Lokalanästhetikainfusionen, bei eingeschränkter Leberfunktion, bei Früh- und Neugeborenen und für Blockadetechniken, die eine hohe Lokalanästhetikadosis erfordern, vorteilhaft zu sein. Nach epiduraler Applikation wird Ropivacain langsamer als Bupivacain resorbiert.

Levobupivacain hat eine geringere Kardiotoxizität als Bupivacain und wird deswegen von verschiedenen Kinderanästhesisten vorgezogen. Andere Eigenschaften wie analgetische Potenz,

Zeitpunkt des Wirkungseintritts und Ausmaß der motorischen Blockade unterscheiden sich aus klinischer Sicht nicht wesentlich vom Bupicavain.

Lidocain ist ein Amidlokalanästhetikum mit einer größeren therapeutischen Breite und einer kürzeren Wirkdauer, von dem in der Klinik auch Blutkonzentrationen gemessen werden können.

> ! Ropivacain und Levobupivacain sind für die meisten Blockadetechniken sichere und effektive Lokalanästhetika.

Adjuvanzien

> ! Der Zusatz von Adjuvanzien verbessert Wirkung und Dauer einer regionalen Blockade.

Adrenalin

Der Zusatz von Adrenalin führt zu einer verzögerten Resorption des Lokalanästhetikums, sodass eine höhere Maximaldosis verwendet werden kann und die analgetische Wirkung möglicherweise länger anhält. Eine adrenalinhaltige Testdosis kann bei epiduraler Applikation verwendet werden, um eine versehentliche systemische Injektion zu erkennen. Üblicherweise wird dem Lokalanästhetikum Adrenalin in einer Konzentration von 5 µg/ml (1:200.000) zugesetzt. Mischungen aus Lokalanästhetikum mit Adrenalinzusatz waren früher in Fertigampullen erhältlich, leider ist die Produktion inzwischen wegen der aufwändigen Herstellung weitestgehend eingestellt worden.

Von vielen Kinderanästhesisten wird 0,2 ml/kgKG Lokalanästhetikum mit Adrenalinzusatz 1:200.000 als Testdosis verwendet. Lidocain mit Adrenalin wird vom Handel noch als Fertigprodukt angeboten. Alternativ kann Adrenalin auch separat in einer Dosierung von 0,5 µg/kgKG (0,2 ml/kgKG Adrenalin 1:400.000, z. B. 0,25 mg Adrenalin in 100 ml NaCl) verabreicht werden. Eine systemische intravenöse oder intraossäre Injektion ist anzunehmen, wenn die Injektion innerhalb 20–40 s zu einem Anstieg von Herzfrequenz und Blutdruck oder zu einer Zunahme der Höhe der T-Welle im EKG führt.

❗ **Die Applikation einer adrenalinhaltigen Testdosis ist besonders empfehlenswert, wenn größere Mengen Lokalanästhetika verabreicht werden sollen.**

Opioide

Wegen der hohen Dichte von Opioidrezeptoren im Rückenmark kann eine postoperative Analgesie durch eine epidurale oder subarachnoidale Opioidapplikation verbessert werden.

Morphin

Das hydrophile Morphin verteilt sich über den Liquor nach rostral, sodass auch nach kaudaler Applikation eine effektive Analgesie bis in thorakale Segmente möglich ist (❒ Tab. 11.2). Wegen der ausgeprägten Hydrophilie tritt die Wirkung des Morphins erst nach 30–60 min ein, weil es nur langsam in das lipophile Nervengewebe diffundiert. Der analgetische Effekt hält dann aber 4–24 h an. Wenn sich das Morphin sehr weit nach rostral verteilt, besteht das Risiko einer späten Atemdepression. Deshalb müssen diese Patienten mindestens bis 24 h nach der letzten Morphinapplikation respiratorisch überwacht werden.

Das Risiko einer späten Atemdepression ist bei Kindern erhöht, die jünger als 1 Jahr alt sind, und bei Kindern, die zusätzlich systemische Opioide erhalten. Ein Harnverhalt tritt nach epiduraler Morphinapplikation eher häufig auf, deshalb sollte diese Technik bevorzugt bei Kindern eingesetzt werden, die einen Blasenkatheter haben. Juckreiz ist eine weitere, manchmal unangenehme Nebenwirkung, die durch Applikation von geringen Mengen Naloxon (z. B. 0,5–1,0 µg/kgKG) oder Propofol behandelt werden kann.

❗ **Die epidurale Applikation von 50 µg/kgKG Morphin in 2–5 ml NaCl über einen kaudalen oder lumbalen Zugang führt zu einer lang anhaltenden Analgesieausbreitung bis in thorakale Segmente.**

Fentanyl, Sufentanil

Fentanyl und Sufentanil sind lipophiler und kürzer wirksam als Morphin und verteilen sich deshalb nach epiduraler Applikation nicht so weit nach rostral wie Morphin. Die Wahrscheinlichkeit einer postoperativen Atemdepression ist darum deutlich niedriger und der analgetische Effekt auf weniger Segmente begrenzt. Die lipophilen Opioide können den Effekt eines epiduralen Lokalanästhetikums verbessern, die Wirkdauer verlängert sich jedoch nicht. Mischungen aus Lokalanästhetika und Fentanyl oder Sufentanil werden fast immer kontinuierlich über einen Katheter verabreicht (❒ Tab. 11.3).

Im Vergleich zu den anderen epiduralen Adjuvantien Clonidin und Ketamin treten nach epiduraler Opioidapplikation Nebenwirkungen, z. B. Übelkeit, Erbrechen, Harnverhalt, Juckreiz und Atemdepression häufiger auf.

❒ **Tab. 11.3.** Dosierungsvorschlag für eine kontinuierliche Infusion von Lokalanästhetika und/oder Opioiden über einen lumbalen oder sakralen Epiduralkatheter

- Infusat:
  - Ropivacain oder (Levo)bupivacain 0,1–0,125 %
  - evtl. zusätzlich Sufentanil 0,25 µg/ml oder Fentanyl 1 µg/ml oder Clonidin 0,5 µg/ml
- Infusionsgeschwindigkeit:
  - 0,3–0,5 ml/kgKG/h während der intraoperativen Phase
  - 0,1–0,4 ml/kgKG/h postoperativ (die höhere Dosis bei Bauch- und Niereneingriffen)
  - bei Säuglingen unter 3 Monaten: 0,1–0,2 ml/kgKG/h
- Infusionsdauer solange erforderlich, z. B. 1–3 Tage
- Nebenwirkungen: Opioide: Juckreiz, Übelkeit, Harnverhalt
- Vorsicht bei Säuglingen sowie bei Kindern mit herabgesetzter Leberfunktion

---

❒ **Tab. 11.2.** Dosierungsvorschlag für Adjuvanzien zur Kaudal- oder Epiduralanästhesie. Die Tabelle bezieht sich auf eine einzelne Applikation.

Adjuvans	Dosis
Adrenalin	1:200.000 (= 5 µg/ml Injektat)
Clonidin	2 µg/kgKG
(S)-Ketamin	0,25–0,5 mg/kgKG
Morphin	50 µg/kgKG

Clonidin

Clonidin ist ein α_2-Adrenozeptoragonist, der die Freisetzung von Noradrenalin aus den Nervenendigungen des Hinterhorns des Rückenmarks hemmt. Clonidin hat analgetische, blutdrucksenkende, sedierende und antiemetische Wirkungen. Ein Zusatz von 2 µg/kgKG Clonidin zu Bupivacain oder Ropivacain kaudal kann die Analgesiedauer von 3–6 h auf 8–16 h verlängern. In der Praxis wird eine Ampulle (=150 µg Clonidin) mit einer 1-ml-Mikrospritze aufgezogen, ein Teilstrich entspricht dann 15 µg.

Unruhezustände nach Anästhesien mit Sevofluran oder Desfluran treten nach epiduraler Clonidinapplikation seltener auf. Behandlungsbedürftige Blutdruckabfälle oder Bradykardien sind mit den oben genannten Dosierungen nicht zu erwarten. Die atemdepressive Wirkung von Clonidin ist im Vergleich zu den Opioiden gering. Bei Erwachsenen konnte aber ein vermindertes Ansprechen des Atemzentrums auf CO_2 nach Clonidinapplikation nachgewiesen werden. In einem Fallbericht wurde über Apnoen nach epiduraler Clonidinapplikation bei einem ehemaligen Frühgeborenen berichtet. Clonidin sollte bei Kindern unter 1 Jahr und besonders bei ehemaligen Frühgeborenen deshalb mit Vorsicht verwendet werden.

> ❗ **Der Zusatz von Clonidin ist nebenwirkungsarm und kann bei einer Kaudalanästhesie zu einer Verdoppelung der Analgesiedauer führen.**

Ketamin

Der Zusatz des NMDA- Rezeptorantagonisten (S)-Ketamin zu einer epiduralen Lokalanästhetikablockade führt zu einer ausgeprägteren Verstärkung und Verlängerung der analgetischen Wirkung im Vergleich zu Clonidin. Obwohl eine mögliche Neurotoxizität von Ketamin Gegenstand von Diskussionen war, scheint die einmalige Anwendung des konservierungsmittelfreien (S)-Ketamins in einer Dosierung von 0,25–0,5 mg/kgKG sicher zu sein (◻ Tab. 11.2).

Behandlung der Loaklanästhetikatoxizität

Werden Lokalanästhetika unbeabsichtigt intravenös gespritzt, treten typischerweise zentralner-

vöse (Krampfanfälle) oder kardiale Symptome (Arrhythmien) auf. Krampfanfälle können i. Allg. problemlos mit antikonvulsiven Medikamenten (Thiopental, Benzodiazepine, Propofol) intravenös therapiert werden. Insbesondere Bupivacain kann schwer behandelbare Arrhythmien auslösen. Neben der rein symptomatischen Therapie (Reanimation) konnte gezeigt werden, dass die Gabe von 1 ml/kgKG 20%-ige Lipidlösung diese Arrhythmien unterbrechen können.

Lokalanästhetikahaltige Pflaster

> **Die Anwendung von lokalanästhetikahaltigen Pflastern ist für Punktionen verschiedenster Art an vielen Kinderkliniken zur Routine geworden.**

Wird die Wirksubstanz korrekt appliziert, so wird der Stich bei der Venenpunktion in etwa 80% der Fälle nicht mehr gespürt. Es gibt verschiedene Pflastersysteme, die eine Mischung von Lokalanästhetika (z. B. Lidocain/Prilocain oder Lidocain/Tetracain) enthalten.

Die meisten Erfahrungen bei Kindern liegen mit EMLA vor (EMLA = »eutectic mixture of local anaesthetics«), das aus einer Öl-in-Wasser-Emulsion aus 5% Lidocain und 5% Prilocain pro Gewichtseinheit besteht. Die Herstellerfirma bietet EMLA als Salbe und als Emulsion in Form von vorgefertigten Pflastern an. Die lokalanästhesierende Wirkung tritt nach spätestens 60–90 min ein. Das Pflaster kann mehrere Stunden auf der Haut bleiben, ohne dass die Oberflächenanästhesie verloren geht. Nach Entfernen hält die analgetische Wirkung noch mehr als 60 min an.

Durch Metabolisierung von Prilocain kann Methämoglobin entstehen, das durch Methämoglobinreduktase wieder in Hämoglobin zurückverwandelt wird. Das mit EMLA behandelte Hautareal sieht häufig nach Entfernen des Pflasters infolge einer prilocainbedingten Vasokonstriktion etwas blass aus. Frühzeitiges Entfernen des Pflasters, leichtes Beklopfen des Hautareals und eine ausreichend lange venöse Stauung führen jedoch fast immer zu akzeptablen Punktionsverhältnissen. Eine Vasokonstriktion ist nach

Anwendung von Lidocain/Tetracain nicht zu erwarten. Lokalanästhetikahaltige Pflaster können auch zur Oberflächenanästhesie bei operativen Entfernungen kleiner Hautveränderungen eingesetzt werden.

Kinder haben einen festen Glauben an die Wirkung von Pflastern, sodass sie bei der Venenpunktion häufig etwas kooperativer sind.

11.3   Vorbereitungen zur Regionalanästhesie

❯ Bei Regionalanästhesien gelten die gleichen Überwachungsstandards wie bei Allgemeinanästhesien.

Vor der Anästhesie werden Kinder und Eltern über die geplante Regionalanästhesie und über Nebenwirkungen wie Schwäche in den Beinen oder Armen, Parästhesien und Miktionsstörungen informiert. Mit Ausnahme von Infiltrationsanästhesien mit niedrig dosierten Lokalanästhetika müssen die üblichen Sicherheitsmaßnahmen getroffen werden. Ein intravenöser Zugang sollte vor dem Ausführen der Blockade angelegt werden, sodass eine toxische Reaktion, z. B. ein Krampfanfall, ohne Zeitverzug behandelt werden kann. Soll die Blockade bei einem wachen Kind angelegt werden, ist die Anwendung eines LA-Pflasters über der Einstichstelle nützlich (▶ Kap. 11.2).

11.4   Kaudalanästhesie

❯ Die Kaudalanästhesie ist das am häufigsten bei Kindern eingesetzte rückenmarknahe Blockadeverfahren.

Die Kaudalanästhesie ist technisch einfach und sehr sicher, weil die Punktion in großem Abstand von vulnerablen Nervenstrukturen durchgeführt wird. Die größte Gefahr besteht in einer nicht erkannten systemischen Injektion. Meistens wird die Kaudalanästhesie als Ergänzung zur Allgemeinanästhesie und zur postoperativen Schmerzbekämpfung eingesetzt, in selteneren Fällen auch als alleiniges Anästhesieverfahren.

Punktionstechnik

Über den Kaudalkanal kann der Epiduralraum mit Lokalanästhetika gefüllt werden, wobei die erreichte Höhe in etwa proportional zu dem applizierten Injektionsvolumen ist. Bei der Punktion verwendet man vorzugsweise Kaudalkanülen mit Mandrin (z. B. Epican Paed, Braun, Melsungen, oder kurze 22- bis 25-G-Spinalnadeln), um zu vermeiden, dass ein Hautzylinder in den Epiduralraum verschleppt wird. Bei Säuglingen werden häufig auch 25-G-Butterfly-Kanülen mit Schlauchansatz zur immobilen Nadeltechnik verwendet, ohne dass dies bisher zu Problemen geführt hat.

Die Punktion kann in Seitenlage, bei wachen Neugeborenen auch in Bauchlage durchgeführt werden. Orientierungspunkt ist der Hiatus sacralis, der seitlich von den Cornua sacralia begrenzt wird und der mit den beiden Spinae iliacae posterior superior ein gleichseitiges Dreieck bildet. Zwischen den Cornua sacralia liegt die Membrana sacrococcygea, die den Hiatus sacralis nach kaudal abschließt (◧ Abb. 11.2).

Nach Hautdesinfektion und Abdecken mit einem sterilen Lochtuch wird die Nadel zwischen den beiden Cornua sacralia durch die Membrana sacrococcygea ca. 3–5 mm in den Hiatus sacralis vorgeschoben. Das Durchstechen der Membran kann als Widerstandsverlust gespürt werden. Die Nadel sollte nicht zu weit vorgeschoben werden,

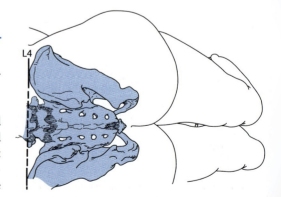

◧ **Abb. 11.2.** Die Membrana sacrococcygea liegt kranial des Hiatus sacralis und dieser wiederum kranial der Cornua sacralia, aber distal des letzten palpablen Dornfortsatzes (S5). (Nach Saint-Maurice 1992)

damit eine Punktion des Durasacks ausgeschlossen ist (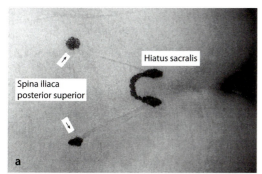 Abb. 11.3). Bei negativem Aspirationstest wird als Testdosis 0,2 ml/kgKG (maximal 3–4 ml) des Lokalanästhetikums mit Adrenalin 1:200.000 (5 µg/ml) oder 0,2 ml/kgKG Adrenalin 1:400.000 (0,25 mg Adrenalin auf 100 ml NaCl) injiziert.

Wenn die Position der Nadel korrekt ist, entsteht bei der Injektion kein Gewebewiderstand.

Das häufigste Zeichen einer intravasalen (oder intraossären) Fehllage ist ein Anstieg von Herzfrequenz und Blutdruck innerhalb von ca. 20–40 s oder eine Zunahme der Amplitude der T-Welle im EKG. Nach der Testdosis kann dann der Rest der berechneten Lokalanästhetikamenge mit oder ohne Adrenalinzusatz injiziert werden. Eine subkutane Fehllage macht sich durch eine lokale Schwellung bemerkbar.

Das Risiko einer Durapunktion ist bei kleinen Säuglingen erhöht, weil der Abstand zwischen Hiatus sacralis und Durasack nur 1–2 cm beträgt (Abb. 11.1).

Wirkstoffe und Dosierungen

Als Lokalanästhetikum wird meistens Ropivacain 0,2% oder (Levo)bupivacain 0,125–0,25% verwendet. Die analgetische Wirkung hält etwa 3–6 h postoperativ an, wobei die Wirkdauer bei kleineren Kindern eher kürzer ist. Mit 0,5 ml/kgKG Lokalanästhetikum erreicht man ein genügend hohes Niveau für Eingriffe am Penis oder in der Analregion. Für Eingriffe oberhalb der Symphyse werden höhere Volumina (1–1,25 ml/kgKG) benötigt, wobei es sich für effektive Blockaden bewährt hat, eher hohe Lokalanästhetikamengen zu verabreichen (Tab. 11.4). Durch Zusatz von 2 µg/kgKG Clonidin können Wirkung und Dauer der Blockade verbessert werden. Bei thorakalen Eingriffen können auch 50 µg/kgKG Morphin verabreicht werden. Das Gesamtvolumen sollte bei größeren Kindern limitiert werden (z. B. auf 40 ml).

Kaudalkatheter

Es gibt zwar Berichte, dass Kaudalkatheter über den Hiatus sacralis bis in thorakale Segmente vorgeschoben werden können, in der Regel reicht es aber aus, wenn die Katheter nur wenige cm in den Epiduralraum eingeführt werden. Wird eine höhere Lage angestrebt, sind Fehllagen im Epiduralraum möglich, weswegen von einigen Autoren eine röntgenologische oder sonographische Lagekontrolle empfohlen wird.

Es sind fertige Kaudalkathetersets für Kinder (z. B. 20 G, Braun, Melsungen) verfügbar, bei Neugeborenen oder Säuglingen kann auch ein 25-G-

Spina iliaca posterior superior

Hiatus sacralis

a

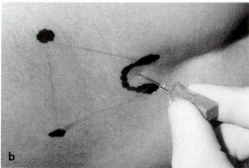

b

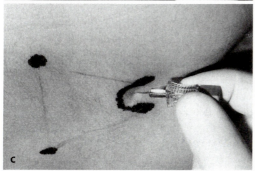

c

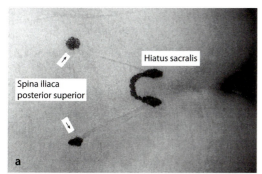 **Abb. 11.3. a–c.** Kaudalblock. **a** Anatomische Orientierungspunkte. **b** Beim Durchstechen der Haut und des Ligamentum sacrococcygeale wird die Nadel steil zur Längsachse des Patienten (60°) vorgeschoben, **c** nach Penetration durch das Ligament wird die Richtung geändert und flach zur Längsachse (20–30°) 3–5 mm weitergeschoben.

◘ Tab. 11.4. Dosierungen von Ropivacain 0,2% oder Bupivacain 0,125–0,25% für die Kaudalanästhesie (in Kombination mit einer Allgemeinanästhesie). Maximaldosen beachten, evtl. Konzentration vermindern!

Anästhesierte Dermatome (Anzahl)	Bereich der möglichen Operationen	Menge [ml/kgKG]	Maximale Gesamtmenge für große Kinder [ml]
Sakral (5)	Penis, Anus	0,5	25
Lumbal, sakral (10)	Leiste, suprapubisch	1	35
Tief thorakal, lumbal, sakral (15)	Nabel, Flankenschnitt bei Nierenoperationen	1,5	40

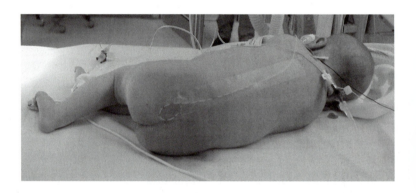

◘ Abb. 11.4. Kaudalkatheter

Plexuskatheter über eine 22-G-Kunststoffkanüle vorgeschoben werden. Wegen der anatomischen Nähe zum Anus ist das Infektionsrisiko für Kaudalkatheter erhöht. Deshalb ist es günstig, die Liegedauer der Katheter auf 24 h zu begrenzen oder die Katheter subkutan zu tunneln. Zur längerdauernden kontinuierlichen epiduralen Infusion können Ropivacain, Bupivacain oder Levobupivacain verwendet werden (◘ Abb. 11.4; ► Übersicht, Kap. 11.2).

Kaudalanästhesie beim wachen Säugling

Die Kaudalanästhesie kann auch als alleinige Anästhesiemethode für Eingriffe unterhalb des Nabels bei Säuglingen mit bronchopulmonaler Dysplasie oder bei ehemaligen Frühgeborenen mit Apnoeattacken eingesetzt werden (► Fallberichte, Kap. 6.7). Ein Vorteil der Kaudalanästhesie ist die längere Wirkdauer und die leichte Punktionstechnik, während die motorische Blockade bei einer Spinalanästhesie besser ist. Die Punktion kann in Seitenlage oder in Bauchlage durchgeführt wer-

den. Nach kaudaler Applikation von 1 ml/kgKG (Levo)bupivacain 0,2–0,25% mit Adrenalinzusatz kann mit der Operation gewöhnlich nach 15 min begonnen werden. Die motorische Blockade lässt oft nach ungefähr 1 h nach, und nach weiteren 1–2 h strampelt das Kind wieder.

Anstelle von (Levo)bupivacain kann bei kleinen Kindern mit Leistenbruchoperationen auch 1 ml/kgKG Lidocain 1% mit Adrenalin 1:200.000 angewendet werden. Die Wirkdauer beträgt damit ca. 40–90 min. Es gibt auch einen Fallbericht über eine Kaudalanästhesie mit Ropivacain bei einem wachen Frühgeborenen. Bei reiferen Kindern ist die bessere motorische Blockade von Bupivacain intraoperativ von Vorteil. Wenn die Blockade angelegt ist, kann man das Kind mit Hilfe eines mit Zuckerlösung angefeuchteten Schnullers beruhigen.

Die Kaudalanästhesie ohne Allgemeinanästhesie kann auch bei älteren Kindern, die schwere pulmonale Erkrankungen haben, angewendet werden. Im Allgemeinen wird dann jedoch eine zusätzliche Sedierung benötigt.

11.5 Lumbale Epiduralanästhesie

> ▸ **Wenn für einen Epiduralkatheter eine längere Liegedauer geplant ist, hat der lumbale Zugang wegen der größeren Entfernung des Punktionsortes zum Anus aus hygienischen Gründen Vorteile.**

Für Hüft- und Abdominaloperationen, bei denen die Innervation von lumbalen oder thorakalen Segmenten ausgeht, benötigt man für die initiale Dosis etwas kleinere Volumina als für eine Kaudalanästhesie. Für Penis- und Analeingriffe müssen vergleichsweise höhere Volumina gewählt werden. Für Oberbauch- und Thoraxeingriffe ist die Applikation von Lokalanästhetika über den lumbalen Zugang nicht ausreichend wirksam.

Epiduralkatheter

Das Einlegen eines Epiduralkatheters kann nach Narkoseeinleitung in Seitenlage erfolgen. In den meisten Fällen wird eine Tuohy-Nadel verwendet, durch die der Katheter eingeführt wird. Es ist empfehlenswert, nicht zu dünne Nadeln zu verwenden, da das Durchstechen des Lig. flavum und der darauf folgende Widerstandsverlust mit einer dickeren Nadel besser gefühlt werden kann und bei dünnen Kathetern und kontinuierlicher epiduraler Infusion postoperativ häufig ein Druckalarm der Perfusorpumpe ausgelöst wird.

> ❗ **Eine 18-G-Tuohy-Nadel kann für Patienten >5 kgKG und eine 19-G-Kanüle für kleinere Patienten angewendet werden.**

Punktionstechnik

Bei Säuglingen sollte die Punktion möglichst unterhalb des 3. Lumbalwirbels durchgeführt werden, weil das Rückenmark weiter hinab in den Spinalkanal reichen kann (◻ Abb. 11.1). Die Punktion kann mit derselben Technik wie beim Erwachsenen durchgeführt werden (»loss of resistance« mit NaCl). Die Distanz Haut–Epiduralraum beträgt beim reifen Neugeborenen etwa 10 mm und steigt dann linear an (Regel: Distanz Haut–Epiduralraum [mm] = Alter [Jahre] × 2+10 mm).

Wenn ein hohes Analgesieniveau angestrebt wird, kann das Auge der Tuohy-Kanüle nach kranial gerichtet und der Katheter 5–10 cm über die Kanülenspitze vorgeschoben werden. Durch zu weites Vorschieben steigt jedoch das Risiko einer Fehllage, eines Aufrollens oder Abknickens des Katheters.

Wirkstoffe und Dosierungen

Die Menge des erforderlichen Lokalanästhetikums hängt von der Lage der Katheterspitze und des Operationsgebiets ab. Zunächst sollte in jedem Fall eine Testdosis (0,5 µg/kgKG Adrenalin) appliziert werden, um eine intravasale Katheterlage auszuschließen. Zur Analgesie kann Ropivacain 0,2% oder (Levo)bupivacain 0,125–0,25% verwendet werden. Bei Eingriffen unterhalb des Nabels ist ein Lokalanästhetikavolumen von 0,5–0,75 ml/kgKG meistens ausreichend, bei sehr ausgedehnten abdominellen Eingriffen können auch 0,75–1 ml/kgKG appliziert werden. Bei Kindern über 25 kgKG ist eine Gesamtmenge von 25–35 ml fast immer ausreichend. Um die Analgesie während des Eingriffs weiter aufrechtzuerhalten, kann nach 60–90 min 1/3–1/2 der Initialmenge nachgespritzt werden

Postoperativ wird für Kinder >3 Monate die Gabe von Ropivacain 0,1–0,125% oder (Levo)bupivacain 0,1–0,125% in einer Dosierung von 0,1–0,4 ml/kgKG/h empfohlen. Wird ein segmentales Niveau der Analgesie im tiefthorakalen und hochlumbalen Bereich erwartet (Hüft- oder Abdominaleingriffe), müssen mindestens 0,35 ml/kgKG/h infundiert werden. Dabei soll eine Gesamtmenge von 30 ml/h nicht überschritten werden.

Durch Zusatz von Sufentanil, Fentanyl oder Clonidin kann die Analgesiequalität verbessert werden. Bei Schulkindern hat sich auch die patientengesteuerte epidurale Analgesie (PCEA) bewährt.

11.6 Thorakale Epiduralanästhesie

Wie zu Beginn dieses Kapitels ausgeführt, werden die meisten Regionalanästhesien im Kindesalter im Schlafen ausgeführt. Da wir das Risiko einer Rückenmarkverletzung unter diesen Bedingungen als zu hoch erachten, setzen wir die thorakale Epiduralanästhesie nur selten ein und ziehen die lumbale Verabreichung von Morphin vor (▶ Kap. 11.2).

Beeinflussung der Hämodynamik

Bei normovolämischen Kindern <8 Jahren ist die Hämodynamik nach rückenmarknahen Blockaden bemerkenswert stabil. Abfälle der Herzfrequenz oder des Blutdrucks kommen kaum vor. Bei größeren Kindern passen sich die Verhältnisse denen des Erwachsenenalters an. Um Blutdruckabfälle zu vermeiden, ist es deshalb sinnvoll, das Kreislaufsystem älterer Kinder vor einer Blockade mit Kristalloiden oder künstlichen Kolloiden aufzufüllen. In seltenen Fällen kann auch die Gabe eines Vasokonstriktors indiziert sein.

Fallbericht

Kind mit Kolonaganglionose

Bei einem 18 Monate alten Jungen (Körpergewicht 10,5 kg) mit Kolonaganglionose (Hirschsprung-Krankheit) und Zustand nach Kolostomie im Neugeborenenalter soll eine Kolektomie mit Anastomosierung von Ileum und Rektum durchgeführt werden. Für den Eingriff sind eine große Laparotomie und eine zusätzliche Inzision im Perineum geplant.

Nach Einleitung der Anästhesie wird der Patient endotracheal intubiert und kontrolliert beatmet. Die Narkose wird mit Sevofluran weitergeführt. Nach Anlage eines zentralen Venenkatheters, einer arteriellen Kanüle und eines zweiten peripheren Venenzugangs wird der Patient auf die Seite gelagert. Nach Hautdesinfektion wird ein Epiduralkatheter über den Wirbelzwischenraum L3/L4 eingeführt und ca. 5 cm in kranialer Richtung vorgeschoben. Über den Katheter ist weder Blut noch Liquor zu aspirieren, nach einer Testdosis von 2 ml Adrenalin 1:400.000 (0,25 mg Adrenalin auf 100 ml NaCl) ändern sich EKG, Herzfrequenz oder Blutdruck nicht. Es werden nun 8 ml Ropivacain 0,2% ohne Adrenalin injiziert.

15 min später wird mit der Operation begonnen. Nach Hautschnitt und Exploration steigen Herzfrequenz und Blutdruck etwas an, was dafür spricht, dass die massive Schmerzstimulation,

die beim Manipulieren am Peritoneum entsteht, nicht ausreichend durch die Epiduralanästhesie gedämpft ist. Die inspiratorische Sevoflurankonzentration wird deshalb kurzfristig erhöht, und der Patient erhält zusätzlich 25 µg Fentanyl i.v. 60–75 min nach der Erstinjektion werden weitere 5 ml Ropivacain 0,2% epidural verabreicht, und es wird eine kontinuierliche Epiduralinfusion mit 4 ml/h Ropivacain/Sufentanil angeschlossen (▶ Übersicht, Kap. 11.2). Am Ende der Operation wacht der Patient ruhig und schmerzfrei auf.

Durch Hautstimulation kann vermutet werden, dass das obere Analgesieniveau etwa 2 cm unterhalb der Brustwarzen (Th5) liegt. Die epidurale Zufuhr wird auf 3 ml/h reduziert. Nach einem längerem Aufenthalt im Aufwachraum wird das Kind auf eine chirurgische Station verlegt, auf der eine engmaschige Überwachung der Atmung, des Kreislaufs und der O_2-Sättigung durch ein Pulsoxymeter gewährleistet ist. Die Epiduralinfusion wird während der nächsten 2 Tage beibehalten, danach wird die Schmerztherapie auf Nichtopioidanalgetika umgestellt.

Kommentar

Die Anlage eines Epiduralkatheters lohnt sich nur dann, wenn er intra- und postoperativ auch konsequent benutzt wird. Alternativ hätte auch eine Lösung mit Ropivacain oder (Levo)bupivacain zusammen mit Fentanyl oder Clonidin zur epiduralen Infusion verwendet werden können (◘ Tab. 11.3). Bei unzureichender Analgesie können zusätzlich Opioide oder Nichtopioidanalgetika verwendet werden (multimodale Schmerztherapie).

Entgegen den Erfahrungen bei Erwachsenen ist eine lumbale Epiduralanästhesie mit 0,2%igem Lokalanästhetikum auch im Analbereich ausreichend analgetisch wirksam.

11.7   Spinalanästhesie

Leistenherniotomien oder andere kurze Eingriffe unterhalb des Bauchnabels können bei Neugeborenen, Säuglingen und besonders bei ehemaligen Frühgeborenen mit Apnoegefährdung auch in Spinalanästhesie durchgeführt werden. Weil das Lokalanästhetikum in minimaler Dosierung subarachnoidal gegeben wird, ist eine versehentliche intravaskuläre Injektion von toxischen Mengen kaum möglich. Zur Oberflächenanästhesie kann vorab ein LA-Pflaster appliziert werden. Entgegen früherer Vermutungen können auch bei Kindern nach Lumbalpunktionen oder -anästhesien Kopfschmerzen auftreten (Inzidenz 4–5%). In schweren Fällen kann bei persistierenden Kopfschmerzen ein epiduraler Blutpatch mit 0,2–0,3 ml/kgKG Eigenblut angelegt werden.

Punktionstechnik

Die Punktion kann in Seitenlage oder in sitzender Stellung erfolgen. In Seitenlage kann das Kind besser fixiert werden, in sitzender Stellung ist der Rückfluss des Liquors aus hydrostatischen Gründen besser. Der Kopf sollte nicht flexiert sein, damit der Atemweg offen bleibt. Zur Punktion können kurze 25-G-Spinalnadeln mit Mandrin verwendet werden. Einige Anästhesisten bevorzugen auch 22-G-Kanülen, weil damit der Rückfluss des Liquors besser ist. Die Punktion erfolgt in Höhe L4/L5 oder L5/S1 in der Mittellinie in horizontaler Richtung. Beim Säugling erreicht man den Durasack in ca. 1–2 cm Tiefe. Das Durchstechen des Lig. flavum und das Erreichen des Subarachnoidalraums können häufig am Widerstand beim Vorschieben der Kanüle gefühlt werden.

Die Injektion wird mit einer 1-ml-Spritze durchgeführt, wenn nach Zurückziehen des Mandrins Liquor in den Kanülenansatz fließt. Wenn Blut zurückfließt, ist die Nadel häufig zu weit vorgeschoben, oder sie befindet sich nicht in der Mittellinie. Dann ist es am besten, neu zu punktieren, evtl. auch in einem anderen Zwischenraum. Nach der Injektion wird das Kind flach hingelegt. Wenn die Beine sofort angehoben werden, z. B. um eine Diathermieplatte am Rücken zu platzieren, kann sich bei Verwendung von hyperbarer Lösung die Blockade nach kranial ausbreiten.

Wirkstoffe und Dosierungen

Das am häufigsten benutzte Medikament bei kleinen Säuglingen ist Bupivacain 0,5%. Alternativ kann auch Tetracain 1% verwendet werden. Die Dosierung für die Leistenhernienoperation ist für 0,5%iges Bupivacain 0,5–1,0 mg/kgKG (0,1–0,2 ml/kgKG) und für 1%iges Tetracain 0,5–1 mg/kgKG (0,05–0,1 ml/kgKG). Um die Wirkdauer zu verlängern, kann beiden Wirkstoffen Adrenalin 1:200.000 zugesetzt werden. Von einigen Anästhesisten werden auch hyperbare Lösungen bevorzugt.

Für Kinder jenseits des Säuglingsalters wird Bupivacain 0,5% in einer Dosierung von 0,3–0,4 mg/kgKG für Kinder unter bzw. 0,2–0,3 mg/kgKG für Kinder über 2 Jahre empfohlen.

Die Wirkdauer beider Lokalanästhetika ist kürzer als nach epiduraler Applikation und umso kürzer, je kleiner die Kinder sind. Sie beträgt nach 1 mg/kgKG Bupivacain etwa 60–120 min. Der Chirurg sollte am besten schon im Operationssaal bereit sein, wenn die Blockade angelegt wird, damit unnötige Verzögerungen vermieden werden. Die Wirkung tritt nach subarachnoidaler Lokalanästhetikaapplikation innerhalb einer Minute ein, hämodynamische Nebenwirkungen treten auch bei hochsitzenden Blockaden nur selten auf.

11.8 Periphere Blockaden

Ileoinguinalblockade

Die Ileoinguinalblockade kann zur intra- und postoperativen Schmerzlinderung bei Leistenschnitt angewendet werden und wird deshalb in Allgemeinanästhesie durchgeführt. Die Blockade ist eine Alternative zur Kaudalanästhesie. Als Lokalanästhetikum wird z. B. Ropivacain 0,375% (0,2% wenn beidseits) oder (Levo)bupivacain 0,25% verwendet; man gibt 0,5 ml/kgKG pro Seite. Das Ziel ist, den N. ilioinguinalis und den N. iliohypogastricus bei ihrem Durchtritt durch die Faszien bzw. Muskeln der lateralen unteren Bauchwand zu blockieren.

Die Verwendung einer Kanüle mit kurzem Schliff ermöglicht ein leichteres Erkennen der Strukturen. Der Einstich erfolgt 1–2 cm medial der Spina iliaca anterior superior (◘ Abb. 11.5). Zuerst wird die Nadel nach lateral und etwas inferior gerichtet und weiter eingestochen, bis das Os ileum erreicht ist. Die halbe Dosis des Lokalanästhetikums wird dann langsam injiziert, während die Nadelspitze zurückgezogen wird, bis sie subkutan liegt. Nun wird von derselben Einstichstelle aus die Nadel nach inferior und medial vorgeschoben. Die beiden Nerven durchtreten in diesem Bereich den M. obliquus internus. Um in die richtige Schicht zu gelangen, muss deshalb der M. obliquus externus durchstochen werden, was i. Allg. als diskreter Klick empfunden wird. Der Rest des Anästhetikums wird nun fächerförmig verteilt.

Penisblockade

Diese Blockade wird häufig für Zirkumzisionen oder Hypospadieoperationen angewendet. Die Technik ist einfach, und die Blockade wird nach Einleitung der Anästhesie durchgeführt. Die beiden Penisnerven liegen ungefähr bei 2 und 10 Uhr, also auf beiden Seiten der dorsalen Mittellinie. Sie werden an der Basis des Penisschafts im subpubischen Raum blockiert (◘ Abb. 11.6).

Die Einstichstellen der Nadel befinden sich knapp unterhalb der Symphyse ungefähr 0,5–1 cm seitlich der Mittellinie (je nach Größe des Patienten). Eine dünne Nadel (25 oder 27 G) wird in leicht kaudaler und medialer Richtung (je ca.

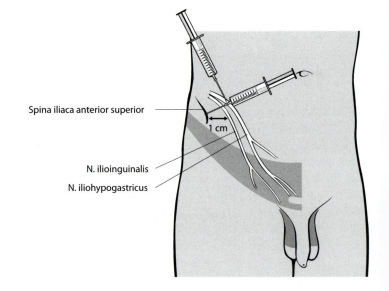

Spina iliaca anterior superior

1 cm

N. ilioinguinalis

N. iliohypogastricus

◘ **Abb. 11.5.** Ileoinguinalblockade

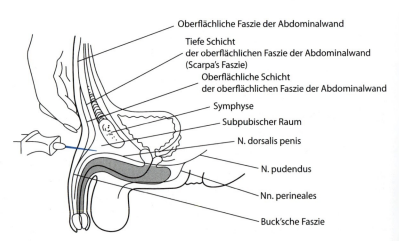

Oberflächliche Faszie der Abdominalwand

Tiefe Schicht der oberflächlichen Faszie der Abdominalwand (Scarpa's Faszie)

Oberflächliche Schicht der oberflächlichen Faszie der Abdominalwand

Symphyse

Subpubischer Raum

N. dorsalis penis

N. pudendus

Nn. perineales

Buck'sche Faszie

◘ **Abb. 11.6.** Peniswurzelblock: Der Sagittalschnitt durch das Perineum zeigt die anatomischen Beziehungen zur Nadelführung beim subpubischen Penisblock

80°) vorgeschoben (❏ Abb. 11.7a–c). Nach Durchstechen der Haut kann vorerst ein leichter Widerstand überwunden werden, der aber nicht immer spürbar ist (oberflächliche Schicht der Abdominalfaszie). Wird die Nadel weiter vorgeschoben, spürt man regelmäßig den Durchtritt durch die tiefe Schicht der Abdominalfaszie, wonach die Nadelspitze sich im subpubischen Raum befindet. Es wird jeweils 0,1 ml/kgKG 0,5%iges (Levo)bu

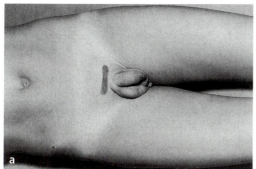

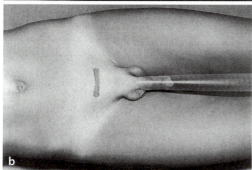

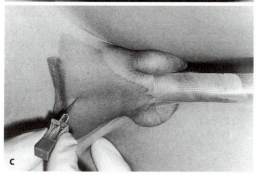

❏ **Abb. 11.7a–c.** Peniswurzelblock. **a** Damit die anatomischen Fixpunkte besser palpiert werden können, wird zuerst die Symphyse identifiziert. **b** Dann wird der Penis mit Hilfe eines Pflasters nach kaudal gezogen **c** und anschließend mit der Nadel knapp unterhalb der Symphyse eingestochen.

pivacain ohne Adrenalin beidseits der Mittellinie gespritzt.

Femoralisblock

Der N. femoralis liegt unmittelbar lateral der A. femoralis. Eine Blockierung dieses Nervs mit Lokalanästhetika verschafft Kindern mit Femurfraktur eine gute Analgesie. Beim wachen Kind wird die Haut mit Lidocain 1% infiltriert. Dann wird mit einer dünnen Nadel (25 oder 27 G) 0,5–1 cm lateral der A. femoralis eingestochen und 0,5 ml/kgKG (maximal 10–15 ml) (Levo)bupivacain 0,5% mit Adrenalin injiziert. Bei elektiven Patienten wird der Nerv am besten sonographisch dargestellt und das Lokalanästhetikum gezielt appliziert. Wenn kein Ultraschallgerät verfügbar ist, kann das Lokalanästhetikum auch blind an typischer Stelle injiziert oder ein Nervenstimulator verwendet werden.

Interkostalblockade

Diese ist hilfreich zur Schmerzbekämpfung nach Thorakotomien und Flankeneingriffen (z. B. Nierenoperation). Die Resorption des Lokalanästhetikums geschieht rascher als bei der Epiduralanästhesie. Man kann Ropivacain 0,2% oder (Levo)bupivacain 0,25% mit oder ohne Adrenalin benutzen und je nach Alter 0,5–5 ml pro Rippe geben. Die maximale Gesamtdosis beträgt 1 ml/kgKG.

Der Einstich wird paravertebral durchgeführt, unmittelbar lateral der geraden Rückenmuskeln, wo die Rippen häufig leicht zu palpieren sind. Es ist auch möglich, weiter lateral einzustechen. Ventral der medialen Axillarlinie sollte nicht gestochen werden, da ein Hauptast des N. intercostalis direkt vor dieser abgeht. Die Technik ist die gleiche wie bei Erwachsenen, d. h. man sticht mit der Nadel auf eine Rippe und ertastet sich durch langsames »Hinunterwandern« den unteren Rand, wo das Lokalanästhesiemittel injiziert wird. Wegen der dünneren Thoraxwand ist beim Kind die Pneumothoraxgefahr größer als beim Erwachsenen. Dem kann entgegengewirkt werden, indem die Einstichrichtung der Nadel nicht senkrecht auf die Rippe erfolgt, sondern von vorne nach hinten in einem spitzen Winkel (beinahe tangential) zur Rippe. Der

Interkostalblock kann auch durch den Chirurgen vor dem Verschluss der Thorakotomie ausgeführt werden.

Axilläre Plexusblockade

Bei Eingriffen an den oberen Extremitäten kann die axilläre Plexusblockade entweder als isolierte Anästhesie oder in Kombination mit der Allgemeinanästhesie angewendet werden. Je nachdem, wie lange der Eingriff dauert, können entweder Lidocain 1–2% (schneller Wirkeintritt), Ropivacain oder (Levo)bupivacain 0,5% (lange Wirkdauer) zum Einsatz gelangen. Die Punktionstechnik, möglichst unter sonographischer Kontrolle, und die angewandten Medikamente und Konzentrationen unterscheiden sich nicht von denjenigen beim Erwachsenen. Die empfohlene Menge liegt bei 0,5–0,6 ml/kgKG (maximal 40 ml).

Wenn Ropivacain oder (Levo)bupivacain angewendet wird, hält die postoperative Analgesie mehrere Stunden an. Während dieser Zeit kann eine Muskelschwäche bestehen, über die das Kind vorher informiert werden sollte. Wird der Block unter Allgemeinanästhesie gesetzt, empfiehlt es sich, dem Lokalanästhetikum Adrenalin in üblicher Konzentration (5 µg/ml) zuzusetzen. Eine intravasale Injektion, die auch bei sorgfältiger Technik möglich ist, wird dann im Sinne der Testdosis (► Kap. 11.2, 11.4) frühzeitiger diagnostiziert.

Müssen arterielle Gefäße anastomosiert werden (z. B. bei einer Replantation) oder muss der Arm postoperativ regelmäßig bzw. kontinuierlich durchbewegt werden, kann ein Katheter in den Plexus axillaris gelegt werden und eine kontinuierliche Infusion von 0,1- bis 0,2%igem Ropivacain oder (Levo)bupivacain in einer Dosierung von 0,2 ml/kgKG/h erfolgen.

Kathetertechniken

Für größere Eingriffe ist das ultraschallgesteuerte Einlegen eines nervennah gelegenen Katheters für die postoperative Analgesie auch bei Kindern über 6 Jahren üblich. Insbesondere der Plexus axillaris, der N. femoralis und der N. ischiadicus (Poplitealblockade) eignen sich gut dafür. Mittels eines Perfusors wird Ropivacain oder (Levo)bupivacain

0,1–0,125% in einer Dosierung von 0,1–0,15 ml/kgKG/h verabreicht.

11.9 Intravenöse Oberflächen- und Infiltrationsanästhesie

Intravenöse Regionalanästhesie

Gute Indikationen für diese Form der Anästhesie sind im Kleinkindesalter selten. Bei Adoleszenten unterscheidet sich die Technik nicht von derjenigen beim Erwachsenen. Eine Doppelcuffmanschette ist zu empfehlen, um die Vorteile der Methode ausnutzen zu können. Als Lokalanästhetikum ist Lidocain 0,5% in einer Dosierung von 0,7–1,0 ml/kgKG geeignet. Um Komplikationen zu vermeiden, muss der Cuff dicht sein und ein versehentliches Entweichen des Manschettendrucks ausgeschlossen werden.

Oberflächenanästhesie von Nase, Rachen und Trachea

Die Resorption über die Schleimhäute geschieht rasch und entspricht beinahe einer i.v.-Injektion. Die einmalige Verabreichung einer Schleimhautanalgesie mit Lidocain sollte 3 mg/kgKG nicht übersteigen. Lidocain 1% eignet sich gut als Oberflächenanästhetikum. Da sich die Substanz mit Speichel vermischt und damit die Konzentration sinkt, können auch konzentrierte Lösungen angewendet werden, im Handel ist z. B. ein 10%iges Lidocainspray erhältlich.

Infiltrationsanästhesie

Vor der Hautnaht kann die Wunde z. B. mit 0,5 ml/kgKG Ropivacain 0,2% oder 0,2 ml/kgKG Bupivacain 0,5% infiltriert werden. Bupivacain hat auch antibakterielle Eigenschaften, eine Verminderung von Wundinfektionen ist jedoch bisher nicht nachgewiesen. Die entstehende analgetische Wirkung ist nach kleineren Eingriffen fast immer ausreichend.

> **!** Die Wundinfiltration ist besonders bei kleineren, oberflächlichen Eingriffen, z. B. Leistenherniotomien, eine effektive und fast risikolose Methode.

Literatur

Angst MS, Ramaswamy B, Riley ET (2000) Lumbar epidural morphine in humans and supraspinal analgesia to experimental heat pain. Anesthesiology 92: 312–924

Armitage EN (1979) Caudal block in children. Anaesthesia 34: 394

Bösenberg A, Thomas J, Lopez T et al. (2002) The efficacy of caudal ropivacaine 1,2,3 mg/ml for postoperative analgesia in children. Paediatr Anaesth 12: 53–58

Breschan C, Hellstrand E, Likar R et al. (1998) Toxizität und »subtoxische« Frühzeichen im Wachzustand bei Säuglingen: Bupivacainplasmaspiegel nach Kaudalanästhesien. Anaesthesist 47: 290–294

Breschan C, Jost R, Krumpholz R et al. (2005) A prospective study comparing the analgesic efficacy of levobupivacaine, ropivacaine and bupivacaine in pediatric patients undergoing caudal blockade. Paediatr Anaesth 15: 301–306

Chawathe MS, Eickmann C, Harrison SK et al. (2002) Detection of epidural catheter with ultrasound in children. Paediatr Anaesth 12: 829

Cook B, Doyle E (1996) The use of additives to local anesthetics solutions for caudal epidural blockade. Paediatr Anaesth 6: 353–359

Cortínez LI, Fuentes R, Solari S et al. (2008) Pharmacokinetics of levobupivacaine (2,5 mg/kg) after caudal administration in children younger than 3 years. Anesth Analg 107: 1182–1184

Dadure C, Bringuier S, Nicolas F et al. (2006) Continuous epidural block versus continuous popliteal nerve block for postoperative pain relief after major pediatric surgery in children: a prospective, comparative randomized study. Anesth Analg 102: 744–749

Dalens B (1995) Regional Anesthesia in Infants, Children, and Adolescents. Williams & Wilkins, London Baltimore Philadelphia

Dalens BJ, Vanneuville G, Dechelotte P (1989) Penile block via the subpubic space in 100 children. Anesth Analg 69: 41–45

DeNegri P, Ivani G, Visconti C et al. (2001) How to prolong postoperative analgesia after caudal anaesthesia with ropivacaine in children: S-ketamine versus clonidine. Paediatr Anaesth 11: 679–683

Deng XM, Xiao WJ, Tang GZ et al. (2002) The minimum local anesthetic concentration of ropivacaine for caudal analgesia in children. Anesth Analg 94: 1465–1468

Fellmann C, Gerber A, Weiss M (2002) Apnoe in a former preterm infant after caudal bupivacaine with clonidine for inguinal herniorraphy. Paediatr Anaesth 12: 637–640

Frawley GP, Downie S, Huang GH (2006) Levobupivacaine caudal anesthesia in children: a randomized double-blind comparison with bupivacaine. Paediatr Anaesth 16: 754–760

Frei FJ (2002) Leistenoperation bei Frühgeborenen: die Allgemeinanästhesie ist auch vertretbar! (Editorial). Anaesthesist 51: 447

Gajraj NM, Pennant JH, Watcha MF (1994) Eutectic mixture of local anesthetics (EMLA) cream. Anesth Analg 78: 574–583

Ganesh A, Rose JB, Wells L et al. (2007) Continuous peripheral nerve blockade for inpatient and outpatient postoperative analgesia in children. Anesth Analg 105: 1234–1242

Gerber AC, Weiss M (2002) Das ehemalige Frühgeborene mit Leistenhernien. Anaesthesist 51: 448–456

Giaufre E, Dalens B, Gombert A (1996) Epidemiology and morbidity of regional anesthesia in children: a one-year prospective survey of the French Language Society of Pediatric Anesthesiologists. Anesth Analg 83: 904–912

Gunter JB (2002) Benefit and risks of local anesthetics in infants and children. Paediatr Drugs 4: 649–672

Hillmann R, Kretz FJ (2008) Fehler und Gefahren in der Regionalanästhesie bei Kindern. Anaesthesist 57: 165–174

Huang JJ, Hirshberg G (2001) Regional anaesthesia decreases the need for postoperative mechanical ventilation in very low birth weight infants undergoing herniorraphy. Paediatr Anaesth 11: 705–709

Ivani G (2002) Ropivacaine: is it time for children. Paediatr Anaesth 12: 383–387

Ivani G, DeNegri P, Conio A et al. (2002) Comparison of racemic bupivacaine, ropivacaine, and levo-bupivacaine for pediatric caudal anesthesia: effects on postoperative analgesia and motor block. Reg Anesth Pain Med 27: 157–161

Jöhr M Berger T (2004) Regional anesthetic techniques for neonatal surgery (2004) Best Pract Res Clin Anesthesiol 18: 357–375

Karmakar MK, Aun CS, Wong EL et al. (2002) Ropivacaine undergoes slower systemic absorption from the caudal epidural space in children than bupivacaine. Anesth Analg 94: 259–265

Lacroix F (2008) Epidemiology and morbidity of regional anaesthesia in children. Curr Opin Anaesthesiol 21: 345–349

Lönnqvist PA, Ivani G, Moriarty T (2002) Use of caudal-epidural opioids in children: still state of the art or the beginning of the end? Paediatr Anaesth 12: 747–749

Mader T, Becke K. Boos K et al. (2007) Handlungsempfehlungen zur Regionalanästhesie bei Kindern. Anästhesiol Intensivmed 9: S79–S85

Marhofer P, Frickey N (2006) Ultrasonographic guidance in pediatric regional anesthesia. Part 1: Theoretical background. Paediatr Anaesth16 :1008–1018

Markakis DA (2000) Regional anesthesia in pediatrics. Anesthesiol Clin North America 18: 355–381

Oliver A (2002) Dural punctures in children: what should we do? Paediatr Anaesth 12: 473–477

Pogatzki-Zahn EM, Wenk M, Wassmann H et al. (2007) Postoperative Akutschmerztherapie. Schwere Komplikationen durch Regionalanalgesieverfahren – Symptome, Diagnose und Therapie. AINS 42: 42–52

Puncuh F, Lampugnani E, Kokki H (2004) Use of spinal anaesthesia in paediatric patients: a single centre experience with 1132 cases. Paediatr Anaesth 14 : 564–567

Rapp HJ (2002) Inadvertent i.v. bolus injection of ropivacaine in a 30-month-old child. Paediatr Anaesth 12: 87–88

Roberts S (2006) Ultrasonographic guidance in pediatric regional anesthesia. Part 2: techniques. Paediatr Anaesth 16: 1112–1124

Rosenberg PH, Renkonen OV (1985) Antimicrobial activity of bupivacaine and morphine. Anesthesiology 62: 178–179

Rothstein P, Arthur GR, Feldman HS (1986) Bupivacaine for intercostal nerve blocks in children. Anesth Analg 65: 625

Saint-Maurice C, Schulte Steinberg O (1992) Regionalanästhesie bei Kindern. Fischer, Stuttgart Jena New York

Seefelder C (2002) The caudal catheter in neonates: where are the restrictions? Curr Opin Anaesthesiol 15: 343–348

Smith T, Moratin P, Wulf H (1996) Smaller children have greater bupivacaine plasma concentrations after ilioinguinal block. Br J Anaesth 76: 452–455

Suresh S, Wheeler M (2002) Practical pediatric regional anesthesia. Anesthesiol Clin North America 20: 83–113

Tobias JD (2000) Spinal anaesthesia in infants and children. Paediatr Anaesth 10: 5–16

Tobias JD (2001) Caudal epidural block: a review of test dosing and recognition of systemic injection in children. Anesth Analg 93: 1156–1161

Valairucha S, Seefelder C, Houck CS (2002) Thoracic epidural catheter placement by the caudal route in infants: the importance of radiographic confirmation. Paediatr Anaesth 12: 424–428

Willschke H, Bösenberg A, Marhofer P et al. (2006) Ultrasonographic-guided ilioinguinal/iliohypogastric nerve block in pediatric anesthesia: what is the optimal volume? Anesth Analg 102: 1680–1684

Willschke H, Marhofer P, Bösenberg A et al. (2005) Ultrasonography for ilioinguinal/iliohypogastric nerve blocks in children. Br J Anaesth 95: 226–230

11

Intraoperative Probleme

> **Die Verhältnisse im Operationsfeld und die Tätigkeit der Operateure müssen regelmäßig beobachtet werden (◘ Abb. 12.1).**

12.1 Laryngospasmus

> **Beim nicht intubierten Kind kann ein Laryngospasmus während der Einleitung, intraoperativ oder während der Ausleitung auftreten. Wenn Inhalationsanästhetika eingesetzt werden kann ein erhöhtes Vorkommen beobachtet werden – verglichen mit dem Einsatz intravenöser Anästhetika.**

Husten, Apnoe, Schlucken und Laryngospasmus sind Schutzreflexe, die einer Aspiration beim wachen Kind entgegenwirken. Diese Reflexe bestehen bei oberflächlicher Anästhesie teilweise weiter und werden durch Reize im Rachen (Sekret, Berührung durch Absaugkatheter, Laryngoskop, Laryngealmaske, Rachentubus etc.) oder Irritation durch Inhalationsanästhetika ausgelöst. Am häufigsten tritt der Laryngospasmus zu Beginn oder am Ende (typischerweise sofort nach Extubation) einer Inhalationsanästhesie auf. Mit Enfluran, Iso-

fluran und Desfluran ist die Häufigkeit eines Laryngospasmus so groß, dass diese Anästhetika für inhalative Einleitungen nicht verwendet werden sollten. Ein Laryngospasmus tritt bei der intravenösen Einleitung selten auf, Propofol wird sogar zu dessen Behandlung eingesetzt.

Beim Laryngospasmus ist der Larynx komplett verschlossen. Durch die Resorption des Sau-

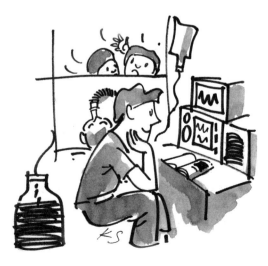

◘ Abb. 12.1.

erstoffs in den Alveolen treten Atelektasen mit konsekutivem Rechts-links-Shunt und Hypoxämie auf. Bradykardie und Asystolie können Folgen der ausgeprägten Hypoxämie sein. Die Diagnose »Laryngospasmus« beruht auf dem vollständigen Sistieren des Gasflusses durch den Larynx. Bei Verdacht sollten Diagnosesicherung und therapeutische Maßnahmen simultan erfolgen.

Behandlung

Zunächst müssen die Atemwege oberhalb der Stimmritze offengehalten werden: Anheben des Kinns, dichter Sitz der Maske und kontinuierlicher Überdruck (CPAP) von ca. 10 cm H$_2$O sind die erforderlichen Routinemaßnahmen.

> ❗ Der Esmarch-Handgriff zusammen mit CPAP sind die besten Maßnahmen, um die oberen Atemwege optimal zu öffnen, allerdings werden dazu zwei Hände benötigt (▪ Abb. 5.11). Aktive Überdruckbeatmung mit hohem Druck führt zum »Aufblasen« des Magens und damit zu einer Verminderung der FRC und erhöht dadurch das Risiko der Regurgitation und Aspiration!

Mit dem Stethoskop kann während der In- und Exspiration normalerweise der Gasfluss gut gehört werden. Ist dieses Strömungsgeräusch nicht mehr hörbar, muss davon ausgegangen werden, dass der Larynx komplett verschlossen ist. Liegt bereits eine Hypoxämie vor, soll Succinylcholin gegeben werden.

> ❗ Eine kleine i.v.-Dosis (0,5 mg/kgKG) reicht aus, um den Spasmus zu lösen, die Maskenanästhesie kann fortgeführt werden. Es ist jedoch sicherer, 1–2 mg/kgKG Succinylcholin i.v. zu verabreichen und den Patienten zu intubieren.

Fehlt ein i.v.-Zugang, können keine freien Atemwege erreicht werden und fällt die O$_2$-Sättigung ab, sollten 4–5 mg/kgKG Succinylcholin (3 mg/kgKG >6 Jahre) intramuskulär gespritzt werden. Die intramuskuläre Injektion kann in den M. deltoideus, den M. quadriceps oder den M. genioglossus erfolgen. Beim letzten Zugang wird das Medikament unmittelbar hinter der Protuberantia mentalis von außen in den M. genioglossus gespritzt (▪ Abb. 12.2) und anschließend einmassiert. Die Zeit zwischen Injektion und 90%iger Relaxation beträgt ca. 2 min (gegenüber 3–4 min nach Injektion in den M. deltoideus). Bereits nach etwa 30 s tritt eine geringgradige Relaxation der Larynxmuskulatur auf, die ausreicht, den Spasmus partiell zu lösen und Sauerstoff zuzuführen.

Laryngospasmus nach Extubation verhindern

Hatte das Kind bereits bei der Einleitung einer Intubationsanästhesie irritable Atemwege, sollte auf eine Propofolanästhesie umgestellt werden. Zudem kann Lidocain (1,5 mg/kgKG i.v. über 30–50 s) 2–3 min vor der Extubation gegeben wer-

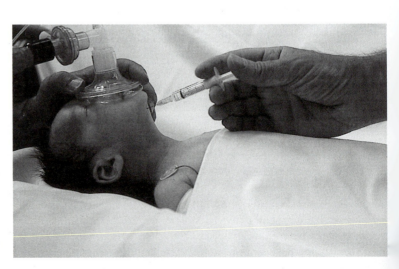

▪ Abb. 12.2. Der Injektionsort beim submentalen Zugang liegt 0,5–1 cm hinter der Protuberantia mentalis. Es wird ca. 1–1,5 cm tief eingestochen.

den, um die laryngealen Reflexe zu dämpfen. Der Zeitpunkt der Extubation muss richtig gewählt werden: Der Tubus wird entweder in tiefer Anästhesie (◌ Tab. 5.9) oder beim fast wachen Patienten entfernt (◌ Tab. 5.10).

Lungenödem nach Laryngospasmus

Patienten, die einen schweren Laryngospasmus durchgemacht haben, sollten anschließend engmaschig überwacht werden, da ein Lungenödem auftreten kann. Dieses entsteht durch die kräftigen Inspirationsbewegungen gegen einen verschlossenen Atemweg. Der dadurch entstehende stark negative intrathorakale Druck bewirkt einen Übertritt von Kapillarflüssigkeit in die Alveolen. Ist dieser pathophysiologische Vorgang leicht ausgeprägt, sind die klinischen Folgen nicht sofort ersichtlich.

Erst eine gewisse Latenzzeit (ca. 10–30 min) nach dem Ereignis können (auch bei sonst gesunden Patienten) die klassischen Zeichen des Lungenödems auftreten: Kurzatmigkeit, Atemnot, Husten und Hypoxämie. Das Röntgenbild zeigt die typische schmetterlingsförmige interstitielle Flüssigkeitsanschoppung. In diesen Fällen ist eine supportive Behandlung angezeigt (Beobachten, Sauerstoff, evtl. Furosemid), die Symptome verschwinden innerhalb weniger Stunden. Schwere Fälle können ein ausgeprägtes, evtl. sogar hämorrhagisches Lungenödem hervorrufen, das eine aggressivere Therapie mit Reintubation notwendig macht. Diese Form des Lungenödems kann auch nach anderen schweren Obstruktionen der oberen Atemwege auftreten.

12.2   Erbrechen, Regurgitation und Aspiration

❯ Die anästhesiebedingte Inzidenz einer Aspiration von Mageninhalt beträgt ca. 1:2500. Meistens handelt es sich um gering ausgeprägte, nicht behandlungsbedürftige Zwischenfälle; lebensbedrohliche Zustände sind selten.

Aspiration von Mageninhalt kann in der Folge von Erbrechen oder passiver Regurgitation von Mageninhalt auftreten. Erbrechen ist ein aktiver Vorgang. Wenn das Kind während der Einleitung oder während des Aufwachens erbricht, geschieht dies normalerweise im Wachzustand oder bei zu oberflächlicher Anästhesie. Meistens bestehen dabei ausreichende Reflexe, die das Kind zum Husten veranlassen und damit eine Aspiration verhindern. Aktives Erbrechen kann auch beim nicht (oder nicht vollständig) relaxierten Patienten während der Intubation durch Pressen ausgelöst werden (erhöhter intraabdominaler Druck).

Bei der Regurgitation handelt es sich um das Zurückfließen von Magen- oder Ösophagusinhalt in den Rachen. Dies ist ein passiver Vorgang und kann während jeder Phase der Anästhesie auftreten. Speziell gefährdet sind Patienten mit ungenügendem Verschlussmechanismus des unteren Ösophagussphinkters. Der Vorgang kann begünstigt werden, wenn bei Maskenbeatmung hohe Beatmungsdrücke angewendet werden, sodass viel Luft in den Magen gelangt.

❗ Bei offensichtlicher Regurgitation von Mageninhalt wird der Patient auf die Seite gelagert und der Rachen mit einem großlumigen Katheter oder direkt mit dem Absaugschlauch abgesaugt.

Bei Verdacht auf Aspiration muss entschieden werden, ob man das Kind aufwachen lässt oder die geplante Anästhesie weiterführt. Diese Entscheidung hängt vom Ausmaß der Aspiration ab. Zeichen der Aspiration sind feuchte Rasselgeräusche, Bronchospasmus und Hypoxämie. Bei klinisch signifikanter Aspiration treten diese Zeichen meistens sofort, spätestens aber innerhalb von 30–60 min auf. Das Thoraxröntgenbild kann für das Vorliegen einer Aspiration weitere Hinweise wie Infiltrate und Atelektasen geben und für die weitere Therapie hilfreich sein.

Akute Behandlung der schweren Aspiration

- Intubation und Absaugen der Trachea
- Beatmung mit 100% Sauerstoff und Inhalationsanästhetika
- Muskelrelaxation
- Zufuhr von Bronchodilatanzien
- Überdruckbeatmung mit PEEP

- Bronchoskopie, wenn feste Partikel aspiriert wurden
- evtl. arterieller Katheter
- evtl. Antibiotikatherapie

Bestehen Zeichen einer schweren Aspiration, soll die Trachea intubiert und so schnell wie möglich abgesaugt werden. Voraussetzung für die Durchführung einer effektiven Behandlung sind ausreichende Anästhesietiefe und Relaxation.

Zur Behandlung von Bronchospasmen und Atelektasen werden β_2-Stimulanzien inhaliert bzw. eine Überdruckbeatmung mit PEEP durchgeführt. Die Anästhesie kann mit Sevofluran fortgesetzt werden. Sobald der Patient stabilisiert ist, kann ein arterieller Katheter zur Kontrolle der Blutgase gelegt werden.

Eine Bronchoskopie ist nötig, wenn das Kind geformtes Material aspiriert hat. War das aspirierte Material bakteriell kontaminiert, ist eine prophylaktische Antibiotikagabe indiziert. Die routinemäßige Antibiotikaprophylaxe ist nicht notwendig. Kortikosteroide haben in dieser Situation keinen therapeutischen Nutzen. Das Kind wird so lange beatmet, bis die üblichen Kriterien für eine Extubation eines lungenkranken Patienten gegeben sind. Radiologische Verlaufskontrollen sind indiziert. Die arterielle O_2-Sättigung und der arterielle pO_2 geben jedoch bessere Informationen hinsichtlich des Schweregrades dieser Komplikation.

Auch Kinder, die klinisch und von Seiten der Blutgase wieder eine ganz normale Lungenfunktion haben und deshalb direkt nach dem Eingriff extubiert werden, müssen im Hinblick auf mögliche spätere Lungenkomplikation überwacht werden. Am einfachsten geschieht dies mittels pulsoxymetrischer Registrierung während der folgenden Stunden, falls notwendig, bis zum nächsten Morgen.

12.3   Beatmungsprobleme und Bronchospasmus

> Beatmungsprobleme während einer Anästhesie können akut und unvorbereitet auftreten. Die Dringlichkeit der Behandlung richtet sich

nach dem Vorliegen und dem Schweregrad einer Hypoxämie. Die Beatmung von Hand hat hohe Priorität, weil damit maschinelle Ursachen ausgeschlossen werden können.

Ursachen für Beatmungsprobleme nach Intubation

- Falsche Tubuslage (Ösophagus- oder Bronchusintubation)
- Tubusobstruktion (abgeknickter Tubus, Sekret)
- Unzureichende Relaxation
- Aspiration von Fremdkörpern (Zahn, Adenoidgewebe)
- Bronchospasmus
- Mit Luft überblähter Magen (nach Maskenbeatmung)

Nach Intubation sind Beatmungsprobleme bei Säuglingen und Kleinkindern häufiger als bei Erwachsenen (▶ Übersicht, Kap. 12.3) und erfordern ein rasches Handeln.

Maßnahmen bei Beatmungsproblemen

- Beurteilung der Tubuslage
- Kontrolle des Tubus (Passage?)
- Kontrolle der Anästhesietiefe/Relaxation (verhindern spontane Atembewegungen eine kontrollierte Ventilation?)
- Beatmung mit Sauerstoff + Sevofluran
- Trachealtoilette durch NaCl-Instillation und Absaugen
- Expansion der Lungen mit kontinuierlichem Überdruck
- wenn kein Effekt: Inhalation mit einem β_2-Stimulator, z. B. Salbutamol (mittels Dosierärosol; ▢ Abb. 12.3)
- Ketamin (1–2 mg/kgKG i.v.), Lidocain (1,5 mg/kgKG i.v.)
- Salbutamol (Dosierung bei Status asthmaticus): initial 5–10 µg/kgKG während 10–15 min, anschließend 0,2 µg/kgKG/min, Steigerung um 0,1 µg/kgKG/min alle 15 min bis Wirkungseintritt, Maximaldosis je nach Ausmaß der Tachykardie

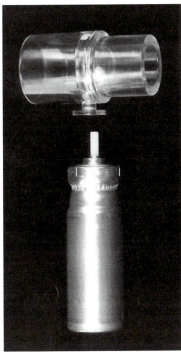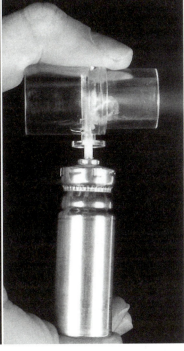

◘ Abb. 12.3. Während der Beatmung kann mittels eines speziellen Applikators ein β_2-Stimulator verabreicht werden *(links)*. Durch Druck des Dosieraerosols auf den kleinlumigen Konnektor wird das Aerosol in Längsrichtung des Luftstromes versprüht *(rechts)*. Die Verabreichung erfolgt während der Inspiration

Tubuslage

Die entscheidende Frage betrifft die Tubuslage: Ösophagus statt Trachea? Mit Hilfe der Kapnographie kann die Fehlintubation innerhalb von Sekunden entdeckt werden (◘ Abb. 7.7).

> **❶** Deshalb sollte die Tubuslage immer mit einem Kapnographen geprüft werden, dies umso mehr, als auch der Erfahrene sich bei der Auskultation täuschen kann.

Wird der Tubus zu tief eingeführt, gelangt er fast immer in den rechten Hauptstammbronchus (◘ Abb. 8.18). Ein abgeschwächtes Atemgeräusch auf der linken Thoraxseite kann dieses Problem einfach diagnostizieren. Bei Unsicherheit soll die Tubuslage und die Intubationstiefe nochmals laryngoskopisch kontrolliert werden.

Tubusobstruktion

Eine partielle Obstruktion des Trachealtubus kann durch dickes Sekret oder durch Abknicken (◘ Abb. 12.4) hervorgerufen werden. Dadurch kann sich ein Ventilmechanismus entwickeln, d. h. das

Kind kann während der Inspiration gegen einen erhöhten Widerstand beatmet werden, die Expiration hingegen ist stark behindert. Folge davon ist eine Überblähung der Lungen bei guter Oxygenation und mangelhafter oder fehlender CO_2-Elimination mit konsekutiver respiratorischer Azidose.

Derselbe Mechanismus kann sich entwickeln wenn ein Fremdkörper im Tracheobronchialbaum gelangt (► Kap. 19.3) oder wenn die Trachea durch eine schwere Skoliose torquiert oder gekrümmt ist und die Tubusöffnung gegen die Bronchial- oder Trachealwand stößt.

> **❶** Solange bei einer Tubusobstruktion Sauerstoff zugeführt werden kann, ist der Patient nicht akut gefährdet, das bedeutet, dass der Tubus nicht sofort entfernt werden muss.

Liegt eine Obstruktion des Tubus durch dickes, zähes Sekret vor, kann dieses durch wiederholtes Spülen mit 1–5 ml NaCl und anschließender Beatmung mit hohen Beatmungsdrucken zuerst verdünnt und dann abgesaugt werden. Abgeknickte Tuben können meistens durch einfache Manipulationen wieder durchgängig gemacht werden. Liegt

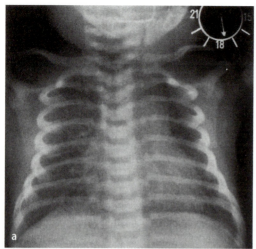

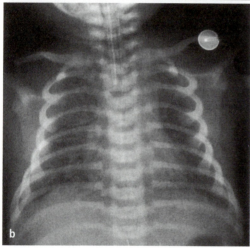

Abb. 12.4a,b. Abgeknickter Trachealtubus. **a** Dieses Neugeborene musste unmittelbar nach der Geburt intubiert werden. Der Beatmungsdruck war hoch, die Thoraxexkursionen nur mangelhaft. Die Oxygenation war immer gut, aber das Kind entwickelte eine zunehmende respiratorische Azidose. Erklärung: Die Öffnung der Tubusspitze liegt am Larynxeingang, der Tubus selbst ist im Rachen abgeknickt. Diese Situation erlaubte die Zufuhr von Sauerstoff mit hohem Beatmungsdruck, aber die Exspiration war schwer behindert, was die CO_2-Retention erklärt. **b** Trachealer Tubus in korrekter Lage

die Abknickung jedoch enoral vor (■ Abb. 12.4) oder ist der Tubus nicht unmittelbar sichtbar, z. B. bei kiefer- oder neurochirurgischen Eingriffen, muss der Eingriff evtl. kurzzeitig unterbrochen und die Abknickung behoben werden. Stößt die Tubusöffnung gegen die Bronchial- oder Trache-

alwand muss mittels flexibler Bronchoskopie eine optimale Lage der Tubusspitze gefunden werden. Nur in seltenen Fällen muss der Tubus entfernt und durch einen neuen ersetzt werden.

Beatmungsschwierigkeiten können auch durch Aspiration eines Zahnes nach unvorsichtigen Intubationsversuchen oder von Adenoidgewebe nach nasaler Intubation auftreten. Bei diesen Verdachtsdiagnosen muss der Patient bronchoskopiert werden.

Bronchospasmus

Ein Bronchospasmus nach Intubation kann sich dadurch äußern, dass es praktisch unmöglich ist, das Kind zu beatmen. Er beruht auf einer Reizung der Luftwege (durch Tubus, Sekret, Blut oder Magensaft) v. a. bei oberflächlicher Anästhesie. Nach Kontrolle der Tubuslage wird der Patient mit Sauerstoff und einem Inhalationsanästhetikum beatmet. Vorausgesetzt, das Kind hat nicht aspiriert, verschwinden die Beschwerden i. Allg., sobald ein tieferes Anästhesiestadium erreicht ist.

Bei älteren Kindern, bei denen die Vertiefung der Anästhesie mit Inhalationsanästhetika länger dauert, kann Ketamin (1–2 mg/kgKG i.v.) oder Lidocain (1,5 mg/kgKG i.v.) einen günstigen Effekt haben. Häufig findet sich Sekret in den Atemwegen, welches abgesaugt werden kann, wenn der Spasmus nachlässt. Mit einem speziellen Applikator (■ Abb. 12.3) können β_2-Stimulanzien beim intubierten Patienten zugeführt werden. Es ist allerdings schwierig vorauszusagen, wieviel der Wirksubstanz effektiv die Bronchien erreicht.

❗ **Deshalb soll nach Effekt dosiert werden. Manchmal sind dazu 10–20 Dosen notwendig.**

Bei schwer zu behandelnden Zuständen können β_2-Stimulanzien auch intravenös appliziert werden (▶ Übersicht, Kap. 12.3).

Eine Sekreteindickung in den mittelgroßen und großen Atemwegen des Säuglings kann sich wie ein Bronchospasmus äußern. Dies kann auftreten, wenn bei langdauernden Eingriffen (>1 h) die Atemgase nicht befeuchtet werden. In solchen Fällen wird man mit Absaugen keinen Erfolg haben, vielmehr muss zunächst eine Trachealtoilette mit NaCl erfolgen.

Neuaufgetretenes Giemen, Pfeifen oder Brummen während einer etablierten Anästhesie hat meistens mechanische Ursachen (Bronchusintubation, Tubusabknickung, Schleim im Tubus etc.).

Husten und Pressen

Der tracheale Tubus wirkt als Fremdkörper und kann Reflexe wie Husten und Pressen auslösen. Treten diese Reflexe in einem oberflächlichen Stadium einer Inhalationsanästhesie auf, kann die Atmung manchmal in Exspirationsstellung verharren. Das Kind presst dann kontinuierlich gegen den Tubus, ohne dass eine Inspiration erfolgt. Eine Hypoxämie kann unter diesen Umständen schnell auftreten, da das exspiratorische Residualvolumen gering ist und die O_2-Reserven bald aufgebraucht sind. Da die Exspirationsmuskulatur in dieser Phase maximal aktiviert ist, müssen je nach Situation hohe inspiratorische Beatmungsdrücke aufgewendet werden (Abb. 12.5).

! **Aus diesem Grund ist die Zufuhr von Inhalationsanästhetika kein günstiges Mittel, um die Anästhesie zu vertiefen, vielmehr empfehlen wir die i.v. Zufuhr eines kurz wirksamen Hypnotikums (z. B. 1 mg/kgKG Propofol oder 1 mg/kgKG Thiopental).**

12.4 Hypoxämie

❯ **Eine Hypoxämie kann – isoliert betrachtet – bedeutungslos sein oder den Beginn einer lebensbedrohlichen Komplikation signalisieren.**

Sauerstoffmangel im Blut ist visuell nur schwer feststellbar. Sogar bei guten Lichtverhältnissen und bei normalen Hb-Werten wird eine Zyanose selten diagnostiziert, bevor die O_2-Sättigung unter 80% abgefallen ist. Die Pulsoxymetrie ermöglicht eine frühzeitige Diagnose. Oft kann der zeitliche Verlauf, während der sich die Hypoxämie entwickelt,

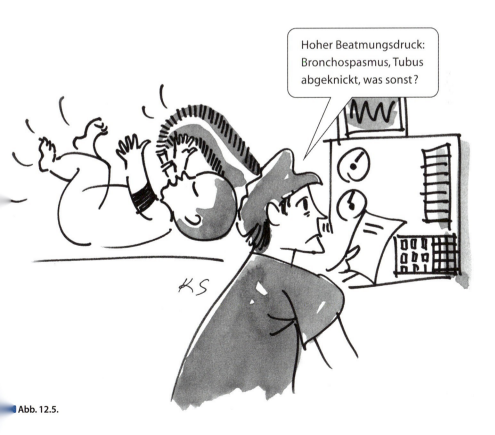

Hoher Beatmungsdruck: Bronchospasmus, Tubus abgeknickt, was sonst?

Abb. 12.5.

▢ Tab. 12.1. Ursachen der rasch auftretenden bzw. langsam sich entwickelnden Hypoxämie während der Anästhesie

Rasch	Langsam
Verlegter Luftweg	Bronchusintubation
Ösophagusintubation	Hypoventilation
Kardialer Shunt	Herzinsuffizienz
Niedriger O_2-Gehalt der Inspirationsgase	Bronchospasmus
	Atelektasen

einen Hinweis darauf geben, wo das Problem auf dem Transportweg von der O_2-Quelle zum arteriellen Blut entstanden ist (▢ Tab. 12.1).

Rechts-links-Shunt

Beim Neugeborenen können verschiedene Mechanismen, wie Stimulation der Atemwege bei ungenügender Anästhesietiefe, Azidose, Hypoxie, zu einem schnellen Anstieg des Widerstandes in der A. pulmonalis und einem Rechts-links-Shunt durch den Ductus arteriosus und das Foramen ovale führen. Dabei kommt es rasch zur Hypoxämie. Therapeutisch geht es darum, den pulmonalarteriellen Gefäßwiderstand zu senken und den Widerstand im großen Kreislauf zu erhöhen. Die Gabe eines Opioids, z. B. 1–2 μg/kgKG Remifentanil oder 3–5 μg/kgKG Fentanyl, eine gute Relaxation und Hyperventilation mit 100% Sauerstoff können meistens eine Shuntreduktion oder gar -umkehr herbeiführen. Unter Umständen ist die Verabreichung von Noradrenalin oder Phenylephrin zum Anheben des systemarteriellen Widerstands nützlich (▢ Tab. 6.2).

Einseitige Intubation

Die akzidentelle Intubation eines Hauptstammbronchus äußert sich meist im langsamen Absinken der O_2-Sättigung bis zu einem Wert um 90%. Dies liegt zum einen daran, dass der Shunt durch die physiologisch auftretende hypoxische pulmonalarterielle Vasokonstriktion (HPV) in der gegenüberliegenden Lunge in Grenzen gehalten wird. Außerdem gelangt, v. a. beim Verwenden von ungeblockten Tuben, auch Sauerstoff in die gegenüberliegende Lunge. Eine korrekte Intubationstechnik (▶ Kap. 8.5) hilft, eine Bronchusintubation zu verhindern. Die korrekte Diagnose kann in der Regel durch Auskultation und Kontrolle der Thoraxbewegungen gestellt werden.

Atelektasen

Auch bei Kindern führt jede Anästhesie zur Atelektasenbildung in den unten liegenden Lungenbezirken, ohne dass sich dies in einer Hypoxämie äußern muss. Treten aber zusätzliche Faktoren auf, die die Atelektasenbildung fördern, z. B. eine intraabdominale Druckerhöhung bei Laparaskopie oder Manipulationen während eines abdominalen Eingriffs, kann der entstandene Shunt zu einer manifesten Hypoxämie führen.

> ❗ Dazu werden die Lungen während mindestens 15 s mit einem Beatmungsdruck von 30 cm H_2O expandiert. Den gleichen Effekt erreicht man mit dem Respirator, indem man den positiv endexpiratorischen Druck (PEEP) während jeweils 5 Atemzügen graduell auf 5, 10 und schließlich 15 cm H_2O erhöht, wobei das Atemzugvolumen bis zu einem Spitzendruck von 45 cm H_2O beibehalten wird.

Wegen der damit verbundenen Reduktion des venösen Rückflusses und der daraus resultierenden Hypotension muss während diesem Manöver der Kreislauf genau überwacht werden.

Niedrige O_2-Zufuhr

Ein niedriger O_2-Gehalt der Frischgaszufuhr ist zwar eine ungewöhnliche, jedoch mögliche Ursache der Hypoxämie. Mit einem funktionstüchtigen O_2-Analysator im Beatmungssystem kann sie vermieden werden. Ein solches Gerät gehört deshalb zu den minimalen Sicherheitsanforderungen eines jeden Anästhesiearbeitsplatzes.

Pneumothorax

Der Spannungspneumothorax ist eine weitere ungewöhnliche, jedoch potenziell lebensbedrohliche Komplikation, die eine Hypoxämie hervorrufen

kann. An diese Diagnose muss v. a. bei Frühgeborenen und Säuglingen mit bronchopulmonaler
Dysplasie, nach Trauma oder nach Einlegen eines
zentralen Venenkatheters gedacht werden.

Bei Verdacht auf Pneumothorax wird die Lach-
gaszufuhr gestoppt und 100% Sauerstoff gegeben,
bis eine genauere Diagnostik durchgeführt ist. Bei
Frühgeborenen wird die Diagnose gestellt, indem
man eine starke Kaltlichtquelle auf die Thoraxwand
aufsetzt. Eine im Vergleich zur Gegenseite diffuse
Streuung des Lichtes über einen größeren Bereich
spricht für Luft im Pleuraraum. Beim größeren
Patienten kann die Verdachtsdiagnose mittels Auskultation gestellt werden. Ein Thoraxröntgenbild
kann dann die Verdachtsdiagnose erhärten. Bis
zur Anlage einer definitiven Pleuradrainage kann
die Spannung vorübergehend durch Punktion des
Pleuraraumes zwischen der 2. und 3. Rippe in der
Medioklavikularlinie mit einer gewöhnlichen Ve-
nenkanüle beseitigt werden.

Fehlanzeige durch Pulsoxymeter

Eine der häufigsten Ursachen eines tiefen Sätti-
gungswerts ist eine Fehlanzeige des Pulsoxymeters.
Bewegungsartefakte, venöse Pulsationen, nicht
korrekte Applikation und Penumbraeffekt sind die
häufigsten Gründe dafür (▶ Kap. 7.8).

12.5   Hyperkapnie

> Eine mäßige Hyperkapnie während der An-
> ästhesie ist beim sonst gesunden, gut oxyge-
> nierten Patienten bedeutungslos (▶ Kap. 3.3).

Ursachen eines erhöhten arteriellen
CO₂-Partialdrucks im Blut

- Vermehrte Produktion:
    - Maligne Hyperthermie
    - Stress und oberflächliche Anästhesie
    - Infekt, Fieber, Sepsis
    - Shivering
- Verzögerter Abtransport:
    - Zu geringer Frischgasfluss im Mapleson-
      D-System

- Nicht funktionierende CO_2-Absorber
  oder defekte Ventile im Kreissystem,
  falsch zusammengesetztes Anästhesie-
  system
- Zu kleines Tidalvolumen oder zu niedrige
  Atemfrequenz (tiefe Anästhesie, restliche
  Curarewirkung etc.)
- Zu großer Apparate-Totraum (◻ Abb. 7.4)
- Großer Rechts-links-Shunt (Herzfehler,
  Bronchusintubation, Atelektase)
- Großer Atemwiderstand (kleiner Tubus,
  abgeknickter Tubus, Asthma)
- Herabgesetzte Compliance (Pneumo-
  thorax, restriktive Lungenkrankheit)

Ein erhöhter CO_2-Partialdruck im arteriellen Blut
(p_aCO_2) beruht auf einem Ungleichgewicht zwischen Metabolismus (CO_2-Produktion) und al-
veolärer Ventilation (CO_2-Elimination). Die resultierende respiratorische Azidose bewirkt eine
zerebrale Vasodilatation und kann zu ernsthaften
Konsequenzen bei Patienten mit erhöhtem intrakraniellem Druck (Zunahme der Hirndurchblutung und des Hirndrucks) oder mit kongenita-
lem Herzfehler (Anstieg des pulmonalvaskulären
Widerstandes, evtl. Zunahme eines Rechts-links-
Shunts, Arrhythmien) führen. Bei gesunden Patienten und adäquater O_2-Zufuhr ist eine leichte
Hyperkapnie (p_aCO_2 zwischen 45 und 65 mmHg)
ungefährlich (▶ Kap. 3.3). Bei diesen p_aCO_2-Werten
wird das Atemzentrum je nach Anästhesietiefe
stimuliert, und spontan atmende Patienten werden
tachypnoisch. Bei massiv erhöhtem p_aCO_2 (über
100 mmHg) tritt ein Anästhesieeffekt auf, und die
Ansprechbarkeit des Atemzentrums kann unterdrückt sein.

Verschiedene Faktoren, die meistens kombiniert auftreten, können zu einer ausgeprägten
Hyperkapnie (endtidales CO_2 >10–12 kP) führen, die das Aufwachen verzögern. Dazu gehören
überhängende Effekte von Inhalationsanästhetika,
Opioiden und Relaxanzien und evtl. ein zu großer Apparate-Totraum. Zudem tritt bei intubierten Kindern in der Aufwachphase nicht selten
ausgeprägtes Husten und Pressen auf, was die
Beatmung erschweren und die Ventilation und

CO_2-Elimination behindern und kann. Vor der Extubation soll versucht werden, das endtidale CO_2 unter 8 kP zu halten und das Kind dann aufwachen zu lassen.

12.6   Bradykardie

Im Gegensatz zur sympathischen Innervation ist die parasympathische Innervation des Herzens und der Gefäße bei der Geburt gut entwickelt, daher sind Bradykardien häufiger als bei älteren Kindern. Eine ausgeprägte Bradykardie kann einen dramatischen Abfall des Herzminutenvolumens verursachen. Da die Hypoxämie die gefährlichste Ursache einer Bradykardie ist, hat die Sicherstellung der Oxygenation erste Priorität. Anschließend soll die Ursache der Bradykardie eruiert werden; gleichzeitig sind, falls die hämodynamische Situation dies notwendig macht, therapeutische Maßnahmen zu ergreifen.

Ursachen der Bradykardie

- Hypoxie
- Ausgeprägte Hypovolämie (!)
- Stimulation im Ausbreitungsgebiet des N. vagus
- Medikamente (Succinylcholin, Neostigmin, Fentanyl, Propofol)
- Erhöhter intrakranieller Druck

❗ Mit der symptomatischen Gabe von 0,01–0,02 mg/kgKG Atropin i.v. kann meistens ein Herzfrequenzanstieg erreicht werden.

Wenn die Ursache der Bradykardie nicht behoben ist, wirkt Atropin evtl. nur vorübergehend, die Bradykardie kann sich zur Asystolie entwickeln. Es ist bekannt, dass medikamentös ausgelöste Bradykardien (z. B. nach Succinylcholin, Neostigmin oder Propofol) in seltenen Fällen nicht auf Atropin ansprechen und es in Extremfällen zur Asystolie kommen kann. Wir glauben, dass dieses Problem mit dem Zeitpunkt der Atropingabe zusammenhängt. Wird es erst gegeben, wenn das Herzminutenvolumen bereits stark reduziert ist, kann es

lange dauern, bis die chronotrope Wirkung am Herzen eintritt. Um diese Zeit zu verkürzen, ist bei ausgeprägter Bradykardie eine Herzdruckmassage indiziert.

12.7   Tachykardie

❯ Sinustachykardien treten bei Kindern häufig auf. Eine kritische Abnahme der Organperfusion wird beim herzgesunden Patienten erst bei hohen Frequenzen beobachtet (>200 beim Säugling, >180 beim Kleinkind).

Die normale Herzfrequenz beim gesunden Kind im Vorschulalter liegt bei 110 und beim Säugling bei 120 Schlägen pro Minute (◘ Tab.e 3.8). Die häufigste Ursache einer Tachykardie ist ein Temperaturanstieg oder eine oberflächliche Anästhesie, die potenziell gefährlichste Ursache die Frühphase einer Hypoxie. Es gibt viele andere Ursachen; eine Tachykardie kann z. B. ein frühes Zeichen einer malignen Hyperthermie sein (▶ Kap. 16).

Ursachen der intraoperativen Tachykardie

- Hypoxie
- Hypovolämie
- Oberflächliche Anästhesie
- Medikamente
  - Inhalationsanästhetika (Isofluran, Desfluran, Sevofluran)
  - Sympathikomimetika (Dopamin, Dobutamin, Isoproterenol, Adrenalin)
  - Andere (Atropin, Theophyllin)
- Tachyarrhythmie
- Hyperkapnie
- Hyperthermie
- Azidose
- Herzinsuffizienz
- Hirnstammschäden

Eine kausale Therapie der Tachykardie sollte immer angestrebt werden. Die Entscheidung, ob bei einer Tachykardie die Konzentration des Inhalationsanästhetikums (Isofluran, Desfluran) erhöht oder erniedrigt werden soll, kann im Einzelfall schwierig sein. Kleine Konzentrationsänderungen und eine Neubeurteilung werden i. Allg. die Antwort geben.

Kann primär keine Ursache gefunden werden, muss eine symptomatische Therapie erfolgen, je nachdem, wie die Arrhythmie hämodynamisch toleriert wird.

Die Therapie der Wahl bei paroxysmalen supraventrikulären Tachykardien ist Adenosin, es wird im Bolus in einer Dosierung von 50 µg/kgKG gegeben. Bei ausbleibender Wirkung wird die Dosis in Dreiminutenabständen um jeweils 50 µg/kgKG bis maximal 250 µg/kgKG gesteigert. Das Medikament hat eine kurze Halbwertszeit von weniger als 30 s. Es kann eine kurzdauernde Asystolie hervorrufen, die aber nach 5–10 s spontan in einen Sinusrhythmus (oder in die vorbestehende Tachyarrhythmie) umschlägt. Bei nicht paroxysmalen Tachykardien können 0,1–0,5 mg/kgKG Esmolol oder 0,01–0,1 mg/kgKG Propranolol (maximal 2 mg) langsam i.v. gegeben werden. Die empfohlene Dosierung muss evtl. wiederholt werden, insbesondere bei Esmolol (Halbwertszeit 10 min). Diese Medikamente sind myokarddepressiv, eine Hypotension muss insbesondere beim hypovolämischen Patienten einkalkuliert werden.

12.8   Hypotension

> Eine unerwartet auftretende Hypotension ist primär mit Volumenzufuhr zu behandeln. Erst wenn die begleitende Diagnostik eine andere Ursache feststellt, soll dieser Strategie geändert werden.

Die normalen Blutdruckwerte für die verschiedenen Altersgruppen sind in Abb. 3.11 und 3.12 angegeben. Während einer Anästhesie ist die Hypovolämie die häufigste Ursache der arteriellen Hypotension. Am wichtigsten aber ist es, eine Hypoxie als Ursache auszuschließen.

Ursachen der intraoperativen Hypotension
- Hypoxie
- Hypovolämie
- Überdosierung von Anästhetika
- Herzinsuffizienz
- V.-cava-Kompression
- Pneumothorax
- Herztamponade (z. B. infolge einer Perforation durch einen ZVK)
- Hypokapnie
- Niedriges Serumkalzium (z. B. aufgrund einer schnellen Zufuhr von zitrathaltigen Blutprodukten)
- Nebennierenrindeninsuffizienz
- Anaphylaxie (Medikamente, Latex)

Stimmt ein niedrig gemessener Blutdruck nicht mit dem klinischen Bild überein (man tastet gute arterielle Pulse und hört gute Herztöne), soll der Blutdruckwert mit einer anderen Methode verifiziert werden (palpatorische Blutdruckmessung mit Manometer, Dopplerblutdruckmessung etc.). Bestätigt sich der niedrige Druck, wird die Zufuhr des Anästhetikums vermindert und die O_2-Zufuhr erhöht. Die geschätzten Flüssigkeitsverluste werden mit den zugeführten Volumina verglichen. Nicht vergessen werden dürfen Verluste, die nicht unmittelbar sichtbar sind, wie z. B. Exsudat oder Blut in der Bauchhöhle, in der Thoraxhöhle oder im Darmlumen (▶ Kap. 10).

> Bei definitiver Hypovolämie werden 20 ml/kgKG einer Vollelektrolytlösung (◘ Tab. 10.3) gegeben, ist die Diagnose unsicher, 10 ml/kgKG. Spricht der Patient gut auf Volumen an, wird dieselbe Menge evtl. wiederholt.

Eine herabgesetzte venöse Vorlast im rechten und linken Herzen als Folge einer V.-cava-Kompression, eines Pneumothorax oder einer Herztamponade kann einen plötzlichen Blutdruckabfall hervorrufen.

Die Nebennierenrindeninsuffizienz (M. Addison) ist eine sehr seltene Ursache für eine Hypotension, die eine Zufuhr von Steroiden (z. B. 5–10 mg/kgKG Hydrokortison) und Volumenlösungen notwendig macht. Die Behandlung von anaphylaktischen Reaktionen ist in der Übersicht (▶ s. unten) angegeben.

12.9   Hypertension

> Eine fehlerhafte Messung mit einer zu
> kurzen Blutdruckmanschette ist die häufigste
> Ursache der vermeintlichen Hypertonie.

Ursachen der intraoperativen Hypertension

- Fehlerhafte Messung, am häufigsten auf-
  grund einer zu kurzen Manschette
- Oberflächliche Anästhesie
- Hyperkapnie
- Hypervolämie
- Medikamente (Ketamin, Adrenalin)
- Chronische Krankheit (Aortenisthmussteno-
  se, Nierenerkrankung, Phäochromozytom)

Eine Hypertension ist in der Kinderanästhesie ungewöhnlich, antihypertensive Medikamente sind
selten nötig. Einige Ursachen der Hypertension
sind in der Übersicht angegeben.

Ein »hoher Blutdruck« kann auf einer Fehl-
messung beruhen, z. B. aufgrund einer zu schmalen oder zu kurzen Manschette (◘ Abb. 7.6). Am
einfachsten wählt man die breiteste Manschette
aus, die am Oberarm Platz hat, ohne auf die Humerusepikondylen am Ellbogen zu drücken.

Ist die Messung korrekt, beruht der Blutdruckanstieg normalerweise auf einer oberflächlichen
Anästhesie oder einer Sympathikusstimulation,
z. B. als Folge chirurgisch ausgelöster Schmerzen,
CO_2-Retention oder einer übervollen Harnblase.
Weiter muss an die Möglichkeit einer Katechola-
minfreisetzung aus Tumoren (Phäochromozytom,
Neuroblastom) gedacht werden. Patienten mit einer Aortenisthmusstenose haben an den oberen
Extremitäten eine Hypertension, die auch nach
operativer Korrektur über Monate oder sogar Jahre
weiterbestehen kann.

12.10   Anaphylaxie

> Die klinische Trias Urtikaria, Bronchospasmus
> und Hypotension muss beim Anästhesisten
> die Reflextrias Anaphylaxieverdacht, Sauer-
> stoff und Adrenalin auslösen.

Unter Anaphylaxie versteht man eine plötzlich
auftretende allergische Reaktion mit Kreislaufbe-
einträchtigung. Anaphylaktische Reaktionen sind
selten, können jedoch nach Gabe der meisten
Pharmaka (Einleitungsmedikamente, Muskelrelaxanzien, Antibiotika, Lokalanästhetika) sowie
Infusionslösungen (Blut, Albumin, Dextran) oder
nach direktem Allergenkontakt (Latex) auftreten.

Die Symptome können i. Allg. innerhalb weniger Minuten nach Exposition entdeckt werden und
umfassen Urtikaria, Anschwellen der Augenlider,
Lippen, Zunge und des Pharynx (Angioödem),
Bronchospasmus und arterielle Hypotension. Beim
wachen Patient treten auch Juckreiz, Parästhesien
und Bewusstseinstrübung auf.

> ❗ Die Therapie besteht in erster Linie in der
> Gabe von Adrenalin. Je nach Ausmaß der
> Kreislaufinstabilität werden 1–10 μg/kgKG i.v.
> als Bolus gegeben.

Behandlung des anaphylaktischen Schocks

- 100% Sauerstoff, Luftwege freihalten,
  bei Bedarf intubieren
- Sicherstellen, dass auslösende Noxe
  eliminiert wird
- Adrenalin, 1–10 μg/kgKG i.v.; nach Bedarf
  wiederholen; evtl. Infusion mit Vasopressoren
- Rasche Volumenexpansion (Vollelektrolytlösungen, initial werden 20 ml/kgKG gegeben)
- Bronchodilatatoren bei Bronchospasmus
- Hydrokortison 10 mg/kgKG i.v.
- Antihistaminika: H_1-Blocker, z. B.Clemastin
  0,025 mg/kgKG i.v.; H_2-Blocker, z. B. Ranitidin
  1 mg/kgKG i.v.

Fehlt ein funktionstüchtiger i.v.-Zugang, können
10 μg/kgKG Adrenalin in Form der unverdünnten
Lösung (1 mg/ml) intramuskulär verabreicht werden. Die Wirksamkeit der trachealen Gabe ist unzuverlässig, die Dosierungsempfehlungen variieren
stark (▶ Kap. 21.5). Die übrige Therapie richtet sich
nach den Symptomen des Patienten. Eine Infusion
mit Vasopressoren (◘ Tab. 17.1) kann notwendig

sein, um den Kreislauf nach der akuten Therapie stabil zu halten. Hydrokortison hat keine Wirkung auf die akute Episode, sollte aber gegeben werden, um sekundäre Symptome im weiteren Verlauf (fortbestehender Bronchospasmus, Urtikaria, Ödem) zu bekämpfen.

Bei erwachsenen Patienten wurde kürzlich über den erfolgreichen Einsatz von Vasopressin bei ungenügendem oder ausbleibendem Effekt von Adrenalin berichtet. Es wurde eine Bolusdosis zwischen 2 und 5 IE eingesetzt.

Liegen starke Verdachtsmomente für eine Anaphylaxie vor, muss eine entsprechende Sofortdiagnostik durchgeführt werden. Dazu wird empfohlen sofort und in Abständen von 1 und 6 Stunden Blutentnahmen zur Bestimmung der Serumtryptase durchzuführen. Liegt eine Anaphylaxie vor, sind stark erhöhte Werte zu erwarten, der höchste Wert wird i. Allg. nach ca. einer Stunde gemessen. Die Bestimmung der Serumtryptase hilft eine anaphylaktische Genese des Zwischenfalls von einer anderen Ursache zu unterscheiden. Eine spezifische Diagnostik sollte in jedem Fall durch ein dafür spezialisiertes Zentrum 4–6 Wochen nach dem Ereignis erfolgen. Diese Abklärung sollte durch den Anästhesisten eingeleitet werden.

12.11   Latexallergie

> Latexhaltiges Verbrauchsmaterial und Gegenstände, die Latex enthalten, sollten, wo immer möglich, aus der Operationsumgebung eliminiert werden.

Durch Latex induzierte anaphylaktische Zustände werden v. a. bei Kindern beobachtet, die bereits ein- oder mehrmals operiert wurden. Latex ist in vielen im Operationssaal gebräuchlichen Utensilien enthalten, eine Expositionsprophylaxe kann deshalb schwierig sein. Am häufigsten wird die Anaphylaxie durch chirurgische Handschuhe hervorgerufen, v. a. wenn Schleimhäute damit in Berührung kommen (Peritoneum, Blasenschleimhaut).

Liegt bei einem Patienten eine bekannte Latexallergie vor, müssen alle potenziell latexhaltigen Gebrauchsgegenstände entfernt werden. Alle in einem Operationsbetrieb vorhandenen Gegen-

stände, Verbrauchsmaterialien, Monitoringzubehör etc. sind auf ihren Latexgehalt zu überprüfen und eine Liste zu erstellen, mit welchen Materialien gearbeitet werden darf. Latexfreie chirurgische Handschuhe müssen zur Verfügung stehen.

Ergibt sich anamnestisch der Verdacht auf eine Latexallergie, ist eine präoperative Diagnostik mittels Hauttestung in Form des Prick-Tests und in vitro mittels ELISA (»enzyme linked immunosorbent assay«) oder RAST (»radioallergosorbent assay«) sinnvoll. Vorteile des Prick-Tests sind die einfachere Durchführbarkeit sowie die höhere Sensitivität und Spezifität gegenüber den In-vitro-Tests. Allerdings kann bereits durch die Hauttestung, die eine leichte Form eines Provokationstests darstellt, eine schwere anaphylaktische Reaktion ausgelöst werden.

12.12   Verzögertes Aufwachen

> Die Ursache ist in den allermeisten Fällen evident. Nur in seltenen Fällen müssen ein Neurologe hinzugezogen oder bildgebende Untersuchungen des zentralen Nervensystems durchgeführt werden.

Ursachen des verzögerten Aufwachens nach Anästhesie

- nichteliminierte Sedativa und Hypnotika (Faktoren, die die Elimination herabsetzen: Hypokapnie, Hypothermie, Alkalose, Azidose, Leber- oder Nierenerkrankung, geringes Lebensalter)
- Restrelaxation
- schwere Hypoxie
- Hyperkapnie
- Hypoglykämie
- Eletrolytabweichungen (Hyponatriämie)
- erhöhter ICP (Ödem, Blutung, Abflusshindernis)
- zentrales anticholinerges Syndrom

Ein verzögertes Aufwachen beruht i. Allg. darauf, dass der Bedarf an Anästhetika während der Anästhesie falsch beurteilt wurde. Das Risiko einer fortbestehenden Sedierung ist bei Patienten mit

Hirnatrophie, Leber- und Niereninsuffizienz sowie während der ersten Lebenswochen am größten. Neugeborene sind sehr empfindlich gegenüber zentral dämpfenden Pharmaka und haben eine verzögerte Elimination von vielen i.v.-Medikamenten (⊡ Tab. 4.1). Bei Patienten mit fortgeschrittener Lebererkrankung kann manchmal wegen der verminderten Elimination des Medikaments durch die Leber (First-pass-Effekt) eine deutlich verlängerte Wirkung von oral verabreichtem Midazolam beobachtet werden. Eine fortbestehende Muskelrelaxation muss durch neuromuskuläres Monitoring ausgeschlossen werden. Eine ernsthafte Hypoglykämie ist bei gesunden Patienten unwahrscheinlich, der Zustand ist aber leicht zu diagnostizieren und muss jeweils rasch ausgeschlossen werden.

Literatur

Brandt L, Mielke A, Hackländer L (2008) Unterdrucklungenödem nach Allgemeinanästhesie. Bildgebende Diagnostik im Verlauf. Anästhesist 57: 359–363

Englische Anästhesiegesellschaft (2008) Guidelines zum Thema »Allergies and Anaphylaxis« http://aagbi.org/anaphylaxisdatabase.html

Kisch H, Jacobs P, Thiel M (1996) Anästhesiologische Besonderheiten bei Patienten mit Latexallergie. Anästhesist 45: 587–596

Mayr VD, Luckner G, Jochberger S et al. (2007) Vasopressin als Reservevasopressor. Behandlung ausgewählter kardiogener Schockzustände. Anästhesist 56: 1017–1023

Oberer C, von Ungern-Sternberg BS, Frei FJ et al. (2005) Respiratory reflex responses of the larynx differ between sevoflurane and propofol in pediatric patients. Anesthesiology 103: 1142–1148

Pfammatter JP, Stocker FP, Weber JW et al. (1993) Behandlung der paroxysmalen supraventrikulären Tachykardie im Kindesalter mit Adenosin i.v. Schweiz Med Wochenschr 123: 1870–1874

Redden RJ, Miller M, Campbell RL (1990) Submental administration of succinylcholin in children. Anesth Prog 37: 296–300

Schummer C, Wirsing M, Schummer W (2008) The pivotal role of vasopressin in refractory anaphylactic shock. Anesth Analg 107: 620–624

Tusman G, Bohm SH, Tempra A et al. (2003) Effects of recruitment maneuver on atelectasis in anesthetized children. Anesthesiology 98: 14–22

Warner MA, Warner ME, Warner DO et al. (1999) Perioperative pulmonary aspiration in infants and children. Anesthesiology90: 66–71

Wolf A (2008) Vasopressin in paediatric practice. Paediatr Anaesth 18: 579–581

Postoperative Betreuung

> Die prophylaktische Behandlung von Angst, Schmerz, Übelkeit und Erbrechen und das frühzeitige Erkennen und Behandeln postoperativer Probleme sind die zentralen Aufgaben des Kinderanästhesisten in der postoperativen Phase.

Nach Operation und Narkose können die Patienten in den Aufwachraum verlegt werden, wenn sie suffizient spontan atmen und die Kreislaufverhältnisse stabil sind. Mit den modernen volatilen und intravenösen Anästhetika sind die Aufwachzeiten kurz, deshalb ist eine präventive Analgesie mit lokal- oder regionalanästhesiologischen Verfahren, Opioiden oder Nichtopioidanalgetika besonders wichtig. Weil respiratorische und hämodynamische Komplikationen vor allem in der frühen postoperativen Phase entstehen, muss eine gute postoperative Überwachung auch nach kleineren operativen oder diagnostischen Eingriffen sichergestellt sein. An den Schnittstellen Operationssaal – Aufwachraum – Kinderstation muss ein guter Informationsfluss über relevante Vorerkrankungen, Besonderheiten der Operation oder mögliche postoperative Probleme bestehen.

13.1   Transport in den Aufwachraum

> Während des Transports in den Aufwachraum müssen freier Atemweg, adäquate Ventilation und stabile Kreislauffunktion gewährleistet sein.

Venenzugänge, Katheter und Drainagen sollen gut mit Pflaster und Verbänden fixiert werden, damit sie während des Transports oder im Aufwachraum auch bei unruhigen Kindern nicht dislozieren. Der Transport erfolgt möglichst in Seitenlage, um Atemwegsobstruktionen und Aspiration bei Erbrechen vorzubeugen. Sauerstoff sollte insuffliert werden, wenn eine ausreichende Oxygenierung mit Raumluft nicht sichergestellt ist.

> Kinder können sich während des Transports plötzlich und unkontrolliert bewegen, deshalb soll eine Person das Kind während der Verlegung sichern.

13.2   Aufwachraum

> ❯ **Eine adäquate postanästhesiologische Überwachung muss in jedem Fall gewährleistet sein, auch wenn kein Aufwachraum zur Verfügung steht.**

Der Aufwachraum in unmittelbarer Nähe zum Operationsbereich ist günstig, damit Anästhesisten und Chirurgen schnellen Zugang zum Patienten haben. Die Betreuung und Überwachung der Patienten kann durch Anästhesieschwestern und -pfleger erfolgen. An jedem Überwachungsplatz müssen ein Pulsoxymeter, ein Absauggerät und eine manuelle Beatmungsmöglichkeit mit O_2-Anschluss vorgehalten werden. Bei Bedarf sollte ein Monitor für die Registrierung von EKG, Blutdruck und Temperatur verfügbar sein. Eine O_2-Insufflation kann bei Säuglingen und Kleinkindern einfach über einen Trichter erfolgen. Die Betten können mit einer Heizdecke oder einer Wärmelampe vorgewärmt werden. Die wichtigsten Arzneimittel, insbesondere Notfallmedikamente und Analgetika, und Notfallzubehör müssen schnell verfügbar sein. Die Eltern sollten eine Zutrittsmöglichkeit zum Aufwachraum haben, um ihr Kind begleiten zu können.

13.3   Postoperative Überwachung

> ❯ **Hypoventilation und Atemwegsobstruktion können im Aufwachraum schneller erkannt werden, wenn Sauerstoff nur bei Bedarf insuffliert wird.**

Nach Aufnahme in den Aufwachraum werden die vitalen Funktionen systematisch klinisch und mit apparativem Monitoring registriert und die Ergebnisse in einem Aufwachraumprotokoll dokumentiert. Mögliche Komplikationen können so frühzeitig erkannt und behandelt werden.

Klinische Überwachung

Die klinische Überwachung beginnt mit der Einschätzung von Atmung und Kreislauffunktion:

- Sind Atemexkursionen sichtbar?
- Ist der Atemweg offen und ein Luftstrom festzustellen?
- Wie ist die Hautfarbe und die Rekapillarisierungszeit (<1–2 s)?
- Fühlen sich die Extremitäten warm an?

Stridor, interkostale Einziehungen und paradoxe Atembewegungen werden bei noch schlafenden Kindern nicht selten durch eine Obstruktion der oberen Atemwege verursacht, die durch Seitenlage und Vorziehen des Unterkiefers behoben werden kann. Ist die Atemfrequenz niedrig oder treten Apnoen auf, so muss an einen Opioidüberhang gedacht werden. Können die Kinder nicht richtig strampeln oder ihren Kopf nicht richtig anheben, so kann das an einer Restwirkung von Muskelrelaxanzien liegen. Bei Kindern mit externer Urinableitung muss sichergestellt sein, dass diese auch richtig fördert. Bei längerem Aufenthalt im Aufwachraum muss der Urin bilanziert werden. Verbände und Drainagen müssen auf Bluttrockenheit überprüft werden. Zur klinischen Einschätzung existieren Aufwachscores, z. B. der Aldrete-Score.

Apparative Überwachung

Die wichtigste apparative Überwachungsmethode im Aufwachraum ist die Pulsoxymetrie, mit der respiratorische Probleme frühzeitig erkannt werden können. Die häufig verwendeten Klebesensoren können nach Operationsende am Kind verbleiben und im Aufwachraum weiterverwendet werden. Arrhythmien und koronare Ischämien sind bei Kindern selten, deshalb wird ein EKG-Monitoring im Aufwachraum nur in speziellen Fällen durchgeführt. Die nicht invasive Blutdruckmessung wird von Säuglingen und Kleinkindern in der Aufwachphase oft schlecht toleriert, meistens reicht es aus, wenn sie bei möglicher Kreislaufinstabilität gezielt eingesetzt wird.

Kinder können nach der initialen Phase des Aufwachens wieder einschlafen und dann hypoxämisch werden (◻ Tab. 13.1). Klinisch relevante Hypoxämien (S_pO_2 <90%) werden meistens innerhalb der 1. Stunde beobachtet. Früh- und Neugeborene Säuglinge und Kleinkinder sind davon häufiger

◻ Tab. 13.1. Mögliche Ursachen von postoperativen Sauerstoffsättigungsabfällen bei Kindern

Häufige Ursachen	Seltene Ursachen

– Obstruktion obere Atemwege
  – Herabfallende Zunge
  – Herabfallender Kehldeckel
– Hypoventilation
  – Anästhetika, Opioide, Muskelrelaxanzien
– Messartefakte
  – Sensordislokation, Bewegung
	– Laryngospasmus
	– Bronchospasmus
	– Subglottisches Ödem
	– Aspiration
	– Hypotension
	– Hypothermie
	– Atelektase
	– Pneumothorax
	– Lungenödem
	– Herzfehler
	– Lungenkrankheit
	– Erhöhter Hirndruck

betroffen als ältere Kinder. Ebenso ist die Inzidenz bei Kindern erhöht, die einen Atemwegsinfekt haben oder deren Eltern rauchen.

Sauerstoffzufuhr bei Hypoxämie

Bei einer hohen inspiratorischen O_2-Konzentration kann eine Hypoventilation zu einer CO_2-Retention mit respiratorischer Azidose führen, obwohl die O_2-Sättigung normal bleibt. Dem Pflegepersonal sollte deshalb bewusst sein, dass die routinemäßige O_2-Zufuhr eine eventuelle Hypoventilation verschleiern kann. Sinkt die O_2-Sättigung unter Raumluftatmung auf Werte unter 90% ab, soll Sauerstoff gegeben, ein Arzt hinzugerufen und mögliche Ursachen eruiert und behoben werden (meistens partielle Atemwegsobstruktion, zentrale Atemdepression oder Atelektasenbildung). Verbesserte Lagerung des Kopfs, Absaugen, Stimulation zum Husten und (selten) Naloxonapplikation sind neben der Gabe von Sauerstoff mögliche Behandlungsansätze.

❗ **Die wichtigste apparative Überwachungsmethode im Aufwachraum ist die Pulsoxymetrie.**

Laboruntersuchungen

Respiratorische, kardiovaskuläre oder metabolische Probleme lassen sich im Aufwachraum am besten durch Blutgasanalysen objektivieren. Schwerwiegende postoperative Störungen sind

Hypoxämien und CO_2-Retention infolge schlechter Ventilation und metabolische Azidosen mit niedriger Basenabweichung und erhöhter Laktatkonzentration infolge relativer Hypovolämie und schlechter Gewebeperfusion. Nach großen Operationen mit ausgedehnten Wundflächen und Volumenverschiebungen ist eine Kontrolle der Hämoglobin- oder der Hämatokritwerte wichtig. Bei Neugeborenen und kleinen Säuglingen, nach langen Nüchternzeiten und bei diabetischen Kindern sollten auch Blutglukosekonzentrationen gemessen werden.

Mit modernen Blutgas-, Oxymetrie- und Elektrolytsystemen können die genannten Parameter aus einer kapillären oder venösen Blutprobe (Probenvolumen z. B. 100 µl) innerhalb von wenigen Minuten bestimmt werden. Der so gemessene CO_2-Partialdruck ist etwa 5 mmHg höher als der arterielle Wert. Zur exakten Beurteilung der Oxygenierung ist eine arterielle Blutgasanalyse am besten geeignet.

❗ **Respiratorische, kardiovaskuläre oder metabolische Probleme kann man am besten mit Blutgasanalysen objektivieren.**

13.4 Postoperative Flüssigkeitszufuhr

❯ **Ist postoperativ eine orale Flüssigkeitszufuhr aus chirurgischen Gründen zunächst nicht erlaubt, soll eine glukosehaltige Elektrolytlösung infundiert werden.**

Nach Eingriffen, die nicht den Gastrointestinal- oder Oropharyngealtrakt betreffen, dürfen die Kinder trinken, wenn sie wach sind. Dabei ist es günstig, zunächst mit Wasser oder Tee zu beginnen und dann schrittweise Kost aufzubauen. Unruhige Säuglinge und Kleinkinder lassen sich im Aufwachraum oft gut mit Glukoselösung oder gezuckertem Tee beruhigen (◻ Abb. 13.1). Nach kleineren Eingriffen (z. B. Leistenherniotomien oder Hodenverlagerungen) ist dann keine weitere Infusionstherapie mehr notwendig. Nach größeren Operationen mit zu erwartenden Flüssigkeitsverschiebungen wird für die postoperative Infusions- und Ernährungstherapie ein genauer Plan

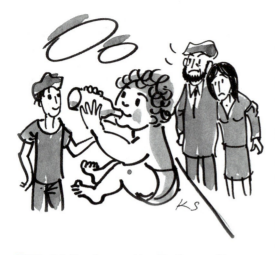

■ **Abb. 13.1.** Vor allem unruhige Säuglinge profitieren von einer frühen postoperativen Flüssigkeitszufuhr, während bei älteren Kindern das zu frühe Trinken mit einer höheren Erbrechensrate assoziiert ist

geschrieben und eine Bilanzierung durchgeführt (► Kap. 10).

❗ **Kinder dürfen postoperativ trinken, sobald sie wach sind.**

13.5   Postoperative Probleme

▶ **Respiratorische Probleme sind die häufigste Ursache von schweren Zwischenfällen in der postoperativen Phase und treten bei Kindern in der Aufwachphase häufiger auf als bei Erwachsenen.**

Respiratorische Probleme

Atemwegsobstruktion, Hypoventilation und Hypoxämie sind die häufigsten postoperativen respiratorischen Probleme. Eine Atemwegsobstruktion oberhalb des Larynx ist besonders bei Kindern mit Gesichtsschädeldeformitäten (Pierre-Robin-Syndrom, Treacher-Collins-Syndrom, Goldenhar-Syndrom), großer Zunge oder hyperplastischen Tonsillen zu erwarten. Außerdem können funktionelle Störungen (z. B. muskuläre pharyngeale

Hypotonie, Dysfunktion der oberen Atemwegsmuskulatur) zu Obstruktionen der oberen Atemwege führen.

Wenn eine Seitenlage mit vorgezogenem Unterkiefer zum Offenhalten des Atemweges nicht ausreicht, kann zusätzlich ein nasopharyngealer Tubus (z. B. gekürzter Trachealtubus) platziert und Sauerstoff insuffliert werden. Bei einer vorbestehenden Rhinitis ist es oft nützlich, bereits intraoperativ abschwellende Nasentropfen zu verabreichen, damit die Nasenatmung postoperativ besser möglich ist. Ein Laryngospasmus kann auch noch im Aufwachraum auftreten, besonders, wenn im Oropharynx viel Sekret vorhanden ist. Absaugen, O_2-Gabe über Maske und Beatmungsbeutel oder Kuhn-System und in seltenen Fällen Applikation eines Hypnotikums (z. B. Propofol) lösen das Problem.

Nach einer traumatischen Intubation, nach Verwendung zu großer Trachealtuben und bei Kindern mit Atemwegsinfekten kann eine subglottische Obstruktion durch Mukosaschwellung mit inspiratorischem Stridor auftreten. Diese Komplikation kann durch schonende Intubationstechnik, tendenziell dünne Trachealtuben und Verwendung von Larynxmasken bei disponierten Kindern fast vollständig vermieden werden. Die Therapie entspricht der des Pseudokrupps: Zufuhr eines angefeuchteten Luft-Sauerstoff-Gemischs, Inhalation von Adrenalin (3–4 ml unverdünnt, 1 mg/ml) über Vernebler. Eine Überdosierung ist unwahrscheinlich und kann leicht an der Zunahme der Herzfrequenz entdeckt werden. Kortikosteroide (z. B. 2 mg/kgKG Methylprednisolon i.v., Budenosidspray) und Sedierung sind weitere Optionen.

Hypoventilation wird häufig durch eine überhängende Wirkung von Narkosemitteln begünstigt. Eine Restwirkung von Muskelrelaxanzien sollte vor geplanter Antagonisierung mit einem Relaxometer objektiviert werden. Tiefe Sedierung, Miosis und Bradypnoe sprechen für eine anhaltende Opioidwirkung, welche bei Bedarf durch vorsichtige Titration von Naloxon (z. B. 1–2 µg/kgKG i.v., bei ungenügender Wirkung Wiederholung nach 3–4 min) behandelt werden kann.

Wenn die Kinder noch tief schlafen, aber ausreichend atmen, sollte, wenn immer möglich, abgewartet werden (»time is non toxic«). Kinder, die starke Schmerzen haben oder sehr unruhig sind atmen häufig besser, wenn sie Analgetika oder Sedativa bekommen.

Angst und Unruhe

Kinder sind postoperativ nicht selten unruhig und ängstlich. Dies kann einerseits eine durchaus nachvollziehbare Reaktion der Kinder auf eine fremde, als bedrohlich empfundene Umgebung sein, andererseits kann Angst und Unruhe auch im Zusammenhang mit Hypoxämie, Hypovolämie, Schmerzen, Harnverhalt, hohem Hirndruck, Hypothermie, Fieber, metabolischen Störungen, Hunger oder Durst entstehen. Unruhezustände treten häufiger nach Anästhesien mit Sevofluran und Desfluran auf als nach Halothan, Isofluran oder intravenöser Anästhesie. Die genaue Ursache ist letztlich nicht bekannt. Besonders häufig betroffen sind Kinder im Vorschulalter, auch wenn sie keine Schmerzen haben. Eltern berichten, dass ihre Kinder dann in einem ähnlichen Zustand sind, als wenn sie plötzlich aus einem tiefen Schlaf erwachen.

Geeignete Maßnahmen zur Minimierung von perioperativer Angst und Unruhe sind gute präoperative Aufklärung, kindgerechte Zuwendung und Umgebung, gute organisatorische Abläufe mit kurzen Wartezeiten, Einbeziehung der Eltern, knappe Nüchternzeiten, medikamentöse Prämedikation, effiziente Schmerztherapie, gezuckerter Tee im Aufwachraum und kurze stationäre Verweildauer. Wenn trotzdem postoperativ Unruhezustände auftreten, hat es sich bewährt, frühzeitig Propofol in Einzeldosen von 0,5–1 mg/kgKG zu titrieren, bis die Kinder ruhig sind. Eine Prävention von postoperativen Unruhezuständen nach Sevoflurananästhesien kann auch durch Applikation von 2–3 μg/kgKG Clonidin i.v. nach Narkoseeinleitung erfolgen.

❗ **Unruhezustände treten häufiger nach Anästhesien mit Sevofluran und Desfluran auf.**

Schmerzen

Schmerzen sollten aus ethischen und medizinischen Gründen möglichst präventiv behandelt werden. Kinder, die während längerer Zeit starke Schmerzen

gehabt haben, benötigen i. Allg. mehr Schmerzmittel. Dies könnte auch daran liegen, dass repetitive starke Schmerzreize das Rückenmark sensibilisieren und die Schmerzschwelle herabsetzen.

❗ **Postoperative Schmerzen werden bei Kindern häufig unterschätzt.**

Die wichtigsten Wirkstoffgruppen sind die Nichtopioidanalgetika, Opioide und Lokalanästhetika (▶ Kap. 11.2). Nichtopioidanalgetika, z. B. Paracetamol, sind als Monotherapie bei stärkeren Schmerzen oft nicht ausreichend wirksam. Opioide werden auch bei Kindern nach Bedarf pfleger- oder patientenkontrolliert verabreicht. Lokal- und regionalanästhesiologische Verfahren werden meistens in einer Allgemeinanästhesie angelegt.

Durch eine Kombination von verschiedenen Wirkstoffen mit verschiedenen Wirkmechanismen werden die analgetischen Wirkungen optimiert und die unerwünschten Wirkungen minimiert (multimodale Schmerzbehandlung). Es ist deshalb meist günstig, mehrere Verfahren zu kombinieren, z. B. vor dem Eingriff ein Nichtopioidanalgetikum, intraoperativ ein lokales oder regionales Verfahren und postoperativ bei Bedarf zusätzlich Opioide. Aus Gründen der besseren Übersichtlichkeit und Sicherheit ist es günstig, sich auf wenige Wirkstoffe aus jeder Wirkstoffgruppe zu beschränken.

Kinder haben große Angst vor punktionsbedingten Schmerzen, deshalb sollen Analgetika bei Kindern immer schmerzfrei, also intravenös, oral oder rektal, keinesfalls aber subkutan oder gar intramuskulär appliziert werden.

❗ **Durch die Kombination von Analgetika mit verschiedenen Wirkmechanismen kann die Schmerzdämpfung optimiert und die unerwünschten Wirkungen minimiert werden (multimodale Schmerztherapie).**

Schmerzmessung

Bei Neugeborenen, Säuglingen und Kleinkindern bis zum 3. Lebensjahr können Fremdbeurteilungsskalen zur Schmerzmessung verwendet werden (z. B. KUSS, ◘ Tab. 13.2). Ab dem 4. Lebensjahr können Kinder häufig ihre Schmerzen schon selbst einschätzen, z. B. mit der bekannten Smiley-Skala.

◻Tab. 13.2. Schmerzmessung bei Neugeborenen, Säuglingen und Kleinkindern (bis 4. Lebensjahr): Kindliche Unbehagens- und Schmerzskala (KUSS, nach Büttner). Der analgetische Therapiebedarf beginnt mit 4 Punkten

Parameter		Punkte
Weinen	Gar nicht	0
	Stöhnen, Jammern, Wimmern	1
	Schreien	2
Gesichtsausdruck	Entspannt, lächelnd	0
	Mund verzerrt	1
	Grimassieren	2
Rumpfhaltung	Neutral	0
	Unstet	1
	Aufbäumen/Krümmen	2
Beinhaltung	Neutral	0
	Strampelnd, tretend	1
	An den Körper gezogen	2
Motorische Unruhe	Nicht vorhanden	0
	Mäßig	1
	Ruhelos	2
Gesamt		0–10

Spätestens ab dem 8. Lebensjahr haben Kinder eine gute Vorstellung von Zahlen und Dimensionen, sodass auch numerische Skalen (0 – keine Schmerzen, 10 – stärkste Schmerzen) oder visuelle Analogskalen verwendet werden können.

🛈 Die routinemäßige, regelmäßige Erfassung und Dokumentation von Schmerzen auf den Kinderstationen ist eine wichtige Voraussetzung zur Verbesserung der Versorgung von Kindern mit akuten und chronischen Schmerzen.

Nichtopioidanalgetika

Paracetamol ist das am weitesten verbreitete Analgetikum dieser Gruppe (◻ Tab. 13.3). Nach rektaler Applikation ist die Resorption verzögert (Stun-

den) und sehr variabel, deshalb hat es sich bewährt, Paracetamol bereits präoperativ oral oder rektal zu verabreichen. Mit einer ausreichenden Initialdosis (z. B. 40 mg/kgKG) ist Paracetamol besonders als Basisanalgetikum geeignet. Wegen möglicher Lebertoxizität sollen Tageshöchstdosen von 100 mg/kgKG nicht überschritten werden. Paracetamol ist inzwischen auch in intravenöser Applikationsform verfügbar (z. B. Perfalgan).

Nichtsteroidale Antiphlogistika (z. B. Diclofenac oder Ibuprofen) hemmen die Prostazyklinsynthese und sind analgetisch und antientzündlich wirksam. Die Applikation nach knochenchirurgischen und orthopädischen Eingriffen ist weit verbreitet. Bei Säuglingen werden nichtsteroidale Antiphlogistika eher zurückhaltend und bei Neugeborenen wegen der noch eingeschränkten Nierenfunktion nur in begründeten Ausnahmefällen eingesetzt. Wegen einer möglichen vorübergehenden Beeinträchtigung der Thrombozytenfunktion sollten nichtsteroidale Antiphlogistika bei Eingriffen mit erhöhter Blutungsgefahr möglichst nicht verwendet werden.

Metamizol (z. B. 10–20 mg/kgKG als Kurzinfusion über 15 min) wirkt besonders gut bei kolikartigen Schmerzen im Gastrointestinal- und Urogenitaltrakt. In seltenen Fällen kann eine Agranulozytose auftreten. Deshalb ist bei längerer Anwendung eine Blutbildkontrolle empfehlenswert. Für die neueren Cyclooxygenase-2-Hemmer liegen derzeit noch keine ausreichenden Erfahrungen bei Kindern vor.

Opioide

Opioide können bei starken Schmerzzuständen in allen Altersgruppen eingesetzt werden. Je nach Rezeptoraffinität und intrinsischer Aktivität werden Agonisten, Partialagonisten, kombinierte Agonisten/Antagonisten und Antagonisten unterschieden (◻ Tab. 13.4). Reine Agonisten (z. B. Morphin, Piritramid) erzeugen eine maximale Wirkung nach Rezeptorbindung, während Antagonisten (Naloxon) den Rezeptor nur besetzen und keine intrinsische Wirkung haben.

Partialagonisten (z. B. Buprenorphin) haben nach Rezeptorbindung auch bei hohen Dosen nur submaximale Wirkungen. Kombinierte Agonisten/Antagonisten (z. B. Nalbuphin) aktivieren κ-Rezeptoren und blockieren μ-Rezeptoren. Weil

▣ **Tab. 13.3.** Dosierungsvorschläge für Nichtopioidanalgetika bei Kindern

Substanz	Einzeldosis [mg/kgKG]	Dosisintervall [h]	Darreichungsform
Paracetamol	Initial: 40, Folgedosis: 15, Höchstdosis/Tag: 100	6	Oral, rektal
	15		i.v. als Kurzinfusion
Diclofenac	1–2	8	Oral, rektal
Ibuprofen	10	8	Oral, rektal
Mefenaminsäure	10–15	8	Oral, rektal
Ketorolac	0,5	6	Oral, i.v.
Metamizol	10–15	4	Oral, i.v. (Kurzinfusion)

▣ **Tab. 13.4.** Klassifizierung von Opioiden

Agonisten	Partialagonisten	Agonisten/ Antagonisten	Antagonisten
Morphin	Buprenorphin	Nalbuphin	Naloxon
Piritramid	Pentazocin		
Pethidin			
Tramadol			

▣ **Tab. 13.5.** Dosierungsvorschläge für Morphin für Kinder unterschiedlicher Altersklassen. (Mod. nach Kart et al. 1997)

	Frühgeborene	Neugeborene	Säuglinge, Kinder
Bolus i.v.	8 µg/kgKG alle 4 h 4 µg/kgKG alle 2 h	30 µg/kgKG alle 4 h 15 µg/kgKG alle 2 h	80 µg/kgKG alle 4 h 40 µg/kgKG alle 2 h
Infusion i.v.	2 µg/kgKG/h	7 µg/kgKG/h	20 µg/kgKG/h

die analgetischen Wirkungen von Partialagonisten und kombinierten Agonisten/Antagonisten bei starken Schmerzzuständen begrenzt sind (Ceiling-Effekt), werden perioperativ meistens reine Agonisten (z. B. Morphin oder Piritramid) verwendet.

Opioide vermindern die Empfindlichkeit von Chemorezeptoren im Hirnstamm, wodurch es zu einer Atemdepression kommen kann. Diese Nebenwirkung hat die Anwendung von Opioiden bei Kindern in der Vergangenheit häufig limitiert.

❗ **Das Risiko einer klinisch relevanten Atemdepression kann durch Titration von Opioiden minimiert werden.**

Opioide erhöhen den Tonus der glatten Muskulatur, wodurch es zu einer Verminderung der gastrointestinalen Motilität, Konstipation und Harnverhalt kommen kann. Übelkeit und Erbrechen werden durch direkte Stimulation von Chemorezeptoren im Hirnstammbereich gefördert. Bei Früh- und Neugeborenen ist die Eliminationshalbwertszeit von Morphin verlängert und die Clearance vermindert. Nach 2 Lebensmonaten unterscheiden sich die pharmakokinetischen Parameter von Kindern und Erwachsenen aber nicht mehr wesentlich (Dosierungsvorschläge nach Altersklassen in ▣ Tab. 13.5).

Pharmakodynamische Untersuchungen liegen für Früh- und Neugeborene nur sehr vereinzelt vor. Es ist aber möglich, dass Opioide bei Früh- und Neugeborenen mit einer unreifen Blut-Hirn-Schranke, einem unreifen p450-Enzymsystem und verminderten Plasmaproteinkonzentrationen stärker atemdepressiv wirken.

❗ Eine bedarfsadaptierte Opioidtitration und eine adäquate postoperative Überwachung ist bei Früh- und Neugeborenen besonders wichtig.

Opioidtitration

Der postoperative Opioidbedarf ist auch bei Kindern interindividuell sehr variabel. Mit einer bedarfsadaptierten Titration von kleinen Einzeldosen werden diese Unterschiede möglicherweise besser berücksichtigt als mit einer intermittierenden Applikation nach einem starren Schema. Die Opioidtitration kann bei postoperativen Schmerzen von der Anästhesieschwester im Aufwachraum mit Piritramid (Bolusgröße 30 µg/kgKG) oder Morphin (Bolusgröße 20 µg/kgKG) begonnen werden. Nach 3–6 Einzeldosen entsteht fast immer eine ausreichende Analgesie. Nach der letzten Opioidgabe

werden die Kinder noch 30 min im Aufwachraum überwacht und können dann auf die Normalstation verlegt werden.

❗ Eine Überdosierung von Opioiden führt zu tiefer Sedierung und Atemdepression.

Patientenkontrollierte Analgesie (PCA)

Wenn absehbar ist, dass weitere Opioidgaben erforderlich sind, wird die Schmerzbehandlung nach Verlegung auf eine Normalstation mit einer PCA-Pumpe fortgesetzt (◻ Tab. 13.7).

Die Opioidapplikation über eine PCA-Pumpe ist besonders sicher, wenn die Pumpe von den Kindern selbst bedient wird (◻ Abb. 13.2). Bei sehr häufigen Bolusanforderungen tritt neben dem analgetischen Effekt auch eine sedierende Wirkung auf, sodass die Kinder müde werden und die Pumpe nicht mehr so oft auslösen. Die Plasmakonzentrationen fallen dann wieder ab, und eine Überdosierung wird ziemlich sicher vermieden.

In den meisten Kinderkliniken wird die PCA mit kontinuierlicher Infusion auf Normalstationen nur in Ausnahmefällen bei Kindern mit sehr

◻ Tab. 13.6. Vorschlag für Opioidtitration bei Kindern im Aufwachraum	
Piritramid	– Eine Ampulle (15 mg Piritramid) mit einer Perfusorspritze und NaCl 0,9% auf 50 ml aufziehen: 300 µg/ml Piritramid – Einzelbolus: 1 ml pro 10 kgKG (30 µg/kgKG Piritramid) – Wiederholung nach wenigen Minuten; solange, bis eine ausreichende Schmerzdämpfung eingetreten ist (Gesamtmenge z. B. 3–6 Einzelboli) – Nach der letzten Opioidgabe 30 min Überwachung im AWR. Verlegung, wenn das Kind wach ist und eine O_2-Sättigung unter Raumluft über 92% hat
Morphin	– Gleiches Vorgehen (10 mg auf 50 ml NaCl, Einzelbolus 20 µg/kgKG)
Nalbuphin	– Einzelbolus 100 µg/kgKG

◻ Tab. 13.7. Patientenkontrollierte Analgesie bei Kindern: verschiedene Standardeinstellungen				
Wirkstoff	Bolus [µg/kgKG]	Sperrzeit [min]	4-h-Maximaldosis [µg/kgKG/4 h]	Infusion [µg/kgKG/h]
Morphin	20	10	350	Keine oder 4–20
Piritramid	30	10	500	Keine oder 6–30
Nalbuphin	20	10	Keine	Keine oder 20

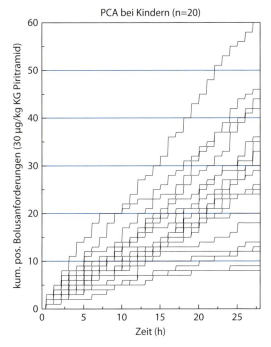

Abb. 13.2. Kumulative Dosis-Zeit-Kurven von 20 Kindern mit patientenkontrollierter Analgesie: Auch bei Kindern unterliegt der postoperative Opioidverbrauch einer hohen interindividuellen Variabilität

Tab. 13.8. Patienten- und pflegekontrollierte Analgesie bei Kindern: Überwachung auf Normalstation:

Schmerzmessung	– KUSS – Smileys – Numerische Ratingskala, visuelle Analogskala
Analgetikaverbrauch	– Verbrauchte Gesamtmenge – Anteil positiver Bolusanforderungen
Unerwünschte Wirkungen	– O$_2$-Sättigung (Raumluft?), Atemfrequenz – Sedierungsscore – Übelkeit, Erbrechen, Pruritus
Technische Ausrüstung	– Pulsoxymeter an Schwesternrufanlage anschließen – Rückschlagventil bei Schwerkraftinfusion – PCA-Pumpe unter Patientenniveau.

hohem Opioidverbrauch verwendet. Bei Säuglingen und jüngeren Vorschulkindern können die PCA-Pumpen von sorgfältig eingewiesenem Pflegepersonal oder in Ausnahmefällen auch von den Eltern bedient werden. In einzelnen Fällen kann es allerdings schwierig sein, zwischen Schmerzen und Unruhezuständen zu unterscheiden.

Kinder mit einer PCA-Pumpe oder einer Opioidinfusion sollen einer standardisierten Überwachung unterliegen (Tab. 13.8). Zur respiratorischen Überwachung werden sie an ein Pulsoxymeter angeschlossen. Bei den neueren Geräten kann der Alarm mit der Schwesternrufanlage gekoppelt und deshalb schneller registriert werden. Mindestens einmal täglich wird eine Schmerzvisite von einem Anästhesisten oder einer »Schmerzschwester« durchgeführt.

> ❗ **PCA-Pumpen können von Kindern ab dem 5. Lebensjahr selbst bedient werden.**

Opioidinfusionen

Mit einer Opioidinfusion können auch bei spontan atmenden Kindern gleichmäßigere Plasmakonzentrationen herbeigeführt werden. Kontinuierliche Infusionen können besonders bei Kindern mit starken Schmerzen und hohem Opioidverbrauch und bei Säuglingen und jungen Vorschulkindern nach großen Eingriffen angewendet werden. Um eine Atemdepression zu vermeiden, müssen die Infusionsraten entsprechend der Schmerzmessung engmaschig angepasst werden. Wenn eine PCA mit einer kontinuierlichen Infusion (z. B. 10–20 µg/kgKG/h Morphin) unterlegt wird, verbessert sich der Nachtschlaf der Kinder, andererseits können unerwünschte Wirkungen, z. B. Übelkeit, Erbrechen oder Abfälle der O$_2$-Sättigung öfter auftreten. Bei niedrig dosierter Morphininfusion (z. B. 4 µg/kgKG/h) treten diese Nebenwirkungen seltener auf.

Lokal- und Regionalanästhesie

Wenn immer möglich, werden lang wirksame Lokalanästhetika, z. B. Ropivacain oder (Levo)bupivacain, für eine lokale oder regionale Anästhesie eingesetzt (► Kap. 11). Die Blockaden werden vorzugsweise zu Beginn der Operation, manchmal

aber auch an deren Ende, gelegt. Häufig angewandte Verfahren sind Wundinfiltrationen, Kaudalanästhesien und periphere Nervenblockaden,
z. B. ein Penisblock. Für viele kleine und mittlere
Eingriffe reicht die analgetische Wirkung dieser
Verfahren in den ersten postoperativen Stunden
völlig aus. Bei abklingender Wirkung kann die
Schmerztherapie bei Bedarf mit Nichtopioidanalgetika oder Opioiden fortgesetzt werden.

Für eine längerdauernde Schmerztherapie
kann ein Katheter von kaudal, lumbal oder thora-
kal in den Epiduralraum gelegt werden, über den
in der postoperativen Phase kontinuierlich oder
intermittierend Lokalanästhetika, Opioide und andere analgetisch wirksame Substanzen appliziert
werden können.

Übelkeit, Erbrechen

Postoperative Übelkeit und Erbrechen (PONV)
treten bei Kindern häufiger auf als bei Erwachsenen. Das Risiko ist erhöht ab einem Lebensalter

über 3 Jahren, einer Operationsdauer über 30 min,
bei Erbrechen in der Anamnese, nach Operationen
an den Augenmuskeln (Strabismuschirurgie) oder
nach Adeno-/Tonsillektomien.

Übelkeit und Erbrechen werden außerdem
durch Verwendung von Opioiden und möglicherweise auch durch Lachgas gefördert und treten
nach intravenösen Anästhesien seltener auf. Zur
Prophylaxe ist es günstig, wenn bereits intraoperativ Luft und Flüssigkeit aus dem Magen abgesaugt
werden und die Kinder während der Aufwachphase ruhig im Bett liegen und erst kleine Mengen
Flüssigkeit trinken, wenn sie richtig wach sind und
danach verlangen.

> ❗ Postoperative Übelkeit und Erbrechen
> kommt bei Kindern, die älter als 3 Jahre sind,
> häufiger vor als bei Erwachsenen.

Medikamentöse Prophylaxe und Therapie)

Bei Kindern mit erhöhtem PONV-Risiko ist der
Einsatz einer intravenösen Anästhesie (TIVA) evtl.

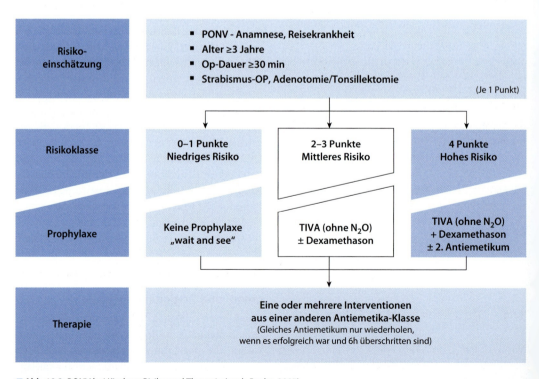

■ **Abb. 13.3.** PONV bei Kindern: Risiko und Therapie (nach Becke, 2007)

◻ **Tab. 13.9.** Prophylaxe und Therapie von Übelkeit und Erbrechen bei Kindern	
Allgemeine Maßnahmen	
– TIVA, effektive Regionalanästhesien – Magen vor Extubation absaugen – Opioide vermeiden – Erste orale Flüssigkeitsaufnahme in kleinen Mengen – In der Aufwachphase für Ruhe sorgen und Bewegungen vermeiden	
Dosierungsvorschäge für Antiemetika	
Dexamethason	0,15 mg/kgKG (max. 4 mg) i.v.
Ondansetron	0,1 mg/kgKG (max. 4 mg) i.v.
Tropisetron	0,1 mg/kgKG (max. 2 mg) i.v.
Granisetron	20 µg/kgKG (max. 1 mg) i.v.
Dolasetron	0,35 mg/kgKG (max. 12,5 mg) i.v.
Droperidol	50 µg/kgKG (max. 1,25 mg) i.v.
Dimenhydrinat	0,5 mg/kgKG oral oder rektal

in Kombination mit einer Regionalanästhesie zur Prophylaxe ebenso geeignet wie der Einsatz von Dexamethason oder eines Serotoninantagonisten (◻ Tab. 13.9). Bei Patienten mit sehr hohem PONV-Risiko können die verschiedenen Wirkstoffe auch miteinander kombiniert werden (multimodales Vorgehen). Dexamethason kann bei Kindern mit onkologischen Grunderkrankungen (z. B. Leukämie) zu einem gefährlichen Tumor-Lyse-Syndrom führen, deshalb sollten in dieser Patientengruppe die Serotoninantagonisten bevorzugt werden. Butyrophenone (z. B. Droperidol) haben bei Kindern ein erhöhtes Risiko für extrapyramidale oder sedierende Nebenwirkungen, sie können in seltenen Fällen erwogen werden, wenn andere Alternativen nicht ausreichend wirksam sind (◻ Abb. 13.3).

❗ **Antiemetika der 1. Wahl sind auch bei Kindern Dexamethason und Serotoninantagonisten (z. B. Ondansetron oder Tropisetron).**

13.6   Verlegung aus dem Aufwachraum

Vorraussetzung für eine Verlegung auf die Normalstation sind leichte Erweckbarkeit, suffiziente Spontanatmung, stabile Kreislaufverhältnisse, in-

takte Schutzreflexe, Normothermie und ausreichende Dämpfung von Übelkeit, Erbrechen und postoperativen Schmerzen. Bei ehemaligen Frühgeborenen bis zur 60. postkonzeptionellen Woche ist wegen der Apnoegefahr auch auf der Normalstation eine Monitorüberwachung erforderlich.

Für die Klinikentlassung nach Hause sollten strengere Regeln gelten: Die Restwirkungen der Anästhesie sollen vollständig abgeklungen sein; der chirurgische Lokalbefund soll in Ordnung sein; die Kinder sollen ganz wach, altersentsprechend orientiert, gut hydriert, schmerzfrei, mobil und in der Lage sein, klare Flüssigkeit zu trinken.

Literatur

Aldrete JA (1995) The post-anesthesia recovery score revisited. J Clin Anesth 7: 89

Apfel CC, Korttila K, Abdalla M et al. (2004) A factorial trial of six interventions for the prevention of postoperative nausea and vomiting. N Engl J Med 350: 2441–2451

Apfel CC, Kranke P, Piper S et al. (2007) Übelkeit und Erbrechen in der postoperativen Phase. Anaesthesist 56: 1170–1180

Becke K, Kranke P, Weiss M et al. (2007) Handlungsempfehlungen zur Risikoeinschränkung, Prophylaxe und Therapie von postoperativem Erbrechen im Kindesalter (2007) Anästh Intensivmed 48: S95–S98

Berde CB, Sethna NF (2002) Analgesics for the treatment of pain in children. N Engl J Med 347:1094–1103

Büttner W, Breitkopf L, Miele B et al. (1990) Erste Ergebnisse zur Zuverlässigkeit und Gültigkeit einer deutschsprachigen Skala zur quantitativen Erfassung des postoperativen Schmerzes beim Kleinkind. Anaesthesist 39: 593–602

Davidson JAH, Hosie HE (1993) Limitations of pulse oximetry: respiratory insufficiency- a failure of detection. BMJ 307: 372–373

Doyle E, Robinson D, Morton NS (1993) Comparison of patient-controlled analgesia with and without background infusion after lower abdominal surgery in children. Br J Anaesth 71: 670–673

Hutton P,Clutton-Brock T (1993) The benefits and pitfalls of pulse oximetry. BMJ 307:457–458

Jöhr M (2002) Editorial: Postanaesthesia excitation. Paediatr Anaesth 12: 293–295

Kain ZN, Mayes LC, Wang SM et al. (1999) Postoperative behavioral outcomes in children: effects of sedative premedication. Anesthesiology 90: 758–765

Kart T, Christrup LL, Rasmussen M (1997) Recommended use of morphine in neonates, infants and children based on a literature review: Part 2-Clinical use. Paediatr Anaesth 7: 93–101

Kluger MT,Bullock MF (2002) Recovery room incidents: a review of 419 reports from the Anaesthetic Incident Monitoring Study (AIMS). Anaesthesia 57: 1060–1066

Kulka PJ, Bressem M, Tryba M (2001) Clonidine prevents se-
voflurane-induced agitation in children. Anesth Analg
93: 335–338

Mantzke US, Brambink AM (2002) Paracetamol im Kindesalter.
Anaesthesist 51: 735–746

Marret E, Flahault A, Samama CM, Bonnet F (2003) Effects of
postoperative, nonsteroidal, antiinflammatory drugs on
bleeding risk after tonsillectomy: meta-analysis of randomized, controlled trials. Anesthesiology 98: 1497–502

Müller C, Kremer W, Harlfinger S et al. (2006) Pharmacokinetics
of piritramide in newborns, infants and young children in
intensive care units. Eur J Pediatr 165: 229–239

Osthaus WA, Linderkamp C, Bünte C et al. (2008) Tumor lysis
associated with dexamethasone use in a child with leuke-
mia. Paediatr Anaesth 18: 268–270

Picard V, Dumont L, Pellegrini M (2000) Quality of recovery in
children: sevoflurane versus propofol. Acta Anaesthesiol
Scand44: 307–310

Rakow H, Finke W, Mutze K et al. (2007) Handlungsempfehlungen zur perioperativen Schmerztherpaie bei Kindern.
Anästh Intensivmed 48: S99–S103

Roemsing J, Walther-Larsen S (1997) Perioperative use of nonsteroidal anti-inflammatory drugs in children: analgesic
efficacy and bleeding. Anaesthesia 52: 673–683

Schechter NL, Berde CB, Yaster M (2002) Pain in Infants, Children, and Adolescents. Lippincott, Williams & Wilkins, Philadelphia

Splinter WM, Rhine EJ (1998) Low-dose ondansetron with
dexamethasone more effectively decreases vomiting after strabismus surgery in children than does high-dose
ondansetron. Anesthesiology 88: 72–75

Sümpelmann R, Münte S (2003) Postoperative analgesia in
infants and children. Curr Opin Anaesthesiol 16: 309–313

Sümpelmann R, Schröder D, Krohn S et al. (1996) Patientenkontrollierte Analgesie bei Kindern. Anästh Intensivmed
1: 19–26

Sümpelmann R, Wellendorf E, Krohn S et al. (1994) Perioperatives Angsterleben von Kindern. Anästh Intensivmed
35: 311–314

Ummenhofer W, Frei F, Urwyler A et al. (1994) Effects of ondansetron in the prevention of postoperative nausea and
vomitting in children. Anesthesiology 81: 804–811

Xue FS, Huang YG, Tong SY et al. (1996) A comparative study
of early postoperative hypoxemia in infants, children, and
adults undergoing elective plastic surgery. Anesth Analg
83: 709–715

Zernikow B (2009) Schmerztherapie bei Kindern, Jugendlichen
und jungen Erwachsenen. Springer, Berlin Heidelberg

13

Sedierung, Analgesie und Anästhesie außerhalb des Operationssaals

> Tiefe Sedierungen für diagnostische und therapeutische Interventionen außerhalb des Operationssaals sind anspruchsvolle Aufgaben, die einer sorgfältigen Planung bedürfen.

Die Anzahl diagnostischer Eingriffe nimmt ständig zu. Viele davon können, v. a. bei jüngeren Kindern, nur unter Sedierung oder Anästhesie durchgeführt werden. Zudem hat sich unter Kinderärzten und Eltern ein Sinneswandel vollzogen. Wurde es vor wenigen Jahren noch als opportun angesehen, Kinder während schmerzhafter Kurzeingriffe (Knochenmarkpunktionen, Einlage oder Entfernen von Pleuradrainagen etc.) festzuhalten, so wird heute meist der Anästhesist hinzugezogen. Wir müssen deshalb mit den Schwierigkeiten, die mit der Durchführung des Eingriffs auftreten können, vertraut sein. Die rein anästhesiologischen Probleme stehen dabei aber weniger im Vordergrund als die Spezialuntersuchungen und die organisatorischen bzw. örtlichen Gegebenheiten.

14.1 Sedierungstiefe

Bei medikamentös induzierten Bewusstseinsveränderungen bestehen fließende Übergänge zwischen einem völlig wachen und einem tief anästhesierten Kind. Trotzdem werden aus Praktikabilitätsgründen folgende Definitionen häufig verwendet.

Leichte Sedierung

Die leichte Sedierung ist charakterisiert durch die Fähigkeit, die Atemwege kontinuierlich und ohne fremde Hilfe offen zu halten und auf Ansprache oder auf einen physikalischen Reiz adäquat zu reagieren. Die Schutzreflexe sind vorhanden.

Tiefe Sedierung

Die tiefe Sedierung ist ein kontrollierter Zustand partieller oder vollständiger Bewusstlosigkeit. Der

Patient ist entweder nicht oder nur schwer erweckbar. Die Schutzreflexe sind nicht mehr vorhanden.

Praktische Bedeutung der Sedierungstiefe

Bereits bei der Planung einer Untersuchung muss man wissen, welche Tiefe der Sedierung benötigt wird. Ein nur leicht sediertes Kind muss bei Unruhe oder Schmerzen entweder festgehalten oder die Intervention muss abgebrochen werden. Ein neuer Termin, der die Möglichkeiten der tiefen Sedierung oder der Allgemeinanästhesie beinhaltet, muss vereinbart werden.

Ist hingegen im Voraus klar, dass die Untersuchung in jedem Fall stattfinden soll, müssen die Bedingungen für die Durchführung einer tiefen Sedierung oder einer Allgemeinanästhesie gegeben sein. Dieses Vorgehen ist mit größerem Aufwand bezüglich Personal, Ausrüstung etc. verbunden und entsprechend kostenintensiver.

14.2   Voraussetzungen

Ort der Untersuchung

Häufig finden die Eingriffe an Orten statt, die weit vom OP entfernt sind. In der Übersicht sind einige Fragen aufgeführt, die beantwortet werden sollten, bevor die Verantwortung zur Durchführung einer Sedation oder Anästhesie übernommen werden kann:

- **Allgemein**
  - Erfolgt die Untersuchung ambulant oder stationär?
  - Aufenthaltsort des Kindes vor und nach dem Eingriff?
  - Wer beobachtet und betreut das Kind nach dem Eingriff?
- **Platzverhältnisse**
  - Besteht ein starkes Magnetfeld?
  - Wo können das Anästhesiegerät und die Monitoren positioniert werden?
  - Wie weit weg vom Kopf des Patienten steht der Anästhesiearzt? Wie schnell kann er zum Kopf des Patienten gelangen?

- **Gasanschlüsse**
  - Ist ein zentraler Anschluss für Sauerstoff, Druckluft und evtl. Lachgas vorhanden?
  - Wo sind O_2-Reserven (O_2-Flaschen)?
- **Vakuum**
  - Besteht ein zentraler Anschluss oder muss ein Absauggerät mitgenommen werden?
  - Wie ist die Qualität der Vakuumanlage?
  - Können Anästhesiegase abgesaugt werden?
- **Temperatur**
  - Wie hoch ist die Temperatur im Raum?
  - Kann die Temperatur erhöht werden, in welchem Ausmaß?
  - Wie ist die Ventilation des Raumes?
- **Monitoring**
  - Können die üblichen Sicherheitsanforderungen eingehalten werden?
- **Notfallausrüstung**
  - Ist die Ausrüstung vollständig?
  - Sind alle Notfallmedikamente vorhanden?
  - Kann eine Reanimation durchgeführt werden?
  - Sind alle Vorbereitungen für Kontrastmittelzwischenfälle getroffen?

Personal

Der verantwortliche Anästhesist benötigt die Unterstützung durch eine zusätzliche Person. Da das Personal außerhalb des OP wenig mit anästhesiologischen Fragestellungen vertraut ist, sollten zumindest bei der Ein- und Ausleitung 2 Anästhesiefachpersonen anwesend sein.

Voruntersuchung und Nüchternzeit

Es muss immer mit der Durchführung einer Allgemeinanästhesie inklusive Intubation gerechnet werden. Der Patient soll wie für eine Allgemeinanästhesie vorbereitet werden, inkl. der üblichen Nüchternzeiten (◘ Tab. 10.1).

14.3   Durchführung

Überwachung

Ist eine tiefe Sedierung oder Allgemeinanästhesie geplant, so müssen die üblichen Sicherheitsmaß-

14

nahmen eingehalten werden (◻ Tab. 2.1). Eventuell können bestimmte Minimalanforderungen für spezielle Untersuchungen geändert werden, z. B. messen wir den Blutdruck eines Kindes, das für eine MRT-Untersuchung mit Propofol sediert ist, nur in speziellen Fällen (Risikokinder, Auftreten von Problemen).

Medikamente

Die meisten diagnostischen Untersuchungen werden »in intravenöser Sedierung« durchgeführt (◻ Tab. 14.1). Um das Risiko einer Verzögerung bei der Planung von Eingriffen zu minimieren, empfiehlt es sich, die notwendige Verweilkanüle bereits im Voraus auf der Station legen zu lassen. Die Art der intravenösen Sedierung richtet sich danach, ob nur Immobilität oder auch eine Analgesie notwendig ist. Im ersten Fall eignet sich Propofol, bei zu erwartenden Schmerzen werden Opioide und/ oder Lokalanästhetika zugefügt.

Es gilt allerdings zu beachten, dass beides, adäquate Spontanatmung und Immobilität bei starken Schmerzreizen (z. B. eine Hautinzision ohne Lokalanästhesie), mit Propofol und Remifentanil nicht möglich ist. Für diesen Zweck sind Ketamin oder ein Inhalationsanästhetikum besser geeignet. Man kann Propofol dann verwenden, wenn die Dosis von Remifentanil gesteigert und die Atmung kontrolliert wird (◻ Tab. 14.2).

◻ **Tab. 14.1.** Intravenöse Technik für tiefe Sedierung und erhaltene Spontanatmung

Mit Propofol	
Einleitung	– Propofol (evtl. mit Remifentanil oder Lidocain, falls durch dünne periphere Vene) – Thiopental (als Alternative, falls Schmerzen bei Injektion mit Propofol antizipiert werden, ◻ Tab. 5.4 und 5.5)
Aufrechterhaltung der Sedierung	– Infusion mit Propofol, initial 10 mg/kgKG/h. Schrittweise auf 7–3 mg/kgKG/h reduzieren, falls Interventionsdauer >30 min – Untersuchungen, die kürzer als 15 min dauern, können auch durch intermittierende Bolusapplikationen von 1 mg/kgKG Propofol in Intervallen von 5–10 min durchgeführt werden (Beachte: Injektion ist schmerzhaft)
Zusätzliche Medikamente für schmerzhafte Prozeduren[a]	– Mit Lokalanästhesie ergänzen, z. B. vaskuläre Punktion bei Herzkatheteruntersuchung – Falls postoperative Schmerzen erwartet werden: Langwirksames Opioid, z. B. Morphine 0,05–0,1 mg/kgKG i.v.[b] zu Beginn der Intervention. Alternativ: Fentanyl 1–2 µg/kgKG[b] während des Eingriffs + ein länger wirksames Opioid anschließend – Postoperative Schmerzen sind nicht zu erwarten: Remifentanilinfusion: 0,015–0,05 µg/kgKG/min. Für kurzdauernde, schmerzhafte Stimuli 0,1–0,3 µg/kgKG pro Dosis
Mit Ketamin[c]	
Einleitung	– Midazolam 0,05–0,2 mg/kgKG, anschließend Ketamine (2–3 mg/kgKG)
Aufrechterhaltung	– Ketamin (4–6 mg/kgKG/h) mittels Perfusor oder – Intermittierende Bolusapplikationen von 1 mg/kgKG in Intervallen von 10–15 min
Zusätzliche Medikamente für schmerzhafte Prozeduren	– Mit Lokalanästhesie ergänzen, falls angezeigt – Ketamin hat selber eine potente analgetische Wirkung, falls notwendig, können aber Opioide wie mit Propofol beigefügt werden (s. oben)

[a] Auch bei Verwendung der Larynxmaske.
[b] Erhöhte Inzidenz von postoperativem Erbrechen.
[c] Vermeide Atemhilfen, da sonst unerwünschte pharyngeale Reflexe auftreten können.

▣ **Tab. 14.2.** Intravenöse Technik für tiefe Sedierung und kontrollierte Beatmung mit Propofol und Remifentanil für gesunde Kinder ohne erhöhtes Aspirationsrisiko	
Tracheale Intubation	– Einleitung und Präoxygenation wie in ▣ Tab. 5.3 – Propofol 2 mg/kgKG (zusätzlich zur ersten Dosis, ▣ Tab. 5.3) – Rocuronium 0,2 mg/kgKG (damit wird eine kurzdauernde, nicht vollständige Relaxation erreicht) – Nochmals Remifentanil: 2 µg/kgKG – Behutsame Beatmung über 30 s – Intubation
Aufrecht-erhaltung	– Remifentanil 0,1–0,5 µg/kgKG/min[a] – Infusion mit Propofol, initial 10 mg/kgKG/h; schrittweise auf 7–3 mg/kgKG/h reduzieren – Falls der Patient sich bewegt: zusätzlich Remifentanil (0,5–2 µg/kgKG) oder Propofol (0,5–2 mg/kgKG) – Keine weiteren Relaxanzien (um bewusste Wahrnehmung zu vermeiden) – Mit Lokalanästhesie ergänzen, falls angezeigt
Aufwach-phase	– Falls postoperative Schmerzen erwartet werden: Morphin oder anderes langwirksames Opioid – Propofol und Remifentanilpumpen stoppen, Spülen der Infusionsschläuche – Vorsichtiges Absaugen des Pharynx – Nur falls gut indiziert: Absaugen der Nase und der Trachea mit dünnem Katheter – Extubation, sobald Patient regelmäßig atmet, keine weiteren Wachheitszeichen abwarten

[a] Infusionsrate etwa 10-mal höher als bei Spontanatmung, ▣ Tab. 14.1.

14.4 Diagnostische und therapeutische Eingriffe im Einzelnen

❯ Absprachen mit dem auftraggebenden Kliniker und/oder dem verantwortlichen Radiologen sind oft notwendig, um die Intervention bzw. die Untersuchung optimal durchführen zu können.

Computertomographie

Diese Untersuchung dauert häufig nur 5–10 min und verursacht keine Schmerzen. Soll sie in 100% der Fälle erfolgreich sein, ist eine tiefe Sedierung notwendig. Aus diesem Grund werden vielerorts Anästhesisten für die Betreuung dieser Kinder beauftragt. Kleine, wiederholte i.v.-Dosen von Propofol haben sich in dieser Situation bewährt. Um Injektionsschmerzen zu umgehen, ist es ratsam, vor der Propofolgabe entweder kleine Dosen von Remifentanil (kombiniert mit Lidocain) oder Thiopental zu verabreichen (▶ Kap. 4.4).

Komplizierter ist die Situation, wenn Kinder mit intraabdominalen Tumoren eine CT-Untersuchung mit Kontrastmittel benötigen. Um eine optimale Bildgebung zu erreichen, wird vom Radiologen die orale Einnahme von 20–25 ml/kgKG Kontrastmittel ungefähr 45 min vor Beginn der Untersuchung verlangt. Damit ist das Kind als nicht nüchtern zu betrachten, eine tiefe Sedierung ist deshalb problematisch. Entschließt man sich dazu, eine tiefe Sedierung durchzuführen, empfehlen wir eine Intubationsanästhesie mit rascher Einleitung, wie sie für nicht nüchterne Patienten die Regel darstellt (▣ Tab. 19.1). Alternativ kann das Kind elektiv intubiert und mit einer Magensonde, über die das Kontrastmittel gegeben wird, versorgt werden. Der Nachteil dieser Methode besteht darin, dass es lange dauern kann, bis das Kontrastmittel am gewünschten Ort im Darm nachweisbar ist. Absprachen mit dem Kliniker und dem Radiologen sollten deshalb getroffen werden.

CT-Untersuchungen der Lunge benötigen für eine gute Auflösung eine Apnoe in tiefer Inspiration. Diese Auflage kann nur durch eine Intubation erfüllt werden. Atelektasen treten kurz nach Einleitung der Anästhesie regelmäßig in den lageabhängigen Regionen der Lungen auf, sie müssen durch Blähen mit hohen Beatmungsdrucken eliminiert werden. (▶ Kap. 12.4).

Da CT-Untersuchungen nur sehr kurz dauern (5–10 min), sollten entsprechend kurzwirksame

Medikamente wie Propofol, Mivacurium und Remifentanil eingesetzt werden. CT-Untersuchungen bei akutem Schädel-Hirn-Trauma werden in ▶ Kap. 19.3 diskutiert.

Magnetresonanztomographie (MRT)

Diese Untersuchungen sind schmerzlos, dauern aber länger als die Computertomographie und sind lärmintensiv. Es ist schwierig oder sogar unmöglich, Kinder über 30–60 min in leichter Sedierung bewegungslos zu halten (◘ Abb. 14.1). Deshalb ist eine tiefe Sedierung oder eine Allgemeinanästhesie bei nicht kooperativen Kindern notwendig.

MRT-Untersuchungen werden i. Allg. mit Propofol als alleinigem Anästhetikum durchgeführt. Es empfiehlt sich, das Medikament zu Beginn in einer Dosierung von 3–5 mg/kgKG langsam zu injizieren; damit kann die Wirkung auf die Spontanatmung beobachtet werden. Um Schmerzen während der Injektion zu vermeiden, kann zunächst 2–3 mg/kgKG Thiopental injiziert werden, danach wird dann Propofol in der oben angegebenen Dosierung verabreicht. Anschließend wird die Spritzenpumpe auf 10 mg/kgKG/h eingestellt und dann während den folgenden 20–30 min stufenweise auf 6 mg/kgKG/h reduziert. Säuglinge benötigen oft Dosen bis zu 15 mg/kgKG/h zu Beginn der Untersuchung, die Infusionsrate kann dann häufig auf 6–10 mg/kgKG/h reduziert werden.

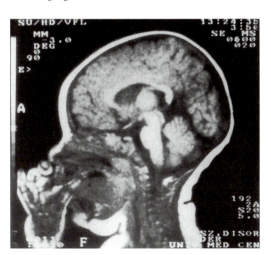

◘ **Abb. 14.1.** Leider ist eine leichte Sedierung für MRT-Untersuchungen nur selten möglich

> **❗ Um eine Obstruktion der Atemwege frühzeitig zu erkennen, hat sich der Einsatz der nasalen Kapnographie bewährt; jeder einzelne Atemzug kann damit überwacht werden.**

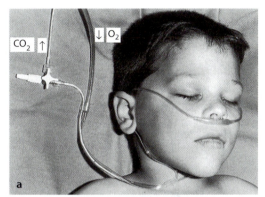

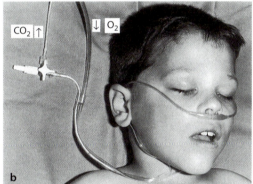

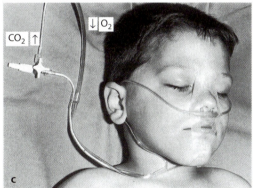

◘ **Abb. 14.2. a–c.** Nasale O_2-CO_2-Brille **a** Eine kombinierte O_2-CO_2-Brille garantiert die Zufuhr von Sauerstoff und gleichzeitig die Überwachung der Atmung mittels nasaler (Seitenstrom)kapnographie. **b** Atmet der Patient vorwiegend oder ausschließlich durch den Mund, kann es schwierig sein, ein gutes Kapnographiesignal zu erhalten. **c** Um die Nasenatmung zu erzwingen, kann der Mund einfach mit einem Klebeband geschlossen werden.

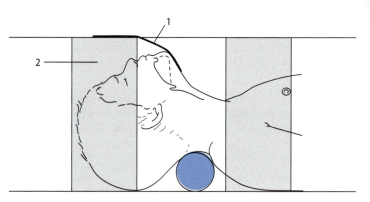

Abb. 14.3. Durch das Anheben des Kinns mit einem Pflasters *(1)*, das an der Kopfspule *(2)* des MR-Geräts befestigt wird, können die Atemwege unter Sedierung besser offen gehalten werden. Gleichzeitig wird der Mund verschlossen, was die Nasenatmung verbessert, die Zufuhr von zusätzlichem Sauerstoff und ein gutes Kapnographiesignal erlaubt.

14

Mit einer speziellen nasalen O_2-CO_2-Brille kann durch einen Kanal CO_2 aspiriert werden, während durch den andern Kanal Sauerstoff zugeführt wird (Abb. 14.2). Um die Atemwege unter Propofolanästhesie optimal zu öffnen, kann bei der Untersuchung des Schädels das Kinn des Kindes an der Kopfspule des MRT-Geräts mit einem Pflaster befestigt werden (Abb. 14.3).

Ist der nasale Atemweg obstruiert (z. B. durch Adenoide) kann der orale Atemweg mit einem Guedel-Tubus offen gehalten werden. Die O_2-CO_2-Brille kann in diesem Fall direkt in die Öffnung des Guedel-Tubus eingeführt werden.

Die Sicherung der Atemwege durch einen endotrachealen Tubus ist i. Allg. bei Früh- und kranken Neugeborenen notwendig; Erfahrungen haben aber gezeigt, dass gesunde Neugeborene und Säuglinge meistens in Spontanatmung untersucht werden können. Eine Intubation wird durchgeführt, wenn bei kardiologischen Abklärungen während der Untersuchung die Gabe von Kontrastmittel während einer Apnoephase notwendig ist. Die Apnoe wird mit einem Remifentanilbolus von 1–2 µg/kgKG erzielt. Andere Gründe für das Platzieren eines endotrachealen Tubus sind antizipierte Atemwegsprobleme, wobei in diesen Fällen auch eine Larynxmaske benützt werden kann.

Für MRT-Untersuchungen müssen speziell konstruierte Kompaktmonitore verwendet werden. Sie sollten alle gewünschten Messgrößen liefern (Pulsoxymetrie, Kapnographie, EKG, invasiver und nicht invasiver Blutdruck) und störungsfrei in den Untersuchungsraum gestellt werden

können. Nicht MRT-taugliche Monitore sollten nicht eingesetzt werden, weil sie den Patienten gefährden, die Qualität der Bildgebung negativ beeinflussen können und häufig nicht optimal funktionieren.

Lumbalpunktion, Knochenmarkpunktion

Es handelt sich um schmerzhafte, unangenehme Eingriffe, die nicht in leichter Sedierung durchgeführt werden können. Neben einer ausreichenden Sedierung soll auch eine postoperative Analgesie gewährleistet sein. Viele dieser Kinder haben einen Port-a-Cath implantiert, und häufig wird eine intravenöse Anästhesie mit Propofol/Alfentanil oder Propofol/Remifentanil einer Inhalationsanästhesie vorgezogen. Bei Knochenmarkpunktionen und -biopsien wird zusätzlich Bupivacain oder Ropivacain lokal infiltriert.

Herzkatheteruntersuchungen

Dank der Echokardiographie werden diese Untersuchungen heutzutage seltener durchgeführt. Andererseits werden im Katheterlabor immer häufiger invasive kardiologische Interventionen durchgeführt. Obwohl die Katheterisierung bei optimalem Verlauf praktisch schmerzlos ist, kann es schwierig sein, die Femoralgefäße zu kanülieren. Die Kinder können dabei Schmerzen haben und unruhig werden (Abb. 14.4).

An vielen Orten wird die Betreuung der Patienten während einer Herzkatheteruntersuchung dem Anästhesisten anvertraut. Es ist notwendig,

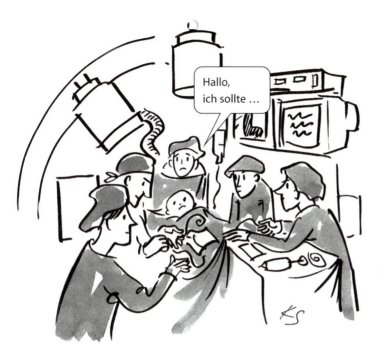

Hallo,
ich sollte …

◘ **Abb. 14.4.** Im Herzkatheterlabor
wird eine kompetente anästhesiologische Betreuung des Patienten
erschwert durch enge Platzverhältnisse, abgedunkelte Räume und
schwierigen Zugang zum Patienten.

dass er sich eine Vorstellung von der Hämodynamik des betreffenden Herzvitiums machen kann,
um Medikamente entsprechend sinnvoll einsetzen
zu können (► Fallbericht, Kap. 17.1). Da die verwendeten Sedativa oder Anästhetika die Resultate
der Untersuchung beeinflussen können, bestehen
i. Allg. Absprachen zwischen dem Anästhesisten
und dem Kardiologen über deren Einsatz. Ebenso
müssen potenzielle Komplikationen bei der inter-
ventionellen Kardiologie vorausgesehen werden,
sodass die Ärzte bei Problemen sofort reagieren
können.

Eine leichte Sedierung mit einer gut wirksamen Lokalanästhesie ist für ältere, kooperative
Kinder häufig ausreichend. Die meisten Kinder,
Teenager inbegriffen, haben allerdings Angst vor
dieser Untersuchung und benötigen eine tiefe Sedierung oder eine Allgemeinanästhesie. Für Kinder >2–4 Jahre bevorzugen wir die gleiche Technik
wie für MRT-Untersuchungen, d. h. ein Propofolinfusion in üblicher Dosierung (► Kap. 14.4) und
überwachen der Atmung mit einer CO_2-O_2-Brille
(◘ Abb. 14.2). Damit sich das Kind während der
Gefäßpunktion nicht bewegt, infundieren wir Remifentanil in niedriger Dosierung: 0,015–0,05 µg/

kgKG/min, oder geben alternativ 1–2 µg/kgKG
Fentanyl. Um eine Blutung der Punktionsstelle
zu vermeiden, sollte das Kind nach der Untersuchung ruhig liegen, deshalb wird manchmal die
Sedierung während den folgenden 1–2 Stunden
mit Propofol in reduzierter Dosierung (1–3 mg/
kgKG/h) verlängert.

Für kleine Kinder und Säuglinge oder für
schwierige interventionelle Eingriffe sind gut
kontrollierte Bedingungen notwendig. In diesen
Fällen empfiehlt es sich, die Atemwege mit einem endotrachealen Tubus zu sichern und eine
Inhalations- oder Propofolanästhesie durchzuführen. Um der Bedarf des Anästhetikums niedrig
zuhalten hat es sich bewährt, ein Opioid beizufügen, z. B. 0,1–0,3 µg/kgKG/min Remifentanil als
Infusion.

Spezielle Anforderungen an die Anästhesie
stellen elektrophysiologische Untersuchungen mit
Ablation von aberranten Reizleitungsbahnen dar,
die allerdings nur an wenigen Zentren durchgeführt werden. Es konnte gezeigt werden, dass die
Wahl der Anästhesietechnik (Propofol vs. Isofluran) das Resultat und die Dauer der kardiologischen Intervention nicht beeinflusst.

Fallbericht

Schmerzhafte Punktion des Nierenbeckens bei einem 3 Monate alten Säugling

Ein 3 Monate alter, 5,4 kg schwerer Junge mit Hydronephrose muss anästhesiert werden, um unter Ultraschall- und Röntgenüberwachung einen Katheter perkutan in das linke Nierenbecken einzuführen. Der Eingriff werde »15–30 min« dauern. Der Anästhetist entscheidet sich deshalb, Sedierung und Analgesie mittels i.v.-Infusionen von Propofol und Remifantil sowie einer Lokalanästhesie durchzuführen und die Medikamente so zu dosieren, dass die Spontanatmung erhalten bleibt.

Das Kind hat bereits einen gut funktionierenden peripheren Venenkatheter. Ein Dreiwegehahn mit Verbindungsschlauch (◘ Abb. 17.3) mit einem inneren Totraum von ca. 0,5 ml wird an den Venenkatheter und zwei weitere Dreiwegehähne (ohne Verbindungsschläuche) an den Infusionsschlauch angeschlossen, sodass insgesamt vier Ports für Infusionen und Injektionen zur Verfügung stehen. Vor Anschluss der Infusionen an den Patienten werden die Pumpen mit Remifentanil und Propofol mit hoher Geschwindigkeit laufen gelassen, um die Schläuche durchzuspülen und die gewählte Infusionsrate (s. unten) von Anfang an zu garantieren.

Zwischen die drei Dreiwegehähne und dem Infusionsschlauch wird ein Rückschlagventil eingebracht, um das Zurückfließen von Medikamenten zu verhindern. Für manuelle Injektionen während der Einleitung werden 1-ml- bzw. 5-ml-Spritzen mit Remifentanil (10 µg/ml) bzw. mit Propofol (10 mg/ml) vorbereitet. Die Anästhesie wird mit der Injektion von 1 µg Remifentanil (circa 0,2 µg/kgKG) begonnen. Anschließend wird Propofol injiziert. Nach 90 s und 20 mg Propofol schläft das Kind.

Nun wird an dem am weitesten vom Kind entfernten Injektionsport eine Glukose-Elektrolyt-Erhaltungsinfusion mit einer Geschwindigkeitsrate von 25 ml/h angeschlossen. Über zwei weitere Ports wird eine Infusion mit Propofol, 10 mg/ml, 5 ml/h (ca. 9 mg/kgKG/h), und Remifentanil, 10 µg/ml, (0,03 µg/kgKG/min), gestartet. Der proximalste Port wird für intermittierende Injektionen reserviert, und 2 Extradosen Propofol,

jede 5 mg, werden gegeben, bevor das Kind vollständig still liegt.

Eine kombinierte O_2-CO_2-Brille (◘ Abb. 14.2) zur Messung der CO_2-Konzentration und für die O_2-Gabe sowie EKG-Elektroden und eine Blutdruckmanschette werden angeschlossen, danach wird der Junge auf die Seite gelagert. Vor dem Hautschnitt anästhesiert der Radiologe die Haut. Die Punktion und Katheterisierung des Nierenbeckens erweist sich als problematisch, und es dauert 75 min, bis der Katheter platziert ist.

Es gibt keine Zwischenfälle während der Sedierung: Das Kind liegt still und atmet weiterhin normal mit einer initialen Atemfrequenz von 43/min, welche bis zu einem Minimum von 29 abfällt. Die exspiratorische CO_2-Kurve hat eine normale Form und der endtidale CO_2-Partialdruck liegt zwischen 45 und 50 mmHg. Die pulsoxymetrische Sättigung variiert zwischen 94 und 99%. Die Remifentanilrate bleibt unverändert, während diejenige von Propofol allmählich auf 6 mg/kgKG/h reduziert wird. Unmittelbar nach der Platzierung des renalen Katheters wird die Zufuhr der Medikamente unterbrochen. Die beiden zusätzlichen Dreiwegehähne werden entfernt, und der Dreiwegehahn mit Schlauch wird mit Salzlösung gespült, damit keine Medikamente darin verbleiben.

Nach Anlegen der Verbände wird der Junge in sein Bett gebracht und, mit einer pulsoxymetrischen Überwachung versehen, in den 250 m entfernten Aufwachraum verlegt. Während des Transports steht keine Kapnographie zur Verfügung, weshalb kein zusätzlicher Sauerstoff gegeben wird, um eine Atemstörung sofort anhand eines S_pO_2-Abfalls entdecken zu können. Die S_pO_2 verbleibt tatsächlich über 95%.

Kommentar

Die i.v.-Sedierung mit Spontanatmung wird deshalb gewählt, weil man so auf Trachealtubus bzw. Larynxmaske verzichten kann und zudem die Anästhesiegeräte etwas weiter weg vom Patienten platziert werden können. Damit wird das Verschieben der Röntgengeräte nicht behindert. Eine Maskenanästhesie ist deshalb keine Alternative, weil die Dauer des Eingriffs nicht sicher abgeschätzt werden kann und der Eingriff in

Seitenlage durchgeführt wird. Eine Intubationsanästhesie wäre wahrscheinlich in Betracht gezogen worden, wenn die lange Dauer vorhersehbar gewesen wäre. Die schließlich gewählte Alternative war erfolgreich. Grundsätzlich ist es wichtig, bei einer einmal gewählten Strategie genügend Raum für unerwartete Ereignisse, wie z. B. eine länger als vorgesehene Intervention, zu haben.

Der Totraum in den Injektionsschläuchen und den Dreiwegehähnen sowie die totale Infusionsrate sind von Interesse. Mit der gewählten Infusionsrate der Erhaltungsinfusion würde es z. B. nach der Wahl einer neuen Infusionsrate für Remifentanil ca. 1 min dauern, bevor sich die Eintrittsrate in die Zirkulation ändern würde (nach der Formel: Verzögerung = Totraum/totale Infusionsrate). Ohne die Erhaltungsinfusion würde die Verzögerung ca. 5 min dauern. Die Infusion verdünnt auch die Medikamente und vermindert somit das Risiko einer Bolusinjektion, z. B. gegen Ende der Untersuchung. Das Rückschlagventil verhindert im Falle einer Obstruktion der Kanüle oder der Vene das retrograde Zurückfließen von Medikamenten in den Infusionsschlauch.

Atemwegsendoskopien

Endoskopisch-diagnostische Untersuchungen der Atemwege sollten generell alle anatomischen Bereiche des Respirationstraktes umfassen. Korrekt wäre deshalb der Begriff »Naso-Pharyngo-Laryngo-Tracheo-Bronchoskopie«. Bis vor wenigen Jahren wurden die meisten diagnostischen und therapeutischen Endoskopien mit starren Instrumenten unter Allgemeinanästhesie durchgeführt. Durch die zunehmende Verbreitung der fiberoptischen Instrumente führen immer mehr Kinderpneumologen und HNO-Ärzte diagnostische Endoskopien unter intravenöser Sedierung und Spontanatmung durch. Ein Vorteil der flexiblen Bronchoskopie ist die Möglichkeit, funktionelle Störungen leicht beurteilen zu können, da die Spontanatmung erhalten bleibt. Ein Vorteil der starren Techniken ist die bessere optische Auflösung.

Die Sedierung kann mit Propofol (mit oder ohne Opioide) durchgeführt werden. Dabei wird Propofol am besten nach Bedarf von Hand titriert. 1%iges Lidocain wird für die Schleimhautanäs-thesie der Nasengänge, des Larynx und der Carina verwendet. Wegen der schnellen Resorption von Lidocain über die Schleimhäute sollte eine Gesamtdosis von 3 mg/kgKG nicht überschritten werden.

Wird das flexible Bronchoskop in einer bestimmten Stellung unbeweglich gehalten, kann die Sedierung durch Sistieren der Propofolgabe oberflächlicher gestaltet werden; damit sind insbesondere funktionelle Störungen z. B. der supraglottischen Region oder der Glottis besser beurteilbar. Husten wird am einfachsten mit zusätzlicher Propofolgabe und/oder mit Remifentanil beherrscht.

> ❗ Um Desaturationen und Apnoen optimal vorzubeugen bzw. zu behandeln, verwenden wir die Endoskopiemaske, die die Zufuhr von 100% Sauerstoff und kontinuierlichem positivem Atemwegsdruck erlaubt (◘ Abb. 8.21).

Diese Technik erlaubt auch, Bronchoskopien bei schwerkranken Kindern oder bei Säuglingen durchzuführen. Ebenso eignet sie sich, um bei der bronchoalveolären Lavagen bei Kindern jeden Alters das Risiko der Hypoxämie minimal zu halten. Anstelle der Endoskopiemaske kann eine Larynxmaske eingesetzt werden (◘ Abb. 8.22). Die Untersuchung wird damit einfacher, weil die Larynxmaske nicht speziell gehalten werden muss und die Atemwege oberhalb des Larynx offengehalten werden. Von Nachteil ist die Tatsache, dass anatomische und funktionelle Abnormitäten oberhalb der Stimmritzen nicht beurteilt werden können.

Radiotherapie

Die spezielle Anforderung besteht darin, dass die Patienten in 1- bis 2-tägigen Abständen für relativ kurze Zeit (einige Minuten) bewegungslos liegen müssen. Da diese Patienten wegen ihrer Grundkrankheit und der Therapie oft Ernährungsprobleme haben und zusätzlich Nüchternzeiten eingehalten werden sollten, muss die Anästhesietechnik so gewählt werden, dass die Kinder schnell aufwachen und wiederum Nahrung zu sich nehmen können. Vor der Behandlung sollte das Kind idealerweise einen zentralvenösen Zugang (z. B. ein getunnelter Katheter oder ein Port-a-Cath) erhalten. Die Sedierung kann dann relativ einfach mit Propofol durchgeführt werden.

Während der ersten Sitzung muss das Bestrahlungsfeld genau eingerichtet werden. Obwohl diese »Simulationssitzung« verglichen mit den eigentlichen Bestrahlungen deutlich länger dauert, versuchen wir, falls das Bestrahlungsfeld den Kopf involviert, Atemhilfen wie trachealen Tubus, Larynxmaske oder Guedel-Tubus nicht zu verwenden. Sie würden die exakte Anatomie verändern; die später folgenden, bedeutend kürzeren, aber mehrmals wiederholten Bestrahlungssitzungen müssten identisch (d. h. mit den gleichen Atemhilfen) durchgeführt werden.

Manchmal ist es notwendig, Bestrahlungen in Bauchlage durchzuführen. In diesen Fällen sind unsere Erfahrungen mit Propofolsedierung ohne Verwendung von Atemhilfen gut, allerdings muss man bei jedem einzelnen Patienten die geeignetste Methode finden. Während der Bestrahlung sind keine Einschränkungen der Patientenüberwachung erforderlich; sowohl Patient als auch die notwendigen Monitore können über eine Videokamera beobachtet werden.

Gastroenterologische Endoskopien

Säuglinge und Kleinkinder werden für Gastroskopien vorzugsweise intubiert, ältere Kinder können auch mit Propofol und, für den Moment der Einführung des Gastroskopes, mit Remifentanil sediert werden. Die Luft im Magen soll vor Entfernen des Gastroskops vollständig abgesaugt werden. Adhäsionskräfte können bewirken, dass der Tubus mit dem Rückzug des Gastroskops nach kranial disloziert, was im Extremfall zu einer ungewollten Extubation führt. Deshalb sollte während dieses Manövers der Tubus zusätzlich mit der Hand fixiert werden.

Anästhesien für Kolonoskopien sind deshalb einfacher, weil der Atemweg nicht durch den Untersucher direkt beeinflusst wird. Meistens handelt es sich um ältere Kinder, die nicht intubiert werden müssen, außer es besteht bei Darmobstruktion Regurgitationsgefahr. Wir sedieren diese Kinder ebenfalls mit Propofol und verabreichen Sauerstoff über die kombinierte O_2-CO_2-Brille (Abb. 14.2).

Laserbehandlung

Es werden verschiedene Techniken (Farbstofflaser, YAG-Laser, CO_2-Laser etc.) zur Therapie von unterschiedlichen Läsionen (Hämangiome, Papillome etc.) verschiedener Organe (Haut, Larynx etc.) eingesetzt. Für oberflächliche Hautbehandlungen benötigen die Patienten keine tiefe Anästhesie, da die Eingriffe nur wenig schmerzhaft sind.

Das gemeinsame Problem aller Laserbehandlungen besteht darin, dass sie in Anwesenheit von entflammbarem Material und Sauerstoff einen Brand auslösen können. Dies betrifft inbesondere Plastikmaterial (z. B. tracheale Tuben bei Behandlungen im Bereich der oberen Atemwege, nasale O_2-CO_2-Brillen bei Behandlungen von Hautläsionen im Gesichtsbereich). Zur Verhütung solcher Brände muss Material verwendet werden, das schwer entflammbar ist; zudem sollte der zugeführte Sauerstofffluss gering sein, damit die zugeführte Konzentration deutlich unterhalb 50% liegt. Die Anästhesie kann mit Propofol und Remifentanil gemäß Tab. 14.1 erfolgen.

Radiologische Reposition einer Invagination

Unter Invagination versteht man eine plötzlich auftretende Einstülpung des Darmes, die einen Darmverschluss verursacht. Die Invagination tritt am häufigsten im 2. Lebenshalbjahr bei bis dahin gesunden Kindern auf und stellt die häufigste Ursache für einen Darmverschluss in dieser Altersgruppe dar. Die Symptome sind heftige, in Wellen verlaufende Bauchschmerzen, Erbrechen, Abgang von blutigem Schleim, Blässe und Unruhe des Kindes. Es wirkt schwerkrank.

Im Frühstadium kann die Invagination durch den Radiologen mit Hilfe von rektal verabreichter Flüssigkeit oder Luft unter Ultraschallkontrolle gelöst werden. Da die zur Devagination notwendigen Drucke im Darm zu starken Schmerzen führen und der Patient potenziell aspirationsgefährdet ist, führen wir immer eine Anästhesie wie beim akuten Abdomen durch (Tab. 19.1). Ist die Devagination von rektal her nicht erfolgreich (20–40% der Fälle), wird sie anschließend laparoskopisch durchgeführt.

Literatur

Coté CJ, Wilson S fpr the American Academy of Pediatrics; American Academy of Pediatric Dentistry: Work Group on Sedation. (2006) Guidelines for monitoring and management of pediatric patients during and after sedation for diagnostic and therapeutic procedures: an update. Pediatrics 118: 2587–2602

Cravero JP, Blike GT (2004) Review of Pediatric Sedation. Anesth Analg 99: 1355–1364

Crock C, Olsson C, Phillips R et al. (2003) General anaesthesia or conscious sedation for painful procedures in childhood cancer: the family's perspective. Arch Dis Child 88: 253–257

Erb TO, Kanter RJ, Hall JM et al. (2002) Comparison of electrophysiologic effects of propofol and isoflurane-based anesthetics in children undergoing radiofrequency catheter ablation for supraventricular tachycardia. Anesthesiology 96: 1386–1394

Fisher DM (1990) Sedation of pediatric patients: an anesthesiologist's perspective. Radiology 175: 613–615

Frankville DD, Spear RM, Dyck JB (1993) The dose of propofol required to prevent children from moving during magnetic resonance imaging. Anesthesiology 79: 953–958

Frigon C, Jardine DS, Weinberger E et al. (2002) Fraction of inspired oxygen in relation to cerebrospinal fluid hyperintensity on FLAIR MR imaging of the brain in children and young adults undergoing anesthesia. Am J Roentgenol 179: 791–796

Jay S, Elliott CH, Fitzgibbons I et al. (1995) A comparative study of cognitive behavior therapy versus general anesthesia for painful medical procedures in children. Pain 62: 3–9

Kessler P, Alemdag Y, Hill M et al. (1997) Intravenöse Sedierung von spontanatmenden Säuglingen und Kleinkindern während der Magentresonanztomographie. Anästhesist 45: 1158–1166

Lebovic Saul, Reich DL, Steinberg G et al. (1992) Comparison of propofol versus ketamin in pediatric patients undergoing cardiac catheterization. Anesth Analg 74: 490–494

Machata AM, Willschke H, Kabon B et al. (2008) Propofol-based sedation regimen for infants and children undergoing ambulatory magnetic resonance imaging. Br J Anaesth 101: 239–243

Maxwell LG, Yaster M (1996) The myth of conscious sedation. Arch Pediatr Adolesc Med 150: 665–667

Menon DK, Peden CJ, Hall AS et al. (1992) Magnetic resonance imaging for the anaesthetist. Part I: physical principles, applications and safety aspects. Anaesthesia 47: 240–255

Morray JP, Lynn AM, Stamm SJ et al. (1984) Hemodynamic effects of ketamine in children with congenital heart disease. Anesth Analg 63: 895–899

Reyle-Hahn M, Niggemann B, Max M et al. (2000) Remifentanil and propofol for sedation in children and young adolescents undergoing diagnostic flexible bronchoscopy. Paediatr Anaesth 10: 59–63

Yaster M, Nichols DG, Deshpande JK et al. (1990) Midazolam-fentanyl intravenous sedation in children: case report of respiratory arrest. Pediatrics 86: 463–467

15

Infektionen und Impfungen

Infektionen sind bei Kindern häufig. Beispielsweise treten bei Kleinkindern allein im Bereich der oberen Luftwege durchschnittlich 6–8 Infekte pro Jahr auf. Entsprechend oft ist der pädiatrisch tätige Anästhesist mit der Frage konfrontiert, wie bei floriden oder erst vor kurzer Zeit durchgemachten Infekten vorgegangen werden soll.

15.1   Atemwegsinfekte

> Kinder mit Infekten, die auf die oberen Atemwege beschränkt sind, können sicher anästhesiert werden, da Komplikationen in der Regel rechtzeitig antizipiert oder erkannt und behandelt werden können.

Seit Jahren wird die Diskussion geführt, wie bei Kindern mit einem Infekt der Atemwege anästhesiologisch vorgegangen werden soll. Klinische Untersuchungen weisen eine erhöhte Rate von perioperativen Komplikation nach, wenn bei Vorliegen eines Atemwegsinfektes eine Anästhesie durchgeführt wurde. Dabei wird die erhöhte Rate an respiratorischen Komplikationen in Zusammenhang mit einer exzessiven Schleimproduktion und hyperreaktiven Atemwegsreflexen gesehen. Gestützt auf diese Ergebnisse werden deshalb elektive Eingriffe vielerorts generell abgesetzt, wenn Symptome einer Atemwegsinfektion vorliegen.

Aufgrund der hohen Prävalenz an Atemwegsinfekten müssen bei einer strikten Befolgung dieser Praxis je nach Jahreszeit bis zu 25% der Eingriffe verschoben werden. Zudem haben klinische Untersuchungen gezeigt, dass auch nach Abklingen des akuten Infektes der oberen Atemwege weiterhin mit gehäuften perioperativen respiratorischen Komplikationen gerechnet werden muss. Dies ist durch eine über Wochen persistierende infektinduzierte Hyperreagibilität der oberen und unteren Atemwege erklärt. Epidemiologische Daten belegen, dass bis zu 50% der Kinder, die sich zu einer Operation vorstellen, gemäß Angaben der Eltern innerhalb der letzten 6 Wochen einen Atemwegsinfekt durchgemacht haben. Konsequenterweise müsste demzufolge eine große Zahl von Eingriffen abgesetzt werden, was emotionale und ökonomische Einschränkungen für die Patienten und deren Familien bedeutet.

> **!** **Obwohl auch neuere Untersuchungen die bislang bekannten Ergebnisse betreffend perioperativer respiratorischer Komplikationen bestätigen, hat vielerorts die Praxis Einzug gehalten, elektive Eingriffe unter gewissen Voraussetzungen auch bei einem Infekt der oberen Atemwege durchzuführen.**

Individuelles Risiko

Um das individuelle Risiko abzuschätzen sind sowohl Anamnese als auch klinische Untersuchungsergebnisse von Bedeutung (◘ Tab. 15.1). Ein bekanntes hyperreagibles Bronchialsystem und die Einschätzung der Eltern, ihr Kind sei im Moment »krank«, sind unserer Ansicht nach die wesentlichsten Faktoren. Die Klinik eines Infektes der oberen Luftwege ist variabel.

Potenzielle Komplikationen umfassen Laryngospasmus, Bronchospasmus, exspiratorisches Giemen und unmittelbar postoperativ auftretende Hypoxämien. Diese vermehrt auftretenden Episoden sind mittels klinischer (▶ Kap. 12.1) und kontinuierlicher pulsoxymetrischer Überwachung zuverlässig erkennbar und bei ansonsten gesunden Kindern selten problematisch. Bei jedem Kind müssen die folgenden Fragen diskutiert werden.

Anästhesiologisches Vorgehen

Das größte Risiko einer perioperativen respiratorischen Komplikation stellt die tracheale Intubation dar. Es wird kleiner durch den Einsatz einer Larynxmaske und nochmals geringer, wenn eine Maskenanästhesie durchgeführt wird. Unklar ist, ob die Extubation beim wachen Patienten oder beim noch tief anästhesierten Patienten günstiger ist (◘ Tab. 5.9 und 5.10).

Bei Verwendung einer Laryngxmaske ist das Risiko einer respiratorischen Komplikation insgesamt niedriger, aber die Inzidenz von Laryngospasmen ist bei anästhesierten Kindern mit einem Infekt der oberen Luftwege ist höher. Bei der Anästhesieführung achten wir darauf, dass Sekretionen minimiert und die Stimulation der potenziell sensitiven Atemwege vermieden wird. Einer ausreichenden Befeuchtung kommt dabei zentrale Bedeutung zu. Übermäßige Sekretionen werden gezielt abgesaugt. Allerdings konnte gezeigt werden, dass sowohl der Einsatz von Anticholinergika (Glykopyrrolat) als auch der präoperative Einsatz von Bronchodilatatoren nicht zu einer Reduktion der Inzidenz von Atemwegskomplikationen bei Kindern mit Luftwegsinfekten führt. Bei einer intravenösen Einleitung ist Propofol das Mittel der Wahl und wird Thiopental vorgezogen.

Verschiebung elektiver Eingriffe bei Atemwegsinfekten

Die Entscheidung, ob der vorgesehene Wahleingriff auch bei Vorliegen eines Atemwegsinfektes durchgeführt werden soll, wird durch viele Faktoren beeinflusst. Neben der Schwere des Infektes spielen folgende Faktoren eine Rolle: Vorliegen einer relevanten chronischen Erkrankung, Erfah-

◘ Tab. 15.1. Prädiktoren von anästhesiologischen Komplikationen bei Kindern mit Infektionen der oberen Luftwege

Anamnese	– Zustand nach Frühgeburtlichkeit – Hyperreagibles Bronchialsystem – Tabakrauchexposition – Beurteilung der Eltern, das Kind leide an einem akuten Infekt – Nächtliches Schnarchen
Lokalisation der chirurgischen Intervention	– Atemwege
Klinische Befunde	– Nasale Kongestion – Profuse Sekretionen im Bereiche der oberen Luftwege
Anästhesietechnik	– Tracheale Intubation > Larynxmaske > Maske – Induktionsmedikament: Thiopental > Sevofluran oder Propofol – Verwendung einer neuromuskulären Reversion

rung des Anästhesisten (erfahrene Anästhesisten neigen weniger dazu, Eingriffe aufzuschieben), Anzahl zuvor verschobener Eingriffe.

> **!** **Die Entscheidung, einen geplanten Wahleingriff abzusagen, sollte in erster Linie der Sicherheit des Patienten dienen.**

In unserer Praxis werden Kinder mit Infekten der oberen Atemwege für elektive Eingriffe anästhesiert, falls

- keine Zeichen oder anamnestischen Hinweise für eine generalisierte Erkrankung (mit oberem Luftwegsinfekt) vorliegt,
- kein Fieber (>38,5°C) besteht,
- keine Zeichen eines Infektes der unteren Luftwege oder einer obstruktiven Atemwegserkrankung (Ausnahme: Schnupfen) vorliegen.

Zudem ist die elterliche Beurteilung wegweisend. Falls die Eltern meinen, ihr Kind sei krank, neigen wir dazu, den Eingriff aufzuschieben. Generell ist die Dringlichkeit der Intervention ein weiterer bestimmender Faktor.

Wird bei vorliegendem Infekt der Eingriff durchgeführt, sollen die Eltern darüber informiert werden, dass bestimmte Probleme, wie Husten und O_2-Bedarf, nach der Operation häufiger vorkommen, dass aber nicht mit länger dauernden Problemen zu rechnen ist.

Falls der Eingriff verschoben wird, sollte das Intervall mindestens 4 Wochen betragen.

15.2   Gastrointestinale Infekte

> **❯** **Bei einer gastrointestinalen Infektion besteht in der Regel eine gestörte Magenentleerung. Die verursachenden Keime sind oft durch hohe Virulenz charakterisiert, sodass von diesen Patienten eine hohe Ansteckungsgefahr ausgeht.**

Aufgrund der gestörten gastrointestinalen Motilität liegt eine erhöhte Aspirationsgefahr vor. Elektrolytstörungen und Dehydratation können bestehen. Elektive Eingriffe sollten aufgeschoben werden. Wird der Eingriff trotzdem durchgeführt, was sorgfältig mit den Eltern und dem verantwortlichen Chirurgen abgesprochen werden muss, ist

bei der Planung der Anästhesie von einem nicht nüchternen Patienten auszugehen (▶ Kap. 19.1).

Bei der Anamnese eines vor kurzem abgeklungenen Magen-Darm-Infektes hingegen drängen sich keine Änderungen zum sonst üblichen anästhesiologischen Vorgehen auf. Die möglicherweise bestehende Ansteckungsgefahr für andere Patienten und das Personal ist jedoch zu berücksichtigen.

15.3   Fieber

> **❯** **Eine über die Norm erhöhte Körpertemperatur tritt präoperativ häufig auf.**

Eine geringfügige Temperaturerhöhung von 0,5–1°C ohne weitere Symptome stellt i. Allg. keine Kontraindikation für die Durchführung einer Anästhesie dar. Die Entscheidung sollte gemeinsam mit dem beteiligten Chirurgen getroffen werden.

Falls das Fieber jedoch mit einer Einschränkung der allgemeinen Leistungsfähigkeit oder Zeichen einer immanenten oder floriden Erkrankung (z. B. Pharyngitis, Tonsillitis oder Otitis media) einhergeht, sollte der Eingriff verschoben werden. Das Ansteckungsrisiko für die Mitpatienten muss bedacht werden; die Übertragung einer Varizelleninfektion auf ein immungeschwächtes Kind kann fatale Folgen haben. Bei viral bedingten Infektionen können nachfolgend bakterielle Sekundärinfektionen auftreten, die möglicherweise perioperativ akzentuiert verlaufen.

Gelegentlich ist es jedoch unumgänglich, Kinder trotz Fieber zu anästhesieren. In dieser Situation sollte versucht werden, die Temperatur vor der Anästhesieeinleitung zu senken, v. a. um den O_2-Verbrauch zu reduzieren. Paracetamol (▶ Kap. 13.5) ist dafür die bevorzugte Substanz. Gewöhnlich schwächen Anästhetika den pyrogen induzierten Temperaturanstieg.

15.4   Impfungen

> **❯** **Anästhesie, Stress und Trauma sind bekannte Modulatoren des Immunsystems. Theoretische Überlegungen sprechen dafür, unmittelbar nach erfolgter Impfung keine elektiven**

Eingriffe vorzunehmen. Allerdings besteht keine klinische Evidenz, dass zu irgendeinem Zeitpunkt nach erfolgter Impfung ein erhöhtes anästhesiologisches Risiko besteht.

In praktisch allen Ländern der Welt gibt es Impfprogramme, die wiederholte aktive Impfungen von Kindern ab dem Säuglingsalter vorsehen. Damit ist die Wahrscheinlichkeit gegeben, dass Kinder kurzzeitig vor einem geplanten oder notfallmäßigen Eingriff geimpft worden sind.

Es ist bekannt, dass verschiedene perioperative Maßnahmen und Zustände (z. B. Anästhesie, chirurgischer Eingriff, postoperative Schmerzen, Transfusionsbehandlungen) das Immunsystem beeinflussen. Insbesondere die zellulär vermittelte Immunfunktion (z. B. T-Zellen, natürliche Killerzellen) wird dabei vermindert. Das Ausmaß ist durch die Anästhesieführung beeinflussbar. Eine Reduktion der Stressantwort (z. B. hohe Opioiddosen oder Regionalanästhesie) minimiert die Auswirkungen. Es konnte aber auch gezeigt werden, dass die Effektivität einzelner Teilsysteme der Immunabwehr perioperativ unter Umständen sogar verbessert werden kann (z. B. biozide Aktivität von neutrophilen Granulozyten).

Theoretisch liegt es nahe, dass die Systemantwort, die durch die Impfung induziert wird, vorübergehend zu einer Veränderung oder Verminderung der Immunantwort (ohne erkennbare klinische Signifikanz, d. h. keine postvakzinale Infektionshäufung) führt. Es kann zumindest hypothetisch angenommen werden, dass diese impfbedingten Veränderungen mit den immunologischen Veränderungen, die sich unter Anästhesie und chirurgischer Intervention ergeben, kumulieren. Umgekehrt bestehen keine Hinweise dafür, dass eine vor kurzem erfolgte Impfung zu einer Erhöhung des Anästhesierisikos führt.

❗ Idealerweise sollten nach erfolgter Impfung mit inaktiven Impfstoffen während der ersten Woche und nach Impfungen mit attenuierten Lebendimpfstoffen während zwei bis drei Wochen nach der Impfung keine elektiven Eingriffe vorgenommen werden. Bei dringlichen Eingriffen hingegen stellt eine vor kurzem durchgeführte Impfung keine Kontraindikation dar.

Literatur

Becke K, Giest J, Strauss JM für den Wissenschaftlichen Arbeitskreis Kinderanästhesie der Deutschen Gesellschaft für Anästh Intensivmed (DGAI) (2007) Handlungsempfehlungen zur präoperativen Diagnostik, Impfabstand und Nüchternheit im Kindesalter. Anästhesiol Intensivmed 9: S62–S66

Coté CJ (2001) The upper respiratory tract infection (URI) dilemma: fear of complication or litigation? Anesthesiology 95: 283–285

Elwood T, Morris W, Martin LD et al. (2003) Bronchodilator premedication does not decrease respiratory adverse events in pediatric general anesthesia. Can J Anesth 50: 277–284

Parnis SJ, Barker DS, van der Walt JH (2001) Clinical predictors of anesthetic complications in children with respiratory tract infections. Pediatr Anaesth 11: 29–40

Rachel Homer J, Elwood T, Peterson D et al. (2007) Risk factors for adverse events in children with colds emerging from anesthesia: a logistic regression. Paediatr Anaesth 17: 154–161

Schreiner MS, O'Hara I, Markakis DA et al. (1996) Do children who experience laryngospasm have an increased risk of upper respiratory tract infection? Anesthesiology 85: 475–480

Short JA, van der Walt JH, Zoanetti DC (2006) Immunization and anesthesia – an international survey. Paediatr Anaesth 16: 514–522

Siebert JN, Posfay-Barbe KM, Habre W et al. (2007) Influence of anesthesia on immune responses and its effect on vaccination in children: review of evidence. Paediatr Anaesth 17: 1216–1218

Tait AR, Burke C, Voepel-Lewis T et al. (2007) Glycopyrrolate does not reduce the incidence of perioperative adverse events in children with upper respiratory tract infections. Anesth Analg 104: 265–270

Tait AR, Malviya S (2005) Anesthesia for the child with an upper respiratory tract infection: still a dilemma? Anesth Analg 100: 59–65

Tait AR, Malviya S, Voelpel-Lewis T et al. (2001) Risk factors for perioperative adverse respiratory events in children with upper respiratory tract infections. Anesthesiology 95: 299–306

Tait AR, Panit UA, Voelpel-Lewis T et al. (1998) Use of the laryngeal mask airway in children with upper respiratory tract infections: a comparison with endotracheal intubation. Anesth & Analg 86: 706–711

van der Walt JH, Jacob R, Zoanetti DC (2004) Infectious diseases of childhood and their anesthetic implications. Paediatr Anaesth 14: 810–819

von Ungern-Sternberg BS, Boda K, Schwab C et al. (2007) Laryngeal mask airway is associated with an increased incidence of adverse respiratory events in children with recent upper respiratory tract infections. Anesthesiology 107: 714–719

Maligne Hyperthermie

> Die maligne Hyperthermie (MH) ist eine genetisch determinierte subklinische Myopathie, die durch volatile Anästhetika und Succinylcholin getriggert wird. Bei verschiedenen neuromuskulären Erkrankungen können schwere MH-ähnliche Narkosezwischenfälle durch die gleichen Trigger ausgelöst werden.

Die maligne Hyperthermie kann sich fulminant (innerhalb von Minuten) oder auch verzögert ausbilden und tritt praktisch ausschließlich während oder nach einer Anästhesie auf. Die Haupttriggersubstanzen sind die bekannten potenten Inhalationsanästhetika und Succinylcholin.

Medikamente, die eine maligne Hyperthermie auslösen können

- Potente Inhalationsanästhetika
  - Äther
  - Desfluran
  - Enfluran
  - Halothan
  - Isofluran
  - Sevofluran
- Succinylcholin

! Bei Kindern rechnet man mit einer Häufigkeit von 1:15.000 bis 1:50.000 Anästhesien.

Die Prädisposition zur MH wird autosomal dominant vererbt. Aus diesem Grund ist es wesentlich, bei der präoperativen Anamnese nach Narkosekomplikationen in der Familie beider Elternteile zu fragen. Bisherig problemlose Narkosen schließen jedoch eine Empfindlichkeit auf MH keineswegs aus.

Es wurden verschiedene genetische Loci identifiziert, wobei bisher nur zwei Gene gefunden wurden, welche für die Empfindlichkeit auf MH verantwortlich sind: der Ryanodinrezeptor (RYR1), sowie die alpha-1-Untereinheit des Dihydropyridinrezeptors (CACNA1S). In rund 70% aller Familien mit maligner Hyperthermie können Mutationen in RYR1 nachgewiesen werden. Insgesamt sind über 200 Mutationen bekannt, wobei bei lediglich 29 deren kausativer Effekt nachgewiesen wurde (http://www.emhg.org).

RYR1 ist der Kalziumkanal des sarkoplasmatischen Retikulums. Die Depolarisation der Muskelmembran wird in den T-Tubulus weitergeleitet, wo dieser vom voltagesensitiven Kalizumkanal (Dihydropyridin-Rezeptor) aufgenommen und über einen direkten Kontakt an RYR1 weitergegeben wird. Die Öffnung von RYR1 führt zum Ausstrom von Kalzium aus dem sarkoplasmatischen Retikulum ins Sarkoplasma der Skelettmuskelzelle. Hierdurch kommt es zur Aktivierung von Aktin und Myosin. Inhalative Anästhetika bewirken eine direkte Aktivierung der Ryanodinrezeptoren mit massivem Ausstrom freier Kalziumionen aus dem sarkoplasmatischem Retikulum in das Myoplasma und zur Akkumulation der Kalziumionen bei fortbestehender Aktivierung des Aktin-Myosin-Komplexes. Die unkontrollierte Kalziumfreisetzung steigert den Glukoseabbau und die mitochondriale Energiegewinnung unter erhöhtem O_2-Verbrauch und erhöhter Produktion von CO_2 und Wärme. Der Hypermetabolismus erschöpft rasch das O_2-Angebot, führt zur anaeroben Glykolyse mit Laktatanstieg und Substratverbrauch und mündet mit Azidose und Energieverarmung im Zelltod.

16.1 Diagnosesicherung

❯ DNA-Analysen und andere nicht invasive Methoden gewinnen zunehmend an Bedeutung zur Diagnosestellung der MH; sind eine Ergänzung und nicht ein Ersatz herkömmlicher In-vitro-Kontrakturtests.

Bei Patienten, die intra- oder postoperativ eine stark MH-verdächtige Episode entwickelt haben, sollte zu einem späteren Zeitpunkt eine Muskelbiopsie durchgeführt werden. Die MH-Empfindlichkeit kann dann mittels In-vitro-Kontrakturtest (IVKT) belegt oder ausgeschlossen werden. Verschiedene Zentren im deutschsprachigen Raum führen diese Untersuchung durch (für eine aktuelle Liste von MH-Zentren ▶ Website der Europäischen MH Gruppe: http://www.emgh.org). Kinder sind wegen ihrer relativ kleinen Muskelmasse für eine Muskelbiopsie nicht geeignet: Die nötige Biopsiemenge ist relativ groß. Es besteht Uneinigkeit über die untere Altersgrenze bzw. das untere Gewichtslimit für eine Biopsie.

❗ Im Allgemeinen werden Kinder im Vorschulalter bzw. mit einem Gewicht <20–30 kg nicht biopsiert. In diesen Fällen wird die Diagnose aufgrund der Symptomatik und eines positiven IVKT bei einem Elternteil gestellt.

Diagnose bei Verwandten

Es ist die Aufgabe des MH-Zentrums, das den IVKT durchführt, bei den Verwandten weitere Abklärungen durchzuführen. Ist eine für MH kausative Mutation in einer Familie bekannt, so kann in dieser Familie eine molekulargenetische Testung angeboten werden. Aufgrund der Heterogenetik der MH ist es jedoch unmöglich, aufgrund einer negativen Mutationsanalyse eine MH auszuschließen. Ein positiver Mutationsnachweis bestätigt die MH-Empfindlichkeit, während bei einer negativen genetischen Analyse die MH durch eine Muskelbiopsie und IVKT bestätigt, resp. ausgeschlossen werden muss.

Ausweis

Alle Patienten mit einer bewiesenen MH-Empfindlichkeit sollten einen Ausweis bzw. ein Armband oder eine Halskette mit entsprechender Information mit sich führen. Bei Kindern, welche unterhalb der Altersgrenze für einen IVKT sind, werden in der Regel bis zum Erreichen der Altersgrenze provisorische MH-Ausweise ausgestellt.

16.2 MH-Reaktion

Zeichen der malignen Hyperthermie
- Erhöhte Muskelaktivität
    - Muskelrigidität[a]
    - Masseterspasmus nach Succinylcholin[a]
    - Erhöhte Kreatininkinase (CK)
    - Myoglobinämie
    - Myoglobinurie
- Erhöhter Metabolismus
    - Tachypnoe bei Spontanatmung[a]
    - Massiv steigender expiratorischer CO_2-Partialdruck[a]
    - Hyperkapnie[a]
    - Rascher Verbrauch, Erhitzung des CO_2-Absorbers[a]
    - Tachykardie, Arrhythmie[a]
    - Metabolische und respiratorische Azidose
    - Hyperthermie
    - Zyanose, marmorierte Haut

Frühsymptome sind mit einem [a] markiert

Die klinischen Zeichen einer MH treten meistens innerhalb der ersten 2 h nach Beginn einer Anästhesie auf. Allerdings sind auch Fälle bekannt, bei denen erst Stunden nach Beendigung der Anästhesie MH-Symptome zu verzeichnen waren. Die ersten Symptome sind Tachypnoe und Tachykardie. Der Temperaturanstieg ist ein Spätzeichen der MH. Der Anstieg des endtidalen CO_2-Partialdrucks trotz Erhöhung des Atemminutenvolumens ist ein frühes Zeichen, das den Verdacht einer MH nahe legt.

Eine fulminante MH-Episode muss sofort behandelt werden (▶ Kap. 16.3), die Körpertemperatur kann innerhalb weniger Minuten mehr als 40°C erreichen. Bei einer sich langsam entwickelnden MH ist die Diagnose oft schwierig. Eine Analyse der Blutgase und Elektrolyte kann aufgrund einer Azidose oder Hyperkaliämie den MH-Verdacht bestätigen. Ein anderes charakteristisches Symptom ist das Auftreten einer Muskelrigidität, die sich durch eine Erhöhung der Beatmungsdrücke äußern kann.

Erhöhter Tonus der Massetermuskulatur

Intravenös verabreichtes Succinylcholin führt regelmäßig zu einem erhöhten Tonus der Massetermuskulatur. Der Effekt bleibt meistens klinisch unbemerkt, erreicht sein Maximum ungefähr 30 s nach Injektion und kommt bei Inhalationseinleitungen häufiger vor als bei intravenösen Einleitungen. Imponiert der Zustand isoliert an der Massetermuskulatur, ist er zeitlich begrenzt (weniger als 60–90 s nach Succinylcholingabe bzw. 20–30 s nach dem Auftreten der Faszikulationen) und treten keine weiteren MH-verdächtigen Symptome auf, handelt es sich um eine Reaktion innerhalb der Norm, die keinen Anlass zu weiteren Abklärungen gibt.

Masseterspasmus

Ist der Tonus der Massetermuskulatur über Minuten stark erhöht (passive Mundöffnung unmöglich), spricht man von einem »Masseterspasmus«. Insbesondere, wenn er in Kombination mit einer erhöhten Rigidität anderer Muskeln auftritt, be-

steht der dringende Verdacht auf eine beginnende MH oder eine vorbestehende Muskelerkrankung (Myotonie).

Falls ein isolierter Masseterspasmus wieder verschwindet und trotz vermehrter Aufmerksamkeit und optimalem Monitoring keine weiteren Zeichen einer drohenden MH-Krise festgestellt werden können, kann die Anästhesie mit den Medikamenten fortgesetzt werden, die als »MH-sicher« gelten.

> **Anästhetika, die bei MH-empfindlichen Patienten verwendet werden dürfen**
> - Lachgas
> - Opioide
> - Barbiturate
> - Propofol
> - Benzodiazepine
> - nicht depolarisierende Muskelrelaxanzien
> - Antagonisten von Muskelrelaxanzien
> - Lokalanästhetika

Postoperativ muss ein solcher Patient mindestens 24 h klinisch und laborchemisch überwacht werden. Hat eine Muskelschädigung stattgefunden, kann eine erhöhte Aktivität der Kreatinkinase (CK) im Serum und evtl. eine Myoglobinurie nachgewiesen werden. Ob in einem solchen Fall eine Muskelbiopsie zur Feststellung einer MH-Empfindlichkeit durchgeführt werden soll, ist umstritten.

Werden solche Episoden detailliert dokumentiert und mit Laborwerten (Blutgasanalyse, Elektrolyte, CK, Myoglobin) ergänzt, so kann das Ereignis im MH-Zentrum beurteilt werden und eine Empfehlung für weitere Abklärungen gegeben werden.

> ❗ Wir sehen die Indikation für eine Überweisung an ein MH-Zentrum dann gegeben, wenn ein starker Anstieg der CK (über 10.000 IE/l) innerhalb von 24 h nachgewiesen werden kann.

16.3 Behandlung

 Die sofortige Gabe von Dantrolen ist die wichtigste therapeutische Maßnahme!

Richtlinien zur Behandlung der malignen Hyperthermie

1. Zufuhr von Succinylcholin und Inhalationsanästhetika stoppen.
2. Zufuhr von 100% Sauerstoff, Atemminutenvolumen erhöhen, um eine normale endtidale CO_2-Konzentration zu erreichen.
3. Anästhesie mit »sicheren« Anästhetika (▶ s. Übersicht) weiterführen, wenn möglich, Operation abbrechen.
4. Dantrolen 2,5 mg/kgKG (7,5 ml/kgKG der frisch zubereiteten Lösung, die 0,33 mg/ml enthält) innerhalb 15 min; i.v.-Dosis wiederholen, wenn die Symptome der MH nicht innerhalb 3 min verschwunden sind. Eine Gesamtdosis über 10 mg/kgKG ist selten notwendig.
5. Abkühlung mit
   - intravenösem Ringer-Laktat oder NaCl 0,9% aus dem Kühlschrank, 15 ml/kgKG über 10 min; wiederholen, wenn notwendig
   - Spülung innerer Organe (Magen, Blase, Rektum, Peritoneum) mit kaltem NaCl 0,9%
   - Oberflächenkühlung mit Eisbeutel (Achtung: nicht direkt auf Haut legen, Gefahr von Erfrierungen)
6. Natriumbikarbonat, 2 mmol/kgKG, i.v.
7. Kontrolle der Überwachung: EKG, Temperatur, endtidale CO_2-Konzentration. Einlegen einer arteriellen Kanüle.
8. Blutentnahme für Labor: Na, K, Blutgase, CK, Gerinnung, Laktat, Transaminasen, Myoglobin.
9. Aufrechterhalten einer Urinausscheidung von mindestens 2 ml/kgKG/h, diuretische Therapie, wenn nötig, mit Furosemid 1 mg/kgKG i.v. (Mannitol wurde schon mit der Dantrolenlösung verabreicht).
10. Behandlung der Hyperkaliämie mit Bikarbonat, Glukose/Insulin und Resonium (◘ Tab. 10.9).
11. Überwachung auf der Intensivstation für mindestens 36 h.
12. 24 h »Rund um die Uhr« Notfallnummern für weitere Informationen:
    - Deutschland: +49 71 31 48 20 50
    - Schweiz: +41 61 265 44 00
    - Österreich: +43 1 40400 6423

Die Behandlung muss rasch einsetzen. Die auslösenden Faktoren müssen eliminiert werden, d. h. Abstellen der Inhalationsanästhetika. Bei hoher Frischgaszufuhr sind die geringen Konzentrationen im Inspirationsgas gegenüber den Konzentrationen, die noch im Körper des Patienten sind, zu vernachlässigen. Das Auswechseln des Anästhesiegeräts ist deshalb nicht nötig, es verzögert allenfalls die viel wichtigere kausale Behandlung mit Dantrolen.

Dantrolen

Dieses Medikament verhindert die Freisetzung von Kalzium in der Skelettmuskulatur. Dantrolen wird als Trockensubstanz gelagert: 1 Ampulle enthält 20 mg plus 3 g Mannitol. Dieser Inhalt wird mit 60 ml Wasser verdünnt. Die so hergestellte Lösung enthält also 0,33 mg/ml Dantrolen und 50 mg/ml Mannitol. Die Zubereitung erfolgt unmittelbar vor dem Gebrauch und nimmt einige Minuten Zeit in Anspruch.

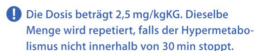 Die Dosis beträgt 2,5 mg/kgKG. Dieselbe Menge wird repetiert, falls der Hypermetabolismus nicht innerhalb von 30 min stoppt.

Die Maximaldosis von Dantrolen ist nicht bekannt, in zunehmender Dosierung tritt jedoch eine Muskelschwäche auf. Im Tierversuch wurden bei sehr hohen Dosen kardiale und hepatotoxische Nebenwirkungen beobachtet. Eine Gesamtdosis von 10 mg/kgKG gilt als unproblematisch; mehr sollte erst nach einer Risikoabschätzung verabreicht werden: Nutzen einer hohen Dantrolendosierung vs. potenzielle, nicht genau bekannte Nebenwirkungen.

Symptomatische Behandlung

🛈 Die übrige Therapie ist rein symptomatisch: Zufuhr von genügend Sauerstoff und Elimination des vermehrt anfallenden Kohlendioxids.

Durch Dantrolen und die physikalischen Abkühlungsmaßnahmen werden Temperatur, O_2-Bedarf und CO_2-Produktion abnehmen. Sobald die Temperatur 38°C erreicht hat, sollen die aktiven Kühlungsmaßnahmen gestoppt werden, da sonst die Gefahr einer Hypothermie entsteht. Wegen des Muskelzellzerfalls kann der Patient eine Hyperkaliämie und ein interstitielles Ödem entwickeln. Kalzium soll nicht gegeben werden, die Hyperkaliämie soll mit Bicarbonat und allenfalls mit Glukose/Insulin behandelt werden; die Urinausscheidung muss unbedingt aufrechterhalten werden, wenn nötig mit Diuretika. Treten supraventrikuläre Tachyarrhythmien oder Zeichen ventrikulärer Irritabilität auf, wird Lidocain 1,5 mg/kgKG als initialer Bolus und anschließend 2–4 mg/kgKG/h als Infusion empfohlen.

Auch wenn die initiale Therapie mit Dantrolen erfolgreich war, können Symptome der MH bis 36 h nach der initialen Attacke erneut auftreten.

Weitere Behandlung

Manchmal bleibt die Erholung von der ersten Episode unvollständig: Hyperkaliämie, Rigidität, Oligurie oder ein großer Flüssigkeitsbedarf wegen starker Ödemtendenz bestehen weiter. Hier sollte die Dantrolentherapie fortgesetzt werden: 1–3 mg/kgKG/h.

Erholt sich der Patient schnell von der initialen Episode und gibt es keine erneuten Zeichen einer MH, muss keine weitere Behandlung durchgeführt werden. Die Überwachung auf einer Intensivstation ist jedoch nötig. Eine Muskelschwäche kann 1–2 Tage weiterbestehen, falls über 5 mg/kgKG Dantrolen verabreicht wurde (die Halbwertszeit von Dantrolen beträgt ca. 12 h).

16.4   Nachgewiesene oder vermutete MH-Empfindlichkeit

Wenn auf die bekannten Triggersubstanzen (▶ Übersicht) verzichtet wird, ist das Risiko einer MH minimal. Obwohl Atropin zu einem leichten Temperaturanstieg führen kann, ist es nicht kontraindiziert.

🛈 Eine tageschirurgische Behandlung ist durchaus möglich, wenn eine optimale Betreuung sichergestellt ist.

Eine gute Prämedikation vermindert den Stress. Eine Prophylaxe mit Dantrolen ist nicht indiziert. Die gasführenden Teile des verwendeten Narkosegeräts sollen gut mit Sauerstoff durchgespült (10 l/min Flow über 10 min) und der Narkosemittelverdampfer vom Anästhesiegerät entfernt werden. Benützt man ein Kreissystem, sollte frischer CO_2-Absorberkalk verwendet werden. Unter diesen Vorsichtsmaßnahmen erachten wir das Bereithalten eines speziellen Anästhesiegeräts für MH-Fälle als nicht notwendig.

Wenn möglich, ziehen wir eine Regionalanästhesie unter Sedierung der Allgemeinanästhesie vor. Die klinische Erfahrung spricht dafür, dass alle Lokalanästhetika bei MH-empfindlichen Patienten ohne Probleme eingesetzt werden können. Alle in diesem Buch erwähnten intravenösen Einleitungsmittel werden als sicher angesehen. Nicht depolarisierende Muskelrelaxanzien können eingesetzt werden. Das Monitoring sollte EKG, Pulsoxymetrie, Kapnometrie sowie die Messung von Blutdruck und Temperatur umfassen.

16.5   Beziehung der MH zu anderen neuromuskulären Erkrankungen

Eine genetische Kopplung der MH ist bis heute nur für die »central core disease« (CCD) bewiesen. Weil bei diesen Patienten der IVKT in der Regel positive Resultate erbringt, sollten sie auch ohne vorherige MH-Diagnostik immer wie MH-Patienten behandelt werden.

MH-ähnliche Symptome treten aber auch bei Patienten mit anderen neuromuskulären Erkrankungen auf. Dies betrifft auf der einen Seite Patienten mit Affektionen der Motoneurone wie z. B. der amyotrophischen Lateralsklerose, der spinalen Muskelatrophie und der verschiedenen Formen der Polyneuropathien (M. Charcot-Marie-Tooth, Friedreich-Ataxie, Guillain-Barré-Syndrom). Auf der anderen Seite können auch bei Muskelerkrankungen (Myopathien) MH-ähnliche Symptome auftreten. Zu dieser Gruppe gehören neben einer Vielzahl von seltenen Krankheitsbildern die Muskeldystrophien (▶ Kap. 17).

Narkosezwischenfälle

Berichte über MH-ähnliche Narkosezwischenfälle bei Patienten mit den erwähnten neuromuskulären Erkrankungen sind z. T. widersprüchlich. Es ist unklar, inwieweit diese Zwischenfälle und die in Einzelfällen positiven IVKT-Ergebnisse durch eine MH-Disposition oder durch eine unspezifische Reaktion der geschädigten Muskulatur bedingt sind. Das Vermeiden von MH-Triggersubstanzen kann auch bei diesen Patienten abnorme Reaktionen und schwere Zwischenfälle verhindern. Eine kurzfristige Exposition mit inhalativen Anästhetika, wie z. B. zur inhalativen Narkoseeinleitung kann im Einzelfall durchaus erwogen werden.

Literatur

Breucking E, Mortier W (2002) Maligne Hyperthermie und andere neuromuskuläre Erkrankungen. Anästhesiol Intensivmed 43: 810–824

Flewellen EH, Nelson TE, Jones WP (1983) Dantrolen dose response in awake man: implications for management of malignant hyperthermia. Anesthesiology 59: 275–280

Gerbershagen MU, Fiege M, Krause T et al. (2003) Dantrolen. Pharmakologische und therapeutische Aspekte. Anästhesist 52: 238–245

Girard T, Ginz HF, Urwyler A (2004) Maligne Hyperthermie. Schweiz Med Forum 4: 1192–1197

Girard T, Treves S, Voronkov E, Siegemund M, Urwyler A (2004) Molecular genetic testing for malignant hyperthermia susceptibility. Anesthesiology 100: 1076–1080

Hannallah RS, Kaplan RF (1994) Jaw relaxation after halothane/succinylcholine sequence in children. Anesthesiology 81: 99–103

Lerman J, McLeod E, Strong A (1989) Pharmakokinetics of intravenous dantrolene in children. Anesthesiology 70: 625–629

Rüffert H, Olthoff D, Deutrich C, Froster UG (2002) Aktuelle Aspekte der Diagnostik der malignen Hyperthermie. Anästhesist 51: 904–913

Schulte-Sasse U, Eberlein HJ (1991) Gründe für die persistierende Letalität der malignen Hyperthermie und Empfehlungen für deren Senkung. Anästhesiol Reanim 16: 202–207

Urwyler A, Deufel T, McCarthy T, West S for the European Malignant Hyperthermia Group (2001) Guidelines for molecular genetic detection of susceptibility to malignat hyperthermia. Br J Anaesth 86: 283–287

Wappler F (2001) Malignant hyperthermia. Europ J Anesthesiol 18: 632–652

Wappler F (2003) Aktuelle Aspekte der Anästhesie bei neuromuskulären Erkrankungen. AINS 38: 495–499

Internet-Adressen

http://www.emhg.org (Europäische MH-Gruppe)

http://www.malignehyperthermie.ch (Informationsplattform Maligne Hyperthermie)

http://www.smhv.ch (Schweizerische MH-Vereinigung)

http://www.mhaus.org (Malignant Hyperthermia Association of the United States)

Erkrankungen einzelner Organe

17.1 Herzerkrankungen

> Eine kompetente Anästhesie für Kinder mit Herzerkrankungen basiert auf einem guten Verständnis von angeborenen oder operativ herbeigeführten Abweichungen von der normalen Anatomie des Herzens und den damit verbundenen Änderungen der Herz-Kreislauf-Physiologie.

Kinder mit Herzerkrankungen bilden eine heterogene Gruppe. Die anästhesiologische Betreuung von Kindern, die einen erfolgreichen chirurgischen Eingriff bei unkomplizierten Vitien durchgemacht haben (Verschluss eines Vorhofs- oder eines Ventrikelseptumdefekts, ASD bzw. VSD), unterscheidet sich häufig nicht von derjenigen gesunder Kinder. Andererseits gibt es Neugeborene und kleine Säuglinge, deren Herzfehler eine Notfalloperation erforderlich macht, und ältere Kinder, die sich nach einer Palliativoperation in einem schlechten Zustand befinden und einen weiteren herzchirurgischen Eingriff benötigen.

Inzidenz

Die Inzidenz der angeborenen Herzfehler beträgt ca. 8 auf 1000 Geburten. Das Vorkommen ist bei Kindern mit gastrointestinalen Missbildungen (Ösophagusatresie, Darmatresie und Omphalozele) oder Chromosomenanomalien erhöht. So haben z. B. 50% der Kinder mit M. Down (Trisomie 21) einen Herzfehler.

Zu den häufigeren Missbildungen gehören ASD, VSD, Fallot-Tetralogie und Transposition der großen Gefäße. Es gibt etliche weitere kongenitale Herzvitien. Für alle gilt, dass die Kenntnis der Anatomie Voraussetzung für das Verständnis der Hämodynamik und die korrekte anästhesiologische Betreuung ist. Um dieses Verständnis beispielhaft zu vermitteln, werden in ◘ Abb. 17.1 und 17.2 sowie in diesem Kapitels 2 Vitien diskutiert, die palliativ operiert werden. Obwohl beide Fälle an verschiedenen Zentren je nach Schweregrad und Zustand des Kindes primär total korrigiert werden, wird aus didaktischen Gründen an den Beispielen festgehalten.

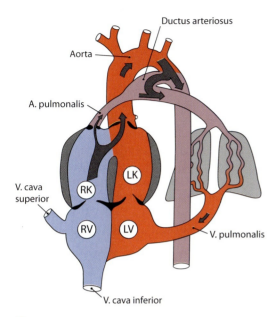

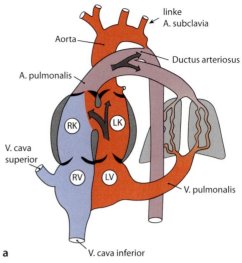

a

◻Abb. 17.1. Fallot-Tetralogie (schematisch). Der Ausfluss des Blutes aus der rechten Kammer in die A. pulmonalis ist erschwert. Ein großer Teil fließt dafür über einen Ventrikelseptumdefekt in die Aorta (Rechts-links-Shunt). Der Lungenkreislauf wird zum großen Teil von der Aorta über einen noch offenen Ductus versorgt. Wenn sich der Ductus zu verschließen beginnt, ist die Lungendurchblutung nicht mehr gewährleistet. Um die Lungendurchblutung zu verbessern, muss deshalb in ausgeprägten Fällen ein Shunt aus Kunststoff zwischen System- und Lungenkreislauf angelegt werden. Die definitive Korrektur des Herzfehlers erfolgt später. Je nach Zeitpunkt des Auftretens der schweren hypoxämischen Symptome wird dieser Herzfehler an vielen Zentren bereits im Säuglingsalter primär total korrigiert (*RK* rechte Kammer, *LK* linke Kammer, *RV* rechter Vorhof, *LV* linker Vorhof)

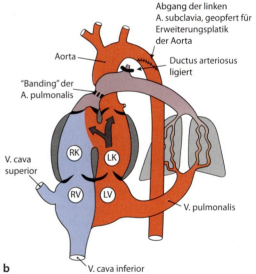

b

Behandlung von Neugeborenen und Säuglingen

Diagnostik

Sogar schwere Herzmissbildungen können initial nach der Geburt unerkannt bleiben, weil der Ductus arteriosus den Blutfluss in die Lungen (Beispiel: ausgeprägte Fallot-Tetralogie, ◻ Abb. 17.1) oder in den Systemkreislauf (Beispiel: präduktale Koarktation, ◻ Abb. 17.2) aufrechterhält. Ernsthafte Symptome treten erst nach Stunden oder Tagen auf, wenn sich der Ductus zu verschließen beginnt.

Der erhöhte Widerstand in den Lungengefäßen bei der Geburt kann ebenfalls zur verspäteten

◻Abb. 17.2. a, b. Präduktale Koarktation mit Ventrikelseptdefekt (*VSD;* schematisch). **a** Die Anomalie ist charakterisiert durch eine Stenose zwischen Aortenbogen und Aorta descendens, dabei wird die untere Körperhälfte hauptsächlich über den Ductus arteriosus versorgt. **b** Bei der initialen Operation wird die Verengung beseitigt, wobei der Abgang der linken A. subclavia für die Erweiterungsplastik benutzt wird. Bild **b** zeigt auch, wie ein Band um den Hauptstamm der A. pulmonalis gelegt wird, damit der tiefe Widerstand im Lungengefäßbett nicht zu einer Hyperzirkulation führt. Dieser Eingriff wird dann durchgeführt, wenn der VSD groß ist, zu einer ausgeprägten Hyperzirkulation führt oder Zeichen der Herzinsuffizienz auftreten. Der VSD wird mit Hilfe der Herz-Lungen-Maschine bei einer späteren Gelegenheit verschlossen (*RK* rechte Kammer, *LK* linke Kammer, *RV* rechter Vorhof, *LV* linker Vorhof)

Diagnose beitragen. Beispielsweise verstärkt sich beim VSD die pulmonale Hyperzirkulation bei sinkendem pulmonalem Gefäßwiderstand.

Die Verdachtsdiagnose eines angeborenen Herzfehlers wird aufgrund eines Herzgeräusches oder Allgemeinsymptomen wie Zyanose, Tachypnoe, Trinkschwäche, vermehrtes Schwitzen usw. geäußert. Ein klinisches Zeichen eines erhöhten Venendrucks (»backward failure«) ist die Vergrößerung der sehr dehnbaren Leber, deren Unterkante sich mehrere Zentimeter unterhalb des Rippenbogens befinden kann (normal sind 1–2 cm). Kardiomegalie und erweiterte Lungengefäße sind typische Röntgenbefunde der vermehrten Lungenzirkulation, wohingegen periphere Ödeme oder ein klinisch fassbares Lungenödem selten sind. Stattdessen äußert sich die Lungenstauung als Hypoxämie oder Hyperkapnie. In schweren Fällen von Herzinsuffizienz und Zyanose entwickelt das Kind eine metabolische Azidose aufgrund der unzureichenden Organperfusion. Die definitive Diagnose wird meist mit Hilfe der Echokardiographie gestellt, evtl. ergänzt durch Herzkatheteruntersuchung und Angiographie.

Präoperative Betreuung

Neugeborene mit einem symptomatischen Herzfehler profitieren von einer intensivmedizinischen Behandlung, die u. a. eine Azidosekorrektur und die Korrektur des Flüssigkeitshaushaltes beinhalten kann. Muss vor einer geplanten operativen Korrektur der Ductus arteriosus offengehalten werden, wird in der Regel Prostaglandin E1 eingesetzt. Der Blutfluss durch einen offenen Ductus kann die Systemzirkulation (z. B. bei einem unterbrochenen Aortenbogen) oder die Lungendurchblutung (z. B. bei einer Pulmonalatresie) aufrechterhalten. Voraussetzung dazu ist, dass das über die System- bzw. Lungenvenen zurückfließende Blut im Herzen gut

gemischt wird. Meistens geschieht dies durch ein offenes Foramen ovale, durch einen bestehenden oder einen iatrogen herbeigeführten Vorhofseptumdefekt (Rashkind-Prozedur).

Eventuell müssen Diuretika und Vasoaktiva bereits präoperativ eingesetzt werden (◘ Tab. 17.1 und 17.2). Diese Maßnahmen dienen der Stabilisierung des Kindes, um einen operativen Eingriff unter optimalen Bedingungen durchführen zu können.

Digoxin wird nur in Ausnahmefällen bereits vor der Operation gegeben, manchmal wird es postoperativ eingesetzt (◘ Tab. 17.3). Aufgrund der unterschiedlichen Kinetik sind wiederholte Bestimmungen des Digoxinspiegels nötig.

> ⓘ **Wenn das Überleben des Kindes von einem offenen Ductus arteriosus abhängt, wird Prostaglandin E1 gegeben (◘ Tab. 17.4).**

Aufgrund der Vasodilatation im System- und Lungenkreislauf kann ein Blutdruckabfall auftreten. Andere Nebenwirkungen sind Apnoe und Krämpfe, weshalb eine sorgfältige Überwachung erforderlich ist. Wenn der Ductus offen ist, kann die Dosis i. Allg. reduziert werden. Die Indikation zur präoperativen Beatmung soll großzügig gestellt werden, auch wenn nur geringgradige Zeichen einer respiratorischen Insuffizienz bestehen. Ist ein operativer Eingriff geplant, so legt man am besten bereits auf der Intensivstation einen arteriellen und zentralvenösen Katheter.

Eingriffe an der Herz-Lungen-Maschine

Die definitive Korrektur der meisten Herzvitien muss an der Herz-Lungen-Maschine (HLM, extrakorporaler Kreislauf, kardiopulmonaler Bypass) erfolgen. Vor der Anästhesie werden vasoaktive Medikamente (z. B. Adrenalin, Milrinon, Noradrenalin, Kalziumchlorid etc.) und die Anästhesieme-

◘ Tab. 17.1. Richtlinien für die Dosierung von Furosemid und Kalium	
Furosemid	– intravenöse Einzeldosis: 0,1–1 mg/kgKG, wiederholen, wenn nötig – orale Erhaltungsdosis: 1–4 mg/kgKG/Tab, verteilt auf 3–4 Dosen
Kaliumersatz (bei wiederholter Diuretikatherapie)	– Dosierung von KCl via Magensonde: 2 mmol/kgKG/Tag, oral wird dieselbe MEnge Kalziumzitrat gegeben – Kontrollen des Serumkaliums und Anpassung der Dosis

■ **Tab. 17.2.** Infusionslösungen für Sympathikomimetika (0 kein Effekt, 4 ausgeprägter Effekt)

Substanz	Dosierung	Effekt an Gefäßen			Effekt am Herzen		Initialdosierung	Kommentar
	[µg/kgKG/min]	α	β_2	δ	β_1	β_2		
Dopamin	2–4 4–8 >10	0 0 2–4	0 0 0	2 2 2	1 1–2 1–2	0 0 0	5 µg/kgKG/min (0,0083 ml/kgKG/min) =0,5 ml/kgKG/h	Dilatiert in niedriger Dosierung (2,5–7,5 mg/kgKG) Splanchnikus- und Nierengefäße (d-Effekt)
Dobutamin	2–20	1	2	0	3–4	2–3	5 µg/kgKG/min (0,0083 ml/kgKG/min) =0,5 ml/kgKG/h	Dobutamin ist inotrop und als Vasodilatator wirksam
Isoprenalin	0,05–0,5	0	4	0	4	4	0,1 µg/kgKG/min (0,01 ml/kgKG/min) =0,6 ml/kgKG/h	Stark chronotrop und inotrop, peripher (und pulmonal) als Vasodilatator wirksam
Adrenalin	0,01–0,1 0,2–0,5	2 4	1–2 2	0 0	2–3 4	2 3	0,1 µg/kgKG/min (0,01 ml/kgKG/min) =0,6 ml/kgKG/h	In niedriger Dosierung als Vasodilatator wirksam (β_2-Effekt)
Noradrenalin	0,1–0,5	4	0	0	2	0	0,1 µg/kgKG/min (0,01 ml/kgKG/min) =0,6 ml/kgKG/h	Erhöht den Systemwiderstand, mäßig inotrop wirksam
Milrinon	0,3–0,7	0	4	0	3–4	1–2	0,5 µg/kgKG/min[a] (0,0 ml/kgKG/min) =0,6 ml/kgKG/h	Ähnliche Wirkung wie Dobutamin, lange Halbwertszeit. Kann Arrhythmien auslösen

[a] Wenn Milrinon innerhalb kurzer Zeit wirken soll, gibt man eine Sättigungsdosis von 50 µg/kgKG während 10 min. Dabei kann eine Hypotension auftreten.

■ **Tab. 17.3.** Richtlinien für i.v.-Dosierung von Digoxin

	Sättigungsdosis [µg/kgKG]	Unterhaltungsdosis/Tag [µg/kgKG]
Frühgeborene	15	4
Neugeborene	20	7
Kinder unter 2 Jahren	30	10–20
2–5 Jahre	25	10
5–10 Jahre	15	7
über 10 Jahre	10	4

– Verdünnung auf 25 µg/ml herstellen
– Initial: 2/3 der Sättigungsdosis
– 2. Injektion: 1/3 der Sättigungsdosis nach 6 h
– Erhaltungsdosis: 12 h nach Sättigung, danach 2 Injektionen/Tag, wenn Alter >5 Jahre

■ **Tab. 17.4.** Zufuhr von Prostaglandin E1, um den Ductus arteriosus in der Neugeborenenperiode offenzuhalten

Beispiel für Verdünnung	– 2 µg/ml in 5%iger Glukose
Dosierung	– initial 0,05 µg/kgKG/min – sobald der Ductus offen ist, kann meistens auf 0,005–0,05 µg/kgKG/min reduziert werden
Nebenwirkungen	– Blutdruckabfall – Atemstörungen – Apnoe – Krämpfe – Fieber – Flüssigkeitsretention

Cave: Beatmungsbereitschaft!

dikamente bereitgestellt. Die Dosierung für eine evtl. notwendige Bolusapplikation wird berechnet (◘ Tab. 17.5). Ein Infusomat muss für die Verabreichung von Vasoaktiva bereitstehen (◘ Tab. 17.2).

Anästhesieeinleitung

Ist der Patient nicht bereits intubiert, kann die nasale Intubation nach Gabe von – je nach Zustand des Kindes – 5–50 µg/kgKG Fentanyl, 0,1–0,2 mg/kgKG Pancuronium und 1–5 mg/kgKG Thiopental i.v. durchgeführt werden. Gibt es Hinweise auf ein intravasales Volumendefizit, z. B. eine präoperative Diuretikatherapie, sollten kurz vor der Fentanylgabe Kristalloide oder Kolloide (5–10 ml/kgKG) infundiert werden.

Die Wahl der Anästhetika ist i. Allg. einfach, da das Kind postoperativ fast immer nachbeatmet wird. Man kann also i.v.-Analgetika und Relaxanzien benutzen, ohne auf postoperative Überhänge zu achten. Eine einseitige Intubation ist zu vermeiden, da bereits eine kurzdauernde Minderventilation einer Lungenseite eine schwere pulmonale Hypertension hervorrufen kann. Lachgas kann bis zum Bypass verwendet werden.

Potente Inhalationsanästhetika können in geringen Konzentrationen (z. B. Isofluran 0,5–1% oder Sevofluran 1–2%) nützlich sein, sie sollen aber bei bestimmten Herzvitien, deren Funktion von einer guten Inotropie und einem normalen Blutdruck abhängig ist, vorsichtig eingesetzt werden. Dies gilt z. B. bei der kongenitalen Aortenstenose, bei der das Blut in der Fetalperiode zum großen Teil über das rechte Herz und den Ductus arteriosus in den Systemkreislauf geflossen ist. Nach der Geburt muss aber die linke Kammer das gesamte Blut, das den Systemkreislauf versorgt, durch die stenotische Klappe auswerfen. Sie ist deswegen auf eine gute Funktion angewiesen und reagiert empfindlich auf negativ inotrope Medikamente. Zusätzlich kann es sehr leicht zu einer kritischen Verminderung der Koronarperfusion kommen, wenn der linksventrikuläre Druck hoch und der systemische Blutdruck niedrig ist.

Bei stabilen Patienten können die meisten Anästhesietechniken verwendet werden. Eine Maskeneinleitung ist durchaus akzeptabel, allerdings ist dies selten notwendig, da ein i.v.-Zugang meist schon auf der Neugeborenenintensivpflegestation

◘ **Tab. 17.5.** Dosierung zur i.v.-Bolusverabreichung von einigen kardiovaskulär wirksamen Pharmaka und Natriumbikarbonat. Dosierung für kontinuierliche Infusionen ◘ Tab. 17.1

	Beispiel für Verdünnung	Dosierung	Kommentar
Adrenalin	10 oder 100 µg/ml	0,1–1,0 µg/kgKG	Leichte bis kräftige kardiale Stimulation
		1–10 µg/kgKG	Für schwere anaphylaktische Reaktion
		10 µg/kgKG	Reanimation
Noradrenalin	10 oder 100 µg/ml	0,1–1,0 µg/kgKG	Leichte bis kräftige Erhöhung des systemvaskulären Widerstands
Phenylephrin	10 oder 100 µg/ml	1–10 µg/kgKG	Leichte bis kräftige Erhöhung des systemvaskulären Widerstands
Kalziumchlorid[a]	100 mg/ml (0,46 mmol/ml)	10–20 mg/kgKG (=0,1–0,2 ml/kgKG)	Positiv inotrop, Zunahme des systemarteriellen Widerstands
Natriumbikarbonat	1 mmol/ml (8,4%)	2 mmol/kgKG (2 ml/kgKG)	Perakute Situationen mit vermuteter metabolischer Azidose. Langsam geben, maximal 1 mmol/kgKG/min
		0,1–0,3× Basendefizit × kgKG (= Anzahl mmol)	Übrige Fälle

[a] Bei der traditionellen Dosierung wird das Gewicht inkl. Chlorid und Wasser angegeben. $CaCl_2 \times 2\ H_2O$ enthält 27 mg Ca^{2+}-Ionen/ml. Ca^{2+} gibt es auch als Kalziumglukonat oder als Kalziumglubionat, beide enthalten 9 mg Ca^{2+}/ml. Man gibt die gleiche Anzahl mg ionisiertes Kalzium wie bei Kalziumchlorid, d. h. 0,3–0,6 ml/kgKG.

17

eingelegt wurde. Handelt es sich um kranke Kinder, ist eine intravenöse Einleitung grundsätzlich zu empfehlen. Kleine Dosen von Fentanyl und Thiopental können verwendet, Inhalationsanästhetika nach Bedarf dazugegeben werden.

Injektionen von Luftblasen müssen sorgfältig vermieden werden (◘ Abb. 17.3 und ▶ Übersicht). Dies gilt besonders bei Vitien mit einem intrakardialen Rechts-links-Shunt.

Maßnahmen zur Vermeidung einer Luftinjektion

- Beim Einführen von zentralvenösen Leitungen auf luftfreies Arbeiten achten (Trendelenburg-Lage, kontrollierte Beatmung mit PEEP)
- Bei der Injektion oder beim Anschließen einer Infusion den Dreiwegehahn zuerst durchspülen (◘ Abb. 17.3)
- Toträume bei gewissen Infusionssystemen (Zuspritzsystem über eine Gummimembran) mit Flüssigkeit füllen
- Während der Injektion Spritzenstempel gegen oben halten
- Die letzte Portion einer Spritze nicht injizieren
- Bei der Konnektion einer Infusion (z. B. Vasoaktiva) beide Konnektionsenden luftleer halten
- Falls trotz Vorsichtsmaßnahmen Luft in das Gefäßsystem des Patienten gelangt: Lachgas abstellen

---

Ein nasal eingeführter Trachealtubus ist am leichtesten zu fixieren und wird deshalb bevorzugt, wenn eine postoperative Nachbeatmung geplant ist. Eine arterielle Kanüle und mindestens ein guter periphervenöser Zugang werden eingelegt. Ein zentralvenöser Zugang für die Zufuhr von vasoaktiven Medikamenten, Pufferlösungen etc. und für die Messung des zentralen Venendrucks sollte am besten in Form eines Mehrlumenkatheters in der V. jugularis interna oder der V. femoralis liegen (▶ Kap. 9).

Wenn perioperativ ein Rechts-links-Shunt über den Ductus arteriosus auftritt, ist die O_2-Sättigung gemessen am rechten Arm höher als an den unteren Extremitäten. Deshalb sollte bei Risikopatienten die O_2-Sättigung am rechten Arm und an einem Fuß gemessen werden. Das Kapnogramm gibt u. a. einen Hinweis auf akute Änderungen der Lungendurchblutung (◘ Abb. 7.7).

Die zwei häufigsten Probleme während der Anästhesieeinleitung sind Hypotension und/oder Hypoxie, als Folge einer Abnahme des peripheren Widerstands oder eines Anstiegs des pulmonalarteriellen Widerstands.

> ❗ **Tritt eine Hypotension auf, so soll eine Volumentherapie z. B. mit 10 ml/kgKG eines Kolloids durchgeführt werden. Mit einer kleinen Dosis i.v. Noradrenalin (0,3–0,5 µg/kgKG) kann der Blutdruck des Säuglings in 1–2 min um 30–50% angehoben werden. So bleibt mehr Zeit für die Volumenzufuhr.**

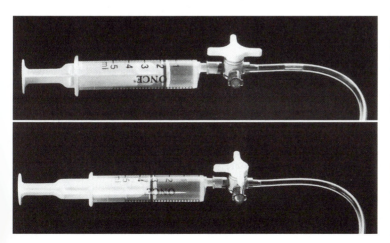

◘ **Abb. 17.3.** Vermeiden einer Luftinjektion. Beim Konnektieren einer Spritze mit einem Dreiwegehahn wird häufig eine Luftblase eingeschlossen, die bei Nichtbeachtung fälschlicherweise injiziert wird *(oben)*. Dieser Fehler kann vermieden werden, wenn der Dreiwegehahn vor der Injektion luftleer gespült wird *(unten)*. Alternativ besteht die Möglichkeit, den Port des Dreiweghahns mit Flüssigkeit aus der Spritze zu füllen, mit der anschließend injiziert wird

Eine Zyanose ist meistens verursacht durch eine Zunahme des pulmonalarteriellen Widerstands, welcher einen Rechts-links-Shunt auslöst bzw. einen bestehenden Rechts-links-Shunt verstärkt.

❗ **In dieser Situation soll das Kind mit 100% Sauerstoff hyperventiliert und, wenn notwendig, der systemvaskuläre Widerstand mit Noradrenalin, 0,3–0,5 µg/kgKG i.v., oder Phenylephrin, 5 µg/kgKG i.v., erhöht werden (❑ Tab. 17.2 und 17.5).**

Falls der Patient bereits vor der Operation inotrope Medikamente benötigt, so sollen diese während der Anästhesieeinleitung beibehalten werden, allerdings sind solche Medikamente vor dem Eingriff selten notwendig (❑ Tab. 17.2). Ein plötzlicher Anstieg des pulmonalarteriellen Widerstands sollte beim gut anästhesierten, relaxierten und ventilierten Kind nicht vorkommen.

Während des Eingriffs werden wiederholte Bestimmungen der Blutgase, des Hämatokrits/Hämoglobins und der Elektrolyte (Na, K, ionisiertes Ca) durchgeführt. Eine perioperative Hypoglykämie ist bei schwerkranken Neugeborenen und Säuglingen eine mögliche Komplikation. Ein zu hoher Blutzucker muss ebenfalls vermieden werden, da neurologische Störungen bei einer bestehenden Hyperglykämie häufiger auftreten können. Intraoperativ kontrollieren wir den Blutzucker stündlich: Bei Werten unter 4 mmol/l werden 2 ml/kgKG/h Glukose 5% infundiert. Während des Bypasses und bei Werten über 6–8 mmol/l wird die Glukosezufuhr unterbrochen.

Einrichten der Herz-Lungen-Maschine

Der Säugling wird über eine große Kanüle im Aortenbogen an die Herz-Lungen-Maschine angeschlossen. Das venöse Blut wird über 2 Kanülen von den beiden großen Hohlvenen ins Reservoir geleitet. Vor dem Einlegen der Kanülen werden 300–400 IE/kgKG Heparin i.v. gegeben. Im weiteren Verlauf wird die aktivierte Gerinnungszeit (ACT = »activated clotting time«) mehrere Male bestimmt, bei Bedarf (ACT <400 s) wird Heparin nachgegeben.

Mit der Herz-Lungen-Maschine wird das Blut gekühlt, sodass die Körpertemperatur auf den gewünschten Wert von 15–32°C abfällt. Eine Verminderung der Temperatur um jeweils 8°C bewirkt eine Halbierung des Metabolismus. Wird z. B. um 16°C abgekühlt (von 37 auf 21°C), so beträgt der basale Metabolismus noch 1/4 des Ausgangswerts. Die tiefe Temperatur erhöht demnach die Toleranz gegenüber niedrigem O_2-Angebot und bewirkt, dass die Perfusion mit niedrigem Druck und Fluss betrieben werden kann. Eine störende Blutung im Operationsfeld wird damit minimiert.

Kreislaufstillstand

Einige Chirurgen ziehen den totalen Kreislaufstillstand bei 15°C für schwierige Eingriffe einer Perfusion mit niedrigem Flow vor, da sie ungestörter arbeiten können (die Kanülen werden zu diesem Zweck entfernt). Das Risiko einer zentralnervösen Schädigung steigt deutlich an, wenn der Kreislaufstillstand 60 min überschreitet; auch kürzere Stillstandzeiten erhöhen die Inzidenz von postoperativen Krampfanfällen.

Vorbereitungen für Abgehen von der HLM

Bevor das Herz seine Funktion wieder aufnimmt, muss zwischen dem Anästhesisten und dem Chirurgen Klarheit darüber herrschen, ob und welche Katecholamine und Vasodilatatoren bei allfälligen Problemen eingesetzt werden sollen. Die notwendigen Medikamente müssen vorbereitet sein, Blutprodukte werden vorgewärmt. Werden Blutprodukte, speziell frisch gefrorenes Plasma, schnell gegeben (>1–2 ml/kgKG/min), kann das Citrat eine Hypokalzämie bewirken, was zu einem Blutdruckabfall führen kann.

❗ **Die Therapie besteht in diesem Fall in der Gabe von 10–20 mg/kgKG Kalziumchlorid; evtl. muss diese Dosis mehrmals wiederholt werden.**

Nach Aufwärmen des Kindes auf 36–37°C kann das Herz die Funktion wieder übernehmen. Bevor die Kanülen entfernt werden, wird das Blut via Herz-Lungen-Maschine ultrafiltriert, d. h. kristalloide Flüssigkeit wird weggefiltert und so der Hämatokrit auf normale Werte angehoben. Nach Entfernen der Kanülen und Stabilisierung des Kreislaufs wird die Heparinwirkung mit Protamin antagonisiert. Eine Möglichkeit ist die Gabe von 3 mg/kgKG, wobei 1 mg etwa 100 IE Heparin neutralisieren. Anschließend wird die aktivierte Gerinnungszeit (ACT) gemessen. Ist sie verlängert, wird mehr Protamin gegeben. Ein Teil der Blut-Kristalloid-Mischung der HLM wird unmittelbar nach Bypassende rücktransfundiert. Relativ große Volumina werden in dieser Phase wegen des chirurgischen Blutverlustes, der Vasodilatation während des Aufwärmens und des Verlustes in den extravasalen Raum benötigt.

Postoperativ

Postoperativ wird die Volumenzufuhr entsprechend den gemessenen hämodynamischen Parametern fortgesetzt. Die Urinproduktion wird evtl. mit Diuretika in Gang gehalten (▶ s. oben), sodass überschüssige Flüssigkeit, die sich während der Operation angesammelt hat, eliminiert werden kann. Bei eingeschränkter Nierenfunktion muss frühzeitig mit einer Peritonealdialyse begonnen werden, um Ödemen und Herzinsuffizienz (durch Hyperkaliämie) vorzubeugen.

Ein manchmal schwierig zu behandelndes Problem in der frühen postoperativen Phase ist eine noch bestehende Hyperreaktivität im Lungenkreislauf. Vor allem Säuglinge und Kleinkinder, bei denen ein lange vorbestehender Links-rechts-Shunt zu reaktiven Gefäßveränderungen geführt hat, neigen dazu. Stimuli wie CO_2-Retention, metabolische Azidose, Hypoxie und mechanische Reizung der Luftwege können bei diesen Kindern eine pulmonale Hypertension mit der Gefahr einer akuten Rechtsherzinsuffizienz auslösen. Manchmal erfolgt deshalb das Monitoring mittels Pulmonaliskatheter (◻ Abb. 17.4).

Die Behandlung der akuten pulmonalen Hypertension besteht aus Hyperventilation mit 100% Sauerstoff und Vertiefung der Anästhesie (◻ Abb. 17.5). Weitere Maßnahmen: ◻ Tab. 6.2.

Eingriffe ohne Herz-Lungen-Maschine

Ein offener Ductus arteriosus ist eine häufige Komplikation bei kranken Frühgeborenen auf der Intensivstation. Der große Links-rechts-Shunt kann eine Herz- oder Ateminsuffizienz verursachen. Die Behandlung des offenen Ductus besteht in erster Linie in Flüssigkeitsrestriktion, Diuretikagabe und Zufuhr eines Prostaglandinsynthesehemmers, z. B. Indomethacin. Ist dieses Vorgehen nicht erfolgreich und der Zustand des Kindes aufgrund des offenen

Ductus eingeschränkt, muss operativ vorgegangen werden. Das Kind ist i. Allg. maschinell beatmet und hat einen i.v.-Zugang. Oft wird zusätzlich ein arterieller Zugang durch die Neonatologen gelegt.

Auf dem Transport zwischen Neugeborenenintensivstation und Operationssaal können mit Hilfe von mobilen Einheiten eine gute Überwachung und Beatmung beibehalten werden. Das Kind wird, im Inkubator liegend, in den vorgewärmten Operationssaal hineingefahren. Man gibt 20–50 µg/kgKG Fentanyl und 0,1–0,2 mg/kgKG Pancuronium sowie ein Sauerstoff-Luft- oder Sauerstoff-Lachgas-Gemisch. Die Fentanyldosis kann niedriger gewählt werden, wenn zusätzlich Ketamin verabreicht wird.

Das Kind wird dann auf dem Operationstisch gelagert. Bestimmte auf der Neugeborenenintensivstation eingesetzte Behandlungseinheiten lassen die Operation zu, ohne das Kind umlagern zu müssen. So minimiert sich das Risiko der Abkühlung, und das Kind muss nicht auf den Operationstisch hinübergehoben werden. Obwohl ein Katheter in die A. radialis eingeführt werden kann, verzichtet man aufgrund der Kürze des Eingriffs und der Größe des Kindes (Gewicht meistens <1500 g) häufig darauf. Um dem Risiko eines akzidentellen Ligierens der Aorta descendens zu begegnen, kann der Blutdruck mit einer Manschette am Bein gemessen werden.

Mit Ausnahme der Korrektur einer Aortenisthmusstenose und der Ligatur eines offenen Ductus arteriosus handelt es sich bei den übrigen Eingriffen ohne Herz-Lungen-Maschine meist um palliative Eingriffe, bei denen eine Totalkorrektur zu einem späteren Zeitpunkt geplant ist.

Ausgeprägte Fallot-Tetralogie

Bei der Fallot-Tetralogie (◻ Abb. 17.1) ist der Ausfluss aus der rechten Herzkammer sowohl durch eine valvuläre als auch durch eine muskuläre subvalvuläre Pulmonalstenose obstruiert. Das Blut aus dem rechten Ventrikel fließt zu einem großen Teil durch den VSD in die Aorta, was eine verminderte Sättigung des arteriellen Blutes zur Folge hat. Die Obstruktion des rechten Ausflusstrakts und damit auch das Ausmaß der Zyanose nehmen in den ersten Lebensmonaten ständig zu. In den meisten Fällen wird im Alter von 6–12 Monaten die Totalkorrektur durchgeführt.

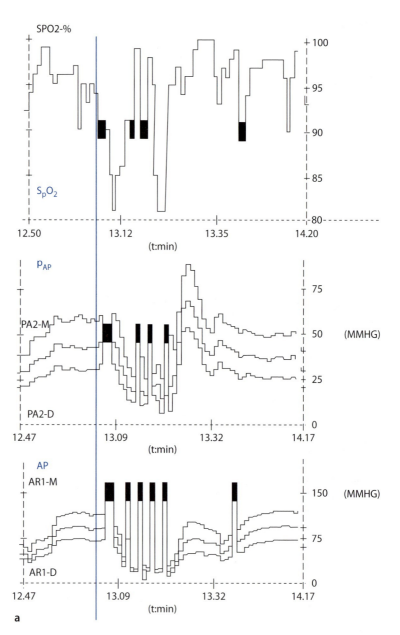

Abb. 17.4 a. Unterschiedliche rechtsventrikuläre Reaktion auf akute Erhöhung des pulmonalarteriellen Widerstands bei einem 5 Monate alten Jungen mit atrioventrikulärem Defekt (= Ventrikelseptumdefekt, Vorhofseptumdefekt und Mitralinsuffizienz). Präoperativ war der Patient bereits intubiert und beatmet und hatte einen hohen pulmonalen Gefäßwiderstand. Intraoperativ wurden die Defekte mit einem Patch verschlossen und die Mitralklappeninsuffizienz korrigiert. **a** Um 12.03 Uhr erfolgte das Abgehen von der Herz-Lungen-Maschine unter Dobutamin, 5 µg/kgKG/min, und Stickstoffoxid *(NO)*, 10 ppm. Um 12.20 Uhr wurde das NO abgestellt.

Um 13.10 Uhr erfolgte das Umlagern vom Operationstisch in den Inkubator. Zu diesem Zeitpunkt Abfall der Sättigung *(S$_p$O$_2$)*, des pulmonalarteriellen Drucks *(pAP)* und des systemischen Drucks *(AP)*. Der linksatriale Druck betrug zu diesem Zeitpunkt 12 cm H$_2$O. Die Therapie bestand aus Hyperventilation mit 100% Sauerstoff, 10 µg Adrenalin und Herzmassage, worauf sich die 3 registrierten Werte wieder normalisierten. Anschließend Verabreichung von 10 ppm NO und Transfer in die Intensivstation. Man beachte, dass die Verbindungsschläuche zum Pulmonaliskatheter und zum arteriellen Katheter mehrmals gespült wurden

17

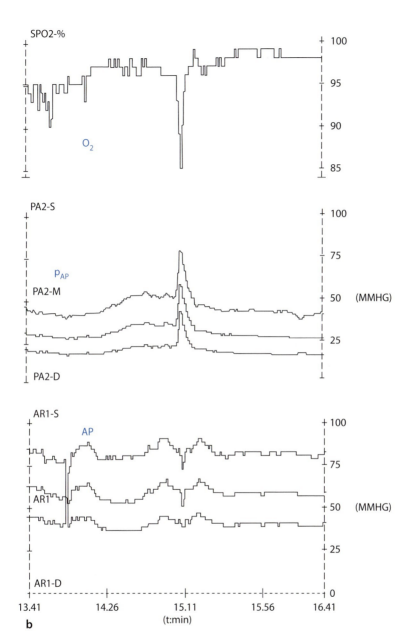

Abb. 17.4 b. Derselbe Patient wurde über Nacht mit NO weiterbehandelt. Der Patient ist nun wacher und hat um ca. 15.11 Uhr eine akute Hypoxämieepisode. *Erläuterung:* Unmittelbar postoperativ machte der Patient infolge einer Hypoxämie eine Krise mit akutem Anstieg des pulmonalvaskulären Widerstands durch. Da der rechte Ventrikel wegen eines akuten postoperativen Rechtsherzversagens diesen Widerstand nicht überwinden konnte, fiel das Herzminutenvolumen stark ab, was zu einer verminderten Füllung des linken Vorhofs und zu einem simultanem Druckabfall in beiden Kreisläufen führte. Durch die Gabe von Adrenalin stiegen der p_{AP} und der AP wieder an. Am darauffolgenden Tag erlitt der Patient wiederum eine kurz daurende Hypoxämie, dieses Mal war der rechte Ventrikel in der Lage, den Anstieg des pulmonalarteriellen Widerstands zu überwinden, was sich in einem Anstieg des p_{AP} zeigte. Der AP fiel nur diskret

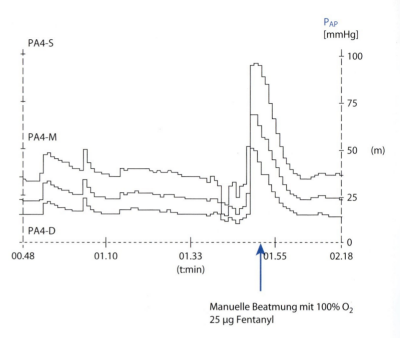

■ **Abb. 17.5.** Therapie der akuten pulmonalarteriellen hypertensiven Krise. Es handelt sich um ein 3 Monate altes Mädchen, 4,2 kg schwer, bei dem ein Ventrikelseptumdefekt verschlossen und wegen zusätzlicher Transposition der großen Gefäße eine Switchoperation durchgeführt wurde. Die Registrierung erfolgte 6 h nach dem Eingriff und zeigt die prompte Erholung des pulmonalarteriellen Drucks nach Therapie einer akuten pulmonalarteriellen hypertensiven Kris

Ist die Hypoxämie jedoch schon früher stark ausgeprägt, wird in gewissen Fällen operativ eine Verbindung zwischen dem Systemkreislauf und dem Lungenkreislauf geschaffen werden. Ein solcher Shunt wird häufig zwischen der A. subclavia und der A. pulmonalis angelegt (Operation nach Blalock-Taussig).

Der Eingriff wird normalerweise in Seitenlage via Thorakotomie durchgeführt. Je nach präoperativem Zustand und Verlauf der Operation muss das Kind nicht unbedingt nachbeatmet werden, dementsprechend werden i.v. Medikamente sparsam eingesetzt. Nach der i.v. Einleitung mit z.B. einer kleinen Dosis Fentanyl (5 µg/kgKG), Thiopental und Intubation mit Hilfe eines Relaxans wird die Anästhesie deshalb mit Inhalationsanästhetika unterhalten, z.B. 0,5–0,75% Isofluran oder 1–1,5% Sevofluran in Lachgas/Sauerstoff, evtl. in Kombination mit kurz wirksamen nicht depolarisierenden Relaxanzien. Der Blutdruck wird über einen Katheter überwacht, der in die A. radialis oder A. brachialis der nicht operierten Seite oder in eine Arterie der unteren Körperhälfte eingelegt wird. Häufig werden 2 venöse Zugänge benötigt, wobei einer davon vorzugsweise in einem zentralen Gefäß liegt.

Postoperativ ist die arterielle Sättigung i. Allg. blutdruckabhängig, und eine Dopamininfusion in niedriger Dosierung (<5 µg/kgKG/min) kann in dieser Situation indiziert sein. Die definitive Korrektur des Herzfehlers wird später durchgeführt.

Präduktale Aortenisthmusstenose mit VSD

Bei dieser Anomalie ist die Blutversorgung der unteren Körperhälfte vom offenen Ductus abhängig. Der intrakardiale Links-rechts-Shunt führt zu einer pulmonalen Hyperzirkulation (■ Abb. 17.2). Der Eingriff, der über eine linksseitige Thorakotomie durchgeführt wird, besteht in der Beseitigung der Aortenobstruktion. Entweder wird eine End-zu-End-Anastomose oder eine Aortenplastik aus Material aus der Wand der linken A. subclavia (»subclavian flap«) durchgeführt. Häufig muss diese Operation bereits in den ersten Lebenstagen erfolgen.

Im Anschluss an den Eingriff wird im Alter von einigen Monaten der VSD via Sternotomie an der HLM verschlossen. Ist der VSD groß, wird der Hauptstamm der A. pulmonalis bei der ersten Operation mit Hilfe eines Bandes eingeengt (»pulmonary banding«, ■ Abb. 17.2). So wird eine ausgeprägte Hyperzirkulation und kardiale Dekompensation während der Zeit vor dem VSD-Verschluss vermieden. Dies gilt v. a. für kleine Neugeborene, bei denen eine frühzeitige zweite Operation zu riskant wäre.

Für die Operation der Aortenisthmusstenose kann dieselbe Anästhesietechnik wie für die Blalock-Taussig-Shunts angewendet werden (▶ s. oben). Eine arterielle Kanüle zur Druckmessung muss im rechten Arm eingelegt werden, da der Druck im linken Arm und den Beinen nicht den Druck in der linken Kammer und den Karotiden während der Operation widerspiegelt. Mancherorts wird zusätzlich auch der Femoralisdruck invasiv gemessen. Die kontinuierliche Drucküberwachung ist wichtig, nicht nur zur Beurteilung des Transfusionsbedarfs, sondern auch, weil während der Aortenabklemmung die Blutversorgung der unteren Körperhälfte vorübergehend unterbrochen wird. In dieser Phase sollte in der oberen Körperhälfte ein guter Perfusionsdruck herrschen, damit über die Kollateralen die distal der Aortenklemme gelegenen Gebiete genügend perfundiert werden. Das Öffnen der Klemme führt plötzlich zu einem erniedrigten Strömungswiderstand, der zusammen mit den sauren Metaboliten aus den ischämischen Geweben einen kurz dauernden Blutdruckabfall bewirkt.

Wenn ein Band um die A. pulmonalis gelegt wird, führt das Einengen der A. pulmonalis (künstliche Stenose) allmählich zu einem Rechts-links-Shunt. Man wünscht einen distalen Pulmonalisdruck, der etwa 50% des Systemdrucks beträgt und eine Sättigung zwischen 85 und 90% zur Folge hat. Um diese Forderung zu erfüllen, ist ein gut funktionierendes Pulsoxymeter notwendig. Eine niedrige Sättigung (<80%) und ein starker Abfall des kapnographisch gemessenen CO_2-Partialdrucks bedeutet, dass die Lungenperfusion zu klein ist und das Band gelockert werden muss.

Behandlung älterer Kinder

Normalerweise ist der Herzfehler bei diesen Kindern schon länger bekannt. Man hat sich aber dazu entschlossen, mit der definitiven Korrektur abzuwarten. Manchmal wurde eine Palliativoperation im Säuglingsalter durchgeführt. Die Kinder sind also i. Allg. in einem stabilen Zustand, was bedeutet, dass man relativ frei zwischen den ver-

schiedenen Einleitungsmethoden auswählen kann. Ein intravenöser Zugang ist sicherlich günstig; bei stabilen Patienten ist die Inhalationseinleitung jedoch ebenso akzeptabel.

> ❗ Wenn ein intravenöser Zugang schwierig zu legen ist, eignet sich bei einem Vitium mit Rechts-links-Shunt die intramuskuläre Injektion von 5 mg/kgKG Ketamin, damit wird der Systemwiderstand aufrechterhalten und eine Zunahme des Rechts-links-Shunts verhindert.

Eingriffe mit Herz-Lungen-Maschine

Nach kürzeren Operationen, z. B. Korrektur eines ASD, kann das Kind auf dem Operationstisch oder frühpostoperativ auf der Intensivstation extubiert werden, wenn die Anästhesie entsprechend geführt wurde. Während der Bypassperiode können Inhalationsanästhetika über die Frischluftzufuhr des Oxygenators zugeführt werden. Bei komplizierterer Herzchirurgie sind die anästhesiologischen Probleme ähnlich wie beim Säugling.

Eingriffe ohne Herz-Lungen-Maschine

Ältere Kinder, die sich der Ligatur eines persistierenden Ductus arteriosus unterziehen müssen, sind – im Gegensatz zum Frühgeborenen – fast immer in gutem Allgemeinzustand. Die Anästhesie wirft keine speziellen Probleme auf.

Offener Ductus arteriosus

Man kann mit derselben Methode anästhesieren, die man bei einem herzgesunden Kind wählen würde, und das Kind kann nach Abschluss der Operation extubiert werden. Bei einem großen Ductus ist eine vorsichtige Ventilation wichtig – Hypokapnie kann eine problematische Hyperzirkulation und entsprechende systemische Hypotension hervorrufen. In einigen Fällen kann ganz auf einen chirurgischen Eingriff verzichtet und der Ductus interventionell verschlossen werden.

Aortenisthmusstenose

Kinder mit Aortenisthmusstenose sind i. Allg. relativ gesund, haben aber einen erhöhten Blutdruck in der oberen Körperhälfte und einen erniedrigten in der unteren. Ein Problem bei älteren Kindern ist das erhöhte Blutungsrisiko bei gut ausgebildeten Kollateralen, die entlang der Thoraxwand die Obstruktion umgehen. Der arterielle Blutdruck soll deshalb kontinuierlich über eine Kanüle im rechten Arm überwacht werden. Der Druck kann mit Inhalationsanästhetika, z. B. Sevofluran oder Isofluran, kontrolliert werden. Allerdings soll in dieser Phase der Blutdruck relativ hoch bleiben, damit die über die Kollateralen durchbluteten Gebiete genügend Blut erhalten. Bei geringem kollateralem Blutfluss oder bei komplizierter Chirurgie können Rückenmarkschäden auftreten (Inzidenz ca. 0,5%). Beim Öffnen der Aortenklemme fällt der Widerstand im Systemkreislauf ab, was einen kurz dauernden Blutdruckabfall bewirken kann.

Meistens sind keine speziellen Maßnahmen notwendig. Volumengabe und Reduktion der Isoflurankonzentration zur Erhöhung des peripheren Widerstands reichen meist aus. Die postoperativ auftretende Hypertension und Tachykardie kann mit Vasodilatanzien und β-Blockern kontrolliert werden.

> ❗ Die Gabe eines β-Blockers ist sinnvoll, weil dadurch die Kontraktilität und die Herzfrequenz herabgesetzt werden, z. B. Propranolol langsam i.v. in einer Dosierung von 0,01–0,1 mg/kgKG (maximal 2 mg) oder oral, dann 1 mg/kgKG, 3-mal/Tag.

Wenn notwendig, kann Nitroglyzerin oder (selten) Nitroprussidnatrium (0,5–8 µg/kgKG/min) infundiert werden. Eine Überdosierung beinhaltet das Risiko einer Zyanidvergiftung, die kumulative Dosis sollte 1 mg/kgKG über 4 h nicht überschreiten, die Gesamtdosis sollte unter 3 mg/kgKG bleiben. Catapresan, 1–2µg/kgKG repetitiv (je nach Ansprechen alle 1–3 h), wirkt weniger stark antihypertensiv als Nitroprussidnatrium, kann aber wegen des negativ chronotropen Effekts und der sedierenden und analgetischen Eigenschaften Vorteile bringen.

Regionalanästhesien bei herzchirurgischen Eingriffen

Für Eingriffe am offenen Herzen setzen wir i. Allg. keine Spinal- oder Epiduralanästhesien ein, da wir Risiko eines Epiduralhämatoms beim heparinisierten Patienten als zu hoch betrachten. Für Eingriffe ohne Herz-Lungen-Maschine wird meistens eine Thorakotomie durchgeführt. In dieser Situation können durchaus Regionalanästhesien zur Anwendung gelangen. In geübten Händen kann eine thorakale Epiduralanästhesie dem Patienten Vorteile bezüglich der Analgesie bringen. Für Thorakotomien ziehen wir zumeist den lumbalen Zugang vor und verabreichen Morphin epidural (▶ Kap. 11.5).

Behandlung herzkranker oder herzoperierter Kinder

Kinder mit angeborenen Herzfehlern können für nicht herzchirurgische Eingriffe in den meisten Fällen an nicht spezialisierten Krankenhäusern operiert werden. Es empfiehlt sich aber, komplexere Fälle an das Zentrum zu überweisen, wo das Kind in Behandlung steht. Der Anästhesist muss die Möglichkeit haben, sich über einen ausreichenden Zeitraum in die Krankengeschichte einzuarbeiten und die Beurteilung des Kinderkardiologen zu studieren. Um die Anästhesie rational zu planen, empfiehlt es sich, eine gewisse Systematik einzuhalten.

Checkliste zur Anästhesieplanung bei Kindern mit einem Herzvitium:
- Wie ist die myokardiale Funktion?
  - Rechtsherzinsuffizienz?
  - Linksherzinsuffizienz?
  - Biventrikuläre Herzinsuffizienz?
- Besteht eine Stenose oder eine Insuffizienz einer Klappe (= turbulenter Flow = hohes Endokarditisrisiko)?
- Ist das Vitium palliativ oder komplett korrigiert?
- Besteht ein Rechts-links-Shunt (Gefahr von Luftblasen in den Systemkreislauf)?
- Muss eine Endokarditisprophylaxe durchgeführt werden (s. unten)?
- Besteht eine Arrhythmie? Hat das Kind einen Pacemaker?
- Auswirkungen auf den Systemkreislauf (globale/lokale arterielle Hyper-/Hypotension)?
- ▼ Auswirkungen auf den Pulmonalkreislauf

(pulmonale Hypertension, globale/lokale Über-/Unterperfusion)?
- Besteht eine abnorme Funktion des Respirationstrakts (obere Luftwege, Lungenfunktion)?
- Welche Maßnahmen werde ich treffen wenn
  - eine Zyanose auftritt?
  - eine Hypotension auftritt?
  - eine Arrhythmie auftritt?
  - ST/T-Veränderungen auftreten?

Die wichtigste präoperative Information betrifft den allgemeinen Gesundheitszustand des Kindes. Ist die physische Leistungsfähigkeit eingeschränkt, sind auch die Anästhesierisiken erhöht. Auf der anderen Seite ist ein guter allgemeiner Gesundheitszustand und eine gute physische Leistungsfähigkeit keine Garantie für einen komplikationslosen Anästhesieverlauf (► Fallbericht, Kap. 17.1). Geht es dem Kind klinisch gut, empfiehlt es sich, routinemäßig zu arbeiten. Generell sollte man bei herzinsuffizienten Kindern nur niedrige Konzentrationen von potenten Inhalationsanästhetika einsetzen. Liegt ein Vitium mit einer valvulären Stenose vor, sollte eine ausgeprägte Tachykardie vermieden werden, besteht eine Regurgitation, werden Bradykardien schlecht toleriert.

Es ist wesentlich, sich gedanklich über mögliche kardiovaskuläre Entgleisungen im Klaren zu sein und entsprechende Behandlungsstrategien zu planen. Eine plötzlich auftretende Zyanose, Hypotension oder Arrythmie sind die häufigsten Störungen und müssen evtl. anders als beim sonst gesunden Patienten therapiert werden.

Fontan-Korrektur

So genannte Totalkorrekturen garantieren nicht notwendigerweise eine normale Physiologie. Ein entsprechendes Beispiel stellt die Korrektur nach Fontan dar, die für eine Vielzahl von Herzfehlern angewendet wird, wo nur eine funktionsfähige Kammer vorliegt und eine Korrektur zu einem biventrikulären Herz nicht möglich ist (◘ Abb. 17.6). Bei diesen Patienten fließt das Blut nach Korrektur aus den großen Hohlvenen passiv ohne zwischengeschalteten Ventrikel direkt in die Lungenarterien.

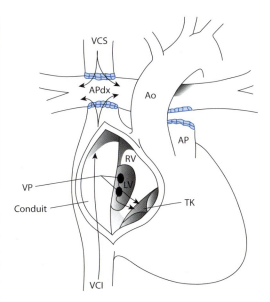

◘ **Abb. 17.6.** Modifizierte Fontan-Operation. Der Eingriff wird häufig in 2 Schritten durchgeführt. Anlässlich der 1. Operation wird die V. cava superior mit der rechten A. pulmonalis (APdx) verbunden. Beim 2. Eingriff wird dann die V. cava inferior über einen intraatrial gelegenen Conduit aus Gore-Tex ebenfalls mit der rechten Pulmonalarterie verbunden. Die Abbildung zeigt die Situation nach dem 2. Eingriff. Durch den geöffneten rechten Vorhof (RV) ist der linke Vorhof (LV) durch einen großen Vorhofseptumdefekt sichtbar. Das venöse Blut fließt von der oberen und unteren Hohlvene direkt in den Pulmonalkreislauf. Oxygeniertes Blut strömt durch die Vv. pulmonales über den gemeinsamen Vorhof und die Atrioventrikularklappe in die einzige Kammer (»single ventricle«)

Für die Anästhesieführung gilt es deshalb, den zentralvenösen Druck mittels ausreichender Flüssigkeitszufuhr bereits vor Anästhesieeinleitung hochzuhalten. Auf der anderen Seite muss ein niedriger pulmonalarterieller Widerstand angestrebt werden, um ein ausreichendes Herzminutenvolumen zu garantieren. Maßnahmen, die zu einem Anstieg des pulmonalarteriellen Widerstandes führen, sind deshalb zu vermeiden. Bei einer noch bestehenden Fenestrierung kann Blut an der Lunge vorbeifließen, sodass die Patienten in diesem Fall nicht voll mit Sauerstoff aufgesättigt sind. Arrhythmien können zu einem Anstieg des linksatrialen und sekundär auch des pulmonalarteriellen und zentralvenösen Drucks führen. Viele dieser Patienten sind antikoaguliert, weil das Arrhythmie- und Thromboserisiko hoch ist.

Endokarditisprophylaxe

> **Herzerkrankungen, bei denen eine antibiotische Prophylaxe empfohlen wird (Stand 2008)**
> - Patienten mit Klappenersatz (mechanische oder biologische Prothesen oder Homografts)
> - Patienten nach durchgemachter Endokarditis
> - Patienten mit bzw. nach rekonstruierten Herzklappen
>   - unter Verwendung von Fremdmaterial für die Dauer von 6 Monaten nach Intervention
>   - mit paravalvulärem Leck
> - Patienten mit angeborenen Vitien
>   - unkorrigierte zyanotische Vitien sowie mit palliativem aortopulmonalen Shunt oder Conduit
>   - korrigierte Vitien mit implantiertem Fremdmaterial während der ersten 6 Monate nach chirurgischer oder perkutaner Implantation
>   - korrigierte Vitien mit Residualdefekten an oder nahe bei prothetischen Patches oder Prothesen (Verhinderung der Endothelialisierung)
>   - Ventrikelseptumdefekt und persistierender Ductus arteriosus
> - Patienten nach Herztransplantation mit einer neu aufgetretenen Valvulopathie

Entsprechend den neuesten Richtlinien wird bei Herzleiden mit Vorliegen von turbulenten Flows (z. B. bikuspidale Aortenklappe, Mitralklappenprolaps mit Insuffizienz, Aortenstenose) keine generelle Prophylaxe mehr empfohlen.

Zur **Durchführung** der Prophylaxe wird generell eine einmalige intravenöse Dosis Antibiotika 30 min vor Beginn des Eingriffs empfohlen.

Für Eingriffe in der Mundhöhle (Zahneingriffe) oder dem Respirationstrakt (Tonsillektomien) soll Amoxicillin 50 mg/kgKG und für Eingriffe im Bereich des Magendarmtrakts (Appendektomie, Koloneingriffe) Amoxicillin/Clavulansäure 50/12,5 mg/kgKG verabreicht werden. Gastroenterologische oder urologische Endoskopien mit oder ohne Biopsien sind keine Indikation für eine Prophylaxe.

Fallbericht

Anästhesie eines Kindes mit einem operierten kongenitalen Herzvitium

Ein 4-jähriger Junge mit 14 kgKG wird für eine Herzkatheterisierung vorgestellt. Er ist mit einem VSD und einem doppelten Abfluss aus der rechten Herzkammer (»double outlet right ventricle«, DORV) geboren worden, d. h. sowohl die Aorta als auch die A. pulmonalis gehen aus der rechten Herzkammer hervor. Ein Jahr zuvor wurde eine Totalkorrektur durchgeführt, die aus dem Verschluss des VSD bestand. Zudem wurde mittels Kunststoffpatch eine Kontinuität zwischen dem linken Ventrikel und der Aorta hergestellt. Der Patient befand sich nach der Korrektur in einem guten Zustand. Eine echokardiographische Untersuchung erweckte jedoch den Verdacht auf eine zunehmende Obstruktion der künstlichen Verbindung zwischen dem linken Ventrikel und der Aorta, die jetzt durch eine Herzkatheteruntersuchung in Anästhesie genauer untersucht werden soll.

Während der präoperativen Vorbereitungen trägt der Junge ein Superman-Kostüm und rennt mit flatterndem Mantel durch die Gänge. Seine Eltern wähnen ihn bei guter Gesundheit, obwohl er etwas ruhiger ist als seine Geschwister. Er bekommt keine Medikamente, und die Sauerstoffsättigung ist normal. Ein Elektrokardiogramm zeigt einen Sinusrhythmus mit einem Rechtsschenkelblock. Anlässlich der Operation 1 Jahr zuvor wurde ein Druckgradient von 50 mmHg über dem Kanal gemessen. Der Kinderkardiologe hat dem nichts beizufügen.

Der Patient wird mit LA-Salbe und Midazolam, 6 mg rektal, prämediziert, bevor er und seine Eltern in der Röntgenabteilung erscheinen. Ein 24-G-Katheter wird in eine Vene der rechten Hand eingelegt. Nachdem das Elektrokardiogramm und das Pulsoxymeter angeschlossen sind, erhält der Patient 25 µg Fentanyl, 2 min später 0,15 mg Atropin, 75 mg Thiopental und 2 mg Vecuronium. Ein 22-G-Katheter wird in die linke A. radialis gelegt, während der Patient mit der Maske beatmet wird. Sein Puls ist langsam (60–70/min) und wird

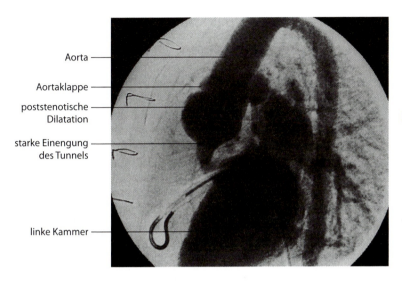

Aorta

Aortaklappe

poststenotische
Dilatation

starke Einengung
des Tunnels

linke Kammer

◼ **Abb. 17.7.** Angiogramm eines 4-jährigen Knaben (s. Fallbericht) mit operiertem VSD und doppeltem Abfluss aus der rechten Herzkammer. Die Aufnahme zeigt eine starke Einengung des mittels Kunststoffmaterial hergestellten Tunnels, der die linke Kammer mit der Aorta verbindet. Zudem ist eine poststenotische Dilatation sichtbar

durch die Intubation nicht beschleunigt. Der arterielle Blutdruck beträgt unmittelbar nach der Intubation 90/45, fällt aber anschließend leicht ab. Zusätzliches Atropin, 0,1 und 0,1 mg i.v., erhöhen die Herzfrequenz nicht.

15 min nach der Intubation (Herzfrequenz 65/min, Blutdruck 65/35 mmHg, pulsoxymetrisch gemessene Sättigung 100%) manifestieren sich mehrere Male ventrikuläre Extrasystolen und ein kurz dauernder Knotenrhythmus. Aufgrund der Anamnese wird dies als Folge einer ventrikulären Ischämie interpretiert – wahrscheinlich wegen eines Abfalls des Verhältnisses zwischen dem linksventrikulären und aortalen Druck. Es werden 150 ml Ringer-Laktat und 4 µg Noradrenalin i.v. verabreicht, was den arteriellen Druck auf 85/40 mmHg ansteigen lässt und in einem stabilen, aber langsamen Sinusrhythmus resultiert (70/min). Das anschließende Angiogramm zeigt einen extrem schmalen Kanal mit einem systolischen Druckgradienten von 110 mmHg zwischen dem linken Ventrikel und der Aorta (◼ Abb. 17.7). Mit Ausnahme von gelegentlichen Extrasystolen während der intrakardiakalen Manipulation des Herzkatheters ist der weitere Anästhesieverlauf ereignislos.

Kommentar
Kinder können, ohne offensichtliche Symptome, an bedeutenden Herzkrankheiten leiden. Die präoperative Beurteilung sollte eine sorgfältige Eva-

luation früherer Befunde und, wenn nötig, eine Konsultation mit dem Kardiologen des Kindes mit einschließen. Patienten mit ausgeprägter Aortenstenose ertragen eine Hypotension oder Hypovolämie schlecht; wäre der hohe Druckgradient präoperativ bekannt gewesen, hätten wir dieses Kind möglicherweise mit i.v. Ketamin oder Etomidate anästhesiert. Im vorliegenden Fall ergaben die präoperativen Resultate genügend Hinweise für die schwere Stenose. Man war vorbereitet für eine angemessene Behandlung der Hämodynamik im Fall von zirkulatorischen Veränderungen.

17.2 Erkrankungen von ZNS und Rückenmark

Erhöhter intrakranieller Druck

❯ **Die Intubation soll in tiefer intravenöser Anästhesie durchgeführt werden.**

Das Vorgehen beim akut aufgetretenen Anstieg des intrakraniellen Drucks (ICP) wird in ▶ Kap. 19.4 diskutiert. Die Möglichkeit eines erhöhten intrakraniellen Drucks muss bei allen Kindern mit zerebraler Symptomatik erwogen werden. Typische Symptome sind Verlangsamung, Trägheit, Bewusstseinstrübung, Doppelbilder, Ataxie und Gangunsicherheit, Übelkeit und wiederholtes Erbrechen.

Ursachen des erhöhten intrakraniellen Drucks sind raumfordernde Prozesse sowie der Hydrozephalus.

Anästhesie

Kinder mit einem erhöhten intrakraniellen Druck, die zur Operation kommen, haben meistens schon eine i.v.-Infusion. Ansonsten sollte, wenn möglich, vor der Anästhesieeinleitung ein intravenöser Zugang gelegt werden.

Beispiel einer Anästhesieeinleitung bei erhöhtem intrakraniellem Druck

Übliche Einleitung:
- Fentanyl 5 µg/kgKG, 1–2 min vor Intubation
- Thiopental 5–10 mg/kgKG oder Propofol 3–5 mg/kgKG
- Rocuronium 0,6–1,0 mg/kgKG
- Ventilation über Maske mit Isofluran 1–1,5% in O_2
- Engmaschige Blutdruckkontrolle
- Intubation

Fortsetzen der Anästhesie:
- Propofol oder 0,5–1% Isofluran, O_2-Luft-Gemisch
- Ventilation, bis pCO_2 30–35 mmHg
- Evtl. Relaxans
- Fentanyl oder anderes Analgetikum, Dosierung je nachdem, ob postoperativ eine Beatmung geplant ist

---

Die Routineeinleitung ist aus der Übersicht ersichtlich. Die Intubation stellt einen starken, den ICP steigernden Stimulus dar. Deshalb soll versucht werden, zu diesem Zeitpunkt eine tiefe Anästhesie bei einem CO_2-Partialdruck knapp unterhalb der Norm herbeizuführen. Thiopental oder Propofol i.v. senken den ICP und sind deshalb geeignete Einleitungsmittel. Als Muskelrelaxans kann ein nicht depolarisierendes Medikament gewählt werden. Succinylcholin kann den Hirndruck vorübergehend steigern. Um die Anästhesie zu vertiefen, können 1–2 min vor der Intubation bis zu 5 µg/kgKG Fentanyl gegeben werden. Bereits vor der Intubation kann über die Maske leicht hyperventiliert und Isofluran 1–2% verabreicht werden.

Die Lage des Tubus soll sorgfältig überprüft und gesichert werden, da Korrekturen während eines intrakraniellen Eingriffes schwierig durchzuführen sind. Eine mäßige Hyperventilation mit einem arteriellen pCO_2 von 30–35 mmHg wird angestrebt. Die Anästhesie wird z. B. mit Isofluran in einem Sauerstoff-Luft-Gemisch unterhalten. Es konnte wiederholt gezeigt werden, dass Lachgas zu einem Anstieg der zerebralen Durchblutung und des ICP führen kann. Während eines intrakraniellen Eingriffs können außerdem luftgefüllte Hohlräume entstehen, die unter Lachgas expandieren. Aus diesen Gründen wird die Anwendung von Lachgas bei erhöhtem ICP nicht empfohlen.

Opioide (Remifentanil, Alfentanil, Sufentanil oder Fentanyl) werden routinemäßig eingesetzt. Die Dosierung richtet sich danach, ob der Patient am Ende der Operation extubiert werden soll oder nicht. Sind während des Eingriffs Zeichen eines ICP-Anstiegs vorhanden, kann zusätzlich Thiopental, 1–2 mg/kgKG, repetitiv gegeben werden. Dieses Vorgehen erfordert eine engmaschige Blutdrucküberwachung.

Mannitol

Die Indikation für osmotisch wirksame Substanzen wie Mannitol beim erhöhten ICP wird von Klinik zu Klinik verschieden gestellt. Obwohl initial fast immer mit einer Reduktion des ICP gerechnet werden kann, ist der längerfristige Effekt (über Stunden) unsicher. Unerwünschte Reboundeffekte (verstärktes Anschwellen nach Nachlassen der osmotischen Wirkung durch Übertritt von Mannitol ins Hirngewebe) können vorkommen. Die Auswirkungen auf die Langzeitprognose sind nicht gut belegt. Mannitol wird in einer Dosierung von 0,5–1 g/kgKG (entspricht 5–10 ml/kgKG einer 10%igen Lösung) über 15 min infundiert. Es folgen evtl. zusätzlich 0,5–1 g/kgKG über 2–3 h.

Kortikosteroide

Bei Hirntumoren werden in der Regel Kortikosteroide eingesetzt. In dieser Situation haben sie einen bewiesenen abschwellenden Effekt auf das Ödem, das den Tumor umgibt, und senken so den Hirndruck. Dexamethason 1 mg/kgKG i.v. und anschließend 0,25–0,5 mg/kgKG 4-mal täglich ist eine häufig angewandte Dosierung.

Hydrozephalus

Ein Hydrozephalus kann als isoliertes Phänomen oder sekundär als Komplikation einer intrazerebralen Blutung, eines Hirntumors oder eines anderen Prozesses auftreten. So entwickeln etwa 90% der Patienten mit Myelomeningozele im Verlauf der ersten Lebensjahre einen Hydrozephalus (▶ Kap. 6.7). Da die Schädelnähte im 1. Lebensjahr noch offen sind, ist der intrakranielle Druck nur wenig erhöht – stattdessen nimmt der Kopfumfang stark zu.

Die chirurgische Behandlung besteht im Einlegen eines ventrikuloperitonealen Shunts, d. h. einer Verbindung zwischen dem Ventrikelsystem und dem intraabdominalen Raum. Alternativ wird ein ventrikuloatrialer Shunt eingelegt, d. h. der Liquor wird über eine Jugularvene in den rechten Vorhof geleitet. Bei diesen Patienten sollen deshalb die Venen am Hals nach Möglichkeit nicht punktiert werden.

Besteht Verdacht auf eine ausgeprägte intrakranielle Drucksteigerung, wird die Anästhesie so durchgeführt wie oben angegeben. Bei Säuglingen, die nur selten einen stark erhöhten Hirndruck aufweisen, ist die Gefahr einer Herniation der Kleinhirntonsillen mit Kompression des Hirnstamms kleiner. Bei Kindern mit funktionierendem Shunt und normalem intrakraniellem Druck kann wie bei gesunden Kindern vorgegangen werden.

Zerebralparese (CP)

> Der erhöhte Tonus und die mangelhafte Koordination der Muskulatur beschränken sich bei tetraspastischen Kindern nicht nur auf die Extremitäten, sondern auch auf die Muskulatur der oberen Atemwege, was die perioperative Betreuung komplizieren kann.

Die CP fasst eine Vielzahl von Zuständen zusammen, die durch eine abnorme fetale Entwicklung, neonatale Asphyxie, Hirnblutung oder andere Hirnschäden während der ersten Lebensjahre verursacht wurden. Sie äußert sich meist in einer spastischen Parese der Körpermuskulatur und kann mit einer mentalen Retardierung variablen Ausmaßes einhergehen. Einige dieser Kinder verfügen über eine normale Intelligenz.

Ungefähr 1/3 der Kinder mit CP leidet an einer Epilepsie. Die antiepileptische Medikation sollte perioperativ lückenlos weitergeführt werden, damit kein Abfall der Blutspiegel und keine Zunahme der Anfälle auftritt. Die Nebenwirkungen der Medikamente sollen berücksichtigt werden (Valproinsäure z. B. verursacht Blutgerinnungsstörungen). »CP-Kinder« mit schwerer mentaler Retardierung, die Antiepileptika einnehmen, haben erniedrigte MAC-Werte für Inhalationsanästhetika. Succinylcholin führt nicht zu einem Kaliumanstieg und kann, falls indiziert, ohne Bedenken gegeben werden. Ebenso können auch alle anderen Relaxanzien benützt werden.

Probleme mit der motorischen Koordination der oberen Atemwege ist ein häufiges, bereits präoperativ auftretendes Phänomen. Es äußert sich klinisch durch Schluckstörungen, die dann im Zusammenhang mit der Nahrungsaufnahme und der vermehrten Speichelsekretion zu Aspirationen und pulmonalen Komplikationen führen können. Zudem können durch diese gestörte Motorik Obstruktionen der oberen Atemwege auftreten, v. a. im Schlaf. Wenn diese Symptome schwerwiegend sind, soll präoperativ der Ist-Zustand mittels Polysomnographie erhoben werden; die postoperative Betreuung wird mit dieser Information vereinfacht.

> ❗ Kinder mit spastischer Tetraparese profitieren von einer Epiduralanästhesie, wenn ein schmerzhafter Eingriff an den unteren Extremitäten durchgeführt wird.

Durch die analgetische und muskelrelaxierende Wirkung wird die Inzidenz der einschießenden Spasmen sowie die Spastizität per se reduziert, was v. a. die postoperative Pflege erheblich erleichtert.

Einige Kinder sprechen empfindlich auf Opioide an, die intraoperative Gabe soll deshalb zurückhaltend geschehen (Vermeiden von verzögertem Aufwachen oder Apnoe). Auf dem Operationstisch sollten Arme und Beine sorgfältig gelagert werden, da häufig Muskelatrophien oder Kontrakturen vorhanden sind und Lagerungsschäden vorkommen können.

Der perioperative Blutverlust bei ausgedehnten Hüft- oder Rückenoperationen ist bei Kindern mit

CP größer als bei gesunden Kindern. Ursächlich in Frage kommt eine gestörte Gerinnung infolge eines schlechten Ernährungszustandes, einer Leberfunktionsstörung oder einer antiepileptischer Therapie.

Epilepsie

Ein zerebrales Krampfleiden ist häufig bedingt durch einen zurückliegenden oder noch andauernden ZNS-Schaden wie neonatale Asphyxie, Infektion oder Tumor. Bei Kindern ohne erkennbare Ursachen spricht man von einer genuinen Epilepsie. Bei der überwiegenden Mehrzahl der Kinder ist die medikamentöse Therapie gut eingestellt. Beim elektiven Eingriff wird die normale morgendliche Medikation des Antiepileptikums fortgeführt. Mit den meisten verfügbaren Anästhetika wird die Krampfschwelle heraufgesetzt, das Risiko eines epileptischen Anfalls ist während der Anästhesie gering. Auch Benzodiazepine und Thiopental haben z. B. einen krampfdämpfenden Effekt.

> **!** Schon 1–2 mg/kgKG Thiopental i.v. genügen i. Allg., um einen Grand-mal-Anfall zu durchbrechen.

Ketamin und Etomidate können bei Epileptikern die Krampfneigung erhöhen und sollten deshalb vermieden werden, wenn alternative Medikamente zur Verfügung stehen. Der Stellenwert von Propofol ist schwieriger zu definieren, an sich wirkt es antikonvulsiv, kann aber auch einen gegenteiligen Effekt haben. Der Einsatz von Lokalanästhetika, z. B. für eine Epiduralanästhesie bei großen orthopädischen Eingriffen, ist nicht kontraindiziert.

Infantile spinale Muskelatrophie

Bei dieser vererbbaren Erkrankung degenerieren die Vorderhornzellen des Rückenmarks und die motorischen Neurone der Hirnnerven. Abhängig von der Verlaufsform (frühinfantile Form = M. Werdnig Hofmann, intermediäre Form oder juvenile Form = M. Kugelberg-Welander) sterben die Patienten durch die respiratorische Insuffizienz und deren Komplikationen bereits im frühen Säug-

lings-, Kindes- bzw. Adoleszentenalter. Orthopädische Eingriffe können notwendig sein, um die Wirbelsäule zu stabilisieren.

Anästhesiologische Probleme treten meist infolge der limitierten respiratorischen Reserven auf, und die perioperative Betreuung sollte auf die Vermeidung von entsprechenden Komplikationen fokussiert werden. **Cave:** Succinylcholin kann eine lebensbedrohliche Hyperkaliämie hervorrufen und ist absolut kontraindiziert.

17.3   Muskelerkrankungen

> **›** Succinylcholin ist wegen der drohenden Hyperkaliämie absolut kontraindiziert; Inhalationsanästhetika sollten wegen der möglicherweise erhöhten Inzidenz der malignen Hyperthermie zurückhaltend verwendet werden.

Myotonien

Es handelt sich um Erbkrankheiten, bei denen eine Muskelkontraktion, spontan oder willkürlich, einen lang anhaltenden erhöhten Muskeltonus hervorrufen kann. Kardiomyopathien und Herzrhythmusstörungen sowie eine herabgesetzte Atemantwort auf CO_2-Stimulation sind bekannte Komplikationen der Erkrankungen. In einem späten Krankheitsstadium kann sich aufgrund einer chronischen Hypoventilation eine pulmonale Hypertension entwickeln.

Succinylcholin löst eine generelle Muskelrigidität und einen Masseterspasmus aus, was sowohl die Intubation als auch die Beatmung über die Maske erschwert. Dieses Medikament sollte deshalb nicht verwendet werden. Nicht depolarisierende Präparate können in reduzierter Dosierung angewandt werden. Es empfiehlt sich, kurz wirksame Medikamente auszuwählen. Die Wirkung von Neostigmin kann nicht vorausgesagt werden, in Einzelfällen wurde über eine ungenügende Reversion oder gar Zunahme der Relaxation berichtet. Ein exaktes neuromuskuläres Monitoring ist beim Einsatz von Muskelrelaxanzien unabdingbar.

Die Patienten können abnorm empfindlich sein gegenüber der atemdepressiven Wirkung von

Benzodiazepinen, Analgetika, Barbituraten und Inhalationsanästhetika. Aufgrund des Risikos einer Atemdepression ist eine Intubation und kontrollierte Beatmung vorzuziehen. Propofol-Remifentanil-Isofluran (oder Sevofluran)-N_2O/O_2 ist eine denkbare Anästhesiekombination. Eine Hypothermie muss vermieden werden, weil diese die Tendenz zur Rigidität erhöht. Postoperativ steht v. a. die respiratorische Überwachung im Vordergrund.

Muskeldystrophien

Diese kommen in verschiedenen erblichen Formen vor. Die häufigste Form ist die sog. pseudohypertrophische Muskeldystrophie (M. Duchenne). Sie tritt i. Allg. im Kleinkindesalter auf und ist mit Schwierigkeiten beim Gehen und Aufstehen aufgrund einer Schwäche der stammnahen Muskulatur verbunden. Die distalen Muskeln, z. B. die Waden, können hypertrophisch sein. Der Herzmuskel ist ebenfalls befallen, meistens sind im 1. Lebensjahrzehnt keine kardialen Symptome zu verzeichnen.

> **!** Erst wenn die Krankheit weit fortgeschritten ist, können sich Tachyarrhythmien, Überleitungsstörungen mit AV-Blockierung und Linksherzinsuffizienz einstellen.

Die Erkrankung verläuft progressiv und ist im 2. oder 3. Lebensjahrzehnt tödlich. Andere Typen von Muskeldystrophien haben gewöhnlich einen gutartigeren Verlauf. Die Schwäche der Atemmuskulatur führt zu eingeschränkter Vitalkapazität und später zu Problemen der Sekretmobilisation. Eine Skoliose verschlechtert die Atemmechanik zusätzlich. Lungenfunktionelle Untersuchungen sollten bei diesen Patienten präoperativ zur Routine gehören, eine polysomnographische Abklärung ist vor großen Eingriffen je nach Schweregrad der Erkrankungen ebenfalls indiziert.

Viele Autoren warnen aufgrund einer vermuteten erhöhten Inzidenz der malignen Hyperthermie vor der Anwendung von volatilen Inhalationsanästhetika. Eine absolute Kontraindikation besteht aber nicht und wir verwenden Sevofluran zur Anästhesieeinleitung, wenn der intravenöse Zugang im Wachzustand schwierig zu platzieren ist.

Die Empfindlichkeit gegenüber nicht depolarisierenden Muskelrelaxanzien ist gesteigert. Die Indikation soll zurückhaltend gestellt werden, die notwendige Verabreichung muss sorgfältig anhand des Monitorings der neuromuskulären Übertragung titriert werden.

Bei allen Formen der Muskeldystrophie ist Succinylcholin wegen der Hyperkaliämie absolut kontraindiziert. Ein Problem betrifft natürlich Säuglinge und Kleinkinder mit – aufgrund des jungen Alters – noch nicht diagnostizierter Duchenne-Muskeldystrophie. Erhalten sie Succinylcholin, kann es infolge der ausgelösten Hyperkaliämie zu einem Herzstillstand kommen. Dies ist einer der wichtigsten Gründe, weshalb Succinylcholin in der Kinderanästhesie restriktiv eingesetzt werden soll.

17.4 Lebererkrankungen

Die Leber verstoffwechselt eine Vielzahl von Medikamenten. Hat der Patient keine manifeste Leberinsuffizienz, sind keine schwerwiegenden Probleme bei der Gabe von Barbituraten, Benzodiazepinen oder Analgetika zu erwarten; allenfalls muss mit einem verlangsamten Medikamentenabbau gerechnet werden. Sevofluran oder Isofluran können benutzt werden. Bei schwerer Lebererkrankung kann ein Mangel an Pseudocholinesterase die Wirkung von Succinylcholin verlängern. Atracurium oder Catracurium sollte als Muskelrelaxans eingesetzt werden. Die Synthese von Gerinnungsfaktoren wie Fibrinogen und Prothrombin kann bei Leberinsuffizienz eingeschränkt sein, mit damit verbundener erhöhter Blutungsneigung. Die Gabe von frischgefrorenem Plasma oder anderen gerinnungsaktiven Mitteln kann im Falle einer Operation notwendig werden.

17.5 Nierenerkrankungen

> **›** Sevofluran ist bei Patienten mit Niereninsuffizienz nicht kontraindiziert.

Eine geringe Funktionseinschränkung der Nieren beeinträchtigt die Auswahl der Anästhesiemittel nicht. Bei der Metabolisierung von Sevofluran wird Compound A gebildet, das in hohen Konzentrationen nephrotoxisch sein kann. Aus diesem Grund wird von der Herstellerfirma empfohlen, bei niereninsuffizienten Patienten einen Frischgasflow von mindestens 2 l/min zu verwenden.

Bei bestehender Niereninsuffizienz muss im Einzelfall entschieden werden, ob vor einer geplanten Operation dialysiert werden soll. Intravenöse Flüssigkeit muss vorsichtig zugeführt werden, Flüssigkeitsschemata für Kinder mit gesunden Nieren müssen adaptiert werden. Auf Succinylcholin soll bei einer Hyperkaliämie verzichtet werden. Bei stabiler, dialysepflichtiger Niereninsuffizienz sind Serumkalzium und Serumalbumin oft niedrig. Eine Anämie mit Hb-Werten von 60–70 g/l ist häufig, und der Basenüberschuss kann stark negativ sein (metabolische Azidose). Die Patienten sind an die Anämie adaptiert. Eine Korrektur ist deshalb selten notwendig, die Kompensationsgrenzen bezüglich O_2-Versorgung des Gewebes sind jedoch reduziert.

Pancuronium wird über die Nieren eliminiert und deshalb wegen der langen Wirkungszeit vermieden. Als Alternative bieten sich Atracurium oder Cisatracurium an, deren Abbau durch Esterhydrolyse und Hofmann-Elimination unabhängig von den Nieren geschehen.

Hämolytisch-urämisches Syndrom (HUS)

Diese Erkrankung tritt v. a. bei Säuglingen, Kleinkindern und Kindern im Vorschulalter auf. Oft geht eine Darminfektion der Krankheit mit E. coli O157: H7, das 2 verschiedene sog. Verozytotoxine absondert, voraus.

> ❶ Charakteristisch für dieses Syndrom sind Urämie, hämolytische Anämie, hoher Blutdruck, Thrombozytopenie und Gerinnungsstörung.

Die Leber kann in Mitleidenschaft gezogen sein. Bauchschmerzen sind häufig. Aufgrund von Hirngefäßbeteiligung und Elektrolytverschiebungen können Krampfanfälle auftreten. Eine Thrombosierung der Nierenarteriolen ist häufig. Es besteht das Risiko einer Herzinsuffizienz sowohl aufgrund der direkten Myokardbeteiligung als auch durch die Hypertonie und eventuelle Überwässerung, die beide als Folge der Niereninsuffizienz auftreten können.

Eine Transfusion von Thrombozyten soll nur bei klinisch manifester Blutung gegeben werden, weil die transfundierten Thrombozyten zur verstärkten Thrombosierung der Arteriolen und zur Antikörperbildung beitragen können. Ebenso restriktiv wird die Indikation zur Bluttransfusion gestellt, da die Hämolyse dadurch verstärkt werden kann. Hb-Werte von 60–70 g/l sind akzeptabel. Eine Transfusion von frischgefrorenem Plasma wird dagegen als nützlich angesehen, ohne die Faktoren genau zu kennen, die den Krankheitsverlauf günstig beeinflussen. Die Plasmapherese kann eingesetzt werden, um Raum für Spenderplasma zu schaffen und um gleichzeitig evtl. schädliche Antikörper zu eliminieren.

Im akuten Stadium kann eine Anästhesie zur Einlage eines Peritonealdialysekatheters oder eines zentralen Venenkatheters benötigt werden. Der arterielle Druck kann instabil sein; eine Überwachung durch einen arteriellen Katheter ist während der Anästhesie nützlich.

17.6   Lungenerkrankungen

> ❯ Die Kraft des Hustenstoßes gibt einen nützlichen Hinweis auf die respiratorischen Reserven eines lungenkranken Patienten.

Eine Lungenfunktionsprüfung ist bei Kindern mit herabgesetzter physischer Leistungsfähigkeit wertvoll zum Abschätzen des perioperativen Risikos. Bei einer Reduktion der Vitalkapazität unter 50% der Norm ist vermehrt mit pulmonalen Komplikationen zu rechnen, bei Werten unter 30% muss die Operabilität zumindest für große Eingriffe generell in Frage gestellt werden. Leider können traditionelle Lungenfunktionsprüfungen bei jüngeren Kindern präoperativ nicht zuverlässig durchgeführt werden. Die Beurteilung stützt sich dann auf Anamnese, klinische Untersuchung, Thoraxröntgenbild, EKG, Pulsoxymetrie und Blutgasanalyse. Eine Echokardiographie ist bei schweren Lungenerkrankungen indiziert, um den pulmonalarteriellen Druck abzuschätzen und eine Rechtsherzhypertrophie oder eine Rechtsherzinsuffizienz diagnostizieren zu können.

Bronchopulmonale Dysplasie (BPD)

Die BPD ist Folge einer lang dauernden Respiratorbehandlung von Neugeborenen mit schweren Lungenerkrankungen. Als Ursachen werden die unreife Lunge, hohe Beatmungsdrücke, O_2-Toxizität und rezidivierende Infektionen angesehen. Die Erkrankung ist charakterisiert durch Veränderungen der Alveolarsepten mit Bildung von Emphysemblasen und Fibrosierung und Verdickung der Wände. Auch die kleinen Bronchiolen sind verändert, erhöhte Schleimbildung und Umwandlung des Epithels sind charakteristisch. Die Bronchien können verengt oder erweitert sein, die Stützfunktion der Knorpelspangen kann verloren gehen (Bronchomalazie). Die schweren Lungenveränderungen können zu pulmonaler Hypertension und zum Cor pulmonale führen.

Die BPD ist zum großen Teil das Resultat intensivmedizinischer Bemühungen, auch kleinste frühgeborene Kinder am Leben zu erhalten. Die Langzeitprognose ist recht gut, weil die Lunge während der Säuglings- und frühen Kleinkinderzeit wächst und neue Alveolen gebildet werden, allerdings kann es vorkommen, dass Kinder über Monate (in Extremfällen über mehrere Jahre) beatmet werden müssen.

Die häufigste Operationsdiagnose bei kleinen Säuglingen mit BPD ist der Leistenbruch. Die Anästhesie kann intravenös oder inhalativ geführt werden, auf Lachgas soll wegen der großen Emphysemblasen, die nicht unmittelbar am Gasaustausch beteiligt sind, verzichtet werden. Besteht ein Cor pulmonale, sollen nur niedrige Konzentrationen von potenten Inhalationsanästhetika verwendet werden. Sevofluran sollte in diesen Fällen wegen der weniger ausgeprägten kardiodepressiven Wirkung der Vorzug gegeben werden.

Bei Kindern, die keine Respiratorbehandlung mehr benötigen, aber noch Atembeschwerden haben, kann eine Regionalanästhesie eine Alternative sein (▶ Fallberichte, Kap.6.7).

Zystische Fibrose

Diese Erkrankung wird autosomal rezessiv vererbt. Die Patienten haben einen extrem zähen Schleim, der die kleinen Atemwege der Lungen und die Ausführungsgänge des Pankreas obstruieren kann. Dank der verbesserten Behandlung ist die Lebenserwartung bis ins Erwachsenenalter gestiegen. Die Lungen sind am stärksten betroffen. Durch die Obstruktion der Bronchiolen und durch wiederholte Infektionen findet eine fortschreitende Destruktion der Luftwege und der Lungen statt. Es tritt eine partielle oder globale respiratorische Insuffizienz auf. Im Spätstadium kommen pulmonale Hypertension und Cor pulmonale hinzu. Ein anderes Problem ist die unzureichende Sekretion von Verdauungsenzymen der Bauchspeicheldrüse; Fett und Proteine können nur ungenügend verwertet werden. Deshalb und aufgrund der stark erhöhten Atemarbeit sind ältere Patienten häufig kachektisch. Als weitere Folge der Pankreasinsuffizienz kann ein Diabetes mellitus auftreten. In der Neugeborenenperiode ist der Mekoniumileus häufig. Die Leber ist bei fast der Hälfte der Kinder betroffen, im Verlauf können Hepatomegalie und Leberdysfunktion auftreten.

Bei der präoperativen Beurteilung sollte man sich ein Bild über den Schweregrad des Lungenbefalls machen. Sind die pulmonalen Probleme ausgeprägt, ist eine Lokal- oder Regionalanästhesie vorzuziehen. Oft jedoch ist die Allgemeinanästhesie die einzige realistische Möglichkeit, wobei die Ansammlung von zähem Schleim in den Atemwegen das Hauptproblem darstellt. Um das Sekret nicht weiter einzudicken, soll möglichst auf Anticholinergika verzichtet werden.

> **!** Es empfiehlt sich, Patienten, bei denen eine Allgemeinanästhesie durchgeführt werden muss, auch für kurz dauernde Eingriffe zu intubieren, da die erhöhte Sekretproduktion bei nicht gesichertem Atemweg ein Problem darstellen kann.

Bei länger dauernden Eingriffen ist eine regelmäßige Trachealtoilette wichtig. Ketamin sollte nicht eingesetzt werden, da es die Schleimbildung in den Bronchien erhöht. Grundsätzlich ist jedoch kein Anästhetikum kontraindiziert. Das größte Anästhesierisiko besteht in der kleinen Gruppe von Kindern mit Cor pulmonale. Für diese Patienten sollten Inhalationsanästhetika wegen ihrer negativ inotropen Eigenschaften nur in niedrigen Konzentrationen gegeben werden. Propofol in niedriger

Dosierung (z. B. 4–6 mg/kgKG/h) zusammen mit Opioiden und einem Relaxans ist eine gute Alternative.

Asthma

Kinder mit Asthma haben eine bronchiale Hyperreaktivität. Meist zeigt der Lungenfunktionstest auch bei asymptomatischen Patienten einen gewissen Grad an Bronchokonstriktion. Infektionen der Luftwege, kalte Luft, emotionale Faktoren und Manipulationen an den Luftwegen können Beschwerden auslösen oder das Asthma verschlechtern. Die Obstruktion beruht auf Bronchospasmus, Ödem, Entzündung und/oder erhöhter Schleimsekretion. Oft wirken alle diese Mechanismen zusammen. Je nach Schweregrad der Symptome sollte der Patient vor der Anästhesie intensiv behandelt werden und die Therapie, z. B. Inhalation mit β_2-Mimetika und Kortikosteroiden, während und nach der Operation fortgesetzt werden.

Anästhesie bei schwerem Asthma

- *Prämedikation:*
  - mit z. B. Midazolam 0,3–0,5 mg/kgKG (maximal 15 mg) rektal
- *Präoxygenierung:*
  - 1 min mit 100% O_2 (wenn der Patient die Maske nicht akzeptiert, kann die Empfehlung in ◘ Tab. 5.3 befolgt werden
- *Mögliche Einleitungsmethoden:*
  - Propofol 3–5 mg/kgKG
  - Midazolam 0,05–0,1 mg/kgKG i.v.
  - Ketamin 2–3 mg/kgKG i.v.
  - Sevofluran über die Maske
- *Fortfahren bei der Maskenanästhesie:*
  - Inhalation Sevofluran, Lachgas, Sauerstoff
- *Fortfahren bei der Intubationsanästhesie:*
  - Relaxierung mit Rocuronium
  - mit Sevofluran und Lachgas/Sauerstoff beatmen
  - in tiefer Anästhesie intubieren
  - in tiefer Anästhesie extubieren (◘ Tab. 5.10)
- *Regionalanästhesie:*
  - Wenn möglich anwenden

Prämedikation

Als Prämedikation kann Midazolam in üblicher Dosierung (► Kap. 5) gegeben werden. Anticholinergika senken den Widerstand in den großen Luftwegen, ihr Einsatz wird daher weniger restriktiv gehandhabt als bei gesunden Patienten.

i.v.-Einleitung

Da bekanntermaßen Histamin ausschüttend, sollte Thiopenthal theoretisch nicht eingesetzt werden (Zunahme der Bronchokonstriktion). Trotzdem wird es an vielen Kliniken – offenbar ohne schlechte Erfahrungen – bei Asthmatikern angewendet. Wir ziehen allerdings Propofol, Midazolam, Ketamin oder Etomidate als Einleitungsmedikament bei symptomatischen Patienten vor.

Inhalationseinleitung

Die Inhalationseinleitung mit Sevofluran ist eine gangbare Methode.

Intubation

Der mechanische Stimulus der trachealen Intubation kann eine Bronchokonstriktion hervorrufen. Zusätzlich zu einer tiefen Inhalationsanästhesie kann Lidocain, 1,5 mg/kgKG intravenös 30–60 s vor der Intubation gegeben, das Risiko einer starken bronchokonstriktorischen Reaktion vermindern. Als Relaxans kann Rocuronium, das einen relativ schnellen Wirkungseintritt hat und kein Histamin freisetzt, verwendet werden.

Succinylcholin kann einen Bronchospasmus auslösen. Da es sich hierbei jedoch um ein seltenes Ereignis handelt, ist der Einsatz bei guter Indikation nicht kontraindiziert. Bei den Opioiden bieten sich v. a. Fentanyl oder Remifentanil an, da sie kein Histamin freisetzen. Um eine Hustenattacke zu vermeiden, sollten sie in kleinen, fraktionierten Dosen oder als Infusion verabreicht werden. Pethidin und Morphin können Histamin freisetzen und werden bei Patienten mit schwerem Asthma seltener gegeben.

»Tiefe Extubation«

Nach Abschluss der Operation muss die Trachea evtl. abgesaugt werden. Die Extubation in tiefer Inhalationsanästhesie (◘ Tab. 5.10) kann von Vorteil sein, man vermeidet damit das Husten am Tubus, das zu einer bronchialen Reaktion führen kann. Hat das Kind eine schwierige Anatomie der oberen Luftwege oder ein erhöhtes Aspirationsrisiko, müssen bei der Extubation die üblichen Extubationskriterien erfüllt sein (◘ Tab. 5.9).

17.7 Erkrankungen der oberen Luftwege

> Bei Patienten mit Lymphom oder lymphatischer Leukämie kann ein mediastinaler Tumor eine Kompression der großen Atemwege hervorrufen, die unter Einleitung der Anästhesie zunehmen kann.

Choanalatresie

Bei der Choanalatresie besteht ein Passagestop zwischen Nasengängen und Epipharynx. Wenn die Atresie einseitig ist, wird die Diagnose oft erst verzögert gestellt. Tritt sie beidseitig auf, beginnen die Probleme unmittelbar nach der Geburt, da die meisten Neugeborenen während der ersten 1–2 Lebenswochen obligate Nasenatmer sind. Damit das Kind durch den Mund atmen kann, benötigt es häufig einen Rachentubus bis zum Zeitpunkt der Operation. Der Eingriff besteht in der Perforation des atretischen Nasengangs auf beiden Seiten und dem Einlegen von Röhrchen, die die Nasengänge offen halten sollen. Die Röhrchen, die nun Teil der Atemwege des Kindes sind, müssen 6–12 Wochen liegen bleiben. Der Eingriff bedarf einer trachealen Intubation. Nach Anästhesieeinleitung, aber vor Relaxierung, muss sichergestellt werden, dass eine Maskenbeatmung über den Rachentubus möglich ist.

Zystisches Hygrom, Lymphangiom

Bei diesen Tumoren handelt es sich histologisch um benigne Schwellungen, die sich häufig in der Halsregion manifestieren. Die Geschwulst kann lebensbedrohlich werden, wenn sie in den Mund-

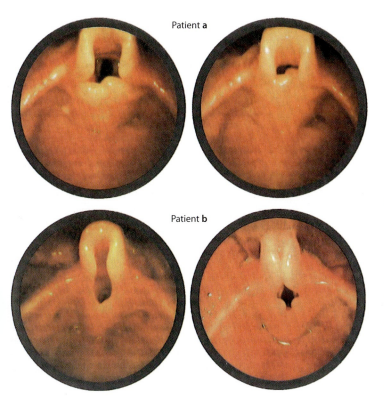

Patient **a**

Patient **b**

◘ **Abb. 17.8.** Die Laryngomalazie ist durch einen inspiratorischen Kollaps der supraglottischen Strukturen beim spontan atmenden Säugling charakterisiert. Die Obstruktion kann entweder durch den Vorfall der Arytenoidhöcker und aryepiglottische Falten (Patient **a**) oder durch Kollaps der Hinterränder der Epiglottis (Patient **b**) verursacht sein. Alle Aufnahmen wurden während der Inspiration aufgenommen: *links* zu Beginn, *rechts* zum Zeitpunkt der maximalen Inspiration

boden und den Zungengrund einwächst, sodass die Atmung behindert wird. Seltener findet man diese Tumoren auch mediastinal, hier können sie die Trachea verdrängen (▶ Kap. 17.7; Mediastinale Tumoren). Die Geschwulst besteht schon bei der Geburt, kann aber z. B. bei einer Infektion der oberen Luftwege zusätzlich rasch anschwellen, was mit ihrem lymphatischen Ursprung zusammenhängt.

Eine Intubation kann einerseits für die Behandlung der Atemwegsobstruktion, anderseits für einen chirurgischen Eingriff notwendig sein. Die Konsequenzen der anatomischen Veränderungen für den Schwierigkeitsgrad der Intubation sind schwierig vorhersehbar. Ein Intubationsversuch unter leichter Sedierung und Lokalanästhesie ist zu befürworten, um sich ein Bild über die anatomische Situation zu machen. Können die wichtigen Strukturen gut eingesehen werden, kann die Anästhesie vorsichtig intravenös vertieft werden. Anderenfalls sind die Vorschläge ▶ Kap. 8 zu beachten.

Laryngomalazie

Ein Stridor bei Neugeborenen und Säuglingen wird am häufigsten durch eine Laryngomalazie verursacht. Er wird manchmal bei der Geburt bemerkt, kann aber auch erst im Alter von 1–2 Monaten auftreten. Der Stridor beruht darauf, dass die knorpeligen Strukturen des Larynx abnorm weich sind und sich die Gewebe oberhalb der Stimmbänder (Aryknorpel, aryepiglottische Falte, Epiglottis) bei der Inspiration durch den negativen intrathorakalen Druck vor den Larynxeingang legen (◘ Abb. 17.8). Die Exspiration ist unbehindert. Die Beschwerden wechseln mit der Körperlage und der Aktivität des Kindes. Sie sind häufig geringer, wenn das Kind auf dem Bauch liegt. Die Krankheit ist i. Allg. ungefährlich; und die Symptome verschwinden, wenn der Larynx im Alter von einigen Monaten bis 2 Jahren stabiler wird.

Bei einer Inhalationseinleitung unter Spontanatmung können diese Kinder während der Exzitationsphase obstruktive Probleme bieten. Diese lassen sich jedoch durch CPAP leicht beheben. Sobald die Anästhesie tiefer ist, nimmt auch der erzeugte negative Druck während der Inspiration ab, und der Stridor verschwindet in vielen Fällen vollständig.

Tracheomalazie

Abnorm weiche Knorpelspangen können zum Verlust der Stabilität der Trachea führen. Als Folge davon kann ein Kollaps des Tracheallumens auftreten, vorwiegend im intrathorakalen Bereich während forcierter Exspiration. Die Erkrankung ist nicht selten mit einer tracheoösophagealen Fistel bei Ösophagusatresie vergesellschaftet. Der instabile Bereich der Trachea ist vielfach umschrieben und beschränkt sich auf die unmittelbare Umgebung der ehemaligen Fistelöffnung; es ist aber auch möglich, dass ausgedehnte Bereiche über mehrere Trachealsegmente befallen sind.

Typischerweise bieten diese Patienten intraoperativ keine Probleme. Erst nach der Extubation können schwere hypoxische Anfälle auftreten. Meistens wird eine solche Attacke durch eine Erregung ausgelöst (Pressen, Schreien, Schlucken von fester Nahrung); ein pulmonaler Infekt kann durch eine vermehrte Sekretproduktion die Obstruktion verstärken. Andererseits führt die Obstruktion zu rezidivierenden Infekten. Die Notfallbehandlung eines zyanotischen Anfalls besteht in der Zufuhr von Sauerstoff und kontinuierlich positivem Atemwegsdruck (CPAP).

Larynxsegel (»laryngeal web«)

Dies ist eine angeborene Veränderung, bei der die Stimmbänder teilweise durch eine Membran verbunden sind. Der Grad der Atembehinderung ist abhängig davon, wie ausgeprägt die Verengung ist. Die Membran kann mit Laserchirurgie entfernt werden. Zur Beatmung des Kindes wird entweder intubiert oder – in schweren Fällen – tracheotomiert.

Laryngotracheoösophageale Spalte (»laryngo-tracheo esophageal cleft«)

Bei dieser Missbildung fehlen die Plicae interarytenoideae und der M. interarytenoidus, die normalerweise Larynx- und Ösophagusöffnung trennen. Dadurch öffnet sich der Larynx nach hinten in den Ösophagus. Der Defekt kann sich hinunter in die Trachea erstrecken, sodass Larynx, Trachea und Ösophagus ein einziges Rohr bilden. Besteht der Defekt nur im Bereich des Larynx, muss mit einer

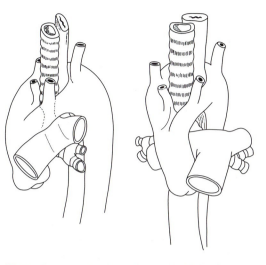

◼ **Abb. 17.9.** Doppelter Aortenbogen, der die Trachea einklemmt. Es handelt sich dabei um die häufigste Variante einer Missbildung der großen Gefäße. (Nach Myer 1995)

zusätzlichen tracheoösophagealen Fistel gerechnet werden. Das präoperative Aspirationsrisiko ist hoch. Die postoperativen Probleme können beträchtlich sein; eine Langzeitintubation oder Tracheotomie kann sich als notwendig erweisen.

Neurofibromatose (M. von Recklinghausen)

Es handelt sich um eine Erbkrankheit, bei der Tumoren, ausgehend vom Nervengewebe, an vielen Stellen des Körpers auftreten können. Diese sog. Neurofibrome kommen u. a. subkutan vor, können aber auch auf das ZNS beschränkt sein. Wenn ein Neurofibromknoten eine Nierenarterie verdrängt, kann daraus eine renale Hypertension resultieren. Tumoren kommen in seltenen Fällen im Rachen oder Larynx vor und können dort eine Obstruktion hervorrufen.

Gefäßring

Bei Vorliegen eines doppelten Aortenbogens kann die Trachea zwischen den beiden Anteilen eingeengt sein (◼ Abb. 17.9). Sie kann auch durch eine prominente A. anonyma der rechten Seite oder durch andere seltenere Gefäßmissbildungen eingeengt werden. Die Verengung sitzt meistens

unmittelbar oberhalb der Carina. Symptome der Atemwegsobstruktion treten gewöhnlich schon während der ersten Lebenstage auf, die definitive Diagnose wird aber häufig erst später gestellt.

Meistens reicht es, die Tubusspitze oberhalb der Verengung zu platzieren und den dilatierenden Effekt, der durch die Überdruckbeatmung hervorgerufen wird, auszunutzen. Gelegentlich kann es notwendig werden, die Spitze des Trachealtubus am Hindernis vorbei in den rechten Hauptbronchus vorzuschieben. Intraoperative Probleme sind selten, allerdings kann ein bereits präoperativ vorhandener Stridor postoperativ akzentuiert werden.

Mediastinale Tumoren

Die häufigste mediastinale Tumorform ist das Lymphom, das mit Chemotherapie behandelt werden kann. Vor Therapiebeginn muss eine histologische Diagnose vorliegen. Dazu kann häufig eine Gewebeprobe eines begleitenden zervikalen Lymphknotens entnommen werden. Selten ist eine Thorakotomie für die Probeexzision notwendig. Durch die Kompression der großen Luftwege können diese Tumoren Obstruktionen der großen Atemwege verursachen.

Schweregrad der Obstruktion

Es ist wichtig, den Schweregrad der Obstruktion abzuschätzen. Wenn Rückenlage wegen Zunahme der Atembeschwerden nicht mehr toleriert wird, liegt eine hochgradige Obstruktion vor. Eine Sprechdyspnoe im Sitzen sollte für den Anästhesisten ein Alarmzeichen sein.

Bildgebende Verfahren (z. B. Thoraxröntgenaufnahme, Computertomographie usw.) geben Aufschluss über Ort und Ausmaß des Tumors und der Atemwegskompression. Dies ist wesentlich für die Beurteilung, ob die Obstruktion mit Hilfe eines Tubus überbrückt werden kann, falls nach der Anästhesieeinleitung Probleme auftreten sollten. In dieser Phase muss in allen Fällen damit gerechnet werden, dass sich die Symptome verschlechtern, da der Tonus der Atemmuskulatur wegfällt, der noch dazu beigetragen hat, die intrathorakal gelegenen Atemwege offen zu halten. Ist die Atmung stark eingeschränkt und obstruiert der Tumor große Teile der Trachea und der Hauptbronchien, muss

u. U. ganz auf eine Anästhesie verzichtet werden. Chemo- oder die Strahlentherapie müssen dann ohne histologische Diagnose begonnen werden.

Anästhesieeinleitung

Eine Maskeneinleitung mit Sevofluran, Lachgas und Sauerstoff kann gewählt werden. Die Atmung wird möglichst bald unterstützt und allmählich ganz übernommen. Ist die Beatmung unter Kontrolle, wird ein Relaxans gegeben, um die Laryngoskopie und Intubation zu erleichtern. Man strebt i. Allg. nicht an, die Verengung mit dem Trachealtubus zu passieren; er soll jedoch nicht gekürzt werden, damit immer die Möglichkeit besteht, ihn am Hindernis vorbeizuschieben. Bei schweren Obstruktionen kann es u. U. ratsam sein, das Kind während der ersten Tage der Therapie intubiert zu lassen. Die Wirkung der Therapie ist oft dramatisch, und es kann damit gerechnet werden, dass der Tumor schnell an Größe abnimmt.

Bei ausgeprägten Obstruktionen hat sich **Ketalar** bewährt. Dies hängt damit zusammen, dass keine Manipulationen an den Atemwegen notwendig sind, da die Spontanatmung auch bei tiefer Anästhesie erhalten bleibt und dass die funktionelle Residualkapazität nicht oder nur geringfügig abnimmt, was einem zunehmenden Kollaps der großen Atemwege entgegenwirkt.

Sichelzellanämie

Die autosomal rezessiv vererbte Sichelzellanämie (SZA) gehört zu den häufigsten Hämoglobinopathien mit einer hohen Prävalenz in der schwarzafrikanischen Bevölkerung. Pathophysiologisch liegt dem Sichelzellhämoglobin (HbS) eine Punktmutation im Kodon 6 des β-Globin-Gens auf Chromoson 11 mit Austausch der hydrophilen Aminosäure Glutamin durch die hydrophobe Aminosäure Valin zu Grunde. Bedingt durch die hydrophoben Interaktionen des HbS im desoxygenierten Zustand formen die Hämoglobinmoleküle Polymerketten, welche mit der Erythrozyten (Ec)-Membran interagieren und zur Entstehung von Sichelzellen führen. Deren mechanische Verform- und Belastbarkeit nimmt drastisch ab, sodass es zu Vasookklusionen, Mikrothromben und zur Hämolyse kommt.

Die heterozygoten Merkmalsträger (HbAS) der Sichelzellanämie bleiben aufgrund eines ausreichenden HbA-Anteils (55–60%) meist bis auf eine leichte Anämie asymptomatisch und benötigen keiner speziellen perioperativen Behandlung. Dahingegen weisen Patienten mit homozygoter Sichelzellanämie (HbSS) sowie Patienten mit einer Compound-Hämoglobinopathie (gleichzeitiges Auftreten von Thalassämia minor und heterozygoter Sichelzellanämie oder Kombination zwischen HbS und heterozygotem HbC und HbD) gravierende klinische Verläufe auf.

Die folgenden Ausführungen beziehen sich auf diese beiden Erkrankungen. In den ersten 6 Lebensmonaten besteht meist ein Schutz durch den hohen HbF-Anteil mit geringen Beschwerden. Der weitere klinische Verlauf ist durch eine lebenslange hämolytische Anämie, akute Vasookklusionen mit Schmerzkrisen, Organinfarkte und progrediente Organschädigungen sowie schwere Infekte (Milzinfarkte mit funktioneller Asplenie) gekennzeichnet. Zu den auslösenden Faktoren der akuten Sichelzellkrisen gehören Hypoxie, vaskuläre Stase, Dehydratation, Fieber, Azidose, Infektion, emotionaler oder körperlicher Stress, Alkoholgenuss, Kälte und unklare Faktoren.

Für das **perioperative Management** ist die detaillierte Erfassung der bereits im jungen Adoleszentenalter sich ausbildenden Endorganschädigungen wie Kardiomegalie und durch Thrombosen hervorgerufene neurologische und pulmonale Schäden. Alloantikörper verlangen nach differenzierten Bluttests bei notwendigen Transfusionen.

Zur Vermeidung der gefürchteten Sichelzellkrisen müssen die erwähnten auslösenden Faktoren möglichst vermieden werden. Die Flüssigkeitszufuhr soll der renalen Funktion und der O_2-Bedarf dem Organbedarf angepasst werden. Das Anästhesieverfahren kann wie gewohnt gewählt werden. Die Indikationsstellung zur perioperativen Antibiose sollte großzügig erfolgen. Lagerungstechnisch bedingte vaskuläre Stase sowie Anlegen einer Blutsperre sollten vermieden werden.

Die Indikation für eine präoperative Erythrozytentransfusion muss individuell gestellt werden. Damit die Blutviskosität nicht gefährlich ansteigt, sollte der angestrebte Hkt-Wert unter 30% liegen. Anderseits müssen ausreichend funktionstüchtige

Erythrozyten für den O_2-Transport zur Verfügung stehen. Ein angestrebter Hkt-Wert über 20% kann dabei als Zielgröße dienen, allerdings ist auch darauf zu achten, dass der HbS-Wert unter 30% liegt, damit die Wahrscheinlichkeit einer Sichelung der Erythrozyten minimiert wird. Intraopertive Erythrozytenkonzentratgabe wird dem Blutverlust angepasst. Postoperativ ist eine effiziente Analgesie von essenzieller Bedeutung. Möglichst frühe Mobilisierung und intensive Atemtherapie hilft die postoperativen Komplikationen zu minimieren.

Literatur

Austin J, Ali T (2003) Tracheomalacia and bronchomalacia in children: pathophysiology, assessment, treatment and anaesthesia management. Paediatr Anaesth 13: 3–11

Corno A, Giamberti A, Giannico S et al. (1990) Airway obstruction associated with congenital heart disease in infancy. J Thorac Cardiovasc Surg 99: 1091–1098

Dierdorf SF, McNiece WL, Rao CC et al. (1985) Effect of succinylcholin on plasma potassium in children with cerebral palsy. Anesthesiology62: 88–90

Firth PG, Head CA (2004) Sickle cell disease and anesthesia. Anesthesiology 101: 766–785

Flückiger U, Jaussi A (2008) Revidierte schweizerische Richtlinien für die Endokarditisprophylaxe. Kardiovaskuläre Medizin 11: 393–400

Frei FJ, Haemmerle MH, Brunner R et al. (1997) Minimum alveolar concentration for halothane in children with cerebral palsy and severe mental retardation. Anaesthesia 52: 1056–1060

Greeley WJ, Bushman GA, Davis DP et al. (1986) Comparative effects of halothane and ketamine on systemic arterial oxygen saturation in children with cyanotic heart disease. Anesthesiology 65: 666–668

Gunawardana RH (1996) Difficult laryngoscopy in cleft lip and palate surgery. Br J Anaesth 76: 757–759

Hack HA, Wright NB, Wynn RF (2008) The anaesthetic management of children with anterior mediastinal masses. Anaesthesia 63: 837–846

Jacobs IN, Gray RF, Todd W (1996) Upper airway obstruction in children with Down syndrome. Arch Otolaryngol Head Neck Surg 122: 945–950

Kozlowska WJ, Bush A, Wade A et al. (2008) Lung function from infancy to the preschool years after clinical diagnosis of cystic fibrosis. Am J Respir Crit Care Med 178: 42–49

Marchant WA, Walker I (2003) Anaesthetic management of the child with sickle cell disease. Paediatr Anaesth 13: 473–489

Myer CM, Cotton RT, Scott SR (1995) Pediatric Airway: An interdisciplinary approach. JB Lippincott, Philadelphia

Politano L, Nigro V, Nigro G et al. (1996) Development of cardiomyopathy in female carriers of Duchenne and Becker muscular dystrophies. JAMA 275: 1335–1338

Rudolph AM (2001) Congenital diseases of the heart. Wiley Blackwell, Hoboken, New Jersey, USA

Schwarz S, Schwab S, Hacke W (1999) Status epilepticus. Rationelle Diagnostik und aktuelle Therapiekonzepte. Anaesthesist 48: 455–464

Seidlmayer-Grimm E, Hirsch J, Hempelmann G (2002) Anästhesie für Patienten mit Mukoviszidose. AINS 37: 163–173

Strebel S, Frei FJ, Skarvan K (1991) Phenylefrine for the treatment of a protracted severe hypoxemic «spell" after induction of anesthesia. Eur J Anaesthesiol 8: 167–170

Tokgozoglu LS, Ashizawa T, Pacifico A et al. (1995) Cardiac involvement in a large kindred with myotonic dystrophy. Quantitative assessment and relation to size of CTG repeat expansion. JAMA 274: 813–819

Walsh TS, Young CH (1995) Anaesthesia and cystic fibrosis. Anaesthesia 50: 614–622

Wappler F (2003) Aktuelle Aspekte der Anästhesie bei neuromuskulären Erkrankungen. AINS 38: 495–499

White RJ, Bass SP (2003) Myotonic dystrophy and paediatric anaesthesia. Paediatr Anaesth 13: 94–102

Wilson W, Taubert KA, Gewitz M et al. (2007) Prevention of infective endocarditis: guidelines from the American Heart Association. Circulation 116: 1736–1754

Winter SL, Kriel RL, Novacheck TF et al. (1996) Perioperative blood loss: the effect of valproate. Pediatric Neurology 15: 19–22

Wippermann CF, Beck M, Schranz D et al. (1995) Mitral and aortic regurgitation in 84 patients with mucopolysaccharidoses. Europ J Pediatr 154: 98–101

Yemen TA, McClain C (2006) Muscular dystrophy, anesthesia and the safety of inhalational agents revisited; again. Paediatr Anaesth 16: 105–108

Systemerkrankungen und andere angeborene Anomalien

> ❯ Häufig sind die Eltern von Kindern mit Syste-
> merkrankungen und anderen angeborenen
> Anomalien besser über die möglichen peri-
> operativen Probleme ihres Kindes informiert
> als Anästhesieärzte.

Es ist deshalb lohnenswert, sich bereits vor der
Kontaktaufnahme mit den Eltern über die Krankheit und die potenziellen perioperativen Probleme
zu informieren. Empfehlenswert ist neben dem
Gespräch mit den behandelnden Pädiatern eine
kombinierte Suche nach Informationen auf den
Websites der entsprechenden Patientenorganisa-
tionen sowie in einer wissenschaftlichen Daten-
bank.

18.1   Speicherkrankheiten

> ❯ Enzymdefekte verhindern den normalen
> Metabolismus verschiedener Stoffwechsel-
> produkte, die in mehreren, für die Krankheit
> typischen Organen gespeichert werden und
> langfristig zu Organdysfunktion führen.

Glykogenspeicherkrankheiten

Insgesamt existieren 12 Formen. Typ I–VII haben
Eigennamen: von Gierke, Pompe, Cori, Ander-
sen, McArdle, Hers und Tauri. Ihnen allen ist ein
Defekt im Glykogenmetabolismus gemein: Der
normale Umsatz ist gehemmt, sodass Glykogen
in der Leber, der Skelettmuskulatur und in einigen Fällen im Herzmuskel angereichert wird. Die
Wahl des Anästhesieverfahrens richtet sich nach
der Funktion der betroffenen Organe. Speziell
erwähnt werden muss die Gefahr einer Hypoglykämie.

> ❗ Die kontinuierliche Zufuhr einer glukose-
> haltigen Salzlösung und regelmäßige Blut-
> zuckerkontrollen sind angezeigt.

Einige relativ gutartige Formen – Typ V (McArdle)
und Typ VII (Tauri) – befallen lediglich die Skelettmuskulatur, bei den andern Formen müssen
myokarddepressive Anästhetika mit Vorsicht
eingesetzt werden. Bei gewissen Formen (Typ V,
McArdle) kann Succinylcholin eine Myoglobinurie auslösen.

Mukopolysaccharidosen

Diese Erkrankungen (Hurler, Scheie, Hunter, Sanfilippo u. a.) beruhen auf einem Defekt der lysosomalen Enzyme und verursachen eine Anreicherung von Glukosaminoglykanen (Mukopolysacchariden) im Gewebe. Als Beispiel für alle kann das Hurler-Syndrom dienen. Es verursacht Zwergwuchs und eine Volumenzunahme von Kopf, Zunge und Lippen (◘ Abb. 18.1). Die Einlagerungen können im Rachen, am Kehldeckel, im Herzen, in der Leber und in den Lungen gefunden werden. Die betroffenen Kinder sind mental retardiert und entwickeln mit zunehmendem Alter eine Herzinsuffizienz. Ursachen dafür sind Einlagerungen im Herzmuskel selbst, daneben können die Klappen und die Koronargefäße betroffen sein.

Schwierige Atemwege

Wegen des kurzen Halses, der großen Zunge und der engen Verhältnisse im Bereich des Rachens und des Larynx ist die Intubation in vielen Fällen problematisch.

> ❗ Je älter die Kinder werden, desto ausgeprägter sind die Einlagerungen und die damit assoziierten Probleme.

Unter einer Inhalationsanästhesie kann nach Erschlaffen der Rachenmuskulatur eine Atemobstruktion auftreten und die Beatmung evtl. schwierig sein. Da die Diagnose im Vorfeld des geplanten Eingriffs in der Regel bekannt ist, sollte man die notwendigen gedanklichen und materiellen Vorkehrungen treffen, um mit dem schwierigen Atemweg kompetent umgehen zu können (▶ Kap. 8.8).

M. Gaucher

Patienten mit M. Gaucher haben einen Defekt des Enzyms Glucocerebrosidase: Glucocerebrosid kann nicht wie normal in Glukose und Ceramid abgebaut werden, stattdessen wird es in den Makrophagen gespeichert (Gaucher-Zellen). Typische Symptome sind Hepatosplenomegalie, Schmerzen und Degeneration von Gelenken und Knochengewebe mit Spontanfrakturen und Knocheninfarkten sowie eine Panzytopenie wegen Hypersplenismus. Einlagerung von Speicherzellen in das Gewebe der oberen und unteren Atemwege kann zur Atemwegsobstruktion und schwieriger Intubation führen. Wenn die Leberfunktion beeinträchtigt ist, sollte mit verlängerter Wirkung der Medikamente gerechnet werden, die einem Lebermetabolismus unterliegen (z. B. Midazolam).

18.2 Andere angeborene Anomalien

> ❯ Viele Kinder mit angeborenen Anomalien benötigen keine von der Routine abweichende Betreuung für die Anästhesie. Bei einigen sind jedoch detaillierte Kenntnisse und eine spezifische Anästhesieplanung essenziell.

Nicht alle Kinder mit angeborenen Erkrankungen oder Abnormitäten können eindeutig klassifiziert werden. Es empfiehlt sich deshalb, bei Kindern mit auffälligem Aussehen speziell nach anästhesierelevanten Organdysfunktionen zu fahnden (Intubati-

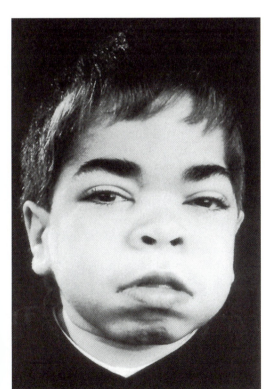

◘ Abb. 18.1. 8-jähriger Patient mit Mucopolysaccharidose, Typ 1 (M. Hurler)

onsanatomie, kongenitales Herzvitium, Kardiomyopathie, Kontrakturen an Gelenken etc.).

Trisomie 21 (M. Down)

Ungefähr 50% der Kinder haben ein Herzvitium. Die Inzidenz von intraabdominalen Anomalien, z. B. der Duodenalatresie, ist ebenfalls erhöht. Das Anästhesierisiko wird v. a. durch den Schweregrad des Herzfehlers bestimmt. Ein typisches Herzvitium ist der AV-Kanal, der durch einen Defekt im Vorhof- und Kammerseptum sowie eine Malformation der AV-Klappen charakterisiert ist. Die bereits im Säuglingsalter auftretende Herzinsuffizienz verlangt intensive medizinische und meistens auch chirurgische Betreuung.

Die mentale Retardierung ist unterschiedlich stark ausgeprägt, eine gute Kooperation ist bei vielen Patienten möglich. Die Kinder sind häufig übergewichtig, ihr meist gut ausgebildetes subkutanes Fettgewebe macht die Venenkanülierung manchmal schwierig. Eine muskuläre Hypotonie und ein schlaffer Bandapparat können zu einer Instabilität und Subluxation des atlantoaxialen Gelenks führen, neurologische Folgen sind aber selten. Trotzdem sollen extreme Bewegungen des Kopfs bei Intubation oder Lagerung vermieden werden.

Die oberen Atemwege zeichnen sich durch eine große Zunge, hypertrophe Adenoide und Tonsillen sowie eine muskuläre Hypotonie aus. Als Folge davon leiden die Patienten häufig an Atemwegsobstruktion, nächtlichem Schnarchen und Apnoeanfällen. Selten entwickelt sich daraus ein Cor pulmonale und eine Rechtsherzinsuffizienz. Es ist deshalb notwendig, die Eltern während der präoperativen Visite danach zu befragen und die Kinder entsprechend zu untersuchen.

Mangelndes Stützgewebe der oberen Atemwege kann eine Laryngo- oder Tracheomalazie zur Folge haben. Die Inzidenz von subglottischen Stenosen ist höher als bei gesunden Kindern. Meistens kann man altersentsprechende Tuben auswählen, trotzdem sollte der Anästhesist ein besonderes Augenmerk auf die Tubusgröße haben (◘ Tab. 8.2). Einen oralen Rachentubus (Guedel) sollte man frühzeitig einführen, wenn nach Anästhesieeinleitung Zeichen der Obstruktion auftreten. Trotz der großen Zunge gestaltet sich die tracheale Intubation nicht

schwieriger als bei gesunden Kindern. Postoperativ ist wiederum auf eine mögliche obere Atemwegsobstruktion zu achten.

Marfan-Syndrom

Es handelt sich um eine autosomal dominant vererbte Störung mit den Hauptsymptomen Großwuchs und Langgliedrigkeit. Die Patienten müssen manchmal wegen einer Trichterbrust oder einer Skoliose operiert werden. Von anästhesiologischem Interesse ist die regelmäßig vorhandene Dilatation der Aorta ascendens, die zu einer Aorteninsuffizienz oder einem Aortenaneurysma führen kann sowie ein Mitralklappenprolaps mit oder ohne Mitralinsuffizienz. Diese Veränderungen sind progredient und können bereits im Kindesalter zu Problemen führen.

❶ **Vor jedem Eingriff sollte sich der zuständige Anästhesist anhand entsprechender Unterlagen (fachärztliche Untersuchung durch den Kardiologen inklusive EKG und Echokardiographie) ein Bild über den kardialen Zustand des Patienten machen können.**

Gelegentlich muss die Aorta ascendens bereits im Kindesalter durch einen Homograft ersetzt werden, bevor ein großer orthopädischer Eingriff erfolgen kann.

Pierre-Robin-Syndrom

Bei dieser Anomalie sind Mikrognathie (hypoplastischer Unterkiefer) und Glossoptose (Zurückfallen der Zunge) kombiniert. Zusätzlich besteht fast immer eine Gaumenspalte. In Rückenlage kann eine schwere Atembehinderung auftreten, weil die Zunge durch Zurückfallen in die Gaumenspalte sowohl den Oro- als auch den Nasopharynx partiell oder komplett obstruiert. Ein kurz abgeschnittener Tubus, über die Nase in den Rachen hinabgeschoben, kann hilfreich sein. Häufig wird auch eine Gaumenplatte aus Hartplastik eingesetzt. Bei einzelnen Patienten führen evtl. beide Methoden nicht zum gewünschten Erfolg; in diesen Fällen muss entweder eine operative Unterkieferextension oder eine Tracheostomie ins Auge gefasst werden.

18

Das Offenhalten der Atemwege kann bereits im Wachzustand problematisch sein. Wird mit der Anästhesie begonnen, nehmen diese Schwierigkeiten i. Allg. zu. Das Dichthalten der Maske kann schwierig sein. Die Laryngoskopie und das Einführen eines trachealen Tubus sind häufig nur mit speziellen Techniken möglich (▶ Kap. 8). Diese Fälle sollen deshalb von spezialisierten Abteilungen betreut werden, die Erfahrung und entsprechende Ressourcen haben. In Notfallsituationen kann eine Larynxmaske hilfreich sein (▶ Fallbericht, Kap. 8.8).

Treacher-Collins-Syndrom (mandibulofaziale Dystrophie)

Das Treacher-Collins-Syndrom imponiert u. a. durch Deformitäten der Augenlider, eine Hypotrophie mehrerer Gesichtsknochen, v. a. des Jochbeins

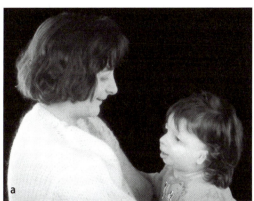

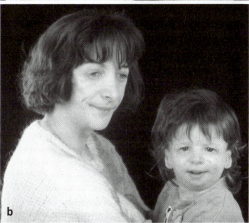

■ Abb. 18.2. a, b. 3-jähriges Mädchen mit seiner Mutter, beide mit Treacher-Collins-Syndrom

und des Unterkiefers, Missbildungen des Mittelohrs sowie des äußeren Ohrs mit herabgesetztem Hörvermögen und häufig eine Gaumenspalte (■ Abb. 18.2). Atemwegshindernisse in Zusammenhang mit der Anästhesie beziehen sich u. a. auf einen deutlich verengten Rachen direkt oberhalb von Larynx und Ösophagus. Die Kinder sind meist schwierig zu intubieren.

Arthrogryposis multiplex congenita

Bei der Arthrogryposis multiplex congenita handelt es sich um eine embryonale Entwicklungsstörung, die durch eine neurologische Fehlentwicklung gekennzeichnet ist. Infolgedessen kommt es zu einer gestörten Muskelentwicklung (bindegewebige Umwandlung, Hypoplasie, Nichtanlage), welche zu Kontrakturen einzelner oder mehrerer Gelenke führen kann. Die Erkrankung tritt häufig im Rahmen von spezifischen Syndromen auf und kann somit mit Anomalien anderer Organe assoziiert sein. Anästhesiologisch ist die Veränderung der Kiefergelenke von Bedeutung, die zu einer verminderten Mundöffnung und konsekutiv erschwerter Intubation führen kann.

18.3   Endokrine Erkrankungen

Insulinpflichtiger Diabetes mellitus

Die perioperative Betreuung dieser Patienten hängt von verschiedenen Faktoren ab. Die Unterstützung eines Endokrinologen ist v. a. dann angezeigt, wenn es sich um eine schwer einstellbare Erkrankung handelt oder wenn ein großer Eingriff geplant ist, nach dem postoperativ die perorale Nahrungsaufnahme nicht garantiert ist. In jedem Zentrum, in dem solche Patienten betreut werden, existieren entsprechende Handlungsanweisungen, die befolgt werden sollen.

Stabil eingestellte Patienten, bei denen ein kleiner elektiver Eingriffe geplant ist, der eine sofortige postoperative Nahrungsaufnahme sehr wahrscheinlich macht, können durchaus ambulant betreut werden. Dabei sollte die tägliche Routine möglichst eingehalten werde. Das bedeutet, dass das Kind nüchtern als erster Patient anästhesiert wird. Nach der Anästhesieeinleitung wird eine

Blutzuckerkontrolle durchgeführt. Ist dieser Wert im Normbereich (5–12 mmol/l), kann der Eingriff ohne weitere speziellen Maßnahmen durchgeführt werden. Postoperativ soll der Patient die übliche Morgendosis Insulin spritzen und Nahrung zu sich nehmen. Regelmäßige BZ-Kontrollen überwachen dieses Vorgehen.

Für größere Eingriffe wird empfohlen, bereits vor Anästhesieeinleitung einen intravenösen Zugang zu legen und Insulin entsprechend den Blutzuckerwerten zuzuführen.

> **!** Wird Insulin intravenös zugeführt wird, muss immer parallel dazu eine glukosehaltige Lösung infundiert werden (◘ Tab. 18.1).

Ein evtl. präoperativ bestehendes Flüssigkeitsdefizit, der intraoperative Korrekturbedarf sowie der Blutverlust sollen mit Vollelektrolytlösungen ersetzt werden (▶ Kap. 10).

Hypophyseninsuffizienz

Diese kommt v. a. bei Hypophysentumoren vor. Aufgrund der verminderten Ausschüttung von ACTH und TSH muss die Sekretion der Nebennieren und der Schilddrüse durch exogen zugeführtes Kortisol bzw. Schilddrüsenhormon ersetzt werden. Ein Diabetes insipidus, d. h. eine starke Diurese aufgrund eines Mangels an antidiuretischem Hormon (ADH), wird v. a. postoperativ nach neurochirurgischen Eingriffen beobachtet. Die Behandlung besteht in der i.v.-Zufuhr von Desaminovasopressin (Desmopressin, DDAVP), welches ein synthetisches ADH-Präparat ist. Bei älteren Kindern beträgt die Dosierung 0,4–1 µg i.v./Tag oder 5–15 µg intranasal 1- bis 2-mal/Tag. Bei Säuglingen soll mit 0,1 µg i.v. oder 1 µg intranasal/Tag begonnen werden.

Nebennierenrindeninsuffizienz

Diese kann auf einem primären Nebennierendefekt beruhen, z. B. nach Nebennierenrindennekrose bei fulminanter Sepsis oder, häufiger, in der Folge eines Autoimmungeschehens. Eine sekundäre Insuffizienz findet man bei Schäden der Hypophyse und des Hypothalamus (ACTH-Mangel). Die tägliche Kortisolproduktion des Körpers beträgt normalerweise 0,3–0,5 mg/kgKG. Bei einer schweren Infektion oder einer größeren Operation kann der Bedarf um das Mehrfache gesteigert sein. Dies muss bei der Substitution mit exogen zugeführten Kortikosteroiden beachtet werden.

Die verminderte oder fehlende Mineralokortikoidwirkung wird mit Fludrocortison, 0,05–0,1 mg/Tag, ausgeglichen. Von diesem Präparat

◘ Tab. 18.1. Perioperative intravenöse Insulinsubstitution			
Normalinsulin 0,5 IE/kgKG ad 50 ml 0,9%ige NaCl-Lösung (1 ml Lösung = 0,01 IE/kgKG)			
Blutzucker (mmol/l)	**Insulinperfusorgeschwindigkeit (ml/h)**	**Insulindosis (IE/kgKG/h)**	**Infusionslösung**[a]
>15	10	0,10	NaCl 0,9%ig
8–15	5	0,05	Halb- oder Vollelektrolytlösung mit 5%igem Glukoseanteil
4–8	5	0,05	Halb- oder Vollelektrolytlösung mit 10%igem Glukoseanteil
<4	2	0,02	Halb- oder Vollelektrolytlösung mit 10%igem Glukoseanteil
<3	Stopp während 15min	–	Halb- oder Vollelektrolytlösung mit 10%igem Glukoseanteil

[a] Diese Infusion soll im Bypass zur Insulininfusion entsprechend der Erhaltungsmenge zugeführt werden (◘ Tab. 10.4).

existiert keine parenterale Form, sodass die Tablette am Morgen des Operationstages gegeben wird. Die genannte Dosierung kann für alle Alters- und Gewichtsklassen angewendet werden.

Richtlinien für die *i.v.-Kortisolprophylaxe* bei Operationen für Kinder mit bekannter primärer oder sekundärer Nebennierenrindeninsuffizienz und bei Kindern, die während längerer Zeit (>10 Tage) Kortikosteroide innerhalb der letzten 6 Wochen erhalten haben

Einfache chirurgische Eingriffe (z. B. Leistenhernie):
- Hydrokortison (Kortisol), 2 mg/kgKG, als Einzeldosis.

Größere chirurgische Eingriffe (z. B. Laparotomie):
- Hydrokortison (Kortisol), 1–2 mg/kgKG alle 6 h bis zum 3. Tag oder so lange, bis der Patient eine orale Behandlung wieder aufnehmen kann.

❗ Wird eine Kortikosteroidprophylaxe gemäß der Übersicht durchgeführt, ist die mineralokortikoide Komponente durch das Kortisol bereits abgedeckt – 20 mg Kortisol haben eine Wirkung, die 0,1 mg Fludrocortison entspricht.

Langzeitkortisonbehandlung

Das Vermögen der Nebennierenrinden, auf ACTH zu antworten, nimmt bereits nach 10 Tagen oraler oder parenteraler Behandlung mit Steroiden ab. Somit wird auch die normale Stressantwort des Körpers unterdrückt; als Folge kann perioperativ ein Kreislaufkollaps auftreten. Leider existiert kein Test, der eine verlässliche Aussage über die Nebennierenfunktion während und nach einem Eingriff zulässt. Kinder, die seit mehr als 10 Tagen mit Steroiden behandelt wurden, benötigen deshalb perioperativ Steroidzufuhr (s. oben). Weil es nach Abschluss der Behandlung mehrere Wochen dauern kann, bevor die Nebennierenfunktion wieder normal auf Stress reagieren kann, soll Kortisol auch Patienten verabreicht werden, bei denen Steroide innerhalb der vergangenen 6 Wochen abgesetzt wurden.

Angeborene Nebennierenrindenhyperplasie, adrenogenitales Syndrom (AGS)

Es sind verschiedene Subtypen bekannt. Allen ist gemein, dass die Nebennierenrinde aufgrund eines Enzymdefektes kein Kortisol produzieren kann. Das Fehlen des Kortisols bewirkt eine erhöhte ACTH-Ausschüttung aus der Hypophyse, welches die Nebennierenrinde zur Produktion von intermediären Metaboliten anregt. Unter anderem werden auch vermehrt männliche Geschlechtshormone gebildet, was bereits beim Neugeborenen zu einer Virilisierung führen kann. Die Therapie besteht aus oraler Zufuhr von Kortisol und dem Mineralokortikoid Fludrocortison oder Desoxycortisonacetat (DOCA). Im Zusammenhang mit chirurgischen Eingriffen wird Kortisol i.v. nach dem Schema in der ▶ Übersicht (s. oben) gegeben.

18.4   Maligne Erkrankungen

❯ Während oder kurz nach Zytostatikatherapie besteht eine deutlich abnorme Pharmakodynamik. Gewisse Kinder benötigen infolge Enzyminduktion hohe Dosen von Anästhetika, während andere wegen ihres schlechten Allgemeinzustands sensibel auf kleine Dosen reagieren.

Die meisten Kinder mit Malignomen benötigen wiederholte Anästhesien für diagnostische und therapeutische Eingriffe. Nicht selten muss ein großer Eingriff durchgeführt werden, während sich das Kind wegen der vorausgegangenen Chemotherapie in einem schlechten Zustand befindet. Anämie, Thrombozytopenie und Sepsis treten gehäuft auf. Es gibt eine Anzahl von Nebenwirkungen, die für bestimmte Zytostatika typisch sind (◘ Tab. 18.2).

❗ Anthracycline (z. B. Daunorubicin, Adriamycin) werden bei ca. der Hälfte aller Malignome im Kindesalter eingesetzt und können schwere Kardiomyopathien hervorrufen.

Obwohl ein Zusammenhang zwischen der Dosierung dieser Medikamente und der Inzidenz bzw. dem Schweregrad einer Kardiomyopathie besteht, kann die Komplikation bei allen Patienten auftreten. Regelmäßige echokardiographische Kontrol-

Tab. 18.2. Einige Nebenwirkungen der Zytostatika

Nebenwirkung	Zytostatika	Präoperative Untersuchungen, Anästhesie-gesichtspunkte
Anämie, Thrombozytopenie, Leukopenie	Alle	Hb, Leuko- und Thrombozyten
Verzögerte Magenentleerung	Alle	Aspirationsrisiko
Kardiomyopathie	Adriamycin, Doxorubicin, Cyclophosphamid	EKG, evtl. Thoraxröntgenaufnahme, Echokardiogramm, Vorsicht mit Inhalationsanästhetika
Lungenfibrose	Carmustin, Busulfan, Bleomycin, Methotrexat	Lungenfunktion (evtl. herabgesetzt)
Leberschaden	Viele, u. a. Methotrexat	Leberenzyme und Gerinnungsparameter
Nierenschäden	Methotrexat u. a.	Kreatinin

len werden deshalb durchgeführt und die Resultate sollten dem Anästhesisten bekannt sein.

Vor kleineren diagnostischen Eingriffen besteht selten die Indikation zur Bluttransfusion, es sei denn, der Patient ist durch seine Anämie beeinträchtigt. Ein Hämoglobingehalt von 70 g/l kann i. Allg. toleriert werden. Eine Thrombozytopenie mit pathologischer Blutungsbereitschaft stellt keine Kontraindikation für eine Anästhesie dar. Das Einlegen eines ZVK über eine Punktion der V. jugularis interna, V. femoralis oder V. subclavia bedarf jedoch einer intakten Blutgerinnung; Abweichungen sollen vor der Prozedur korrigiert werden. Die betroffenen Kinder sind meistens immunsupprimiert und sollten deswegen besonders gut vor viralen Infekten des Personals und anderer Kinder geschützt werden.

Abdominaltumoren

Ein Tumor kann die Passage im Magen-Darm-Trakt verzögern oder blockieren; es ist deswegen mit einem erhöhten Aspirationsrisiko zu rechnen. Er kann auch durch seine Größe das Diaphragma nach oben verdrängen und die Atmung erschweren. Die Anästhesieeinleitung führt zu einem Tonusverlust des Diaphragmas und der übrigen Atemmuskulatur, was die Lungenkompression akzentuiert. Das Problem wird durch Hochlagern des Oberkörpers und eine frühzeitig einsetzende assistierte Beatmung vermindert. Nach der Intubation wird häufig ein erhöhter PEEP eingesetzt, um die Lungen und Atemwege offen zu halten. Während der Operation kann eine massive Blutung auftreten; großkalibrige venöse Zugänge, eine kontinuierliche Druckmessung über einen arteriellen Katheter, Blutwärmer und eine gute personelle Besetzung müssen deshalb garantiert sein. Die Kompression der V. cava inferior während der Operation kann einen Blutdruckabfall hervorrufen (▶ Fallbericht, Kap. 8.6).

18.5   Porphyrie

Es existieren mehrere Formen der Porphyrie. Die häufigste und wichtigste ist die akute intermittierende Porphyrie. Diese Krankheiten werden durch eine ungenügende oder fehlende Aktivität von Enzymen hervorgerufen, die für die Hämoglobinsynthese verantwortlich sind. Die Folge davon ist eine Akkumulation von toxischen Substanzen wie Aminolävulinsäure und Porphobilinogen.

Porphyrien treten in Schüben auf, die z. B. durch Medikamente, Infektionen, Stress, Trauma, Alkohol, Gewichtsabnahme oder Menstruation ausgelöst werden können. Die Symptome sind variabel: psychische Verstimmungen, Muskelschmerzen, Bauchschmerzen, Krämpfe, Bewegungsstörungen, Sehstörungen, Paresen (manchmal auch der Atemmuskulatur) und Parästhesien. Alle diese Symptome scheinen auf einer Störung der Nerventransmission zu beruhen.

❶ **Bei diesen Patienten sind Barbiturate absolut kontraindiziert.**

Für eine große Zahl von Medikamenten gibt es isolierte Berichte, die einen Zusammenhang zwischen dem entsprechenden Medikament und einem Porphyrieschub beschreiben. Darunter befinden sich Lidocain, Pancuronium und Enfluran. Folgende Anästhetika und Medikamente sind als relativ sicher zu betrachten: Propofol, Ketamin, Morphin, Pethidin, Fentanyl, Lachgas, Isofluran, Bupivacain, Succinylcholin, Droperidol, Vecuronium, Atropin und Neostigmin. Ein kausaler Zusammenhang zwischen der Gabe eines bestimmten Medikamentes und dem Auslösen einer akuten Porphyrieattacke ist jedoch schwierig nachzuweisen, da bereits Schmerzen und Stress selbst die typischen Symptome hervorrufen können.

Literatur

Baum VC, O'Flaherty JE (1999) Anesthesia for genetic, metabolic, and dysmorphic syndromes of childhood. Lippincott, Williams & Wilkins, Philadelphia

Biro P, Vagts D, Schultz U, Pasch T (2004) Anästhesie bei seltenen Erkrankungen, 3 Aufl. Springer, Berlin Heidelberg New York

Diaz JH, Belani K (1993) Perioperative management of children with mucopolysaccharidoses. Anesth Analg 77: 1261–1271

Gaitini L, Fradis M, Vaida S et al. (1998) Failure to control the airway in a patient with Hunter's syndrome. J Laryngol Otol 112: 380–382

Harrison GG, Messiner PN, Hift RJ (1993) Anaesthesia for the porphyric patient. Anaesthesia 48: 417–421

Herbst A, Kiess W (2007) Diabetes mellitus Typ 1. Perioperative Betreuung von Kindern und Jugendlichen. Anaesthesist 56: 454–460

Kremer LC, Caron HN (2004) Anthracycline cardiotoxicity in children. N Engl J Med 351: 120–121

Lamberts WJ, Bruining A, De Jong FH (1997) Corticosteroid therapy in severe illness. N Engl J Med 337: 1285–1292

Nargozian C (2004) The airway in patients with craniofacial abnormalities. Paediatr Anaesth 14: 53–59

Rhodes ET, Ferrari LR, Wolfsdorf JI (2005) Perioperative management of pediatric surgical patients with diabetes mellitus. Anesth Analg 101: 986–999

Risser WL, Anderson SJ, Bolduc SP et al. (1995) Atlantoaxial instability in Down syndrome: Subject review. Pediatrics 96: 151–154

Speiser PW, White PC (2003) Congenital adrenal hyperplasia. N Engl J Med 349: 776–788

Standl T, Wappler F (1996) Spezielle anästhesiologische Aspekte der Arthrogryposis multiplex congenit. AINS 31: 53–57

Velik-Salchner C, Margreiter J, Wenzel V et al. (2006) Anästhesie für Herzkatheteruntersuchungen bei Kindern. Anästhesist 55: 1291–1298

Walker RW, Colovic V, Robinson DN et al. (2003) Postobstructive pulmonary oedema during anaesthesia in children with mucopolysaccharidoses. Paediatr Anaesth 13: 441–447

Zamudio IA, Brown TCK (1993) Arthrogryposis multiplex congentia. A review of 32 years' experience. Paediatr Anaesth 3: 101–109

19

Akute Notfälle

> **Die optimale Betreuung von schwerkranken Kindern erfordert in der Regel die Zusammenarbeit aller beteiligten Disziplinen. Anamneseerhebung, klinische Untersuchung, (Differenzial)diagnostik und Behandlung müssen oft simultan ablaufen.**

In diesem Kapitel werden akute Krankheitsbilder besprochen, die in der Regel eine anästhesiologische Betreuung nötig machen. Die Behandlung von unmittelbar lebensbedrohten Kindern wird im Rahmen der Reanimation von Säuglingen und Kleinkindern in ► Kap. 21 besprochen.

19.1   Anästhesieeinleitung beim nicht nüchternen Patienten

❗ Die Aufrechterhaltung einer guten Oxygenation ist wichtiger als eine möglichst schnelle Anästhesieeinleitung. Optimale Präoxygenierung und bei Bedarf sanfte Beatmung nach erfolgter Anästhesieeinleitung und Relaxation sind dabei die wichtigsten Tätigkeiten.

Die bei Elektiveingriffen übliche Regeln für die Nüchternzeit (◘ Tab. 10.1) sind unter Notfallbedingungen nicht relevant, da die Entleerung des Magens multifaktoriell bedingt verzögert oder gänzlich blockiert ist (z. B. mechanischer Ileus, Peritonitis, Schmerzen, Stress, neurologische Veränderungen). Das Prozedere für die Anästhesieeinleitung beim nicht nüchternen Patienten (schnelle Einleitung, »Rapid Sequence Induction«, RSI) ist in ◘ Abb. 19.1. zusammengefasst.

Vorbereitungen

Der Einsatz von Medikamenten, welche die Magenentleerung beschleunigen (Metoclopramid, Domperidon), die Produktion von Magensäure reduzieren (Ranitidin, Famotidin, Omeprazol) oder die Magensäure neutralisieren (Zitrat) ist theoretisch sinnvoll. Allerdings fehlen Untersuchungen, die belegen, dass damit die Inzidenz oder der Schweregrad von Aspirationen reduziert wird. Da zudem die Verabreichung dieser Medikamente bei Kindern aufwendig sein kann und den Beginn des geplanten Eingriffs verzö-

Anästhesie-Einleitung bei nicht nüchternen Kindern: Zeitlicher Ablauf

- Bei Ileus: Magensonde wach legen
- Voraussetzung: liegende i.v.-Leitung
- Liegende Magensonde belassen, gegen Atmosphäre öffnen

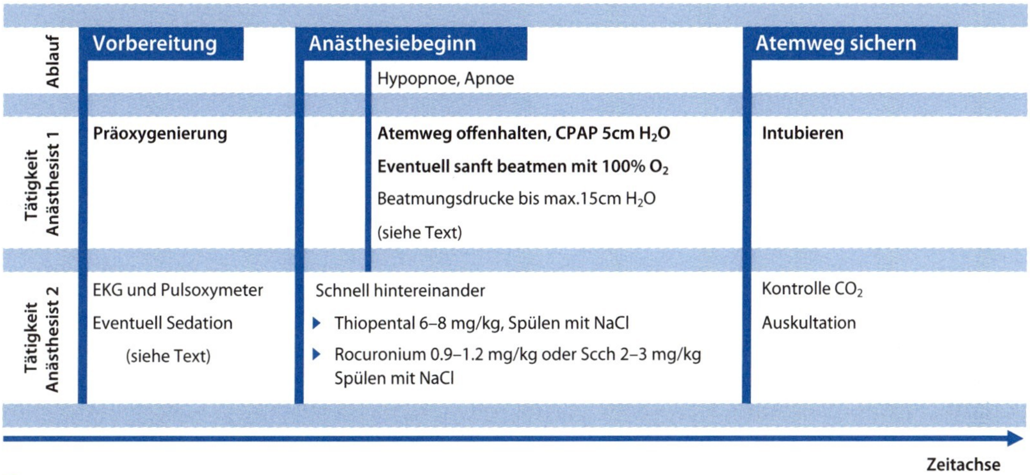

Ablauf	Vorbereitung	Anästhesiebeginn	Atemweg sichern
		Hypopnoe, Apnoe	
Tätigkeit Anästhesist 1	Präoxygenierung	Atemweg offenhalten, CPAP 5cm H_2O Eventuell sanft beatmen mit 100% O_2 Beatmungsdrucke bis max.15cm H_2O (siehe Text)	Intubieren
Tätigkeit Anästhesist 2	EKG und Pulsoxymeter Eventuell Sedation (siehe Text)	Schnell hintereinander ▸ Thiopental 6–8 mg/kg, Spülen mit NaCl ▸ Rocuronium 0.9–1.2 mg/kg oder Scch 2–3 mg/kg Spülen mit NaCl	Kontrolle CO_2 Auskultation

Zeitachse

Abb. 19.1. Anästhesieeinleitung bei nicht nüchternen Kindern.

gert werden sie in der Praxis nur ausnahmsweise eingesetzt.

Intravenöse Verweilkanüle

Die Anästhesieeinleitung bei nicht nüchternen Patienten sollte intravenös erfolgen. Häufig kommt das Kind bereits mit einer liegenden Kanüle in den Operationssaal. Muss ein venöser Zugang erst noch gelegt werden und steht ausreichend Zeit zur Verfügung, wird die Applikation einer lokalanästhesierenden Salbe auf die vorgesehene Einstichstelle empfohlen. Um die Chancen einer stressfreien Punktion zu erhöhen, soll das Kind sediert werden. Die sedierende Medikation kann mit Midazolam nasal 0,2 mg/kgKG oder rektal 0,5 mg/kgKG allein oder in Kombination mit Ketamin p.o. (1–2 mg/kgKG) erfolgen. Eine anschließende Überwachung der Kinder durch qualifiziertes Pflegepersonal ist obligat.

Magensonde legen vor der Anästhesieeinleitung?

Das Einlegen einer Magensonde bei nicht nüchternen Kindern vor Einleitung der Anästhesie ist in der Regel nicht indiziert, da einerseits feste Nahrung in den wenigsten Fällen über die Magensonde abgesaugt werden kann und anderseits das Einlegen der Sonde traumatisierend ist. Wird jedoch bei einem Ileus viel dünne Flüssigkeit im Magen und den oberen Darmabschnitten erwartet, so wird vor der Anästhesieeinleitung eine Magensonde eingeführt und die Flüssigkeit nach Möglichkeit abgesaugt. Dasselbe gilt im Falle einer Obstruktion des Magenausgangs, z. B. bei einer Pylorusstenose.

Eine liegende Magensonde muss für die Anästhesieeinleitung nicht entfernt werden. Die Präoxygenierung und die Intubation werden durch die Sonde nicht erschwert. Die Überlegung, dass Mageninhalt entlang einer liegenden Magensonde in den Ösophagus oder den Rachen zurückfließen könnte, ist theoretisch nachvollziehbar, spielt aber in der Praxis kaum eine Rolle. Anderseits kann das Entweichen von Luft oder Flüssigkeit aus dem Magen über die offene Magensonde von Vorteil sein.

Lagerung

Der hydrostatische Druck, der vom Magen aufgewendet werden muss, um den Mageninhalt bei einer Regurgitation bis zum Larynx zu befördern, ist bei Oberkörperhochlage höher als beim flach liegenden Patienten. Ob eine Oberkörperhochlage jedoch die Inzidenz von Aspirationen reduziert, ist nicht belegt. Da in dieser Stellung die Intubation erschwert ist, stufen wir das Risiko einer problematischen Intubation höher ein als das theoretisch verminderte Aspirationsrisiko. Wir ziehen deshalb die Anästhesieeinleitung und Intubation in Rückenlage auf horizontalem Tisch vor.

Anticholinergika

Anticholinergika verlangsamen die Magenentleerung, reduzieren den Druck am unteren Ösophagussphinkter und werden deshalb nicht routinemäßig verabreicht. Atropin kann evtl. gegeben werden, um einer möglichen Bradykardie durch Succinylcholin und Intubation vorzubeugen.

Tuben & Sauger

Die große Variabilität des Durchmessers des Krikoids bei gegebenem Alter oder Gewicht erschweren die Wahl der korrekten Tubusgröße. Deshalb erweisen sich die errechneten Tubusgrößen bei der Verwendung von ungecufften Tuben in einem nicht zu vernachlässigenden Prozentsatz der Fälle als falsch. Die erfolgreiche Intubation kann dadurch verzögert werden, da sich der aufgrund der Berechnung gewählte Tubus als zu groß erweist oder beim Vorliegen eines großen Luftlecks unter Umständen ein Tubuswechsel notwendig ist. Deshalb benutzen wir nicht nur bei elektiven Operationen sondern auch bei Notfällen gecuffte Tuben. Hier ist nur sehr selten ein Tubuswechsel nötig (▶ Kap. 8). Bei der Intubation muss stets ein Sauger mit möglichst großer Öffnung und ausreichender Saugleistung vorhanden sein. Zudem sollte ein Reservelaryngoskop griffbereit sein. Zur Intubation wird empfohlen, einen Führungsmandrin anzuwenden.

Präoxygenierung

Untersuchungen bei Kindern <20 kgKG mit gesunden Lungen zeigen, dass nach Einatmen von 100% Sauerstoff über eine Minute das alveoläre Gasgemisch einen Gesamtgehalt an Sauerstoff von 80–90% hat. Ist das Kind kooperativ, kann der gleiche Effekt mit 3–4 tiefen Atemzügen erreicht werden. Um eine Abnahme der O_2-Konzentration durch die Ausatemluft im Anästhesiekreis zu vermeiden, wird die Verwendung eines hohen O_2-Frischgasflusses empfohlen. Da sich die alveoläre Gaszusammensetzung rasch ändert, muss darauf geachtet werden, dass keine Raumluft eingeatmet wird; die Maske muss daher dicht sitzen.

Es ist leider eine Tatsache, dass viele Kleinkinder trotz unterstützenden psychologischen Maßnahmen eine dichte Maske vor Mund und Nase nicht tolerieren. Sind alle Beruhigungsbemühungen erfolglos, gelingt es mitunter die Kooperation mit kleinen evtl. wiederholten Dosen von Thiopental (1 mg/kgKG) oder Remifentanil (0,3–0,5 mg/kgKG) zu verbessern. Bis das Kind das dichte Aufsetzen der Maske toleriert, kann man Sauerstoff mit hohem Flow über Mund und Nase strömen lassen ohne das Kind dabei zu berühren.

Die Bedeutung einer optimalen Präoxygenation wird von den Autoren dieses Buchs unterschiedlich wahrgenommen. Während einzelne Kollegen viel Wert darauf legen und die Kinder vor der Gabe der Einleitungsmedikamente (s. unten) so sedieren, dass das dichte Auflegen der Maske und eine hohe expiratorische O_2-Konzentration garantiert ist, halten andere Kollegen dagegen, dass damit ein potenzielles Aspirationsrisiko eingegangen wird, weil der Schutz der Atemwege bei Erbrechen unter der evtl. tiefen Sedierung nicht mehr gewährleistet sein könnte. Ebenso wird gegen ein Insistieren einer optimalen Präoxygenierung ins Feld geführt, dass nach der Anästhesieeinleitung und Relaxation das Kind vor Intubation zwischenbeatmet werden kann (s. unten) und damit die O_2-Reserven vor Intubation ausreichend erhöht werden können.

Narkoseeinleitung

Nach der Präoxygenierung wird Thiopental (6–8 mg/kgKG) oder Propofol (3–4 mg/kgKG) und Succinylcholin (2–3 mg/kgKG) oder Rocuronium (0,9–1,2 mg/kgKG) appliziert. Jeweils nach Gabe des Hypnotikums bzw. des Relaxans soll mit NaCl nachgespült werden.

Propofol hat den Nachteil, dass die rasche Injektion fast immer schmerzhaft ist, auch wenn entsprechende Maßnahmen zur Reduktion des Injektionsschmerzes getroffen werden.

Rocuronium hat weniger unerwünschter Nebenwirkungen verglichen mit Succinylcholin (▶ Kap. 4). Allerdings müssen nach Injektion ca. 60 s abgewartet werden, bis gute Intubationsbedingungen vorliegen und die Dauer der Relaxation beträgt bei obiger Dosierung ca. 30–60 min.

Bei hämodynamisch instabilen Kindern ist Etomidate 0,2–0,3 mg/kgKG oder Ketamin 1–2 mg/kgKG als Hypnotikum vorzuziehen.

Sobald das Kind eingeschlafen ist, wird von einem Assistenten mit Daumen und Zeigfinger auf das Krikoid (Selick-Handgriff) gedrückt (s. unten). Das Ausmaß und der zeitliche Verlauf der Muskelrelaxation kann mit einem Nervenstimulator beurteilt werden. Ist das Kind ausreichend relaxiert, soll es mit niedrigen Beatmungsdrucken zwischen beatmet werden (s. unten). Sobald die Oxygenierung optimiert wurde (F_eO_2 über 0,8) und eine sichere Relaxation sichergestellt ist, kann intubiert werden. Falls sich die Intubation als schwierig erweist, soll die Maskenbeatmung wieder aufgenommen werden bevor eine Hypoxämie auftritt (◻ Abb. 3.17).

Zwischenbeatmung

Die herkömmliche Empfehlung zur »schnellen Anästhesieeinleitung« beinhaltet das Dogma, dass nach Verabreichung des Hypnotikums und des Relaxans bis zur Intubation nicht zwischen beatmet werden soll, um eine Regurgitation und Aspiration zu vermeiden. Erfahrungen zeigen aber, dass die Gefahr einer schweren Hypoxämie nach Anästhesieeinleitung höher ist als diejenige einer Regurgitation oder gar einer Aspiration. Diese Tatsache gilt v. a. für kleine Kinder und insbesondere für Neugeborene und Säuglinge, die eine sehr kurze Apnoetoleranz haben (◻ Abb. 3.17). Auch ältere Kinder, die an schweren Lungenerkrankungen leiden, können eine sehr kurze Apnoetoleranz haben. In den genannten Patientenkategorien soll nach Eintreten der Relaxation mit der Beatmung begonnen werden, damit optimale Oxygenierungsbedingungen für die Intubation vorliegen. Dabei sollen Spitzendrucke über 15 cmH$_2$O vermieden werden.

Krikoiddruck

In den letzten Jahren wurden von verschiedenen Gremien empfohlen, nach Anästhesieeinleitung keinen Krikoiddruck mehr anzuwenden. Diese Empfehlungen basieren auf der Überlegung, dass diese Maßnahme eine Regurgitation von Mageninhalt in den Pharynx nicht verhindern kann und dass bei zu großem Druck die Beatmung unter Umständen behindert und die Intubation erschwert wird. Demgegenüber vertreten die Autoren die Auffassung, dass bei bestehender passiver Regurgitation von Mageninhalt in den Ösophagus der Krikoiddruck die Wahrscheinlichkeit eines Übertretens in den Hypopharynx in vielen Fällen zu verhindern vermag. Um dies zu erreichen, muss der Druck aufs Krikoid so dosiert werden, dass die Beatmung nicht behindert wird. Während der Intubation kann der Druck aufs Krikoid die Intubation erleichtern, wenn der Larynxeingang nach hinten, oben und rechts gedrückt wird (BURP, ▶ Kap. 8.5).

Venenpunktion schwierig oder unmöglich

Gelegentlich ist die Anlage des intravenösen Zugangs schwierig oder kann, obwohl der Patient mit Midazolam und/oder LA-Creme vorbehandelt ist, nicht atraumatisch angelegt werden. Je nach Patient, Krankheit und deren Schweregrad, Dringlichkeit, Erfahrung und Präferenz des Anästhesisten kommen verschiedene Möglichkeiten in Frage:

- i.m.-Einleitung mit Ketamin (▶ Kap. 5),
- intraossäre Punktion (v. a. bei akut lebensbedrohlichen Zuständen, ▶ Kap. 21),
- Einlegen eines zentralvenösen Katheters (z. B. in die V. femoralis, ▶ Kap. 9),
- chirurgische Venenfreilegung.

19.2 Akutes Abdomen, Peritonitis

❯ Die präoperative Abschätzung möglicher Flüssigkeitsverschiebungen ist wichtig.

Vorbereitung

Vor dem Eingriff muss der Anästhesist die Möglichkeit haben, eine umfassende präoperative Beurteilung vorzunehmen. Anamnestisch interessieren Dauer der Symptome, Nahrungs- und Flüssigkeitsaufnahme in den letzten Tagen, Flüssigkeitsverluste (Erbrechen? Diarrhö?), Urinausscheidung und zentralnervöse Symptome (Vigilanz). Zusätzlich wird der Flüssigkeitshaushalt mittels physikalischer Untersuchung und mit Hilfe der Laborwerte beurteilt (► Kap. 10.2). Bei geringen Flüssigkeitsverschiebungen und Fehlen eines Infektes kann das Kind in der Regel ohne größere Vorbereitungen anästhesiert und operiert werden. In der Praxis hat sich die Verabreichung von 10–20 ml/kgKG kristalloider Lösung vor der Anästhesieeinleitung bewährt.

Perioperative Betreuung eines Kindes mit schwerer Peritonitis und Sepsisverdacht

- Intravenöse Kanüle einlegen
- Diagnostische Blutentnahme durchführen: Hb, Hkt, Leukozyten inkl. Differenzierung, Thrombozyten, Natrium, Kalium, Glukose, Harnstoff, Kreatinin, Blutgase, Blutkulturen (aerob und anaerob), Blutgruppe, evtl. Blut testen
- Grad der Dehydratation abschätzen (◘ Tab. 10.2, ► Kap. 10.2)
- Sofort mit der Zufuhr von Kristalloiden, Kolloiden und evtl. Blutprodukten beginnen. Ziel: ausreichendes zirkulierendes Blutvolumen vor Anästhesieeinleitung
- Verabreichung von Natriumbikarbonat entsprechend Blutgasen
- Antibiotika gegen aerobe und anaerobe Keime
- Zeitdauer für Flüssigkeitsersatz in Absprache mit Chirurgen planen (► Fallbericht, Kap. 10.4)
- Nach (oder vor) Anästhesieeinleitung: intraarterielle Kanüle für Blutdruckmessung und Blutentnahmen einlegen
- Wenn notwendig, positiv inotropes Pharmakon geben (◘ Tab. 17.2)
- Nach Anästhesieeinleitung: Dauerkatheter und evtl. zentralvenösen Katheter einlegen
- Postoperative Nachbehandlung planen, evtl. nachbeatmen

Das schwerkranke Kind

Wenn die abdominelle Symptomatik in Kombination mit einer Verschlechterung des Allgemeinzustandes und Verschiebungen im Flüssigkeitshaushalt auftritt, muss zwischen den Wünschen einer umfassenden präoperativen Stabilisierung einerseits und einer zügigen Operation abgewogen werden. Da die Anästhesieeinleitung bei einem hypovolämischen, vielleicht septischen Kind mit Risiken behaftet ist, sollte vorrangig der Volumenzustand korrigiert werden (s. unten). Besteht hingegen der Verdacht eines torquierten Darms, sollte wegen der Gefahr einer Darmgangrän die Anästhesieeinleitung nicht hinausgezögert werden. Die detaillierte Flüssigkeitsbehandlung bei einem schwerkranken Kind kann aus ► Kap. 10.2 entnommen werden (► Fallbericht, Kap. 10.4).

Vor der Anästhesieeinleitung

In dringenden Fällen ist es nicht möglich, das gesamte präoperative Defizit zu ersetzen. Wichtiger ist, das zirkulierende Blutvolumen durch Infusionen von Kristalloiden (◘ Tab. 10.3), Kolloiden oder Blutprodukten wieder herzustellen. Eine evtl. bestehende metabolische Azidose soll korrigiert werden.

Anästhesieeinleitung

Die Anästhesieeinleitung erfolgt gemäß ◘ Abb. 19.1. Alternativ können als Induktionsmittel Etomidate oder Ketamin (► Dosierungen, Kap. 4.4) verwendet werden, insbesondere, wenn von einer nicht vollständig kompensierten Kreislaufsituation ausgegangen werden muss. Obwohl der Blutdruckabfall mit diesen Medikamenten geringer ausfällt, ist ein stabiler Blutdruck nicht garantiert. Zur Blutdrucküberwachung und als Zugang für Blutentnahmen ist eine arterielle Kanüle nützlich. Ein Blasenkatheter sollte gelegt werden. Für die weitere perioperative Betreuung kann die Messung des zentralen Venendrucks wertvoll sein. Bei einem generalisierten Infekt (Sepsis) mit entsprechenden hämodynamischen Symptomen müssen evtl. inotrope Medikamente (z. B. Dopamin) zugeführt werden. Es sollte ein Beatmungsgerät eingesetzt werden, das einen positiv-endexspiratorischen Druck (PEEP)

19

ermöglicht. Bei kritischen Fällen soll postoperativ nachbeatmet werden.

19.3 Notfälle im Bereich der Atemwege

> Erkrankungen im Bereich der Atemwege können rasch zu lebensbedrohlichen Situationen führen.

Insbesondere die Anästhesieeinleitung ist ein kritischer Moment, da die physiologischerweise vorhandenen Kompensationsmechanismen zum Offenhalten der Atemwege ausgeschaltet werden. Deshalb muss vor der Gabe von Medikamenten unbedingt eine optimale Diagnostik durchgeführt werden, anhand derer der Schweregrad der Beeinträchtigung der Atemwegsdurchgängigkeit und die anatomischen Veränderungen abgeschätzt werden können.

Nachblutung nach Tonsillektomie oder Adenektomie

> Hypovolämie, schwierige Intubationsverhältnisse und ein voller Magen können bei Blutungen aus den oberen Atemwegen einzeln oder in Kombination auftreten und stellen ein deutlich erhöhtes Anästhesierisiko dar.

> Nachblutungen treten typischerweise entweder unmittelbar postoperativ oder 5–10 Tage nach der Operation auf.

Der Blutverlust ist meist schwer abschätzbar, da es sich i. Allg. um Sickerblutungen handelt, die über längere Zeit anhalten können. Da das Kind Blut verschluckt haben kann, besteht während der Anästhesieeinleitung das Risiko einer Aspiration von blutigem Mageninhalt. Der Wert einer Magenentleerung über eine Sonde ist fragwürdig, da erstens Koagel nicht abgesaugt werden können und zweitens das Risiko besteht, die Blutung zu verstärken.

Präoperativ muss anhand von Kreislaufstatus (Tachykardie, periphere Unterkühlung, Blässe, Hypotonie) und Laborparametern (Hämatokrit- oder Hämoglobingehalt) die Notwendigkeit einer prä-

operativen Volumentherapie und Transfusion abgeschätzt werden. Stets muss das zirkulierende Blutvolumen vor der Anästhesieeinleitung aufgefüllt werden (schwierige Venenpunktion, ▸ Kap. 19.1). Bei der schnellen Einleitung (◨ Abb. 19.1) muss ein besser zwei großkalibrige Operationssauger zur Hand sein, um Blut und Koagel effektiv aus dem Rachen absaugen zu können. Schon kleine Mengen Blut im Rachen erschweren die Orientierung bei der Intubation.

Sind die Luftwege durch die orale Intubation gesichert, wird eine erneute Beurteilung des Kreislaufstatus vorgenommen und eine evtl. persistierende Hypovolämie ausgeglichen. Nach der Intubation können manchmal kleine Mengen von aspiriertem Blut in der Trachea festgestellt werden; sie sind erfahrungsgemäß ohne klinische Bedeutung.

Peritonsillärabszess

> Infektiöse Prozesse im Bereich der hinteren Pharynxwand sind für die Anästheseeinleitung meistens bedeutungslos. Liegt aber bereits im Wachzustand ein Stridor vor, muss die Anästhesie gut geplant werden.

Die Infektion geht meistens von den Tonsillen selbst aus. Die Inzision und Drainage erfolgt am sichersten bei einem wachen Patienten mit intaktem Schluckreflex. Kinder aber benötigen in den meisten Fällen eine Allgemeinanästhesie. Dabei sind folgende Probleme zu berücksichtigen:
- Infektion und ausgebliebene Flüssigkeitsaufnahme können zu einer Verschlechterung des Allgemeinzustandes führen.
- Die Einleitung der Anästhesie kann eine Atemwegsobstruktion hervorrufen.
- Die Mundöffnung kann erschwert sein (Trismus).
- Die veränderte Rachenanatomie kann die Intubation schwierig machen.
- Der Abszess kann während der Intubation aufbrechen und eine Aspiration verursachen.

Vor der Anästhesieeinleitung ist darauf zu achten, dass der Patient normovoläm ist. Ein Trismus wird

in aller Regel durch eine reflektorische Muskel-
verspannung bedingt und lässt sich nach Einleitung der Anästhesie meist überwinden. Um die
Ausdehnung des Prozesses abschätzen zu können,
ist eine radiologische Bildgebung (seitliche Hals-
weichteilaufnahme, CT-Untersuchung oder Ultraschall) hilfreich.

Die Wahl der Anästhesie hängt vom Schweregrad des Befundes und von der Kooperation
des Kindes ab. Bei einem ausgeprägten Befund
ist wahrscheinlich die fiberoptische Intubation in
Sedierung die sicherste Methode (▶ Kap. 8.8). Bei
einem weniger ausgeprägten Befund kann eine
Inhalationseinleitung mit Sevofluran durchgeführt
werden. So kann die Spontanatmung aufrechterhalten werden, bis die Stimmbänder mit dem Laryngoskop einstellbar sind. Wenn das Kind den
Mund leicht öffnen kann und die Schwellung nicht
stark ausgeprägt ist, kann mit Thiopental und
Succinylcholin intubiert werden. Die Möglichkeit
einer Notfallkrikothyreotomie oder Tracheotomie
sollte vorhanden sein.

Mundbodenphlegmone

Es handelt sich dabei um eine Infektion des Mundbodens, die sich in den Hals ausbreiten und Atembeschwerden verursachen kann (◨ Abb. 19.2). Die
Anatomie kann im Bereich des Zungengrundes
und des Larynx durch Ödembildung stark verändert sein. Die Zunge wird nach oben gegen den
harten Gaumen gepresst. Die Patienten können
einen ausgeprägten Trismus entwickeln, der nach
Einleitung der Anästhesie oder nach Relaxation
evtl. nicht nachlässt.

Beim Vorliegen einer Mundbodenphlegmone
muss mit der Unmöglichkeit der Darstellung des
Larynx gerechnet werden.

Die sicherste Art, lebensbedrohliche Atem-
störungen während der Anästhesieeinleitung zu
vermeiden, ist die nasale fiberoptische Intubation beim sedierten, spontan atmenden Patienten
(▶ Kap. 8.8). Bei Verlust des Atemwegs kann eine
Larynxmaske wertvolle Dienste leisten. Die Möglichkeit zur sofortigen Koniotomie bzw. Tracheotomie muss unmittelbar gegeben sein.

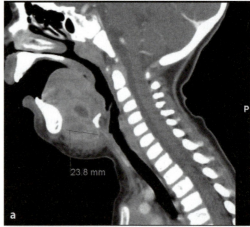

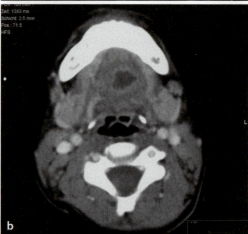

◨ **Abb. 19.2a,b.** Zungengrundphlegmone. Im Sagittalschnitt
dieser rekonstruierten CT-Aufnahme erkennt man eine in-
homogene, mehr als 2 cm messende Zone, die der akuten
Entzündung im Mundboden entspricht. Unmittelbar darüber
und knapp vor dem Zungenbein (Sagittalschnitt) in Höhe
der Epiglottisspitze (Horizontalschnitt) ist eine Einschmelzung
erkennbar.

Epiglottitis

❯ **Die routinemäßige Impfung gegen Hämophi-
lus B hat das Krankheitsbild der Epiglottitis
praktisch zum Verschwinden gebracht. Das
Nichterkennen von sporadisch auftretenden
Fällen wird das Risiko für schwere Komplikationen in Zukunft erhöhen.**

19

Tab. 19.1. Differenzialdiagnostik zwischen Pseudokrupp und Epiglottitis		
	Pseudokrupp	**Epiglottitis**
Alter	3 Monate bis 4 Jahre	Jedes Alter
Jahreszeit	Herbst/Winter	Ganzes Jahr
Stärkste Symptome	Nacht/Morgen	Ganzer Tag
Ursache	Virusallergie	Haemophilus influenzae
Beginn	Nach Erkältung	Akut
Stridor	Inspiratorisch, oft leise, karchelnd	Laut, evtl. auch exspiratorisch
Stimme	Belegt	Kloßig
Fieber	Selten >39°C	Hohes Fieber
Halsschmerzen	Möglich	Immer vorhanden
Schluckstörung	Nicht vorhanden	Immer vorhanden, Speichelfluss
Husten	Bellend	Selten Husten
Stellung	Wechselnd, unruhig	Sitzend, bewegt sich kaum
Epiglottis	Normal	Stark gerötet und geschwollen
Blutbild	Vereinbar mit viralem Infekt	Septisch
Halsweichteile (radiologisch)	Epiglottis normal	Epiglottis geschwollen
Röntgen (Thorax)	Im Sinne eines viralen Infektes	Umschriebene Infiltrate

Symptome

Die Erkrankung ist gekennzeichnet durch eine Schwellung der Strukturen direkt oberhalb der Stimmbänder (Kehldeckel, Aryknorpel, aryepiglottische Falten). Supraglottitis wäre also ein treffenderer Name. Das Kind hat gewöhnlich hohes Fieber und kann aufgrund der mangelnden Flüssigkeitsaufnahme exsikkiert sein. Durch die Schmerzen schluckt das Kind den Speichel nicht; es kommt zum Speichelfluss aus dem Mund. Um genügend Luft zu bekommen, sitzen die Patienten aufrecht mit leicht nach vorn geneigtem Kopf.

Diagnose

Die Diagnose kann meist bereits aufgrund der Anamnese und des klinischen Befundes mit einiger Sicherheit gestellt werden. In Einzelfällen kann bei der Inspektion des Rachens die hochrote Epiglottis gesehen werden. Ein forcierter Druck auf den Zungengrund sollte aber vermieden werden. Im Zweifelsfall ist es sicherer, den Patienten zu anästhesieren und die Epiglottis erst dann zu inspizieren. Die wichtigste Differenzialdiagnose ist der schwere Pseudokrupp (**Tab. 19.1**).

Anästhesietechnik

Steht die Diagnose, wird meist eine tracheale Intubation in Allgemeinanästhesie durchgeführt. Bevor mit der unten beschriebenen Technik begonnen wird, müssen Vorkehrungen für eine eventuelle Tracheotomie getroffen werden.

Vorbereitungen

Liegen Indizien für ein plötzliches Auftreten einer oberen Atemwegsobstruktion vor, ist die Anwesenheit eines erfahrenen Hals-Nasen-Ohren-Arztes zu

◨ Tab. 19.2. Beispiel einer Intubationsbehandlung für die Epiglottitis

Material (zusätzlich zur Routine):
- Instrumente für Konio- und/oder Tracheotomie
- evtl. starres Bronchoskop
- Atropin, Propofol, Remifentanil, Thiopental, Lidocain und Succinylcholin in Bereitschaft
- Anästhesieapparat mit Sevofluran
- Sauger
- Trachealtubus ohne Cuff, verschiedene Größen
- Führungsdraht

Intubationsverfahren:
- Kind sitzen lassen
- Atropin 0,01–0,02 mg/kgKG
- Wenn sich das Kind stark wehrt: evtl. 0,5–1 mg/kgKG Propofol oder 1–2 mg/kgKG Thiopental
- Sevofluran in 100% Sauerstoff in steigender Konzentration
- Kind vorsichtig hinlegen
- Leichter Überdruck im Anästhesiesystem, 5–10 cm H$_2$O
- Sevofluran: 5–6% über mehrere Minuten unter Blutdruckkontrolle
- Beatmung assistieren, gegen Ende kontrollieren
- Orale Intubation mit kleinem Tubus
- 10 min warten und evtl. auf nasalen Tubus umintubieren
- Tubus sorgfältig fixieren

empfehlen: Falls die Intubation mit gewöhnlichen Tuben nicht möglich ist, kann er in schwierigen Fällen mit dem starren Bronchoskop intubieren. Selten ist eine Tracheotomie nötig. Verschiedene Intubationstechniken können angewendet werden, und der entworfene Plan (◨ Tab. 19.2) muss vielleicht modifiziert werden.

Inhalationseinleitung

Das Kind kann aufrecht sitzen, wenn es will. Sofern sich eine gute Vene anbietet und das Kind dabei nicht in Panik gerät, wird ein i.v.-Zugang angelegt und die erste Antibiotikadosis gegeben. Atropin wird trotz des Fiebers gegeben, um der Salivation und einer eventuellen Bradykardie entgegenzuwirken. Anästhesiebeginn mit O$_2$-Inhalation, evtl. nach vorausgegangener Sedierung mit einer kleinen Dosis Midazolam (0,01 mg/kgKG), Thiopental (1–2 mg/kgKG) oder Propofol (0,5–1 mg/kgKG). Sevofluran wird in steigender Konzentration dem Sauerstoff zugegeben. Das Kind wird langsam

hingelegt, das Kinn wird hochgehoben, um die Atemwege freizuhalten. Der Stridor nimmt häufig ab, wenn die Anästhesie tiefer wird und der Lufthunger aufhört. Manchmal kann aber ein Kollaps der Rachenweichteile eine zusätzliche Obstruktion hervorrufen.

In dieser Situation kann die Applikation eines kontinuierlichen Überdrucks von 5–10 cm H$_2$O (mit Hilfe des Überdruckventils aufgebaut) eine Verbesserung des inspiratorischen Luftflusses bewirken. Die Atmung kann in der Regel leicht übernommen und das Kind aktiv beatmet werden. Ist der Esmarch-Handgriff notwendig (◨ Abb. 5.11), soll eine zweite Person beatmen. Vor der Intubation muss Sevofluran in ausreichender Konzentration, 5–8% über mehrere Minuten, zugeführt worden sein. Da eine Hypotension auftreten kann, sollte der Patient ausreichend Volumen (z. B. Ringer-Laktat 10 ml/kgKG; ◨ Tab. 10.3) erhalten. Die Intubation wird am besten dann durchgeführt, nachdem der Patient bis zur Apnoe beatmet wurde; bei noch vorhandener Spontanatmung gelangt sonst Raumluft in die Lunge, sobald die Maske entfernt wird.

Die Folgen davon sind eine schnelle Reduktion der O$_2$-Reserven und eine Abnahme der Anästhesietiefe. Das Laryngoskop wird in üblicher Weise ventral der Epiglottis in die Vallekula geführt. Die Larynxöffnung kann schwer zu sehen sein, weil der stark geschwollene Larynxeingang und die Epiglottis die Stimmbänder verdecken.

Leichter Druck auf den Thorax kann eine Speichelblase in der Luftwegsöffnung hervorrufen, die wegweisend ist. Ein oraler Tubus wird eingeführt. Dieser sollte mit einem Führungsdraht versehen sein und 0,5 mm (Innendurchmesser) kleiner sein, als für das Alter berechnet (◨ Tab. 8.2).

Die Verabreichung von Remifentanil ist in Situationen mit problemloser Maskenbeatmung eine Möglichkeit, die Intubationsbedingungen zu verbessern und die mit Sevofluran zur Intubation zur Verfügung stehende Zeit zu verlängern. Auch die Verabreichung von intravenösem Lidocain (2 mg/kgKG) kann angezeigt sein, da damit eine klinisch relevante Dämpfung der pharyngealen und laryngealen Reflexe erzielt werden kann.

In seltenen Fällen mag es berechtigt sein, Succinylcholin zu geben, um einer guten Muskelrela-

19

xation während der Intubation sicher zu sein. Das Medikament kann dann gegeben werden, wenn man sich vergewissert hat, dass das Kind leicht zu beatmen und die Anatomie mittels Laryngoskopie klar identifizierbar ist.

War die orale Intubation ohne Schwierigkeiten möglich, kann der orale Tubus zwecks besserer Fixierbarkeit gegen einen nasalen ausgetauscht werden. Die Extubation kann i. Allg. nach 24–48 h erfolgen.

Fremdkörper in den Atemwegen

> Mit dem Entfernen von Fremdkörpern sollte nicht zugewartet werden. Das Risiko einer vollständigen Obstruktion der Atemwege übersteigt dasjenige einer Aspiration aufgrund eines vollen Magens um ein Mehrfaches.

Am häufigsten treten Fremdkörperaspirationen auf im Alter von 9 Monaten bis 6 Jahren (Gipfel zwischen dem 1. und 2. Lebensjahr). Oft werden Lebensmittel, z. B. Erdnuss, Karottenstückchen, oder Spielzeugteile aspiriert. Der Gegenstand bleibt in der Regel in einem Hauptbronchus stecken, überwiegend im rechten (◘ Abb. 19.3). Anamnestisch imponiert oft eine Hustenattacke, die plötzlich und unerwartet beim gesunden Kind aufgetreten ist. Die Symptome müssen aber nicht dramatisch sein. Manchmal wissen die Eltern gar nicht, dass das Kind aspiriert hat; vielmehr suchen sie ärztliche Hilfe wegen eines chronischen Hustens oder angestrengter Atmung auf. Da der aspirierte Fremdkörper jederzeit zu einer kompletten Obstruktion der Atemwege führen kann, handelt es sich um einen Notfall.

Fremdkörper unterhalb der Carina

Typischerweise ist das Atemgeräusch auf der betroffenen Seite herabgesetzt. Ist der Fremdkörper röntgendicht, bereitet die Diagnose keine Probleme. Anderenfalls muss man durch eine Thoraxaufnahme indirekt schlussfolgern. Der völlige Verschluss eines Bronchus führt zur Atelektase. Häufiger aber ist ein partieller Ver-

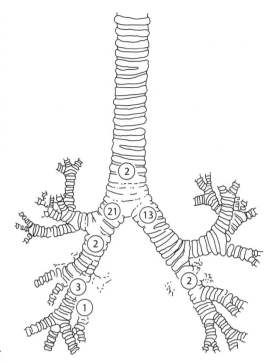

◘ **Abb. 19.3.** Mögliche Lokalisationen von aspirierten Fremdkörpern bei Kindern

schluss eines Bronchus, der wegen eines Ventilmechanismus (Lufteintritt bei Inspiration, ungenügender Luftaustritt während Exspiration) zu einer Überblähung des Lungenabschnitts distal des Fremdkörpers führt (◘ Abb. 19.4). Diese ist am deutlichsten endexspiratorisch zu sehen; ein Röntgenbild in Exspirationsstellung ist deshalb empfehlenswert.

Anästhesietechnik

Die Anästhesietechnik wird den lokalen Gepflogenheiten angepasst. Entscheidet man sich für die Jet-Beatmung, muss eine i.v.-Anästhesie angewandt werden.

Jet-Beatmung

Bei der Jet-Beatmung wird Sauerstoff intermittierend durch eine dünne Metallkanüle in das Bronchoskop hineingeblasen. Der Sauerstoff strömt mit großer Geschwindigkeit aus der Kanüle und nimmt das umgebende Gas mit sich (Venturi-

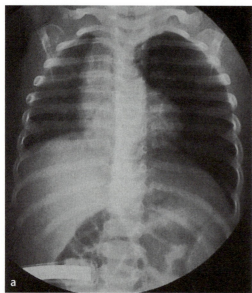

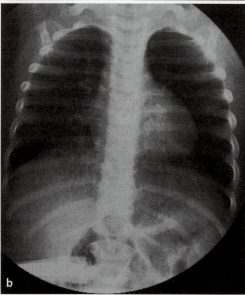

□ Abb. 19.4a,b. Aspiration einer Erdnuss im linken Haupt-stammbronchus bei einem 15 Monate alten Knaben. **a** Während der Exspiration nimmt die rechte Lunge deutlich an Volumen ab. Der Fremdkörper im linken Hauptstammbronchus verhindert durch einen Ventilmechanismus die Exspiration auf der linken Seite, sodass die linke Lunge gebläht bleibt und das Mediastinum dadurch deutlich nach rechts verlagert wird. **b** Während der Inspiration füllt sich auch die rechte Lunge mit Luft, und das Mediastinum verlagert sich wieder in Mittelstellung

Effekt), sodass die Lunge mit einem Sauerstoff-Luft-Gemisch beatmet wird. Mit einem Betriebs-druck von 4–5 bar und einer Kanüle mit einem Innendurchmesser von 0,7 mm kann in einem Kinderbronchoskop mit einem Außendurchmesser von 3,0–4,0 mm gewöhnlich ein Druck von 15–25 cmH$_2$O erreicht werden, was einen geeigneten Beatmungsdruck darstellt. Der maximale Druck steigt mit zunehmendem Durchmesser der Nadel. Der resultierende O$_2$-Gehalt hängt davon ab, wie groß die Zumischung von Luft wird. Bei geöffnetem Bronchoskop kann der Gehalt unter 30% sein. Er wird höher, wenn der Luftstrom in das Bronchoskop hinab verringert wird, z. B. durch Einführen der Optik.

Gefahren bei der Jet-Beatmung

Verschiedene Gefahrenmomente sind bei der Jet-Technik zu beachten. Ein gefährlich hoher Atem-wegsdruck wird u. U. erreicht bei zu großer Kanüle (in Relation zum Bronchoskop). Die Exspiration kann behindert sein, wenn das Lumen des Bronchoskops durch die Optik obstruiert wird. In der Folge kommt es zu einer Überblähung der Lungen, was durch Beobachten der Thoraxbewegungen festgestellt werden kann. Es ist von entscheidender Wichtigkeit, dass kein großer Überdruck aufgebaut wird, da sonst die Gefahr des Barotraumas und der Kreislaufdepression besteht. Wenn das Bronchoskop in den Hauptbronchus eingeführt wird, resultiert ein höherer Beatmungswiderstand. Es ist also nicht möglich, zu jedem Zeitpunkt eine optimale Beatmung zu haben.

Eine gute Zusammenarbeit zwischen broncho-skopierendem Arzt und Anästhesisten ist folglich essenziell. Husten oder Bewegungen beinhalten das Risiko einer Tracheal- oder Bronchialverletzung und können zusätzlich den Operateur beim Extrahieren des Fremdkörpers behindern. Eine gute Ruhigstellung ist deshalb wesentlich.

Nach Beendigung der Bronchoskopie wird das Kind in der Regel orotracheal intubiert, bis es die üblichen Extubationskriterien (□ Tab. 5.9) erfüllt. Nur in Ausnahmefällen wird es notwendig sein, das Kind intubiert auf die Intensivstation zu verlegen. Oft werden Kortikosteroide gegeben mit der Absicht, die Schwellung in den Atemwegen zu vermindern (□ Tab. 19.3).

■ **Tab. 19.3.** Bronchoskopie mit Jet-Technik bei Fremdkörperverdacht

Material (zusätzlich zur Routine):
- Injektionsnadel von richtiger Größe im Verhältnis zum Bronchoskop
- Laryngoskop, Tubus mit Führungsdraht in Bereitschaft
- O_2-Anschluss, am besten mit regelbarem Druck, 4–5 bar
- Evtl. transkutane CO_2-Messung

Anästhesie:
- intravenöse Leitung
- Hydrokortison 10 mg/kgKG
- Atropin 0,01–0,02 mg/kgKG
- Präoxygenierung
- Einleitung mit Thiopental, Propofol oder mit Inhalationsanästhetika
- Probebeatmung mit der Maske
- Relaxans (Succinylcholin, Rocuronium oder Atracurium)
- Einführen des Bronchoskops
- Jet-Ventilation mit Sauerstoff über das Bronchoskop
- Thoraxbewegungen beobachten
- Relaxation fortsetzen
- Weitere Anästhesie mit intravenösen Mitteln unterhalten (Propofol, Midazolam, Ketamin)
- Analgetikum, z. B. Alfentanyl oder Remifentanyl, dazugeben
- Endotracheale Intubation, sobald die Bronchoskopie abgeschlossen ist
- Wirkung der nichtdepolarisierenden Relaxanzien antagonisieren
- Nach üblichen Kriterien extubieren

Alternative zur Jet-Technik:
- Inhalationsanästhesie oder i.v.-Anästhesie mit kontrollierter Beatmung über den Nebenarm des Bronchoskops

Beatmung über ein Seitenstück des Bronchoskops

Als Alternative zur Jet-Ventilation kann ein Beatmungssystem über ein Seitenstück des Bronchoskops angeschlossen werden. Damit kann eine Inhalations- oder i.v.-Anästhesie durchgeführt werden. Um Undichtigkeiten zu reduzieren, wird am Bronchoskop ein System mit Glasverschluss oder Gummimembran verwendet. Diese Methode hat den Vorteil, dass die gewünschte O_2-Konzentration im zuführenden Gasgemisch gewählt werden kann. Ein Nachteil ist der hohe Beatmungswiderstand, wenn die Optik in das Bronchoskop eingeführt ist. Dabei kann eine Hyperkapnie resultieren, die nur mittels wiederholten Blutgasanalysen oder transkutaner CO_2-Messung quantifiziert werden kann.

Fremdkörper oberhalb der Carina

Befindet sich der Fremdkörper oberhalb der Carina, kann jederzeit eine komplette Obstruktion auftreten. Die Maßnahmen, die außerhalb des Krankenhauses getroffen werden sollen, sind in ▶ Kap. 21.3 beschrieben. Unter Krankenhausbedingungen kann eine Inhalationsanästhesie mit Sevofluran in 100% Sauerstoff durchgeführt werden (Technik wie bei Epiglottitis, ▶ Kap. 19.3). In solchen Fällen kann aber auch eine intravenöse Anästhesie mit Propofol und evtl. Remifentanil durchgeführt werden.

Befindet sich der Fremdkörper im Larynxbereich, soll versucht werden, die Spontanatmung aufrechtzuerhalten und den Fremdkörper laryngoskopisch zu entfernen. Ist die Oxygenation nicht gewährleistet oder befindet sich der Fremdkörper in der Trachea, muss der Patient intubiert und beatmet werden. Es besteht dann die Möglichkeit, dass der Fremdkörper nach distal in einen Hauptstammbronchus verschoben wird. In dieser Situation können dieselben Techniken angewendet werden wie oben beschrieben.

19.4 Trauma

> ❯ **Unfälle sind bei Kindern >1 Jahr die häufigste Todesursache. Kenntnisse der Besonderheiten der Betreuung dieser Patientengruppe sind für jeden Anästhesisten unabdingbar, da die Mehrheit der Kinder zumindest initial in nicht spezialisierten Kinderkliniken betreut wird.**

Bei Kindern überwiegen stumpfe Traumen. Daraus resultierende Verletzungsmuster müssen sowohl bei der Abklärung mittels bildgebender Untersuchungsmethoden als auch bei der Behandlung entsprechend berücksichtigt werden. Dabei kommt den bei Kindern häufig auftretenden geschlossenen Kopfverletzungen eine besondere Bedeutung zu, da ZNS-Verletzungen mit einem starken Anstieg der Morbidität und Mortalität einhergehen.

Spezielle Beachtung muss den Verletzungen infolge von Kindsmisshandlungen zukommen.

Nach einem Unfallereignis sind die initialen Maßnahmen, gleich wie bei Erwachsenen, darauf ausgerichtet, die Vitalfunktionen sicherzustellen.

ABC

Im Rahmen der Erstübersicht (»primary survey«) werden Atemweg (»airway«), Beatmung (»breathing«) und Zirkulation (»circulation«) beurteilt. Vorliegende Beeinträchtigungen müssen umgehend therapeutisch angegangen werden (▶ Kap. 21). Die neurologische Situation (»disability«) wird anhand der Glasgow-Coma-Scale (◻ Tab. 19.4) beurteilt. Alle Organe und Körperteile müssen untersucht werden (»exposure«). Einer kontinuierlichen Reevaluation der Gesamtsituation kommt entscheidende Bedeutung zu.

Vaskulärer Zugang

Das Anlegen eines vaskulären Zugangs kann bei Traumapatienten mitunter schwierig sein. Unter diesen Umständen ist die Anlage eines intraossären Zugangs oft hilfreich (▶ Kap. 9.6).

Flüssigkeitszufuhr

Initial werden kristalloide Lösungen gegeben. Aufgrund der hohen Inzidenz an Schädel-Hirn-Verletzungen sind dabei folgende Punkte zu beachten:

- Glukosegehalt:
  Experimentelle Daten lassen vermuten, dass eine Hyperglykämie zu einer globalen zerebralen Funktionsbeeinträchtigung beitragen kann. Nur bei Vorliegen einer laborchemisch dokumentierten Hypoglykämie sollten inital glukosehaltige Lösungen verabreicht werden.
- Isotone Lösungen:
  Hypoosmolalität des Plasmas erhöht den Gehalt an Wasser in zerebralen Strukturen. Dies kann schädlich sein; deshalb sollen isotone Lösungen wie 0,9%ige NaCl gegeben werden. Auch Kolloide können indiziert sein.
- Blutprodukte:
  Besteht die Notwendigkeit zur Transfusion von Erythrozyten, sollen bis zum Vorliegen von ausgetestetem typenspezifischem Blut Erythrozytenkonzentrate vom Typ 0 Rh-negativ verabreicht werden. Frisch gefrorenes Plasma und Blutplättchen sollten nur auf spezifische Indikation hin gegeben werden (▶ Kap. 10.5).

Temperatur

Bei traumatisierten Kindern muss versucht werden, einen raschen exzessiven Temperaturverlust zu vermeiden. Neben der obligaten Verwendung einer künstlichen Nase (Wärme-Feuchtigkeits-Austauscher) ist der Einsatz von Warmluftgeräten, der auch während diagnostischen Interventionen

◻ **Tab. 19.4.**

Aktivität	Reaktion des Erwachsenen	Reaktion des Kindes	Score
Öffnen der Augen	Spontan	Spontan	4
	Auf Anrufen	Auf Anrufen	3
	Auf Schmerzen	Auf Schmerzen	2
	Keine Antwort	Keine Antwort	1
Bewusstsein/ Sprache	Orientiert	Plappert, folgt Gegenständen und Geräuschen adäquat	5
	Konfus	Schreit, inadäquate Reaktion auf Zuwendung, kann getröstet werden	4
	Einzelne Wörter	Stöhnt oder schreit, kann nicht getröstet werden	3
	Unverständliche Laute	Stöhnt oder schreit auf Schmerzen	2
	Keine Sprache	Keine Antwort	1
Motorik	Führt Befehle aus	Normale Spontanbewegungen	6
	Gezielte Abwehr	Gezielte Abwehr	5
	Ungezielte Abwehr	Ungezielte Abwehr	4
	Flexion auf Schmerzen	Flexion auf Schmerzen	3
	Extension auf Schmerzen	Extension auf Schmerzen	2
	Keine Antwort	Keine Antwort	1

außerhalb des Operationsraums erfolgen kann, die effizienteste Methode zur Erhaltung der Temperatur (▶ Kap. 7.5).

Schädel-Hirn-Trauma

> ❯ Bei Verdacht auf eine intrakranielle Blutung dürfen keine Zeitverzögerungen akzeptiert werden.

Der Schweregrad eines Schädel-Hirn-Traumas (SHT) wird auch beim Kind mit Hilfe der Glasgow-Coma-Scale (GCS) eingestuft. Für Kleinkinder existiert ein modifizierter GCS (◘ Tab. 19.4). Bei schweren SHT muss mit einem erhöhten Hirndruck gerechnet werden. Die Atemwege sollten bei einem GCS <7 durch einen trachealen Tubus gesichert werden. Gewöhnlich muss davon ausgegangen werden, dass der Patient nicht nüchtern ist und möglicherweise eine Halswirbelsäulenverletzung und/oder eine Hypovolämie vorliegen.

Betreuung während Computertomographie

Nicht selten wird zur Durchführung einer computertomographischen Untersuchung von unkooperativen Patienten mit Schädel-Hirn-Trauma die Hilfe der Anästhesie angefordert. Liegt ein normaler oder nur leicht verminderter GCS vor, besteht das Dilemma, ob der Patient für die Untersuchung intubiert werden soll oder nicht.

> ❗ Da es bei dieser Untersuchung nicht um eine differenzierte radiologische Feindiagnostik geht, sondern um den Ausschluss einer intrakraniellen Blutung, können leichte Bewegungsartefakte durchaus toleriert werden. Das Festhalten des Patienten für die nur wenige Minuten dauernde Untersuchung kann deshalb durchaus ein gangbarer Weg sein.

Eine oberflächliche Sedierung mit Midazolam oder kleinen Dosen von Propofol, kombiniert mit Festhalten des Kopfes, ist einer Anästhesie mit trachealer Intubation wahrscheinlich vorzuziehen.

Anästhesieeinleitung beim akuten Schädel-Hirn-Trauma

- Atropin 0,01–0,02 mg/kgKG
- Fentanyl (1–)5 µg/kgKG, langsam injizieren, um Hustenattacke zu vermeiden
- Gleichzeitig während 1 min präoxygenieren
- Thiopental 5–8 mg/kgKG, Krikoiddruck
- Succinylcholin 1,5 mg/kgKG (2–3 mg/kgKG <1 Jahr)
- Hyperventilieren, Krikoiddruck beibehalten
- Intubieren, gecufften Tubus verwenden
- Weiterführen der Anästhesie mit Isofluran 0,5–1% oder Sevofluran in Luft/Sauerstoff; repetitive Dosen von Fentanyl und Thiopental geben

---

Ist die Indikation für eine tracheale Intubation gegeben, so wird die Anästhesie in der Regel intravenös eingeleitet.

Obwohl es von Vorteil wäre, das Kind in tief anästhesiertem Zustand zu intubieren, muss dieser Wunsch gegenüber einer bestehenden Hypovolämie oder evtl. schwierigen Intubation abgewogen werden. Im Einzelfall muss deshalb evtl. von den Vorschlägen in der Übersicht abgewichen werden. So kann Thiopental beim hypovolämen Patienten durch Etomidate oder Ketamin ersetzt werden und die Fentanyldosierung teilweise oder ganz weggelassen werden.

Erwartet man eine problemlose Intubation, kann anstelle von Succinylcholin Rocuronium, 0,9–1,2 mg/kgKG, als Relaxans verwendet werden. Bei diesen Patienten sollt ein Anstieg des pCO_2 und somit des Hirndrucks vermieden werden. Dies ist möglich, wenn während der Anästhesieeinleitung ventiliert wird und der Assistent den Krikoiddruck beibehält. Liegen zusätzlich schwere Gesichtsschädelverletzungen vor, müssen Maßnahmen für eine schwierige Intubation und eine Notfalltracheotomie bzw. Krikothyreotomie getroffen werden.

Bei Vorliegen einer intrakraniellen Läsion muss das Kind so rasch wie möglich in ein Zentrum verlegt werden, wo die entsprechenden operativen Maßnahmen erfolgen können.

Traumatische Verletzungen der Wirbelsäule und des Rückenmarks

> ❯ Succinylcholin ist während der ersten 2–3 Tage nach Rückenmarkverletzungen nicht kontraindiziert.

Halswirbelsäulenverletzungen

Bei Halswirbelsäulenverletzungen können unvorsichtige Bewegungen, wie z. B. im Rahmen der Intubation, die Gefahr einer Rückenmarkläsion erhöhen. Wenn möglich, werden vor der Anästhesieeinleitung Wirbelfrakturen mittels Bildgebung beurteilt und mit dem verantwortlichen Chirurgen besprochen. Bei kooperativen Jugendlichen kann die wach-fiberoptische Intubation unter guter topischer Anästhesie die geeignete Alternative sein. Meistens muss jedoch unter Allgemeinanästhesie intubiert werden. Dabei ist es wesentlich, dass der Kopf in Neutralstellung gestreckt gehalten wird. Am besten übernimmt der verantwortliche Neurochirurg oder Chirurg diese Aufgabe selbst. Dabei sollen sowohl Flexion als auch Hyperextension vermieden werden. Der Halskragen soll vor der Intubation entfernt werden, damit eine optimale Mundöffnung gewährleistet ist.

Paraplegie und Tetraplegie

> ❶ Denervierte Muskelgruppen können bei Anwendung von Succinylcholin nach 2–3 Tagen bis zu ca. 1/2 Jahr nach der Verletzung bedeutende Mengen Kalium freisetzen, deshalb soll in dieser Zeitspanne auf den Einsatz dieses Medikamentes verzichtet werden.

Zu einem späteren Zeitpunkt dominieren bei den Anästhesieproblemen verschiedene Folgezustände. Bei der Tetraplegie besteht das Risiko von pulmonalen Problemen aufgrund von Ateminsuffizienz, Sekretretention und Atemwegsinfekt. Die Temperaturregelung kann aufgrund eines Unvermögens, bei Erwärmung zu schwitzen bzw. bei Abkühlung die Gefäße zu kontrahieren, beeinträchtigt sein. Eine autonome Hyperreflexie kann auftreten, wenn im denervierten Gebiet ein Schmerzstimulus gesetzt oder ein Hohlorgan, beispielsweise die

Harnblase, gedehnt wird. Klinisch manifestiert sich die Hyperreflexie in Unruhe, Dyspnoe und arterieller Hypertension.

Penetrierende Augenverletzungen

> ❯ Eine tiefe Anästhesie und gute Relaxation sind die wesentlichen Erfordernisse für die Anästhesieeinleitung bei penetrierenden Augenverletzungen.

Ein Ansteigen des intraokularen Drucks kann zu einem Austritt von Glaskörper führen, was deletäre Folgen für das zukünftige Sehvermögen hat. Infolgedessen ist die psychologische Betreuung und pharmakologische Sedierung wichtig, damit das Kind vor Einleitung der Anästhesie nicht schreit oder sich verspannt. Succinylcholin erhöht den intraokularen Druck durch seine Wirkung auf die äußeren Augenmuskeln. Der Anstieg des Drucks dauert 3–5 min. Anstelle von Succinylcholin wird deswegen ein nicht depolarisierendes Muskelrelaxans bevorzugt. Die Laryngoskopie und Intubation können ebenfalls einen intraokularen Druckanstieg bewirken, weshalb eine ausreichende Anästhesietiefe angestrebt werden soll.

Extremitätenfrakturen

> ❯ Generell wird die Indikation zur notfallmäßigen Versorgung von Frakturen im Kindesalter großzügiger gestellt als bei Erwachsenen.

Die Dringlichkeit einer Frakturbehandlung soll in Absprache mit dem Operateur beurteilt werden. Handelt es sich um eine stark dislozierte Fraktur, eine Luxation oder ist gar die Durchblutung oder die neuronale Integrität gefährdet, soll der Eingriff so schnell wie möglich durchgeführt werden. Auch starke Schmerzen können ein Grund zur raschen operativen Versorgung sein. Bei stabilen Frakturen kann zugewartet werden, bis der Patient nüchtern ist, was aber nicht gleichbedeutend mit dem Einhalten einer 6-h-Grenze ist; vielmehr ist zu empfehlen, dass der Patient

19

am nachfolgenden Tag in das elektive Programm aufgenommen wird.

Beim Fehlen von neuralen Läsionen ist die Regionalanästhesie bei älteren Kindern oftmals eine geeignete Technik. Sie setzt aber eine gute Kooperation voraus. Bei jüngeren Kindern wird meist eine Allgemeinanästhesie gewählt.

> ❗ **Wenn der Eingriff kurz ist (z. B. eine Reposition), kann Ketamin i.v. ohne tracheale Intubation auch beim nicht nüchternen Kind eine gute Alternative sein.**

Bei längeren Eingriffen erachten wir es als empfehlenswert, eine tracheale Intubation vorzunehmen.

19.5 Verbrennungsverletzungen

> ❭ **Die Behandlung in der Klinik soll sich zunächst auf die Sicherstellung eines offenen Atemweges, einer ausreichenden Oxygenation und die Aufrechterhaltung einer adäquaten Zirkulation konzentrieren.**

Verbrennungsverletzungen kommen bei Kindern überproportional oft vor, wobei bereits kleinere lokalisierte Brandverletzungen zu Reaktionen in verschiedenen Organsystemen führen können. Von kritischer Bedeutung ist die Beteiligung des Respirationssystems. Verbrennungspatienten, insbesondere solche mit Inhalationstraumata (Kinder mit Gesichtsverbrennungen, versengten Gesichtshaaren, Heiserkeit) müssen bis zum Beweis des Gegenteils als hypoxämisch betrachtet werden und sollen deshalb möglichst rasch nach dem Trauma Sauerstoff in hoher Konzentration (100%) angeboten bekommen.

Atemwegsobstruktion

> ❗ **Atemwegsobstruktionen können insbesondere aufgrund der thermischen Schädigung der oberen Atemwege infolge von Inhalation von heißen Gasen auftreten.**

Das resultierende Ödem zeigt in der Regel während den ersten 24–48 h eine Progredienz. Falls bereits kurz nach dem Unfallereignis Zeichen einer Atemwegsbeeinträchtigung vorliegen, ist frühzeitig eine tracheale Intubation in Betracht zu ziehen, da bei zunehmender Schwellung die Intubation schwieriger oder gar unmöglich wird. Wenn rechtzeitig intubiert wird, kann evtl. eine Tracheotomie vermieden werden.

Oxygenation

Resultate der Pulsoxymetrie können unmittelbar nach der Verletzung irreführend sein, da CO-verursachte Hypoxämien, die insbesondere bei Bränden in geschlossenen Räumen häufig vorkommen, damit nicht detektiert werden.

Die Durchführung einer Blutgasanalyse mit Kooxymetrie zur Messung von Carboxyhämoglobin gehört zur Erstversorgung von Brandverletzten. Bei der Inhalation von toxischen Substanzen, die beim Einatmen von Rauch in die Lungen gelangen, kann es zu einer Schädigung des distalen Bronchialsystems und der Alveolen kommen. Daraus resultierende Ödeme, Alveolardestruktion mit Exsudation von Protein und Surfactantverlust können zu schweren Ventilations-/Perfusionsstörungen mit Hypoxämien und Hyperkapnie führen.

> ❗ **Bei gleichzeitigem Inhalationstrauma verschlechtert sich die Prognose von Verbrennungsverletzten deutlich.**

Zirkulation

Eine umgehende Behandlung der Hypovolämie, die sich bei Kindern rasch entwickelt, ist von großer Wichtigkeit. Frühzeitig soll ein peripherer Gefäßzugang angelegt werden, falls notwendig auch im Bereich der Verbrennung. Ein initialer Bolus von Ringer-Laktat (10–20 ml/kgKG) soll verabreicht werden. Ein zentraler Venenkatheter sowie ein Blasenkatheter sind für die weitere Betreuung von Kindern mit ausgedehnten Verbrennungen notwendig, da häufige Blutentnahmen anstehen und die Urinausscheidung gemessen werden muss. Da die Thermoregulation gestört ist, kann sich insbesondere bei kleinen Kindern rasch eine Hypothermie entwickeln.

Analgesie

🛇 Verbrennungen und Verbrühungen sind sehr schmerzhaft. Insbesondere kleine Kinder sind extrem unruhig und können ohne eine ausreichende Analgesie kaum untersucht und behandelt werden. Ketamin, 2 mg/kgKG intravenös, hat sich in dieser Situation bewährt. Nach durchgeführter Untersuchung und Behandlung der betroffenen Haut sollten frühzeitig und ausreichend Opioide verabreicht werden (▶ Kap. 13).

Abschätzung des Ausmaßes der Verbrennung

Nach der initialen Stabilisierung der Vitalfunktionen folgt eine systematische Evaluation der Tiefe und der Fläche der Verbrennung, wobei die altersentsprechenden Körperproportionen berücksichtigt werden müssen. Entscheidungen betreffend Flüssigkeitstherapie, Zuweisung an spezialisierte Zentren und die Prognose sind abhängig vom Ausmaß der Verbrennung, der Lokalisation und dem Vorhandensein von weiteren Verletzungen.

Weitere Therapie

Eine sorgfältige Überwachung des Volumenstatus ist notwendig. Durch die abnorm permeablen Kapillaren treten insbesondere während den ersten 24 h große Extravasate auf. Verschiedene Formeln existieren, um die zu erwartenden pathologischen Flüssigkeitsverluste abzuschätzen.

🛇 Die meist verwendete Parkland-Formel empfiehlt 4 ml Kristalloid/kgKG pro % verbrannter Körperoberfläche während den ersten 24 h.

Beispiel zur Parkland-Formel

Ein Junge mit 15 kgKG mit einer Verbrennung von 20% Körperoberfläche erhält 4×15×20=1200 ml Ringer-Laktat zusätzlich zum normalen Erhaltungsbedarf.
Erfahrungsgemäß sind oft Anpassungen der verabreichten Flüssigkeitsmenge notwendig.

Literatur

Brimacombe JR, Berry AM (1997) Cricoid pressure. Can J Anaesth 44: 414–425

Diaz JH (1985) Croup and epiglottitis in children. The anesthesiologist as a diagnostician. Anesth Analg 64: 621–633

Duhaime AC, Christian CW, Rorke LB et al. (1998) Nonaccidental head injury in infants: The »shaken-baby syndrome«. N Engl J Med 338: 1822–1829

Farrell PT (2004) Rigid bronchoscopy for foreign body removal: anaesthesia and ventilation. Paediatr Anaesth 14: 84–89

Flick RP, Schears GJ, Warner MA (2002) Aspiration in pediatric anesthesia: is there a higher incidence compared with adults? Curr Opi n Anaesth 15: 323–327

Frei FJ, Ummenhofer W (1994) Besonderheiten bei der Präoxygenierung von Kindern. AINS 29: 233–235

Himmelseher S, Durieux ME (2005) Revising a dogma: ketamine for patients with neurological injury? Anesth Analg 101: 524–534

Jordi Ritz EM, Erb TO, Frei FJ (2005) Vaskulärer Zugang in der Kindernotfallanästhesie. Anaesthesist 54: 8–16

Kain ZN, O'Connor TZ, Berde CB (1994) Management of tracheobronchial and esophageal foreign bodies in children: a survey study. J Clin Anesth 6: 28–32

Kosloske (1982) Bronchoscopic extraction of aspirated foreign bodies in children. Am J Dis Child 136: 924–927

Krauss B, Green S (2000) Sedation and analgesia for procedures in children. N Engl J Med 342: 938–945

Li G, Tang N, DiScala C et al. (1999) Cardiopulmonary resuscitation in pediatric trauma patients: Survival and functional outcome. J Trauma 47: 1–7

Machotta A (2002) Anästhesiologisches Management zur Endoskopie der Atemwege bei Kindern. Anaesthesist 51: 668–678

Martinot A, Closset M, Marquette CH et al. (1997) Indications for flexible versus rigid bronchoscopy in children with suspected foreign-body aspiration. Am J Respir Crit Care Med 155: 1676–1679

Mauro RD, Poole SR, Lockhart CH (1988) Differentiation of epiglottitis from laryngotracheitis in the child with stridor. AJDC 142: 679–682

Moynihan RJ, Brock-Utne JG, Archer JH et al. (1993) The effect of cricoid pressure on preventing gastric inflation in infants and children. Anesthesiology 78: 652–656

Pizano LR, Davies J, Corallo JP et al. (2008) Critical care and monitoring of the pediatric burn patient. J Craniofac Surg 19: 929–932

Reed JL, Pomerantz WJ (2005) Emergency management of pediatric burns. Pediatr Emerg Care 21: 118–129

Schimpl G, Weber G, Haberlik A et al. (1991) Fremdkörperaspiration im Kindesalter. Vorteile der notfallmäßigen Endoskopie und Fremdkörperentfernung. Anaesthesist 40: 479–482

Schmidt J, Becke K, Giest J et al. für den Wissenschaftlichen Arbeitskreis Kinderanästhesie der Deutschen Gesellschaft für Anästhesiologie und Intensivmedizin (DGAI) (2007)

19

Handlungsempfehlung zur Rapid-Sequence-Induction im Kindesalter. Anästhesiol Intensivmed 9: S88–S93

Trupkovic T, Giessler G (2008) Das Verbrennungstrauma – Teil 1. Pathophysiologie, präklinische Versorgung und Schockraummanagement. Anästhesist 57: 898–907

Warner MA, Warner ME, Warner DO et al. (1999) Perioperative pulmonary aspiration during the perioperative period. Anesthesiology 90: 66–71

Weiss M, Gerber AC (2007) Anästhesieeinleitung und Intubation beim Kind mit vollem Magen – Zeit zum Umdenken! Anaesthesist 56: 210–216

Neugeborenenreanimation

> **Etwa 10% der Neugeborenen benötigen in den ersten Lebensminuten respiratorische Unterstützungsmaßnahmen. Weiterführende Reanimationsmaßnahmen sind bei etwa 1% der Neugeborenen notwendig, müssen aber bei 50% aller Frühgeborene unter 1500 g durchgeführt werden.**

Bei der Neugeborenenreanimation müssen rasch die richtigen Entscheidungen getroffen werden. Unter anderem deshalb sind in Entbindungskliniken Fortbildungsprogramme und regelmäßige Besprechungen notwendig. Die Aufgaben müssen definiert, verteilt und vertraut sein.

Bei jeder Geburt muss Personal anwesend sein, das die primären Maßnahmen der Neugeborenenreanimation beherrscht. Bei Risikogeburten (◘ Tab. 20.1) sollten mindestens 2 erfahrene Personen sofort zur Durchführung von erweiterten Reanimationsmaßnahmen zur Verfügung stehen.

20.1   Umgebung und Ausrüstung

> **Neugeborene, insbesondere asphyktische, tolerieren eine kalte Umgebungstemperatur aufgrund des gestörten Atemantriebs schlecht.**

Sofortiges Abtrocknen des Kindes mit vorgewärmten Tüchern in ausreichend warmer Umgebung wirkt einem Temperaturabfall nach der Geburt entgegen und sollte deshalb allen Neugeborenen zu teil werden. Bei asphyktischen und früh geborenen Kindern werden immer Wärmelampen eingesetzt. Doch auch Hyperthermie muss vermieden werden, da sie eine respiratorische Depression induzieren kann.

Material

Das Material und die Notfallmedikamente für die Erstbehandlung sollen in festgelegten Zeitabständen und zusätzlich nach jeder Reanimation geprüft werden (◘ Abb. 20.1).

Einrichtung eines Arbeitsplatzes für die Erstversorgung von Neugeborenen:

- verstellbarer Reanimationstisch
- Infrarotstrahler und Wärmematte
- mechanische Absaugvorrichtung
- Absaugkatheter (5, 6, 8, 10 Ch)
- gute Beleuchtung
- Sauerstoffmischer mit Befeuchter
- Stoppuhr
- Stethoskop für Säuglinge
- Thermometer

Tab. 20.1. Risikofaktoren der neonatalen Asphyxie	
Ursache	**Risikofaktor**
Geburts-bedingt	Ungewöhnliche Kindslage
	Nabelschnurvorfall
	Kaiserschnitt unter Allgemeinanästhesie
	Nicht elektive Zangengeburt
	Vorzeitige Blutung, Plazentalösung
	Überdosierung von Sedativa und Anal-getika
	Lange zurückliegender Blasensprung
Fetale Faktoren	Mehrlingsschwangerschaft
	Frühgeburt
	Übertragung (>43 Wochen)
	Hydramnion
	Intrauterine Wachstumsverzögerung
	Fehlgebildetes Neugeborenes
	Mekoniumhaltiges Fruchtwasser
	Blutgruppenunverträglichkeit
Mütter-liche Faktoren	Präeklampsie
	Hypertonie
	Diabetes mellitus
	Placenta praevia
	Vorzeitige Plazentalösung
	Herzerkrankungen
	Lungenerkrankung
	Drogenabhängigkeit

- Magensonden
- EKG mit Elektroden
- Pulsoxymeter
- Kapnographie (optional, jedoch empfohlen)
- Blutdruckmessgerät
- selbstfüllender Beatmungsbeutel, 250 und 500 ml, mit Reservoirbeutel bzw. -schlauch und Druckmanometer
- Beatmungsmasken für Frühgeborene und reife Neugeborene
- 2 Laryngoskope mit gebogenen und geraden Spateln verschiedener Größen

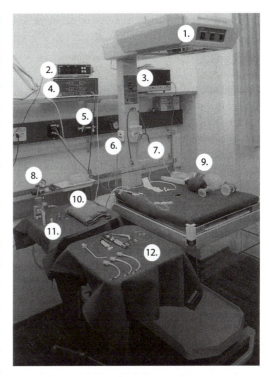

☐ **Abb. 20.1.** Arbeitsplatz für die Neugeborenenreanimation. *1* Wärmelampe, *2* Pulsoxymeter, *3* EKG, *4* Blutdruckapparat, *5* O_2-Mischer, *6* Stoppuhr, *7* Stethoskop, *8* Vakuum für Absaugen, *9* Beatmungsbeutel 250 ml und 500 ml mit O_2-Reservoir. *10* Set für Nabelgefäßkatheterisierung, *11* Medikamente, *12* Intubationsausrüstung

- tracheale Tuben 2,0, 2,5, 3,0 und 3,5 mm
- Einführungsmandrins
- Magill-Zange
- Freilegungsbesteck und Katheter für die Nabelgefäßkatheterisierung
- Material für periphere Venenpunktionen
- Spritzen und Aufziehnadeln
- sterile Handschuhe

Die folgende Auflistung beschränkt sich auf die wichtigsten Medikamente; sie sollten in einer Konzentration vorliegen, die eine sofortige Gabe ohne weitere Verdünnung zulassen:

- Adrenalin, 100 µg/ml (1:10 000)
- Naloxon, 400 µg/ml
- Natriumbikarbonat 4,2% (0,5 mmol/ml)
- Natriumchlorid 0,9% oder Ringer-Lactat
- Glukose 10%

Liegen bei einer Entbindung Risikofaktoren für eine neonatale Asphyxie vor (■ Tab. 20.1), muss alles für eine Neugeborenenreanimation vorbereitet sein.

20.2 Erstbeurteilung des Neugeborenen

Der Apgar-Score ist ein Index zur Zustandsbeschreibung des Neugeborenen in den ersten 10 Lebensminuten: Er wird 1, 5 und meist auch 10 min nach der Geburt erhoben (■ Tab. 20.2, Abb. 20.2).

Da eine spät einsetzende Wiederbelebung eine regelmäßige Spontanatmung bei schwer deprimierten Neugeborenen stark verzögert, sollen Reanimationsmaßnahmen aufgrund der fehlenden Atemaktivität und der herabgesetzten Herzfrequenz sofort nach der Geburt begonnen werden und nicht der 1-min-Wert des Apgar-Scores abgewartet werden.

> ❗ Der Apgar-Score eignet sich also nicht zur Entscheidung, ob und wann ein Neugeborenes reanimiert werden soll.

■ **Tab. 20.2.** Apgar-Score			
Merkmal	**0**	**1**	**2**
Herzfrequenz	Keine	< 100	> 100
Atmung	Keine	Schnappatmung, unregelmäßig	Regelmäßig, schreit kräftig
Muskeltonus	Schlaff	Geringe Bewegungen	Aktive Bewegungen
Reflexaktivität	Keine	Grimassiert	Niest, hustet, schreit
Hautfarbe	Blau oder weiß	Stamm rosig, Extremitäten blau	Rosig

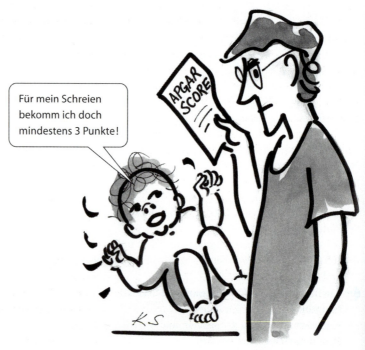

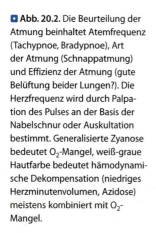

■ **Abb. 20.2.** Die Beurteilung der Atmung beinhaltet Atemfrequenz (Tachypnoe, Bradypnoe), Art der Atmung (Schnappatmung) und Effizienz der Atmung (gute Belüftung beider Lungen?). Die Herzfrequenz wird durch Palpation des Pulses an der Basis der Nabelschnur oder Auskultation bestimmt. Generalisierte Zyanose bedeutet O_2-Mangel, weiß-graue Hautfarbe bedeutet hämodynamische Dekompensation (niedriges Herzminutenvolumen, Azidose) meistens kombiniert mit O_2-Mangel.

20.3   Reanimationsmaßnahmen

> ❗ Das Abtrocknen des Neugeborenen ist ein starker Stimulus und meist ausreichend, um die Spontanatmung in Gang zu setzen. Das Absaugen des Pharynx als Routinemaßnahme ist zu unterlassen.

Position

Das Neugeborene soll mit leicht extendiertem Kopf auf den Rücken gelegt werden. Um den Kopf in der richtigen Position zu halten, kann eine Tuchrolle oder ein Schaumgummikeil unter den Nacken gelegt werden (◻ Abb. 5.8).

Stimulation

Neben dem Abtrocknen des Neugeborenen sind das Beklopfen der Fußsohlen oder das Reiben von Rücken oder Brustkorb weitere Möglichkeiten, das Kind zu stimulieren. Stärkere Stimuli sind zu vermeiden.

Absaugen

Das Absaugen von Mund, Nase oder Oropharynx ist beim gesunden Neugeborenen üblicherweise nicht nötig. Bei reichlich Sekret sollte vorsichtig abgesaugt werden. Zu aggressives Absaugen kann das Einsetzen der Spontanatmung verzögern und sollte deshalb unterbleiben. Zum Absaugen werden 8- oder 10-Ch-Katheter verwendet (Vorgehen bei Vorliegen von dickflüssigem mekoniumhaltigem Fruchtwasser, ▶ Kap. 20.3).

Die ersten Maßnahmen (Positionieren, Abtrocknen, Absaugen, Stimulieren) dauern ca. 20–30 s. Zeigt das Neugeborene danach noch keine regelmäßige Atmung oder bleibt die Herzfrequenz unter 100/min, soll unverzüglich mit den primären Reanimationsmaßnahmen begonnen werden.

Atmung

> ❗ Die Beurteilung der Spontanatmung und die korrekte Beatmung mit Beutel und Maske sind die wichtigsten Anforderungen an den Reanimierenden.

Atemwege

Durch Auskultation wird die Belüftung der Lungen beurteilt. Fehlende Atemgeräusche können auf eine Obstruktion der oberen Atemwege hinweisen, die in der Regel mit einfachen Maßnahmen behoben werden kann (◻ Abb. 5.9–5.11). Unter Umständen (z. B. bei Choanalatresie oder Pierre-Robin-Syndrom) ist das Einsetzen einer oropharyngealen Atemwegshilfe (Guedel-Tubus) hilfreich.

Beatmung

Asphyxie führt zu peripherer Vasokonstriktion, Gewebehypoxie, zunehmender Azidose, verminderter Myokardkontraktilität, Bradykardie und schließlich zum Herzstillstand. Dieser kritische Verlauf kann in der Regel durch eine frühzeitige, effektive Ventilation gestoppt werden.

Masken

Gesichtsmasken verschiedener Größen sollten im Kreißsaal vorhanden sein, wobei runde, durchsichtige Masken mit einem weichen (gepolsterten) Rand zu empfehlen sind.

Beatmungsbeutel

Selbstfüllende Beatmungsbeutel (◻ Abb. 20.3) können unabhängig von einer externen Gasversorgung benutzt werden, sofern mit Raumluft beatmet wird. Wegen der Schwierigkeit, die Maske dicht zu halten, empfiehlt es sich, für die Reanimation von reifen Neugeborenen Beatmungsbeutel mit einem Volumen von 500 ml zu verwenden (◻ Abb. 20.3), während bei kleinen Frühgeborenen 250-ml-Beutel gebräuchlich sind. Ein Druckbegrenzungsventil, das sich bei einem Druck von 30–35 cm H_2O öffnet, sollte angebracht sein. Falls höhere Beatmungsdrücke notwendig sind, muss das Druckbegrenzungsventil verschlossen werden können.

Beatmungstechnik

Unabhängig davon, welche Beatmungsbeutel verwendet werden, muss die Maske so über Nase und Mund des Neugeborenen gehalten werden, dass kein Leck entsteht und genügend hohe Beatmungsdrücke aufgebaut werden können. Um die Lungen beim reifen Neugeborenen, das noch nicht

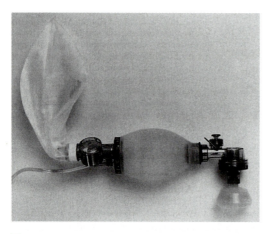

■ **Abb. 20.3.** Selbstfüllender Beatmungsbeutel mit 500 ml Inhalt. Am Ansaugventil befindet sich ein Reservoirbeutel für Sauerstoff. Ein Druckbegrenzungsventil verhindert zu hohe Beatmungsdrücke. Es kann mit der Metallklammer verschlossen werden, wenn höhere Drücke notwendig sind

geatmet hat, zur Entfaltung zu bringen, sind während der ersten Beatmungshübe Beatmungsdrücke von 30–40 cm H_2O für 2–3 s erforderlich. Ein Manometer zur Messung des Beatmungsdrucks sollte zum Standardmonitoring im Erstversorgungsraum gehören.

Sobald die Lungen entfaltet sind, sind Beatmungsdrücke von 15–20 cm H_2O bei Frequenzen zwischen 40 und 60 Atemzügen/min anzustreben. Dies reicht für eine adäquate alveoläre Ventilation aus, falls keine Störungen der Lunge wie Aspiration oder Atemnotsyndrom vorliegen. Die Beatmung muss solange fortgesetzt werden, bis das Neugeborene selbst anfängt, effektiv zu atmen.

Liegt die Herzfrequenz unter 60/min, müssen die Reanimationsmaßnahmen erweitert werden. Wenn nicht genügend erfahrenes Personal anwesend ist, muss eine entsprechende personelle Verstärkung angefordert werden!

Inspiratorische Sauerstoffkonzentration (F_iO_2)

Die Verwendung von 100% Sauerstoff zur Reanimation wurde in den letzten Jahren in Frage gestellt. Der Gebrauch von tieferen O_2-Konzentrationen oder auch Raumluft zeigte in verschie-

denen Untersuchungen gleiche oder sogar bessere Langzeitüberlebenschancen bei reanimierten Neugeborenen als Sauerstoff in hoher Konzentration. Dies beruht möglicherweise auf das Vermeiden von toxischen Sauerstoffradikalen und anderen negativen Auswirkungen von 100% Sauerstoff auf die Atmung und die zerebrale Durchblutung. Es wird deshalb vielfach empfohlen bei der Reanimation von Neugeborenen nicht 100% Sauerstoff zu verwenden. Allerdings ist aufgrund der aktuellen Datenlage keine präzise empfehlenswerte O_2-Konzentration zu definieren.

Verschiedene deutsche Autoren plädieren z. B. für den Einsatz von Raumluft zu Beginn der Reanimation. Bleibt eine Zyanose bestehen, kann die O_2-Konzentration angepasst werden. Dabei wird von diesen Autoren eine prädukate Sättigung von 85–90% vorgeschlagen. Die Schweizerische Gesellschaft für Neonatologie schlägt vor, mit einem F_iO_2 von 0,4 (4 l O_2/min ohne Reservoir) zu beginnen und dann die O_2-Konzentration im weiteren Verlauf anhand der klinischen Antwort und der pulsoxymetrischen Werte anzupassen (Ziel: präduktal SpO_2 90–95%). Um das F_iO_2 genau dosieren zu können, wird heutzutage der Einsatz eines O_2-Mischers für den Neugeborenenreanimationsplatz empfohlen.

Herz/Kreislauf

> **Indikation zur Herzdruckmassage ist die fehlende Herzaktion oder eine Herzfrequenz <60 Schläge/min trotz adäquater Ventilation über 30 s.**

Herzdruckmassage

Die optimale Technik besteht im Umfassen des Thorax mit beiden Händen und Kompression mit beiden Daumen über dem unteren Drittel des Sternums (■ Abb. 21.4). Alternativ kann die Zweifingertechnik durchgeführt werden, wobei die Spitzen von Zeige- und Mittelfinger senkrecht auf dem unteren Drittel des Sternums aufgesetzt (■ Abb. 21.3) werden. Die Tiefe der Kompressionen sollte ein Drittel des sagittalen Thoraxdurchmessers betragen. Die Frequenz der Herzdruckmassage beträgt

120/min, gleichmäßig auf Kompression und Relaxation verteilt.

Eine effektive Ventilation über eine Maske oder – besser – über einen trachealen Tubus ist entscheidend. Bei simultaner Herzdruckmassage besteht die Gefahr, dass die Beatmung ineffektiv wird. Deshalb wird nach 3 Thoraxkompressionen eine Pause für die Beatmung gemacht: Es resultiert demnach ein Verhältnis von Ventilation zu Herzdruckmassage von 1:3. Die Pulsfrequenz sollte periodisch geprüft werden; bei einer Eigenaktivität von mehr als 80/min kann die Herzdruckmassage beendet werden.

Intubation

> Die tracheale Lage des Tubus soll durch den Nachweis von ausgeatmetem Kohlendioxid mittels eines Kapnographen bewiesen werden.

Die tracheale Intubation ist notwendig, wenn eine effektive Maskenbeatmung nicht möglich ist oder wenn eine Beatmung über längere Zeit durchgeführt werden muss. Neonatologen führen die tracheale Intubation meist primär nasal durch. Fehlt aber die Routine für diese Technik, kann primär oral intubiert und, falls notwendig, zu einem späteren Zeitpunkt auf einen nasalen Tubus gewechselt werden. Die Intubationstechnik entspricht der von älteren Säuglingen (▶ Kap. 8.5; für die Tubusgrößen ◘ Tab. 8.2).

Tubuslage

Ist das Atemgeräusch nur über einer Lunge auskultierbar, liegt der Tubus wahrscheinlich in einem Hauptstammbronchus: Bei einer Tubustiefe >9–10 cm beim reifen Neugeborenen liegt dieser Verdacht nahe, und der Tubus sollte langsam zurückgezogen werden. Falls dadurch Atemgeräusche über der primär nicht beatmeten Lunge zu hören sind, war die Vermutung korrekt, allerdings müssen differenzialdiagnostisch Pneumothorax, Pleuraerguss oder Zwerchfellhernie bedacht werden.

Eine ösophageale Fehllage des Tubus muss möglichst schnell erkannt werden. Die Auskultation ist dabei nur bedingt hilfreich, auch erfahrene Neonatologen können Fehldiagnosen stellen. Deshalb empfiehlt sich die Anwendung eines Kapnographen; das Vorhandensein eines CO_2-Signals beweist die tracheale Lage des Tubus.

Alternativ kann vom Anästhesisten auch eine Larynxmaske eingesetzt werden, deren Wirksamkeit bei Termingeborenen in der initialen Phase der Reanimation aufgezeigt worden ist.

Medikamente

> Die Gabe von Adrenalin ist indiziert, falls die Herzfrequenz trotz adäquater O_2-Zufuhr und Herzdruckmassage auch nach 30 s unter 60 Schlägen/min bleibt.

Adrenalin

Die empfohlene intravenöse oder tracheale Dosierung beträgt 10–30 µg/kgKG, in einer Konzentration von 100 µg/ml, Verdünnung 1:10.000. Eine intravenöse Kanülierung erfolgt entweder peripher oder zentral über die Nabelvene (▶ Kap. 9.5). Die Nabelvenenkatheterisierung gelingt i. Allg. rasch, sodass sich die Notwendigkeit eines alternativen Zugangs (speziell intraossäre Verabreichung) weniger dringend stellt als bei der Säuglings- und Kinderreanimation.

Die Resorption nach trachealer Applikation ist variabel; die Plasmaspiegel sind in der Regel weniger hoch verglichen mit der intravenösen Applikation. Im Gegensatz zur Reanimation im Säuglings- und Kindesalter wird die 10fach höhere Dosis für die tracheale Gabe für Neugeborene nicht empfohlen. Es sollte möglichst schnell ein venöser Zugang gelegt werden und (bei persistierender Bradykardie) das Adrenalin zusätzlich intravenös injiziert werden. Adrenalin soll in obiger Dosierung alle 3 min wiederholt werden.

Natriumbikarbonat

Persistiert die Bradykardie bzw. die Asystolie trotz adäquater O_2-Zufuhr, korrekt durchgeführter Herzmassage und intravenöser Adrenalinzufuhr, so muss damit gerechnet werden, dass eine ausgeprägte metabolische Azidose vorliegt. Die Gabe von Natriumbikarbonat kann insbesondere bei Frühgeborenen schwere Nebenwirkungen verursachen, wohingegen keine gut belegte Evidenz für dessen Wirksamkeit während der initialen Reanimation besteht. Die Anwendung sollte zurückhaltend erfolgen. Dazu wird Natriumbikarbonat 8,4% (entsprechend 1 mmol/ml) mit destilliertem Wasser 1:1 verdünnt (entsprechend 0,5 mmol/ml) und über einen Zeitraum von 2–3 min in einer Dosierung von 1 mmol/kgKG verabreicht.

Volumenersatz

Bei jedem Neugeborenen, das eine Reanimation benötigt, ist eine Hypovolämie differenzialdiagnostisch in Erwägung zu ziehen. Geht es dem Kind schlecht, wird die Nabelschnur häufig früh ligiert und damit große Volumina in der Plazenta zurückgehalten. Eine persistierende blasse, weißgraue Hautfarbe bei adäquater Herzfrequenz und guter Ventilation, schlecht palpable Pulse und ungenügendes oder fehlendes Ansprechen auf die Reanimationsmaßnahmen sollten an einen Volumenmangel denken lassen. Der Volumenersatz erfolgt mit isotonen kristalloiden Lösungen (Ringer-Lakatat oder NaCl 0,9%) oder bei großem Blutverlust mit Blut der Blutgruppe 0 Rh-negativ. Die Verabreichung erfolgt mittels Spritze über den Zeitraum von 5–10 min; die initiale Dosierung beträgt 10 ml/kgKG, die bei Bedarf wiederholt werden kann.

Naloxon

Naloxon ist ein Opioidantagonist. Gelegentlich ist es schwierig, Opioide als Ursache einer Atemdepression auszuschließen. Deshalb sollen Neugeborene, die unter der Beatmung sofort rosig werden, einen stabilen Kreislauf besitzen, jedoch nicht selbst atmen, Naloxon (100 μg/kgKG) i.v erhalten. Diese hohe Dosis (Kinderdosierung 1–10 μg/kgKG) ist erforderlich, da eine vollständige Opioidantagonisierung angestrebt wird. Die tracheale Verabreichung ist prinzipiell möglich, sollte jedoch nicht notwendig sein, da ausreichend Zeit besteht, einen intravenösen Zugang anzulegen.

Hat die Mutter zur Analgesie Opioide erhalten, soll die Indikation für Naloxon beim Neugeborenen großzügig gestellt werden. Um bei Nachlassen der Naloxonwirkung ein Wiederauftreten einer Atemdepression zu vermeiden, können bei einer initial guten Antwort 200 μg/kgKG Naloxon i.m. zusätzlich gespritzt werden.

Bei Neugeborenen opioidabhängiger Mütter sollte Naloxon nicht oder nur mit Vorsicht verabreicht werden, da akute Entzugssymptome auftreten können. Naloxon sollte dann so titriert werden, dass eine suffiziente Atmung resultiert.

20.4   Spezielle Situationen

Mekoniumhaltiges Fruchtwasser

> **Bei mekoniumhaltigem Fruchtwasser sollen Mund, Pharynx und Nase vor dem ersten Atemzug gründlich abgesaugt werden, und zwar unmittelbar nach Entwicklung des Kopfes und vor Entwicklung der Schultern.**

Das weitere Vorgehen orientiert sich am klinischen Zustand des Kindes: Ist das Neugeborene unmittelbar nach der Geburt lebhaft (Herzfrequenz >100/min, Spontanatmung vorhanden, normaler Muskeltonus), sind keine besonderen Maßnahmen erforderlich; anderenfalls soll auf dem Reanimationstisch sofort tracheal intubiert werden. Zunächst wird dann die Trachea abgesaugt. Da sich dünne Absaugkatheter leicht durch das dicke Mekonium verstopfen, ist zu empfehlen, den Tubus mit einem Adapter direkt mit dem Absaugschlauch zu verbinden. Unter Sog wird der Tubus dann zurückgezogen. Anschließend wird das Kind reintubiert und beatmet.

Frühgeborene

> **Frühgeborene Kinder reagieren besonders empfindlich auf Temperaturverluste. Wärmeerhaltende Maßnahmen sind besonders wichtig!**

Die subependymal gelegenen Hirngefäße sind sehr vulnerabel. In diesem Bereich treten unter Hypoxie sowie bei raschen Änderungen der Osmolalität und des intravasalen Drucks vermehrt Blutungen auf. Hyperosmolare Lösungen (Natriumbikarbonat) sollen deshalb verdünnt und langsam infundiert werden. Bei kleinen Frühgeborenen mit unreifen Lungen ist die tracheale Intubation oft notwendig. Zur Verbesserung der Oxygenation wird bei Vorliegen eines Atemnotsyndroms Surfactant über den Tubus verabreicht. Die Beatmung sollte mit kleinen Atemzugvolumina mit niedrigem Beatmungsdruck erfolgen, damit die Lungen nicht geschädigt werden. Auf eine Intubation kann evtl. verzichtet werden, wenn das kleine Frühgeborene nach der Geburt suffizient spontan atmet, rosig und vital ist und gut schreit.

Abbrechen der Reanimation

Die Reanimationsanstrengungen sollten beendet werden, wenn das Kind nach 15–20 min keine Kreislaufaktivität aufweist oder wenn trotz Naloxongabe nach 30 min keine Atembewegungen stattgefunden haben.

Ethische Entscheide

Erfolgt die Geburt eines fehlgebildeten Kindes oder eines extrem untergewichtigen Frühgeborenen überraschend, so wird vielerorts die Reanimation, bei fehlenden oder ungenügenden Informationen, begonnen: Welche Fehlbildung liegt genau vor? Ist das Untergewicht durch die Frühgeburtlichkeit oder durch eine Mangelgeburt erklärt? etc.

Ethische Entscheidungen, die den Abbruch der Reanimationsbemühungen betreffen, sollten unter Berücksichtigung aller zur Verfügung stehenden Informationen gefällt werden.

Literatur

American Heart Association (2006) American Heart Association (AHA) guidelines for cardiopulmonary resuscitation (CPR) and emergency cardiovascular care (ECC) of pediatric and neonatal patients: pediatric basic life support: Pediatrics 117: 989–1004

Apgar V (1953) A proposal for a new method of evaluation of the newborn infant. Anesth Analg 32: 260–264

Berger T, Pilgrim S (2009) Reanimation des Neugeborenen. Anästhesist 58: 39–50

Beveridge CJ, Wilkinson AR (2006) Sodium bicarbonate infusion during resuscitation of infants at birth. Cochrane Database System Rev: CD004864

Bjorklund LJ, Ingimarsson J, Curstedt T et al. (1997) Manual ventilation with a few large breaths at birth compromises the therapeutic effect of subsequent surfactant replacement in immature lambs. Pediatr Res 42: 348–355

David R (1988) Closed chest cardiac massage in the newborn infant. Pediatrics 81: 552–554

Hansmann G, Humpl T, Zimmermann A et al. (2007) Neue Reanimationsrichtlinien der ILCOR bei Frühgeborenen und Reifgeborenen: Kritische Diskussion und Vorschläge zur praktischen Umsetzung. Klin Padiatr 219: 50–57

Hoehn T, Hansmann G, Bührer C et al. (2008) Therapeutic hypothermia in neonates. Review of current clinical data, ILCOR recommendations and suggestions for implementation in neonatal intensive care units. Resuscitation 78: 7–12

Palme C, Nyström B, Tunell R (1985) An evaluation of the efficiency of face masks in the resuscitation of newborn infants. Lancet I: 207–210

Schweizerischen Gesellschaft für Neonatologie (2007) Revidierte Empfehlungen zur Betreuung und Reanimation des Neugeborenen. Paediatrica 18: 36–45

Shukla HK, Hendricks-Munoz KD, Atakent Y et al. (1997) Rapid estimation of insertional length of endotracheal intubation in newborn infants. Pediatr 131: 561–564

The International Liaison Committee on Resuscitation (2006) The International Liaison Committee on Resuscitation (ILCOR) consensus on science with treatment recommendations for pediatric and neonatal patients: neonatal resuscitation. Pediatrics 117: 978–988

Trevisanuta D, Micaglia M, Pitton M et al. (2004) Laryngeal mask airway: is the management of neonates requiring positive pressure ventilation at birth changing? Resuscitation 62: 151–157

Vyas H, Milner AD, Hopkins IE et al. (1981) Physiologic responses to prolonged and slow rise inflation in the resuscitation of the asphyxiated newborn infant. J Pediatr 99: 635

Wiswell TE, Gannon C, Jacob J et al. (2000) Delivery room management of the apparently vigorous meconium-stained neonate: results of a multicenter, international collaborative trail. Pediatrics 105: 1–7

Reanimation von Säuglingen und Kindern

> Bei frühzeitiger Diagnostik kann ein drohender Atem- bzw. der Kreislaufstillstand evtl. vorausgesehen und bei korrekter Therapie deletäre Folgen vermieden werden.

Diesem Kapitel liegen die Reanimationsempfehlungen des International Liaison Committee on Resuscitation (ILCOR) 2005 zugrunde.

Da die Wiederbelebung von Säuglingen und Kleinkindern mit Herz-Kreislauf-Stillstand nur in den seltensten Fällen erfolgreich ist, widmet sich das vorliegende Kapitel den Kindern mit *drohendem* Atem- und Kreislaufstillstand. Außerdem werden die Basismaßnahmen besprochen, die für die Laienreanimation wesentlich sind.

Intraoperativ auftretende reanimationsbedürftige Zustände sind vorwiegend die Folge von Komplikationen, die in Kap. 12 aufgeführt werden. Deren Verhütung und Behandlung ist dort ausführlich diskutiert.

21.1   Ursachen von Apnoe und Kreislaufstillstand

Der kardiorespiratorische Stillstand im Säuglings- und Kindesalter ist meist Folge einer generellen hypoxämischen oder ischämischen Gewebshypoxie. Dies unterscheidet sich wesentlich vom Erwachsenen, bei dem in den meisten Fällen eine chronische Herzkrankheit zum plötzlichen Herzstillstand führt (Kammerflimmern). Unfälle, Ertrinken und der plötzliche Kindstod sind weitere häufige Ursachen für einen Herz-Kreislauf-Stillstand bei Kindern (◻ Tab. 21.1). Kinder mit chronischen Krankheiten, die aus verschiedensten Gründen plötzlich dekompensieren können, bilden ein weiteres großes Kollektiv.

Prognose

Ist der Herzstillstand Folge einer vorausgegangenen lang dauernden generellen Gewebshypoxie, ist ein neurologisch intaktes Überleben die Ausnahme. Tritt er außerhalb des Krankenhauses auf, überlebt praktisch kein Kind neurologisch intakt und einige wenige neurologisch schwer geschädigt.

◼ Tab. 21.1. Ursachen von akut lebensbedrohlichen Zuständen im Säuglings- und Kleinkindesalter

Ursachen	Bemerkungen	Wichtigste Reanimations-maßnahmen
Häufige Ursachen		
Plötzlicher Kindstod SIDS (»sudden infant death syndrome«), Near-SIDS	Tritt typischerweise im Alter von 3–6 Monaten auf. Häufigste unerwartete Todesursache im Säuglingsalter	O_2-Zufuhr, Beatmung
Unfälle und Verletzungen	Häufigste Todesursache im Alter zwischen 1 und 14 Jahren	Volumenzufuhr, O_2-Zufuhr
Ertrinken im warmen Wasser	Falls Herzstillstand eintritt: Prognose sehr schlecht	O_2-Zufuhr, Beatmung
Ertrinken im kalten Wasser	Falls Herzstillstand eintritt: Berichte über vereinzelte Fälle, die intakt überlebten, jedoch nur falls Wassertemperatur <10°C	Zufuhr von Wärme, O_2-Zufuhr, Beatmung
Respiratorische Erkrankungen (Asthma, Pneumonien, Pseudocroup, Bronchiolitis, ARDS etc.)		O_2-Zufuhr, Beatmung
Fremdkörper	Typisches Lebenalter: 1–3 Jahre	Spezielle Maßnahmen zur Entfernung des Fremdkörpers
Aspiration	Sekretaspiration und Ersticken v. a. bei neurologisch Behinderten	Sekretentfernung (Atemwegstoilette)
Gastroenteritis (Brechdurchfall)		Volumenzufuhr
Sepsis		Antibiotika, Volumenzufuhr, Vasoaktiva
Seltene Ursachen		
Anaphylaktischer Schock		Adrenalin, Volumen, Kortikosteroide, Antihistaminika
Primäre Herzerkrankung	Postoperative Komplikationen, Rhythmusstörungen	Defibrillation, Vasoaktiva, Pacing
Intoxikation		Antidot, supportive Behandlung
Meningits, Enzephalitis, Krampfanfälle		O_2-Zufuhr, kausale Therapie
Spannungspneumothorax		Entlastung durch Punktion
Herztamponade		Entlastung durch Punktion
Entgleisung einer vorbestehenden Stoffwechselerkrankung		Spezifische Therapie, unterstützende Behandlung
Addison-Krise (z. B. als Teilphänomen einer Sepsis)		Kortikosteroide

21

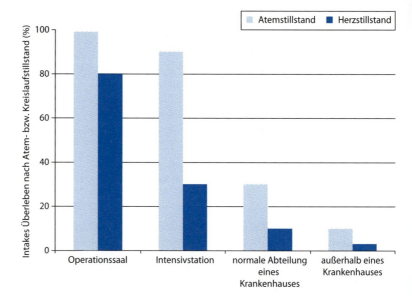

Legend: ▇ Atemstillstand ▇ Herzstillstand

◘ **Abb. 21.1.** Je früher nach einem Atem- bzw. Herzstillstand mit der Reanimation begonnen werden kann, desto höher ist die Chance eines intaktes Ueberlebens

Auch wenn er innerhalb des Krankenhauses auftritt, ist die Überlebenschance ohne Residualschäden unter 10% (◘ Abb. 21.1).

21.2   Behandlungsempfehlungen für das schwerkranke, bewusstseinsgetrübte Kind

> Anästhesisten neigen bei der Betreuung von Patienten mit lebensbedrohlichen Zuständen zu Aktivismus und vernachlässigen die Diagnostik, Pädiater tendieren zum Gegenteil.

Beim schwerkranken, bewusstseinsgetrübten Kind sind Lebenszeichen wie Atembewegungen, spontane Bewegungen der Extremitäten oder Abwehrreaktionen nach Stimulation noch vorhanden.

> **!** Da man davon ausgehen kann, dass beim Vorliegen dieser Zeichen das Gehirn noch durchblutet wird, spricht man auch von Kreislaufzeichen. Andere Kreislaufzeichen sind ein palpabler Puls oder eine hörbare bzw. eine elektrische Herzaktion.

Sind Kreislaufzeichen nachweisbar, hat das Kind eine reelle Chance, intakt zu überleben.

Diagnostik und Therapie simultan

Schwerkranke, bewusstseinsgetrübte Kinder können jederzeit einen kardiorespiratorischen Stillstand erleiden. Also muss in solchen Situationen simultan diagnostiziert und gehandelt werden (s. unten). Dabei muss das Resultat jeder Maßnahme geprüft und in diagnostische Überlegungen miteinbezogen werden. Eine erfahrene Person sollte die notwendigen Maßnahmen koordinieren. Damit die für die Wiederbelebung zuständige Person sich nicht mit Detailarbeit befasst und die Übersicht verliert, ist sie auf Helfer angewiesen, die entsprechende Aufträge ausführen. Das Tempo und die Aggressivität, mit denen die Maßnahmen erfolgen müssen, können dabei sehr unterschiedlich sein. Beispielsweise erfordert der tiefe Blutdruck eines Kindes mit einem hämorrhagischen Schockzustand nach Milzruptur ein viel aktiveres Vorgehen als ein hypothermes Kind, das ebenfalls hypoton ist.

21.3   Diagnostik des drohenden Atem- und Kreislaufstillstands

> Die akute Beeinträchtigung der ZNS-Funktion ist ein ernst zu nehmendes Symptom einer drohenden Entgleisung.

Anamnese

Die Anamnese gibt häufig Hinweise auf die konkrete Diagnose. Die detaillierte Beschreibung eines Unfallhergangs, die Schilderung von rezidivierendem Erbrechen und Durchfall in den vergangenen 24–48 h oder die Angabe einer chronischen Stoffwechselkrankheit können eine entsprechende Diagnose bereits wahrscheinlich machen, bevor das Kind untersucht wird. Klinischer Status, Laborergebnisse und radiologische Befunde werden die vermutete Diagnose bestätigen oder korrigieren.

Symptome der drohenden respiratorischen Insuffizienz

- Frühzeichen:
  - Nasenflügeln
  - Einziehungen interkostal und jugulär, Schaukelatmung
  - Exspiratorisches Stöhnen
  - Stridor
  - Tachypnoe, Tachykardie
  - Unruhe
- Spätzeichen:
  - Schwere Zyanose
  - Somnolenz, Bewusstseinstrübung
  - Starkes Schwitzen
  - Blasse, kühle, feuchte Haut
  - Abgeschwächte Atemgeräusche
  - Bradypnoe, Bradykardie

Symptome des drohenden Kreislaufschocks

- Frühzeichen:
  - Blasses nasolabiales (Mund)dreieck
  - Tachykardie
  - Angst, Reizbarkeit, Unruhe
  - Kühle, blasse Extremitäten
  - Reduzierte periphere Mikrozirkulation
  - Verlängerte Rekapillarisierungszeit
- Beginnende Dekompensation:
  - Tachypnoe
  - Oligurie
  - Somnolenz, Sopor
  - Periodische Atmung
  - Schlechte periphere Mikrozirkulation (graue, weiße Haut)
  - ▼ Metabolische Azidose

- Drohender Kreislaufzusammenbruch:
  - Hypotension
  - Bewusstseinsverlust
  - Schwere, nicht kompensierte respiratorische und/oder metabolische Azidose
  - Bradypnoe
  - Bradykardie

Befunde
Bewusstseinstrübung

Als wichtiges Symptom einer akut aufgetretenen schweren respiratorischen oder hämodynamischen Entgleisung kann die Bewusstseinstrübung als Ausdruck der mangelhaften Oxygenation des Gehirns betrachtet werden. Sie äußert sich in Angst, Unruhe, Reizbarkeit, später als Somnolenz, Sopor und schließlich als Bewusstseinsverlust.

Tachypnoe, Bradypnoe, Apnoe

Schwerkranke Kinder sind oft tachypnoisch, sei es aufgrund respiratorischer Insuffizienz oder als Kompensation einer schweren metabolischen Azidose, die in Folge einer hämodynamischen Dekompensation regelmäßig auftritt. Bringt das Kind die Kraft zur Tachypnoe nicht mehr auf, tritt Bradypnoe oder/und Hypoventilation als Vorläufer der Apnoe ein.

Blutdruck

Die klinische Beurteilung des Kreislaufzustandes ist beim wachen Kind schwierig. Ein »normaler Blutdruck« ist kein Garant für ausreichende Perfusion der Organe. Andererseits kann ein niedriger Blutdruck unter gewissen Umständen, z. B. bei Hypothermie, durchaus normal sein.

Tachykardie, Bradykardie, Herzstillstand

Die meisten Kinder mit einer lebensbedrohlichen Erkrankung haben zunächst eine Tachykardie. Das Symptom ist aber unspezifisch, ein grippaler Infekt mit Fieber kann ebenfalls dazu führen. Eine Herzfrequenz von >200/min beim Säugling und >180/min beim Kleinkind sind ernst zu nehmende Symptome. Sind die kardialen Reserven von Seiten der Frequenzerhöhung ausgeschöpft, kommt es schnell zu Bradykardie und letztlich zum Herzstillstand.

21

Hautdurchblutung

Die Haut ist ein Organ, das man sehen und fühlen und damit gut diagnostizieren kann. Bei Volumenmangel tritt meist eine Vasokonstriktion auf. Daraus resultiert eine graue oder weiße Farbe, eine verzögerte Rekapillarisierung (über 2 s) sowie evtl. eine Temperaturstufe an den Extremitäten.

Pulslose elektrische Aktivität

Wenn Pulse nicht palpabel sind und gleichzeitig eine elektrische Aktivität des Herzens besteht, spricht man von der pulslosen elektrischen Aktivität (PEA). Die Diagnose einer noch vorhandenen Pumpfunktion des Herzens kann jedoch manchmal weder mittels Pulspalpation noch mittels Auskultation mit Sicherheit gestellt werden (▶ Fallbericht, Kap. 21.5).

Laboruntersuchungen

Obwohl Laboruntersuchungen die primären Reanimationsmaßnahmen nicht verzögern sollten, sind hämatologische und blutchemische Untersuchungen für die Diagnostik häufig wertvoll. Die Entnahme des Blutes erfolgt i. Allg. venös. Weil das Einlegen eines intravenösen Katheters manchmal schwierig ist, kann eine erste labormäßige Beurteilung des Schweregrads der Entgleisung aus kapillär entnommenem Blut sinnvoll sein. Entschließt man sich für das Einlegen einer intraossären Nadel, können vor Anschließen der Infusion aus aspiriertem Knochenmark ebenfalls Laborbestimmungen durchgeführt werden, die mit den venösen Werten übereinstimmen (Ausnahmen: Thrombozyten, Leukozyten und pO_2). Die Blutgasbestimmung gibt wertvolle Informationen über den Schweregrad einer Entgleisung.

> ❗ Eine nicht kompensierte metabolische und/oder respiratorische Azidose (pH-Wert <7,10) ist generell als potenziell lebensbedrohlicher Zustand zu interpretieren.

Radiologische Untersuchungen

Radiologische Untersuchungen sind für die initiale Wiederbelebung selten notwendig, sie können aber später einen wesentlichen Einfluss auf das therapeutische Vorgehen haben. Tritt bei einem beatmeten Säugling plötzlich eine ernsthafte Hypotension auf und besteht der klinische Verdacht auf einen Pneumothorax, so soll sofort punktiert und nicht auf ein Röntgenbild gewartet werden.

21.4 Primäre Reanimationsmaßnahmen

> ❯ Ansprechen, Berühren, Reiben oder leichtes Schütteln sind geeignete Maßnahmen, um das Bewusstsein zu prüfen (▪ Abb. 21.2). Das primäre Einsetzen des Esmarch-Handgriffs (▪ Abb. 21.3) ist eine geeignete Alternative, da gleichzeitig die Atemwege optimal offen gehalten werden. Sind auch damit keine Kreislaufzeichen auslösbar, ist die Indikation zur Herzdruckmassage gegeben.

Unter primären Reanimationsmaßnahmen versteht man solche, die auch außerhalb des Krankenhauses ohne spezielle Hilfsmittel ergriffen werden können (▪ Abb. 21.2). Die folgenden Richtlinien gelten als Basis für Wiederbelebungsmaßnahmen, die durch eine Person durchgeführt werden. Es soll sofort mit der Wiederbelebung begonnen und nicht gewartet werden, bis spezielle Hilfsmittel eintreffen. Dies ist insbesondere bei Säuglingen und Kindern von großer Bedeutung, da bereits die Freilegung der Luftwege lebensrettend sein kann. Die Reihenfolge Luftweg – Atmung – Zirkulation sollte, wie bei jeder Wiederbelebung, eingehalten werden.

Liegen Indizien für eine Fremdkörperaspiration vor (anfallweise auftretender Husten, plötzliche Obstruktion der oberen Atemwege), sollten die Schritte des Abschnittes »Verlegung der Atemwege durch Fremdkörper« unverzüglich durchgeführt werden (▶ Kap. 21.4).

Bewusstsein prüfen

Das Bewusstsein wird geprüft, indem man das Kind anspricht, sanft rüttelt oder kneift. Das Kind soll nur dann an einen anderen Ort gebracht werden, wenn es sich in einer Gefahrenzone befindet. Wenn Hinweise für ein Trauma bestehen, kann eine Halswirbelsäulenverletzung vorliegen, und das

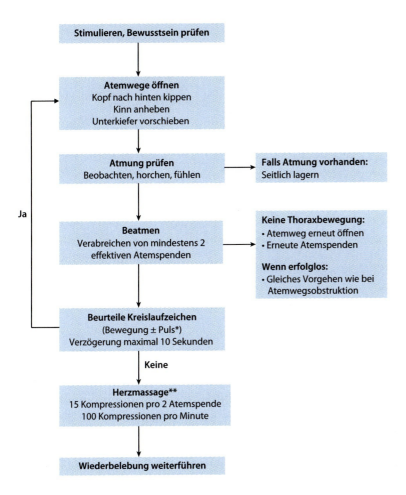

* Das Fühlen der Pulse sollte medizinisch geschultem Personal unterrichtet werden, diese Fähigkeit wird von Laien nicht erwartet
** Alarmieren des medizinischen Notdienstes so bald als möglich je nach Verfügbarkeit, Ausbildungsstand des Wiederbelebers und Ursache des Stillstands

☐ **Abb. 21.2.** Primäre Reanimationsmaßnahmen

Kind soll »en bloc«, d. h. unter Stabilisation der HWS, transportiert werden; Flexion, Extension und Drehen des Kopfes müssen vermieden werden.

Atemwege öffnen

Die Luftwege von bewusstlosen Kindern müssen aktiv offengehalten werden, damit die Durchgängigkeit der Atemwege gewährleistet ist. Sichtbare Fremdkörper im Mund müssen, wenn möglich, entfernt werden. Auf blinde Manipulationen im Pharnyx soll verzichtet werden, da sie eine Obst-

ruktion verursachen oder verschlimmern können. Die Atemwege sollten mit einem der folgenden Manöver geöffnet werden:

Kopf nach hinten und Kinn nach oben

Eine Hand wird auf die Stirn gelegt und der Kopf zurück gekippt in eine neutrale oder leicht extendierte Position. Übertriebene Extension soll vermieden werden. Der Unterkiefer wird mit einer Fingerspitze der anderen Hand nach vorn geschoben. Die Halsweichteile dürfen dabei nicht komprimiert werden.

21

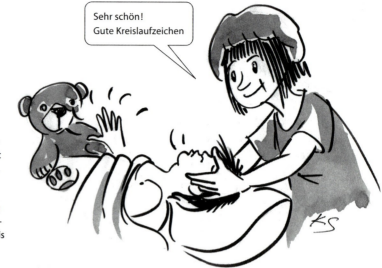

Sehr schön!
Gute Kreislaufzeichen

◘ Abb. 21.3. Der Esmarch-Handgriff stimuliert das Kind. Er öffnet gleichzeitig auch die Atemwege. Die Intensität der Stimulation kann man je nach Reaktion des Kindes variieren zwischen einem behutsamen Hochheben des Unterkiefers unterhalb der Ohren bis zum schmerzhaften Subluxieren der Kiefergelenke

Unterkiefer nach vorn (Esmarch-Handgriff)

Der Esmarch-Handgriff (◘ Abb. 5.11) ist eine Alternative zum Manöver »Kopf nach hinten und Kinn nach oben«. Die Zeigefinger beider Hände werden hinter die beiden Kieferwinkel platziert und hochgezogen. Gleichzeitig soll versucht werden, den Mund zu öffnen und damit beim Vorliegen von obstruierten nasalen Atemwegen (Adenoide, Schwellung, Blutung) den oralen Atemweg offen zu halten. Da bei diesem Handgriff der Kopf nicht nach hinten extendiert werden muss, sollte er bei Verdacht auf eine Halswirbelsäulenverletzung zum Einsatz kommen.

Atmung prüfen

- Beobachten der thorakalen und abdominalen Bewegungen.
- Abhören der Atmungsgeräusche an Mund und Nase.
- Fühlen der ausgeatmeten Luft mit der Wange.

Falls thorakale oder abdominale Atembewegungen sichtbar sind, aber keine Luft gehört oder gefühlt werden kann, liegt eine Atemwegsobstruktion vor. Die Öffnung der Luftwege ist essenziell, wobei der Esmarch-Handgriff normalerweise die effektivste Methode ist. Gelingt dies nicht, muss eine Obstruktion durch einen Fremdkörper in die Erwägungen mit einbezogen werden (s. unten).

Beatmung

Ist keine Spontanatmung erkennbar, soll das Kind unverzüglich beatmet werden. Die Atemwege sollen offen gehalten werden durch Zurückbeugen des Kopfes und Anheben des Kinns. Die Beatmung erfolgt bei Säuglingen in Mund und Nase. Bei Kindern >1 Jahr wird die Nase mit zwei Fingern zugeklemmt und durch den Mund beatmet. Initial sollen 2 Atemspenden durchgeführt werden. Eine Atemspende soll dabei 1–1,5 s dauern, die Größe des Atemzuges soll so bemessen sein, als ob das Kind einen tiefen Atemzug mache. Zwischen den Atemzügen soll der Helfer frische Luft holen, damit der CO_2-Partialdruck in der Ausatemluft nicht zu stark ansteigt.

Falls sich der Thorax nicht anhebt oder die Bewegung ungenügend ist, muss versucht werden, durch Verändern der Lage des Unterkiefers und der Zunge die Atemwege zu öffnen. Tritt keine Besserung ein, muss wiederum eine Fremdkörperaspiration in die Erwägungen mit einbezogen werden. Das Insufflieren des Magens mit Luft kann durch optimales Offenhalten der Atemwege und langsame, gleichmäßige Atemspende minimiert werden.

Puls prüfen

Anwesenheit, Frequenz und Volumen des Pulses sollen geprüft werden. Bei Säuglingen ist der brachiale Puls oft am besten fühlbar. Er kann mit 2 Fingern auf der Innenseite des abduzierten und außenrotierten Oberarms palpiert werden. Der Femoralispuls, der in der Leiste palpiert wird, ist eine Alternative. Bei älteren Kindern ist der Karotispuls zu suchen.

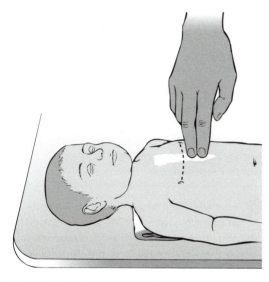

Abb. 21.4. Die Herzmassage wird mit zwei Fingern (Zeigefinger und Mittelfinger) durchgeführt

> **!** Kann der Puls innerhalb von 10 s nicht gefühlt werden oder beträgt die Pulsfrequenz weniger als 60/min, soll bei fehlenden Kreislaufzeichen unabhängig vom Alter des Kindes mit der externen Herzdruckmassage begonnen werden.

Herzdruckmassage

Bei Kindern liegt das Herz unter dem kaudalen Drittel des Sternums. Bei der Anwesenheit eines Helfers erfolgt die Herzdruckmassage bei Säuglingen mit der Zweifingertechnik unmittelbar unterhalb einer virtuellen Linie zwischen den Brustwarzen (■ Abb. 21.4). Die Tiefe der Kompression beträgt etwa 2 cm. Sind zwei oder mehr Helfer anwesend, ist eine die Brust umfassende Zweidaumenmethode beim Säugling die Methode der Wahl (■ Abb. 21.5). Dabei muss darauf geachtet werden, dass sich der Brustkorb des Säuglings zwischen den einzelnen Kompressionen wieder voll ausdehnt.

Beim Kind >1 Jahr wird das Sternum zwei Querfinger oberhalb des Processus xiphoideus mit dem Handballen einer Hand komprimiert (■ Abb. 21.6). Die Kompressionstiefe beträgt etwa 3 cm.

Die Frequenz beträgt bei allen Altersklassen mindestens 100/min und das Verhältnis der Kompressionen zur Ventilation 15:2. Die Dauer der

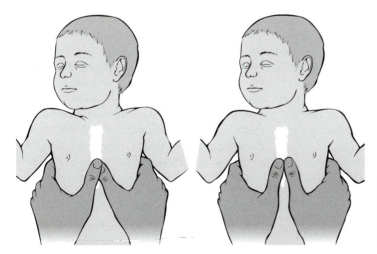

Abb. 21.5. Wird die Herzmassage mit beiden Daumen durchgeführt, so können sie bei kleineren Säuglingen übereinander und bei größeren nebeneinander gelegt werden

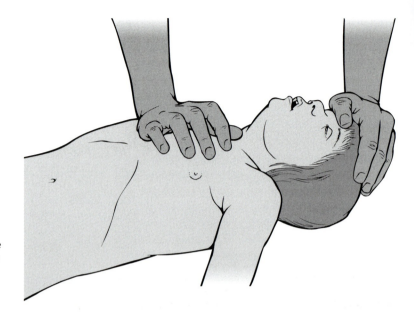

Abb. 21.6. Im Kleinkindes-alter erfolgt die Herzmassage durch Kompression mit einer Hand, während bei älteren Kindern beide Hände einge-setzt werden

Kompressionsphase sollte die Hälfte des Zyklus ausfüllen, die Bewegung soll fließend, nicht ruck-artig, durchgeführt werden.

Bei älteren Kindern (meist nach Einsetzen der Pubertät) sollen beide Handballen wie beim Er-wachsenen verwendet werden. Die Eindrucktiefe sollte 4–5 cm betragen, mit einer Frequenz von 100/min und dem Verhältnis Kompression zu Be-atmung 15:2.

Alarmierung

Im Krankenhaus besteht in den meisten Fällen die Möglichkeit, sofort Hilfe herbeizurufen. Ist dies nicht der Fall oder wird die Wiederbelebung außer-halb des Krankenhauses begonnen, sollen die Wie-derbelebungsmaßnahmen sofort begonnen und nach 1 min der medizinische Notdienst alarmiert werden. Dem Notdienst soll das ungefähre Alter des Kindes mitgeteilt werden. Wenn keine Hilfe an-wesend ist, muss der Helfer die Alarmierung selbst vornehmen. Dabei könnten ein Säuglinge oder ein Kleinkind zum Telefon (mit)getragen werden, grö-ßere Kinder hingegen müssen allein gelassen wer-den. Nach der Alarmierung sollen die Wiederbele-bungsmaßnahmen so schnell wie möglich wieder aufgenommen und ohne weitere Unterbrechung weitergeführt werden, bis Hilfe eintrifft.

Verlegung der Atemwege durch Fremdkörper

> Jedes Kind kann beatmet werden. Diese Be-hauptung basiert auf Erfahrung, ein Beweis kann nicht erbracht werden; hingegen erlei-chert sie die Entscheidung, mit der positiven Druckbeatmung frühzeitig zu beginnen.

Wenn klinische Zeichen vermuten lassen, dass das Kind einen Fremdkörper aspiriert hat, soll nicht interveniert werden, solange es noch kräftig hus-tet. Erst wenn der Hustenstoß ineffektiv wird und das Kind zunehmend bewusstseinsgetrübt wird, müssen spezielle Maßnahmen ergriffen werden, um die Atemwege vom Fremdkörper zu befreien. Der blinde Versuch, einen Fremdkörper mit einem Finger aus dem Oropharynx zu entfernen, kann den Atemweg noch mehr obstruieren und sollte deshalb unterbleiben. Allgemein werden Maßnah-men empfohlen, die zu einem plötzlichen Anstieg des intrathorakalen Drucks führen (Imitation des physiologischen Hustenstoßes; Abb. 21.7).

Schläge auf den Rücken

Dem Säugling oder Kind werden in Bauchlage 5 Schläge zwischen die Schulterblätter gegeben.

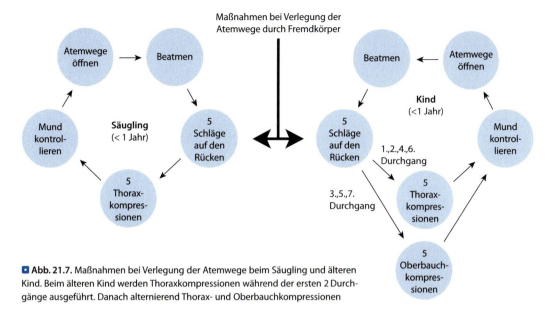

Maßnahmen bei Verlegung der
Atemwege durch Fremdkörper

Säugling (< 1 Jahr):
Atemwege öffnen → Beatmen → 5 Schläge auf den Rücken → 5 Thoraxkompressionen → Mund kontrollieren → (zurück zu Atemwege öffnen)

Kind (<1 Jahr):
Atemwege öffnen → Beatmen → 5 Schläge auf den Rücken → 5 Thoraxkompressionen → Mund kontrollieren → (zurück zu Atemwege öffnen)

1.,2.,4.,6. Durchgang

3.,5.,7. Durchgang → 5 Oberbauchkompressionen

☐ **Abb. 21.7.** Maßnahmen bei Verlegung der Atemwege beim Säugling und älteren Kind. Beim älteren Kind werden Thoraxkompressionen während der ersten 2 Durchgänge ausgeführt. Danach alternierend Thorax- und Oberbauchkompressionen

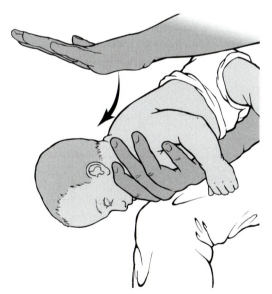

☐ **Abb. 21.8.** Bei Vorliegen eines Fremdkörpers in den Atemwegen werden kurz hintereinander 5 Schläge auf den Rücken verabreicht

Dabei ist es wichtig, dass der Kopf tiefer liegt als der Thorax. Ein Säugling kann auf den Unterarm, ein älteres Kind über den Oberschenkel des Helfers gelegt werden (☐ Abb. 21.8).

Thoraxkompressionen

Sind die Schläge auf den Rücken nicht sofort erfolgreich, wird der Säugling oder das Kind auf den Rücken gedreht und 5 Thoraxkompressionen in Kopftieflage durchgeführt (☐ Abb. 21.9). Die Technik dieser Thoraxkompressionen ist vergleichbar mit derjenigen der Herzdruckmassage (s. oben). Die Thoraxkompressionen sollen jedoch schneller, stärker und mit tieferer Frequenz (ungefähr 20/min) durchgeführt werden.

Mund prüfen

Nach 5 Schlägen auf den Rücken bzw. 5 Thoraxkompressionen wird der Mund inspiziert und vorhandene Fremdkörper entfernt.

Öffnen der Atemwege

Die Atemwege sind offen zu halten (▶ s. oben). Es wird geprüft, ob Spontanatmung erfolgt.

Atmung

Falls es keine positiven Anzeichen dafür gibt oder die Obstruktion bestehen bleibt, wird versucht zu beatmen. Falls es trotz teilweise obstruierter

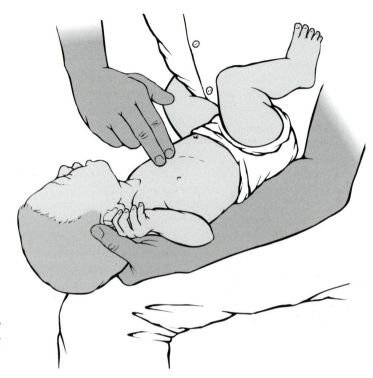

Abb. 21.9. Bei einem Fremdkörper in den Atemwegen werden kurz hintereinander 5 Thoraxkompressionen durchgeführt

Atemwege möglich ist, das Kind zu beatmen, muss man darauf achten, dass das insufflierte Gas wieder ausgeatmet wird. Sind die oben erwähnten Maßnahmen nicht erfolgreich, wird der beschriebene Ablauf wiederholt, bis die Atemwege frei sind und wieder eine effektive Atmung vorhanden ist.

Abdominale Kompressionen

Beim Kind im Alter >1 Jahr können abdominale Kompressionen durchgeführt werden (Heimlich-Manöver). Ist das Kind bei Bewusstsein, so können diese Kompressionen in aufrechter Position durchgeführt werden (**Abb. 21.10**). Ist das Kind bewusstlos, soll man es in die Rückenlage bringen und die Handballen in der Mitte des oberen Abdomens platzieren (**Abb. 21.11**). Die Kompressionen sollen in Richtung Diaphragma durchgeführt werden. Abdominale Kompressionen sollen bei Säuglingen wegen der Gefahr von Verletzungen der viszeralen Organe nicht durchgeführt werden.

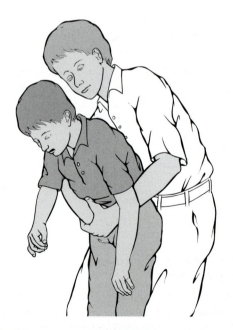

Abb. 21.10. Bei einem Fremdkörper in den Atemwegen werden beim wachen Kind >1 Jahr kurz hintereinander 5 abdominale Kompressionen (Heimlich-Manöver) im Stehen durchgeführt

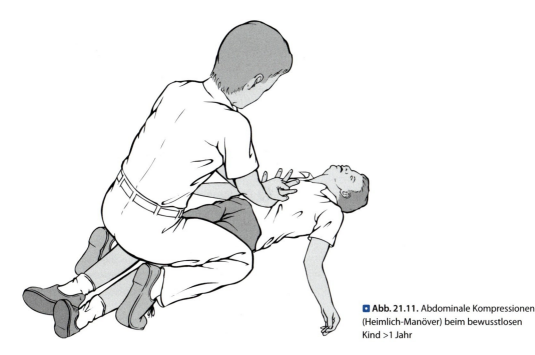

◘ **Abb. 21.11.** Abdominale Kompressionen (Heimlich-Manöver) beim bewusstlosen Kind >1 Jahr

21.5 Erweiterte Reanimationsmaßnahmen

Die getrennte Besprechung der primären und der erweiterten Reanimationsmaßnahmen ist für die Situation innerhalb eines Krankenhauses nicht zweckmäßig. EKG und damit die Möglichkeit zur Rhythmusdiagnostik, Material und Medikamente zur Reanimation sind verfügbar. Dabei hat die effiziente Durchführung von erweiterten Reanimationsmaßnahmen v. a. seinen Platz bei Kindern mit drohender respiratorischer Insuffizienz bzw. drohendem Kreislaufschock.

Hilfsmittel zur Oxygenation und Ventilation

Sauerstoff sollte entweder von einem zentralen Wandanschluss oder von einer Flasche mit einem Fluss von mindestens 15 l/min zur Verfügung stehen. Gesichtsmasken für die Beatmung sollten aus weichem, durchsichtigem Plastik sein und gut auf das Gesicht passen, damit bei der Beatmung kein Leck entsteht. Die Gesichtsmaske soll konnektiert sein mit einem sich selbst füllenden Beatmungsbeutel mit einem Volumen von entweder 500 oder 1600 ml. Der kleinere Beutel ist mit einem Überdruckventil ausgestattet, das sich bei einem Druck von 30–40 cm H_2O selbst öffnet. Benötigt das Kind wegen schlechter Lungencompliance höhere Beatmungsdrücke, sollte dieses Ventil geschlossen werden können. Am selbstfüllenden Beatmungsbeutel muss ein Reservoir befestigt sein, da nur so eine hohe O_2-Konzentration erreicht wird.

Atemwegshilfmittel

Eine oropharyngeale Atemwegshilfe (Guedel-Tubus) sollte angewendet werden, wenn die Atemwege des Kindes während der Beutel-/Maskenbeatmung nicht ausreichend offen gehalten werden können. Ist eine länger dauernde Beatmung notwendig, ist die tracheale Intubation die Technik der Wahl. Nasopharyngeale Atemhilfen (Wendl-Tubus) werden in der Pädiatrie nur in Ausnahmefällen angewendet.

Kontinuierlicher positiver Atemwegsdruck (CPAP)

Atmet das Kind noch spontan und sind die Kreislaufparameter nicht entgleist, kann mit CPAP die Oxygenation meistens in einem akzeptablen Bereich gehalten werden. Man gewinnt damit Zeit für weitere Überlegungen (Beatmung? Intubation?) und Untersuchungen (Blutgasanalyse, Röntgenbild, Echokardiographie). Mit CPAP werden die Atemwege gedehnt, die Obstruktion reduziert und die Atemarbeit vermindert. Bleibt dabei der Atemwegsdruck unter 10–15 cm H_2O, so kann eine Mageninsufflation vermieden werden. Insbesondere im Schockraum steht dem Kinderanästhesisten i. Allg. ein Kreissystem zur Verfügung, mit dessen Hilfe CPAP verabreicht werden kann; selbstfüllende Beatmungsbeutel eignen sich für diesen Zweck weniger.

Positive Druckbeatmung

Wenn die Atmung als ungenügend beurteilt wird, muss mit positivem Druck beatmet werden: Kreislaufdepression, Magenüberdehnung mit Gefahr der Aspiration sind potenzielle Nebenwirkungen. Zudem wird die Beurteilung des neurologischen Zustands erschwert, da häufig sedierende Medikamente notwendig sind.

Larynxmaske

Da eine Larynxmaske einfacher einzuführen ist als ein trachealer Tubus, wird häufig die Frage nach ihrem Stellenwert im Rahmen der Notfallbehandlung von Kindern aufgeworfen. Aufgrund der wenigen Erfahrung in diesem Zusammenhang können keine fundierten Empfehlungen gemacht werden. Allerdings sollte man sich bewusst sein, dass die Larynxmaske beim nicht relaxierten Patienten Würgreflexe und Erbrechen auslösen kann. Da viele dieser Patienten nicht nüchtern sind, raten wir vom Einsatz in diesen Situationen ab.

Intubation

Die Indikation zur Intubation hängt einerseits vom Bewusstsein, dem respiratorischen und hämodynamischen Zustand des Patienten, aber auch von der vermuteten Diagnose und der Erfahrung des Wiederbelebenden ab. Einfache Richtlinien für die Indikation zur Intubation sind deshalb nicht formulierbar. Ein Patient mit Apnoe und Bewusstlosigkeit benötigt evtl. wegen seiner Opioidintoxikation Naloxon und keinen trachealen Tubus, während bei einem somnolenten Patienten mit einem Ileus oder einem Schädel-Hirn-Trauma die Sicherung des Atemweges vordringlich sein kann.

> ❶ **Die Intubation ist beim Kind mit drohendem respiratorischem oder zirkulatorischem Stillstand eine gefährliche Intervention, da nur geringe Reserven bestehen. Hypoxämie, Hypotension und Bradykardie können bereits wenige Sekunden nach Verabreichung der notwendigen Medikamente auftreten.**

Die akut eintretende Sympatikolyse (bei vorher maximaler Sympatikusstimulation) kann zu einer Vasodilatation und einem stark verminderten venösen Rückfluss führen. Akzentuiert wird die Situation durch die positive Druckbeatmung, die zu einer weiteren Reduktion der kardialen Füllung führen kann, sodass es rasch zur Bradykardie und im Extremfall zur Asystolie kommen kann. Aus diesem Grunde sollte bei der Intubation von schwerstkranken und beinahe leblosen Kindern die Möglichkeit einer schnellen Volumeninfusion sowie vasokonstringierende Medikamente (z. B. Noradrenalin 0,1–0,5 µg/kgKG) bereitstehen.

Bradykardie

Eine akut auftretende Bradykardie wird schlecht toleriert; so führt beispielsweise eine Herzfrequenz von <60/min beim Säugling zu einer ausgeprägten Verminderung des Herzminutenvolumens mit entsprechenden Symptomen (Hypotension, verminderte Ansprechbarkeit, metabolische Azidose etc). Auch in dieser Situation ist die kausale Behandlung entscheidend, u. U. aber muss mit Herzdruckmassage und Adrenalin behandelt werden. Der Einsatz eines externen Pacemakers ist nur dann sinnvoll, wenn eine primäre Rhythmusstörung vorliegt (selten). Ein Pacemaker ist insbesondere dann wirkungslos, wenn es sich um eine hypoxiebedingte Bradykardie oder Asystolie handelt.

Asystolie und pulslose elektrische Aktivität (PEA)

Die Asystolie ist die häufigste Rhythmusstörung, die bei Kindern zum Kreislaufstillstand führt. Sie kann als Endzustand einer respiratorischen oder zirkulatorischen Insuffizienz angesehen werden. Normalerweise geht der Asystolie eine agonale Bradykardie voraus. Die Diagnose der Asystolie erfolgt durch einen elektrokardiographischen Befund bei einem pulslosen Patienten. Die EKG-Elektroden müssen korrekt angeschlossen und der Monitor eingeschaltet sein.

Bei der pulslosen elektrischen Aktivität sind noch EKG-Signale ableitbar; i. Allg. handelt es sich dabei um bradykarde Rhythmen mit oder ohne QRS-Verbreiterung. Klinisch ist häufig nicht feststellbar, ob diese elektrische Aktivität noch zu einem Auswurf von Blut aus den Herzkammern führt oder ob der Kreislauf stillsteht. Für die Behandlung ist dieser Befund jedoch gegenstandslos; die Verabreichung von Adrenalin ist in jedem Falle indiziert (◘ Abb. 21.12).

Kammerflimmern

Kammerflimmern (KF) und pulslose ventrikuläre Tachykardie (PVT) sind ungewöhnliche Ursachen eines Herzstillstandes im Kindesalter, treten aber insbesondere bei Patienten mit angeborenen Herzfehlern gelegentlich auf. Liegen andere Ursahen vor, muss kausal vorgegangen werden, bevor die Defibrillation erfolgreich sein kann, z. B. Hypothermie, arrythmieinduzierende Medikamente, trizyklische Antidepressiva, Elektrolytstörung (Hyperkaliämie). In Abb. 21.12 sind die Maßnahmen gezeigt, die bei Kammerflimmern und PVT getroffen werden müssen. Ein Schlag auf die Brust kann verabreicht werden, ist aber nur selben erfolgreich.

❗ **Zur Defibrillation soll einmalig 4 J/kgKG verabreicht werden.**

Wird ein manuell auslösbarer Defibrillator eingesetzt, soll die berechnete Energiestärke auf die nächste höhere Stufe eingestellt werden. Biphasische Schocks sind monophasischen vorzuziehen.

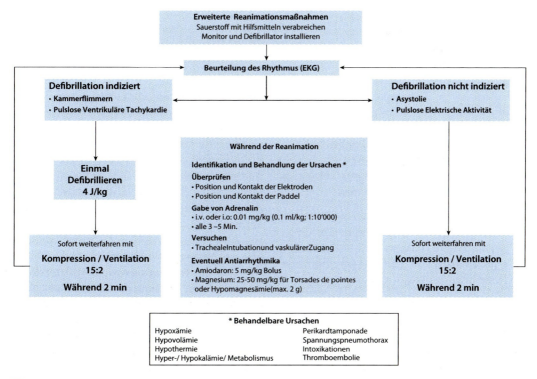

◘ Abb. 21.12. Erweiterte Reanimationsmaßnahmen.

Für Kinder unter 10 kgKG werden Kinderpaddel angewendet. Die eine Elektrode soll über die Spitze des Herzens, die andere unterhalb der rechten Klavikula angelegt werden.

Automatische Defibrillatoren wurden auch bei Kindern unter 8 Jahren erfolgreich eingesetzt. Allerdings ist es bisher nicht möglich, dass die Geräte die notwendige Joulezahl für jedes Körpergewicht automatisch abgeben. Verschiedene Hersteller bieten für Kinder zwischen 1–8 Jahren Kinderpaddles oder spezielle Programme an, die die abgegebene Energie auf 50–75 J reduzieren.

Unmodifizierte automatische Defibrillatoren für Erwachsene sind für Kinder zwischen 1–8 Jahren nicht kontraindiziert, allerdings wurde in Tierversuchen gezeigt, dass Myokardschäden bei zu hohen Energien größer sind als bei korrekt gewählter Joulezahl.

> ❗ **Die Beatmung und Thoraxkompressionen sollen außer während der Defibrillation und der EKG-Diagnostik die ganze Zeit über durchgeführt werden.**

Adrenalingaben erfolgen alle 3–5 Minuten.

Vaskulärer Zugang
Venös

Die Zeit, die verstreicht, bis ein vaskulärer Zugang vorhanden ist um Flüssigkeit und Medikamente zu verabreichen, sollte so kurz wie möglich sein. Zentralvenöse Kanülierungen sind bei kleinen Kindern gefährlich. Der theoretische Vorteil, dass Medikamente schneller wirken, ist klinisch nicht wesentlich. Falls ein venöser Zugang bereits verfügbar ist, sollte dieser genutzt werden.

> ❗ **Der periphere Venenzugang ist bei reanimationsbedürftigen Kindern meistens schwierig. Die intraossäre Punktion sollte deshalb bald erfolgen (nach 1 bis 2 erfolglosen peripheren Punktionsversuchen; ▶ Kap. 9.6).**

Intraossär

Der intraossäre Zugang ist ein sicherer, einfacher, schnell durchführbarer Eingriff für Kinder jeden Alters und auch für Erwachsene. Alle in der Reanimationssituation verwendete Medikamente, Flüssigkeiten und Blut können über diesen Weg sicher verabreicht werden und erreichen das Herz schnell. Knochenmark kann aspiriert werden, um Laboruntersuchungen (Hämoglobin, Natrium, Kalium, Chlorid, Glukose, venöser pH-Wert und Blutgruppe) durchzuführen (▶ Kap. 9.6).

Tracheale Verabreichung von Medikamenten

Kommt innerhalb der ersten 2–3 min kein vaskulärer oder intraossärer Zugang zustande, können Adrenalin, Atropin oder Lidocain tracheal verabreicht werden. Die empfohlene Dosierung beträgt für das Adrenalin das 10fache der intravenösen Dosis. Die Variabilität der Medikamentenmenge, die den Kreislauf erreicht, ist bei der intratrachealen Applikation außerordentlich groß, sodass die intravenöse oder intraossäre Applikation vorzuziehen ist.

Kausale Behandlung

Während den Wiederbelebungsmaßnahmen muss nach der Ursache des Kreislaufstillstandes gesucht werden.

> ❗ **Der häufigste Grund für eine pulslose elektrische Aktivität (PEA) ist der hypovolämische Schock.**

Bleibt dieser Zustand unbehandelt, kommt es unweigerlich zu Bradykardie und dann Asystolie. Andere Ursachen, die in Betracht gezogen werden müssen, sind Spannungspneumothorax und Perikardtamponade. Auch eine Lungenembolie kann eine PEA verursachen, ist aber im Kindesalter extrem selten. Metabolische Abnormitäten wie Hypothermie, Elektrolytstörung und Medikamentenüberdosierung sollten ebenfalls bedacht werden. Ein »air trapping« bei einem Kind mit Bronchiolitis, welches beatmet werden muss, kann zu einer schweren Überblähung der Lungen führen, welche ihrerseits einen verminderten venösen Rückfluss zum Herzen, einen Abfall des Herzminutenvolumens und im Extremfall eine PEA (bei erhaltenem Sinusrhythmus!) zur Folge haben kann.

Die Zufuhr von Kortikosteroiden ist ein gutes Beispiel einer kausalen Therapie bei therapierefraktärer Hypotension bei Addison-Krise.

Volumenzufuhr

Die häufigste Ursache der PEA ist die Hypovolämie wegen Blutverlust, Gastroenteritis oder Sepsis. Diese Kinder benötigen primär 20 ml/kgKG eines Kristalloids, wie z. B. NaCl oder Ringer-Laktat, oder eines artifiziellen Kolloids. Die Volumenzufuhr sollte in jedem Fall eine hohe Priorität haben. Es ist nahezu immer falsch, aus Angst vor Herzinsuffizienz mit Flüssigkeit zu sparen. Erfahrungsgemäß wird in fast allen Fällen mit PEA zuwenig Flüssigkeit gegeben. Oder vereinfacht ausgedrückt:

> ❗ Patienten mit einer Überladung des Kreislaufs sind gut therapierbar (Beatmung, PEEP, Diuretika), auch wenn sie eine Herzinsuffizienz haben; Patienten mit einer ausgeprägten Hypovolämie sind ohne Volumenzufuhr nicht zu behandeln.

Entlastung Spannungspneumothorax; Herztamponade

Die Dekompression eines Spannungspneumothorax kann lebensrettend sein, die Diagnose darf deshalb nicht verpasst werden. Eine akut aufgetretene Herztamponade, die eine sofortige Entlastung benötigt, ist ein seltenes Ereignis. Eine Ausnahme ist die postoperative Phase nach herzchirurgischen Eingriffen.

Chirurgisches Vorgehen

Die notfallmäßige Laparatomie zur Versorgung einer akuten Blutung benötigt das frühzeitige Hinzuziehen des Chirurgen. Aber nicht nur die Blutung, auch ein Volvulus oder eine andere intraabdominale »Katastrophe« kann das baldige Eröffnen der Bauchhöhle notwendig machen (▶ Fallbericht, Kap. 21.5).

Antidot

Intoxikationen werden initial symptomatisch behandelt. Sobald aber die verursachende Substanz identifiziert und die notwendige Auskunft über eine Informationszentrale bekannt ist, soll ein Antidot, sofern vorhanden, gezielt verabreicht werden.

Medikamente

Jede Medikamentengabe im Rahmen von Wiederbelebungsmaßnahmen sollte mit einem Bolus von 10 ml NaCl nachgespült werden.

Adrenalin

Adrenalin ist das einzige Medikament, welches beim Herzstillstand nachgewiesenermaßen von Nutzen ist. Die spontane Pumpfunktion des Herzens kann nur wiedererlangt werden, wenn die Myokardzellen ausreichend mit O_2-haltigem Blut versorgt werden. Adrenalin hebt den peripher-vaskulären Widerstand an. Damit wird auch der diastolische Aortendruck, welcher die treibende Kraft der koronaren Perfusion bei einem Herzstillstand ist, erhöht. Tierversuche zeigen, dass die Stimulation der α-adrenergen Rezeptoren maßgebend für die Verbesserung der Prognose nach Herzstillstand ist.

> ❗ Sowohl die Initialdosis als auch repetitive Dosen bei der Asystolie im Kindesalter beträgt 10 µg/kgKG (=0,1 ml/kgKG einer Lösung 1:10.000). Da bisher nie schlüssig gezeigt werden konnte, dass intravenös verabreichte hochdosierte Adrenalingaben (100 µg/kgKG) zu einem verbesserten Überleben führt, wird von dieser Dosierung abgeraten.

Kann ein schwacher Puls palpiert und ein – wenn auch niedriger – Blutdruck gemessen werden, ist die Gabe von kleineren Dosen gerechtfertigt (z. B. 1–2 µg/kgKG). Die weitere Therapie wird je nach Ansprechen auf diese geringere Dosis gestaltet.

Vasopressin

Über den Stellenwert von Vasopressin, das jüngst für die Behandlung von Herzstillständen im Erwachsenenalter empfohlen wurde, herrscht noch Unklarheit, sodass keine Empfehlung für den Einsatz von Vasopressin im Kindesalter gegeben werden kann.

Antiarrhythmika

Amiodaron ist das Mittel der Wahl bei schockrefraktärem Vorhofflimmern und pulsloser ventrikulärer Tachykardie. Dies basiert auf Daten bei Erwachsenen mit Herzstillstand und Erfahrungen in der Anwendung von Amiodaron bei Kindern im Katheterlabor.

> ❗ Die Amiodarondosis beim Kammerflimmern und bei der pulslosen ventrikulären Tachykardie beträgt 5 mg/kgKG, verabreicht als

21

schneller i.v.-Bolus. Falls notwendig, kann die Dosis bis auf 15 mg/kgKG in der Summe gesteigert werden.

Danach werden die lebensrettenden Sofortmaßnahmen fortgeführt und nach 60 s ein weiterer Defibrillationsversuch unternommen.

Lidocain bleibt eine akzeptable Alternative.

❗ Bei »torsades de pointes« soll Magnesium gegeben werden (20–25 mg/kgKG).

Atropin

Atropin kann bei Bradykardien verwendet werden. Weil aber bei Kindern die Hypoxie die häufigste Ursache der Bradykardie ist, sollten unbedingt die Oxygenation und Ventilation sichergestellt werden, bevor Atropin in Erwägung gezogen wird. Atropin sollte dort angewendet werden, wo davon auszugehen ist, dass ein erhöhter vagaler Tonus in der Genese der Bradykardie oder des Herzstillstands eine dominante Rolle spielt, z. B. bei Manipulationen an den Atemwegen oder den Augen. Es sollte aber nie anstelle der gut dokumentierten Maßnahmen (Oxygenation, Volumenzufuhr bei der Hypovolämie, Adrenalingabe) eingesetzt werden.

❗ Die Initialdosis von Atropin beträgt 0,02 mg/kgKG, wobei minimal 0,1 mg verabreicht werden soll.

Natriumbikarbonat

Die Zufuhr von Pufferlösungen wird beim Herzstillstand nicht empfohlen. Liegt eine Asystolie vor, kann man dieser Empfehlung durchaus zustimmen. Eine andere Situation liegt beim schwerkranken, bewusstseinsgetrübten Kind mit metabolischer Azidose vor. Die Korrektur durch kontrollierte intravenöse Zufuhr von Natriumbikarbonat wird empfohlen, solange eine Pumpfunktion des Herzens noch vorhanden ist und die Elimination des entstehenden CO_2 (suffiziente Ventilation!) garantiert ist. Natriumbikarbonat 8,4% ist eine stark hypertone Lösung (1000 ml enthalten etwa 900 mmol Na^+). Dem dadurch induzierten Volumeneffekt kommt neben der Normalisierung des pH-Werts eine kreislaufstabilisierende Wirkung zu.

❗ Falls keine Blutgasanalyse vorliegt, soll Natriumbikarbonat in einer Dosierung von 1 mmol/kgKG (=1 ml einer 8,4%igen Lösung) als Bolus langsam intravenös injiziert werden.

Das Ausmaß der Behandlung mit Bikarbonat sollte vom Blut-pH-Wert abhängig gemacht werden. Man kann davon ausgehen, dass bei sichergestellter CO_2-Elimination 1 mmol/kgKG Natriumbikarbonat einen Basenüberschuss von –4 mmol/l ausgleicht.

Nach Gabe von Bikarbonat muss die intravenöse Kanüle mit Kochsalz gespült werden, da sonst nachfolgende Katecholamine inaktiviert werden könnten.

Kalzium

Kalzium wird beim Herzstillstand nicht empfohlen, außer bei Hyperkaliämie. Wenn eine Hypokalzämie (z. B. bei Kindern mit Sepsis) oder eine Hypermagnesiämie nachgewiesen ist, kann eine Kalziumtherapie sinnvoll sein.

❗ Die Dosierung des Kalziumchlorids, das dem Kalziumgluconat wegen der besseren Bioverfügbarkeit vorgezogen werden sollte, beträgt 20 mg/kgKG (=0,2 ml/kgKG einer 10%igen Lösung) intravenös.

Glukose

Bei kranken Kindern, insbesondere Säuglingen, kann eine Hypoglykämie vorliegen.

❗ In diesen Fällen kann 0,5 g/kgKG Glukose als 10%- oder 25%-Lösung langsam injiziert werden.

Unkontrollierte oder übermäßige Zufuhr von Glukose soll vermieden werden, da tierexperimentell belegt werden konnte, dass eine bestehende Hyperglykämie einen hypoxisch bedingten neurologischen Schaden verstärken kann.

Fallberichte

Fall 1: Atemstillstand bei einem Knaben mit Bauchschmerzen

Ein 5-jähriger Junge wird von seinem Vater auf die chirurgische Notfallstation getragen. Bei der Ankunft erkennt die diensthabende Notfallärztin, dass das Gesicht des Jungen blau verfärbt und er bewusstlos ist. Sie ruft um Hilfe und stellt fest, dass der Junge nicht mehr atmet. Die herbeieilende Anästhesieschwester öffnet die Atemwege, bestätigt die Apnoe und beginnt mit Mund-zu-Mund-Beatmung. Die Ärztin kann keinen Karotispuls feststellen und beginnt mit der Herzmassage. Die beiden transportieren den Patienten in den nahegelegenen Operationsvorbereitungsraum, wo ein Anästhesiearzt die Beatmung mit Beutel und Maske weiterführt, ebenso wird die Herzdruckmassage fortgesetzt.

Inzwischen ist der Patient entkleidet, und man stellt ein stark aufgetriebenes Abdomen fest. Das EKG zeigt eine Sinustachykardie. Es ist weiterhin kein Puls palpabel. Ein zweiter Anästhesiearzt versucht, eine periphere Infusion zu legen, was aber nach zwei erfolglosen Versuchen aufgegeben wird. Der am Kopf stehende Anästhesiearzt versucht, die tracheale Intubation durchzuführen, er kann das Laryngoskop aber nicht in den Mund einführen, da der Knabe einen erhöhten Massetertonus hat. Er beschließt, 100 mg Succinylcholin intralingual (submental) zu verabreichen, und 1–2 min später gelingt die tracheale Intubation. Der Beatmungsdruck wird als sehr hoch bezeichnet.

Inzwischen ist auch der erste Versuch, eine intraossäre Nadel in die Tuberositas tibiae einzuführen, misslungen (die Nadel ist abgebrochen), erst der zweite Versuch an gleicher Stelle am anderen Bein ist erfolgreich. Eine aus dieser Nadel entnommene Blutgasanalyse ergibt eine schwere metabolische und respiratorische Azidose (pH-Wert 6,82, BE −19,2, pCO_2 65 mmHg, pO_2 34 mmHg). Das Hämoglobin beträgt 78 g/l.

Binnen weniger Minuten werden 200 ml Ringer-Laktat, 300 ml Plasmaproteinlösung und 50 ml Natriumbikarbonat 1molar infundiert. Es ist nun ein schwacher Femoralispuls zu tasten, und das Pulsoxymeter detektiert zum ersten Mal einen Sättigungswert; er beträgt 95%. Inzwischen ist anamnestisch in Erfahrung zu bringen, dass der Patient bis einige Minuten vor dem Eintreffen auf der Notfallstation noch bei Bewusstsein war, aber über starke Bauchbeschwerden klagte.

Nachdem sich der Kreislauf, die Lungenfunktion und die Laborwerte (Blutgasanalysen) weiter gebessert haben, wird laparatomiert und die Diagnose eines Magenvolvulus mit Perforation gestellt. Der postoperative Verlauf ist kompliziert durch abdominale, infektiologische und pulmonale Probleme, aber schließlich kann der Patient nach 4 Wochen Krankenhausaufenthalt ohne neurologisches Defizit nach Hause entlassen werden.

Bereits einen Tag nach Aufnahme des Patienten wird zwischen allen Beteiligten eine detaillierte Besprechung durchgeführt. Man einigt sich darauf, dass bei Aufnahme mit großer Wahrscheinlichkeit noch eine Perfusion der Organe vorhanden war, obwohl keine Pulse mehr palpabel waren. Dafür spricht der erhöhte Muskeltonus, der die Intubation erschwerte. Da ein Sinusrhythmus im EKG vorhanden war, lag eine pulslose elektrische Aktivität vor. Die durchgeführten Maßnahmen werden in der gesamten Gruppe diskutiert und hinterfragt. Folgende Fragen werden aufgeworfen:

- Hätte man Adrenalin tracheal geben sollen, nachdem der Patient intubiert war?
    - Die Schlussfolgerung ist, dass diese Maßnahme sicher nicht falsch gewesen wäre, dass aber in Anbetracht der fraglichen Resorption von Adrenalin der Effekt nicht hätte vorausgesagt werden können.
- War die Gabe von intramuskulärem Succinylcholin eine adäquate Maßnahme?
    - Da zu diesem Zeitpunkt noch kein Zugang (weder intravenös noch intraossär) vorhanden war und die Ventilation sicher höchste Priorität hatte, wird dieser Maßnahme voll zugestimmt.
- Hätte man auf die Verabreichung von ca. 2 mmol/kgKG Natriumbikarbonat verzichten können?
    - Obwohl diese Maßnahme umstritten ist, ist man sich einig, dass die Verabreichung von Natriumbikarbonat in dieser Situation richtig war. Eine spontane Normalisierung des Säure-Basen-Haushalts wäre vielleicht möglich gewesen, es ist aber auch denkbar, dass sich die Herzaktion wegen der bestehenden Azidose noch zusätzlich verschlechtert hätte.

21

Kommentar

Dieser Fallbericht zeigt, dass bei Anwesenheit von erfahrenem Personal flexibel und situationsbezogen gehandelt werden muss.

Wenn möglich, soll eine Besprechung möglichst kurze Zeit nach dem Ereignis durchgeführt werden. Das Aufarbeiten des »Falles« ist aus medizinischen Gründen sinnvoll; der Lerneffekt für alle Beteiligten ist selten so groß wie unmittelbar nach einer solchen Begebenheit.

Da der psychische Stress beim Personal v. a. bei schlechtem Verlauf groß ist, lohnt es sich, auch diesen Aspekt zu diskutieren. Eine positive Gesprächskultur erlaubt es, die Diskussion offen zu führen, positives Feedback zu geben und entgegenzunehmen, aber auch Fehler einzugestehen, ohne dass damit eine »Bewertung« oder gar »Bestrafung« impliziert wird.

Fall 2: Postoperativ auftretender Kreislaufkollaps

Ein 21 Monate alter, 11 kg schwerer Jungs wird nach dem 2. Teil einer Fontan-Operation (⦿ Abb. 17.6) auf der Intensivpflegestation behandelt. Der Junge wurde mit einem komplexen Herzvitium bestehend aus Mitralklappenatresie, Transposition der großen Gefäße und Koarktation der Aorta geboren. Anlässlich mehrerer Operationen wurde der Aortebogen rekonstruiert, die A. pulmonalis operativ eingeengt (Banding) und die obere Hohlvene mit der rechten A. pulmonalis anastomosiert (1. Teil der Fontan-Operation). Nach der jetzigen Operation konnte der Junge am 1. postoperativen Tag extubiert werden und ist jetzt, 5 Tage nach dem Eingriff, hämodynamisch stabil. Nach der Extubation benötigte er zu Beginn etwas Sauerstoff, aber die Sättigung liegt im Moment um 95%, und er befindet sich in gutem Zustand. Die Pleurasaugdrainage fördert weiterhin etwas Flüssigkeit, und der Junge wird mit einem Pulsoxymeter, einem 5-Ableitungs-EKG und einer direkten Blutdruckmessung (A. radialis) überwacht.

Am Morgen des nächsten Tages, an dem die Verlegung auf die Abteilung geplant ist, setzt sich der Junge plötzlich schreiend im Bett auf und verliert kurz darauf das Bewusstsein. Der diensthabende Anästhesist trifft wenige Minuten nach diesem Ereignis ein. Zu diesem Zeitpunkt kann keine EKG-Aktivität und keine Blutdruckkurve am Monitor festgestellt werden, es wird deshalb Herzdruckmassage durchgeführt, und der Patient wird beatmet. Der Zwischenfall wird als Asystolie interpretiert, 100 µg Adrenalin werden intravenös verabreicht, und die wiederbelebenden Maßnahmen werden fortgesetzt.

Da die Herzdruckmassage lediglich kleine arterielle Blutdruckschwankungen zur Folge hat, wird eine Perikardtamponade vermutet und der Thorax über die alte Sternotomieinzision geöffnet. Der Verdacht einer Tamponade kann nicht bestätigt werden, hingegen sieht man das Herz flimmern. Die Defibrillation führt zu einem Sinusrhythmus und einem guten arteriellen Blutdruck. Nach dieser Episode, die etwa 20 min gedauert hat, treten keine weiteren Arrhythmien auf.

Zur Überraschung des beteiligten Personals ergibt die Analyse der gespeicherten Daten, dass der erste Alarm nicht durch eine Asystolie, sondern durch ein Kammerflimmern ausgelöst wurde.

Nachdem der Patient weitere 3 Tage am Respirator beatmet wird, ist der weitere Verlauf günstig. Zu Beginn ist er neurologisch noch leicht beeinträchtigt, erholt sich aber während der folgenden Monate vollständig.

Kommentar

Kammerflimmern ist eine seltene Ursache eines Kreislaufstillstandes im Kindesalter, muss aber dennoch stets ausgeschlossen werden. Eine einzelne EKG-Ableitung zeigt vielleicht das typische Kammerflimmern nicht, deswegen sollten, wenn möglich, verschiedene Ableitungen betrachtet werden. Die normalerweise empfohlene Herzdruckmassage ist bei einem Fontan-Kreislauf nicht effektiv, da wegen der fehlenden Klappen des rechten Herzens die intrathorakale Druckerhöhung zu einem retrograden Blutfluss führt. In dieser Situation wird empfohlen, zusätzlich zur Herzdruckmassage das Abdomen wiederholt in 5-s-Abständen während etwa 10 s kräftig zu komprimieren. Damit wird der Blutfluss in der unteren Hohlvene und den Lungengefäßen erhöht, der retrograde Blutfluss reduziert und der Auswurf der Systemkammer gesteigert.

Literatur

Atkins DL, Sima S, Kieso R et al. (1988) Pediatric defibrillation: importance of paddle size in determining transthoracic impedance. Pediatrics 82: 914–918

Berg RA, Samson RA, Berg MD et al. (2005) Better outcome after pediatric defibrillation dosage than adult dosage in a swine model of pediatric ventricular fibrillation. J Am Coll Cardiol 45: 786–789

Biarent D, Bingham R, Richmond S et al. (2005) European Resuscitation Council Guidelines for Resuscitation. Section 6. Paediatric life support. Resuscitation 67 Suppl 1: S97–S133

Biggart MJ (1990) Effect of hypothermia and cardiac arrest on outcome of near drowning accidents in children. J Pediatr 117: 179–183

Broner CW, Stidham GL, Westen-Kirchner DF et al (1990) Prospective, randomized double-blind comparison of calcium chloride and calcium gluconate therapies for hypocalcemia in critically ill children. J Pediatr 117: 986–989

Carpenter TC, Stenmark KR (1997) High-dose epinephrine is not superior to standard-dose epinephrine in pediatric in-hospital cardiopulmonary arrest. Pediatrics 99: 403–408

Cavallaro DL, Melker RJ (1983) Comparison of two techniques for detecting cardiac activity in infants. Crit Care Med 11: 198–190

Falk JL, Rackow EC, Weil MH (1988) End-tidal carbon dioxide concentration during cardiopulmonary resuscitation. N Engl J Med 318: 607–611

Francis RCE, Höhne C, Proquitté H (2008) Reanimation bei Kindern – Empfehlungen nach aktuellen Leitlinien. AINS 43: 8–17

Heimlich HJ (1975) A life-saving maneuver to prevent food-choking. JAMA 234: 398–401

Jonmarker C, Olsson AK, Jogi P et al. (1996) Hemodynamic effects of tracheal and intravenous adrenaline in infants with congenital heart anomalies. Acta Anaesthesiol Scand 40: 927–931

Kreimeier U, Dirks B, Arntz R et al. (2008) Thoraxkompression ohne Beatmung bei der Laienreanimation? Bestätigung der Gültigkeit der »European Resuscitation Council (ERC) Guidelines 2005«. Anästhesist 57: 812–816

Orlowski JP, Porembka DT, Gallagher JM et al. (1990) Comparison study of intraosseous, central intravenous and peripheral intravenous infusions of emergency drugs. AJDC 144: 112–117

Phillips GW, Zideman DA (1986) Relation of the infant heart to sternum; its significance in cardiopulmonary resuscitation. Lancet 1: 1024–1025

Schindler MB, Bohn D, Cox PN et al. (1996) Outcome of out-of-hospital cardiac or respiratory arrest in children. N Engl J Med 335: 1473–1479

Tewari P, Babu SG (1994) Resuscitation after modified Fontan procedure. Ann Thorac Surg 58: 880–882

Todres ID, Rogers MC (1975) Methods of external cardiac massage in the newborn infant. J Pediatr 86: 781–782

Ummenhofer W, Frei FJ, Urwyler A et al. (1994) Resuscitation. Are laboratory values in bone marrow aspirate predictable for venous blood in paediatric patients? Resuscitation 27: 123–128

Vento M, Sastre J, Asensi MA et al. (2005) Room-air resuscitation causes less damage to heart and kidney than 100% oxygen. Am J Respir Crit Care Med 172: 1393–1398

Weil MH, Rackow EC, Trevino R et al. (1986) Difference in acid-base state between venous and arterial blood during cardiopulmonary resuscitation. N Engl J Med 315: 153–156

Zaritsky A, Nadkarni V, Hazinski MF et al. (1995) Recommended guidelines for uniform reporting of pediatric advanced life support: the Pediatric Utstein Style. A statement for healthcare professionals from a task force of the American Academy of Pediatrics, the American Heart Association, and the European Resuscitation Council. Circulation 92: 2006–2020

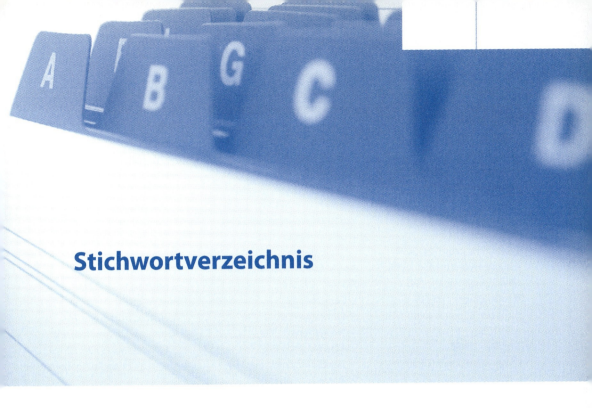

Stichwortverzeichnis

Dr. Sergej Schmidinger
Käthe-Kollwitz-Straße 5
04416 Markkleeberg

Dr. med. Sergej Schmidinger
Facharzt für Herzchirurgie